Ein Meilenstein in der Medizin

Wie Leukämien und Lymphome bei Kindern heilbar wurden

Christian Müller

Impressum

Bibliografische Information der Deutschen Nationalbibliothek
Die Deutsche Nationalbibliothek verzeichnet diese Publikation in der Deutschen Nationalbibliografie; detaillierte bibliografische Angaben sind im Internet unter `https://www.dnb.de` abrufbar.

Lehmanns Media GmbH, Berlin
Helmholtzstr. 2-9
10587 Berlin
verlag@lehmanns.de
Umschlaggestaltung: Jasmin Plawicki, Leipzig
Druck und Bindung: Totem • Inowrocław • Polen

ISBN 978-3-96543-574-2 www.lehmanns.de

Überblick

Inhaltsverzeichnis

Es existiert bis jetzt in der Geschichte aller bekannten leukämischen Fälle eine einzige Angabe, wo der Kranke, nachdem er eine Zeit lang Gegenstand einer ärztlichen Behandlung war, als wesentlich gebessert das Hospital verließ. In allen anderen Fällen erfolgte der Tod. Ich will daraus keineswegs den Schluss ziehen, dass es sich hier um eine absolut unheilbare Krankheit handle; ich hoffe im Gegenteil, dass man endlich auch hier Mittel finden wird, aber es ist gewiss eine Tatsache, dass es sich dabei um Zustände handelt, welche, sich selbst überlassen, oder, wenn sie unter einer der bis jetzt bekannten Behandlungen stehen, sich fortwährend verschlimmern und endlich zum Tode führen.

Rudolf Virchow am 18.03.1858 über Leukämie

Dann dürfen wir auch nicht vergessen, dass von den chemischen Fabriken mit ihren wunderbaren Einrichtungen eine Initiative ausgegangen ist, der wir neben vielem Wertlosen doch eine große Reihe sehr guter Präparate zu verdanken haben.

Paul Ehrlich (Vortrag gehalten vor der Deutschen Chemischen Gesellschaft am 31.10.1908)

Ein 4-jähriger Junge aus dem Westerwald mit Blässe (Anämie) und Blutungen (Thrombozytopenie). Im Blut bereits Leukämiezellen. Die Knochenmarkspunktion (ich musste sie nach vergeblichen Versuchen des Stationsarztes selber machen) ergibt eine myeloische Leukämie, d. h. praktisch zur jetzigen Zeit keine Überlebenschance auf Dauer. Ich höre das Weinen der Mutter noch auf der Treppe.

Fritz Lampert (Kinderarzt und Krebsforscher) am 26. Februar 1979

Zur antileukämischen Chemotherapie gibt es keine Alternative. Welcher Anteil an Patienten sich innerhalb einer Therapiestudie als geheilt erweist, hängt von der Qualität der verabreichten Therapie im weitesten Sinne ab. Es ist heute schon klar, dass die überwiegende Mehrheit der ALL-Kinder in Langzeitremission ein normales Lebensschicksal haben wird.

Hansjörg Riehm (Kinderarzt und Krebsforscher) im Jahr 1983

Dann stehen die Ärzte um das Bett, die lateinischen Ausdrücke hinüber und herüber, ein bisschen zu sehr verlassen sie sich wohl auf die Bewusstseinstrübung der Patientin, so fällt im Eifer des Streites das Wort, das sie nicht hören dürfte: Leukämie.

Christa Wolf *„Nachdenken über Christa T.“* [330, S. 209]

Um so mehr muss ich jetzt begreifen und verstehen! Ich möchte wissen, worin die Methode der Behandlung besteht, welche Aussichten sie hat, wo Komplikationen auftreten können. Ich fühle mich um so vieles besser, dass man möglicherweise die Behandlung einstellen sollte. Das muss ich erfahren. Weder Ljudmila Afanassjewna noch Wera Korniljewna haben mir das geringste erklärt, sie doktern an mir herum wie an einem Affen. Bringen Sie mir das Buch, Soja, ich bitte Sie! Ich werde Sie nicht verraten. Und niemand wird dieses Buch bei mir sehen, das versichere ich Ihnen.

Alexander Solschenizyn *„Krebsstation. Buch I“* [300, S. 35]

»Ich? Nein, ich habe schon ausgemeutert. Aber wo sind Sie gewesen? Mehr als eine Woche?«
»Ich musste neue onkologische Stationen einrichten. Und Antikrebspropaganda betreiben.«
»Irgendwo weit weg?«
»Ja.«
»Aber jetzt bleiben Sie hier?«
»Vorläufig ja. Und Sie – Sie fühlen sich nicht gut?«

Alexander Solschenizyn *„Krebsstation. Buch II“* [301, S. 36]

Wie sehr schützt sich der Gesunde vor dem Gedanken an Krankheit, noch mehr vor dem Gedanken an die Krankheit Krebs, und wie schwer ist es dann, dies alles hier zu begreifen. (...)
Im nächsten Moment komme ich mir vor wie ein Reporter, der krebskranke Kinder betrachtet, zwar betroffen, aber auch mit professioneller Neugier. Ich bin erschrocken über mich selbst.
Begreifen lassen sich solche Schicksale aus der Distanz keineswegs. Aber wie wird es dann erst jenen ergehen, die noch nicht einmal die Möglichkeit haben, sich hier umzusehen, sich mit einer Krankheit auseinanderzusetzen, gleichsam Auge in Auge, einer Krankheit, die jeden von uns jeden Tag befallen kann?

Richard Brunnengräber *„Christiane. An Leukämie erkrankt und geheilt“* [23, S. 35]

Vorwort zur Neuauflage

> Kaum eine Diagnose ist so geeignet, dem Menschen bei ihrer Mitteilung den Boden unter den Füßen wegzuziehen, wie die einer Krebserkrankung: Unerträgliche Schmerzen, Leiden, Siechtum und schließlich der Tod halten in diesem Augenblick bei den meisten Betroffenen Einzug in ihre Vorstellungswelt. [151]

Die Krebserkrankung eines Kindes bedeutet für die gesamte Familie eine äußerst belastende Herausforderung. Mitteilung der Diagnose und einzuleitende Therapie greifen wie ein Räderwerk ineinander, der Alltag wird vollständig auf den Kopf gestellt und erhält eine veränderte Dynamik. 2.300 Kinder und Jugendliche unter 18 Jahren erkranken jährlich in Deutschland an Krebs, mehr als 600 von ihnen erhalten die Diagnose Leukämie, die damit die häufigste bösartige Erkrankung bei Kindern und Jugendlichen ist.

Das vorliegende Buch erzählt die Geschichte des Behandlungserfolges der Leukämie, der Rudolf Virchow im Jahr 1845 ihren Namen gab („Weißes Blut"). Die Erstauflage dieses Buches erschien 2014 mit anderem Untertitel. Eine Neuauflage bietet die Möglichkeit zur Weitererzählung der Geschichte, aber auch zu einer inhaltlich-strukturellen Überarbeitung. Aus diesem Grund hat die Neuauflage einen neuen Untertitel, bietet erweiterten Inhalt. Das Buch spannt einen Bogen über verschiedene Epochen von Kenntnissen und Erkenntnissen und schildert die Geschichte der Leukämie- und Lymphombehandlung bei Kindern als einen Teil der Medizingeschichte. Wer die Geschichte kennt, kann die Gegenwart einordnen.

Das Buch wirft aber nicht nur einen Blick zurück, sondern auch eine Perspektive in die Zukunft. Es besteht begründete Hoffnung die Behandlung durch Integration neuer Medikamente weiter optimieren zu können. Insgesamt bekommen auch pharmakologische Aspekte in der Neuauflage einen höheren Stellenwert.

Das Thema ist eine besondere Erfolgsgeschichte der Medizin, die es verdient monographisch dargestellt zu werden. Gerade die Erfolge bei der Behandlung der Leukämie im Kindesalter rechtfertigen eine Darstellung, die diese Krankheit zum Mittelpunkt hat und sie nicht nur am Rande streift. Die Leukämie im Kindesalter ist die erste aller Krebserkrankungen, die überhaupt heilbar war. Alle weiteren Erfolge im gesamten Spektrum der Onkologie kamen danach. Der amerikanische Arzt John Laszlo hat in seinem lesenswerten Werk „The Cure of Childhood Leukemia – Into the Age of Miracles“ [184] die Heilung der Leukämie bei Kindern ein einzigartiges Ereignis in der Medizingeschichte genannt.

Die Einzigartigkeit resultiert aus zwei Gründen. Einerseits wurde an der Leukämie bei Kindern bewiesen, dass Krebs *geheilt* werden kann. Andererseits ist die Art wie dieses Ergebnis erreicht wurde einzigartig. In unserer Gesellschaft wird häufig nur das Endergebnis betrachtet. Bei der Leukämie gab es nicht eine entscheidende Sache, die zur Heilung dieser Krankheit führte. Vielmehr wurden – im übertragenden Sinne – schrittweise kleine Teile eines Puzzles entdeckt und diese immer weiter zusammengesetzt bis sich ein Gesamtbild ergab. Dieses Vorgehen ist der Geduld, der Beharrlichkeit und der Überzeugung aller beteiligten Personen zu verdanken.

Dieses Buch basiert auf anderen Büchern, Artikeln aus medizinischen Fachzeitschriften, Erinnerungen, Gesprächen sowie Dokumenten aus dem Archiv der Deutschen Gesellschaft für Kinder- und Jugendmedizin (DGKJ) in Berlin. Alle Quellen sind am Ende des Buches aufgeführt. Ziffern in eckigen Klammern im Text verweisen auf den entsprechenden Eintrag im Literaturverzeichnis. Textzitate aus Prosawerken sind *kursiv* gesetzt. Wissenschaftliche Veröffentlichungen zeigen Ergebnisse einer Forschungsaufgabe, die dahinter stehenden Geschichten und Schicksale der einzelnen Patienten können sie nicht erzählen.

Das Buch enthält ein Kapitel mit einem persönlichen Bericht, weil ich im Jahr 1989 im Alter von fast sieben Jahren an einem Non-Hodgkin-Lymphom erkrankte. Aufgrund der Ähnlichkeit der Erkrankungen (und auch der Behandlungen) sind die Lymphome ebenfalls Thema dieses Buches. Erinnerungen und Eintragungen in meiner Krankenakte sind die Grundlage des Berichts. In diesem Zusammenhang möchte ich mich bei Professor Dr. med. Arndt Borkhardt, Direktor der Klinik für Kinder-Onkologie, -Hämatologie und Klinische Immunologie am Universitätsklinikum Düsseldorf, dafür bedanken, dass ich mit großem zeitlichen Abstand die Gelegenheit bekommen habe, in meine Akte zu schauen. Dies tat ich gemeinsam mit Frau Dr. med. Gisela Janßen, an die ich aus meiner Behandlungszeit stets positive Erinnerungen verbinde. Neben einigen vorherigen führte sie auch die letzte Lumbalpunktion am Ende meiner Therapie durch – wie immer perfekt. Zwei weitere Namen sind aus meiner Behandlung in den Jahren 1989/1990 besonders zu erwähnen. Herr Professor Dr. med. Göbel und Herr Professor Dr. med. Jürgens haben mit ihrem Team immer eine besondere Leistung der ärztlichen Kunst vollbracht.

Für die Neuauflage habe ich den Text vollständig überarbeitet. So sind die Ausführungen zu den einzelnen Therapiestudien deutlich gestrafft und fokussieren auf die grafischen Darstellungen. Die große Zahl von Tabellen befindet sich nun in einem eigenen nur dafür vorgesehenen Kapitel am Buchende. Dies verbessert den Lesefluss erheblich und Interessierte können in den Tabellen weitere Informationen nachschlagen, die vielleicht für viele zu detailreich sind, um im Fließtext eingefügt zu sein. Mit der Erweiterung des Inhalts um Therapieentwicklungen von akuten myeloischen Leukämien (AML) und Hodgkin-Lymphomen konnte ich einen Wunsch von Herrn Professor Schellong umsetzen, der dies aber leider nicht mehr erlebt.

Wer in die vor das Inhaltsverzeichnis gestellte Übersicht blickt, wird feststellen, dass Professor Hansjörg Riehm hinsichtlich der Gliederung des Buches einen entscheidenden Stellenwert hat. In der wissenschaftlichen Fachwelt sind seine Verdienste unstrittig und anerkannt. Obwohl die Leukämie im Kindesalter maßgeblich durch therapeutische Innovationen aus Berlin heilbar wurde, ist dieser Siegeszug in der Medizin außerhalb von Fachkreisen hierzulande nahezu unbekannt. Wissenschaftler aus anderen Nationen sollten eigentlich ebenfalls um Riehms Verdienste wissen.

Umso erstaunlicher ist es, dass ein amerikanischer Krebsexperte den Pulitzer-Preis für ein umfangreiches und gelungenes Buch erhält, indem er auch die Entwicklung der Leukämietherapie beschreibt, ohne aber dabei ein einziges Mal den Namen Hansjörg Riehm zu erwähnen. Das gleiche Kunststück hat selbst eine so wichtige Organisation wie die Deutsche Krebshilfe (bzw. die von ihr beauftragte Autorin) in ihrem Buch zum 50-jährigen Bestehen vollbracht. Dort werden die Anfänge der Kinderonkologie skizziert. Den Namen Hansjörg Riehm, als einen Pionier der Leukämiebehandlung bei Kindern, sucht man auch in diesem Buch vergeblich, obwohl ihm die Deutsche Krebshilfe Ende der 1990er-Jahre einen ihrer wichtigsten Preise verlieh und ihr folglich seine Bedeutung durchaus bewusst ist. Das vorliegende Buch soll solchen Tendenzen einer unvollständigen und folglich verfälschten Darstellung der Medizinhistorie entgegenstehen. Es ist ein Versuch, Professor Riehms Verdienste herauszuarbeiten und der interessierten Leserschaft zugänglich zu machen. Dies ist gebotene Anerkennung eines unschätzbaren Verdienstes. Tausende Kinder konnten durch die Ideen und Aktivitäten Professor Riehms überhaupt erst gerettet werden. Auch andere Akteure werden im Buch genannt, weil die Geschichte des Behandlungserfolges bei Leukämien und Lymphomen im Kindesalter ein Beispiel für Teamarbeit – im großen Stil – ist.

Ich erhebe nicht den Anspruch, eine vollständige Darstellung des Themas verfasst zu haben. Das Projekt ist im privaten Rahmen entstanden, das heißt alle notwendigen finanziellen Mittel zur Realisierung (wie Reisekosten, Kosten für den Abruf wissenschaftlicher Artikel) wurden von mir selbst aufgewendet. Eine ausführlichere Arbeit kann nur durch eine gesonderte Förderung erfolgen.

Die Personen, denen ich zu danken habe, sind in Kapitel VIII ab Seite 283 aufgeführt. An dieser Stelle folgt aber schon ein Dank beim Thieme Verlag für die erneut erteilten

Abdruckgenehmigungen von Abbildungen. Ich danke dem Verlag Lehmanns Media für die Möglichkeit der Publikation einer völlig überarbeiteten Neuauflage und die angenehme Zusammenarbeit. Hervorzuheben ist in dem Zusammenhang Herr Thurner, der all meine Fragen zu LaTeX hilfsbereit und umgehend beantwortete.

Das Buch ist nun mit Fotos illustriert. Form und Inhalt eines Buches sollten zueinander passen. So ist nicht nur inhaltlich ein neues Buch entstanden, sondern auch optisch. „Ein Meilenstein in der Medizin" bleibt die umfangreichste deutschsprachige Veröffentlichung zur Historie der Leukämie im Kindesalter und ich könnte mir keinen besseren Verlag dafür wünschen.

Kapitel 1

Diagnostik im Wandel der Zeit

Wir blicken zurück ins Jahr 1860, als Dr. Biermer in Würzburg über einen „exquisiten Fall von Leukämie bei einem $4\frac{1}{2}$ Jahre alten Kinde“ [13, S. 552] berichtet. Marie M. ist die Tochter eines Kaufmanns und war im ersten Lebensjahr vollkommen gesund. Seit zwei Jahren wird sie wegen Anämie, einer Blutarmut, behandelt. Wegen einer Zustandsverschlechterung zog der behandelnde Arzt nun Dr. Biermer hinzu, einen Schüler von Rudolf Virchow.

Dr. Biermer notiert am 27. August 1860 über die kleine Patientin: ungemein blasses Erscheinungsbild, wachsähnliches Aussehen des ganzen Körpers, enorme Milzvergrößerung, vergrößerte Leber, gelbliche Färbung der Augenwinkel. Die vergrößerten Organe dehnten den Unterleib stark aus, an der Milz tastete Dr. Biermer eine nussgroße Geschwulst. Marie war schwach. Ihre Stimmung war äußerst trüb.

Am 13. November 1860 sah Dr. Biermer abermals nach Marie. Er bringt ein Mikroskop mit um vor Ort das Blut untersuchen zu können. Zu seiner Überraschung waren die weißen Blutkörperchen nicht in so starkem Maße vermehrt, wie er erwartete. Für ihn gab es aber keinen Zweifel an der Diagnose. Marie hatte Leukämie. Am 5. Mai 1861 starb sie.

Zwei Tage später nahm Dr. Biermer die Autopsie vor und konnte die Leukämie im Blut, der Leber und der Milz nachweisen. Da dies erstmals bei einem Kind beobachtet werden konnte, ließ er sich seine Beobachtungen von seinem Vorgesetzten, Prof. Förster, bestätigen. Zwischen dem im November untersuchten Blut und dem aus der Leiche gewonnenen Blut gab es erhebliche Unterschiede: „Die Vermehrung der farblosen Körper hatte auf jeden Fall im letzten halben Jahre sehr zugenommen“ [13, S. 553].

Das war der erste Fallbericht einer Leukämie bei einem Kind. Mehr als vier Jahrzehnte später, im Jahr 1907, werden Benjamin und Sluka in ihrer Monographie ebenfalls auf die Bedeutung des Mikroskops für die Diagnose einer Leukämie hinweisen.

> Der Schlussstein in der Stellung der Diagnose wird wohl immer die Blutuntersuchung sein. Schon die mikroskopische Betrachtung des durch den kleinen Lanzettenstich gewonnenen Blutes lässt dasselbe auffallend farblos und wässerig erscheinen. [10, S. 18]

Das Mikroskop behält auch in moderneren Zeiten seinen Stellenwert in der Diagnostik der Leukämie. Würden wir von einem fiktiven Fall aus den 1980er-Jahren berichten, wäre ebenfalls eine Blutprobe unter dem Mikroskop untersucht worden. Im Fall der akuten lymphoblastischen Leukämie zeigt dort sich eine Vielzahl sogenannter Blasten.

Solche nicht ausgereiften, funktionslosen, weißen Blutkörperchen dominieren im Blut und verdrängen die physiologischen, funktionsfähigen Zellen. Die verminderte Zahl der roten Blutkörperchen führt zu einer verringerten Sauerstoffversorgung der Organe und resultiert in Blässe und Schwächegefühl. Die verminderte Zahl der Blutplättchen führt zu einer erhöhten Blutungsneigung und resultiert in erhöhtem Risiko für die Bildung blauer Flecken. Schließlich führen die unreifen weißen Blutkörperchen zu einer gesteigerten Zahl von Infekten, da das Abwehrsystem des Körpers seine Aufgabe nicht mehr ausreichend erfüllen kann. Neben dem Blut wird auch das Knochenmark untersucht, da die Leukämie dort aufgrund der stattfindenden Blutzellbildung ihren Ursprung hat. Dieser Zusammenhang war jedoch zu früheren Zeiten noch unbekannt.

Um festzustellen, in welchem Ausmaß das Knochenmark von Leukämiezellen befallen ist, muss hiervon eine Probe mittels Punktion gewonnen werden. Der Anteil von Blasten im Knochenmark muss bei einer ALL definitionsgemäß über 25 % liegen, bei einem geringeren Anteil wird die Diagnose Non-Hodgkin-Lymphom gestellt. Zur Durchführung der richtigen Therapie, ist es noch wichtig zu prüfen, ob das Zentralnervensystem ebenfalls befallen ist. Zeigen sich nach dafür durchgeführter Lumbalpunktion im gewonnenen Nervenwasser ebenfalls Leukämiezellen, wäre zusätzlich zur Chemotherapie noch eine Strahlentherapie Bestandteil des Behandlungsplanes.

Zur Zeit als dieses Buch geschrieben wird, im Jahr 2024, würde die Diagnostik ähnlich ablaufen, allerdings stehen zusätzliche Methoden zur Verfügung [59]. So ist die Immunphänotypisierung zur Abgrenzung verschiedener Leukämie-Subtypen relevant. Gemäß der Antikörperexpression werden folgende immunphänotypische Subgruppen definiert:

- Pro-B
- Common
- Pre-B
- reife-B
- pro-T
- pre-T
- corticale T
- mature T-ALL

Befunde aus Zytogenetik und Molekulargenetik entscheiden über Therapie und prognostische Beurteilung. Dabei geht es um Methoden zum Nachweis chromosomaler Aberrationen, der Ploidie [128], verschiedener Fusionsgene, sowie Deletionen und Mutationen. Auch RNA-Sequenzierung, Genpanel-Analysen und DNA-Array-Analyse ergänzen den diagnostischen Prozess. Zusätzlich kann das Ansprechen und die Remissionstiefe überwacht werden. T-Zell-Rezeptor- oder Immunglobulin-Gen-Rearrangements, die zum Zeitpunkt der Diagnose individuell identifiziert werden, können mit Hilfe der PCR-Technik mit entsprechenden Genproben auch bei subklinischer Persistenz oder Wiederauftreten des malignen Klones entdeckt werden. Dies ist der Nachweis der „minimalen Resterkrankung" (MRD), worauf später noch einzugehen ist. Die Diagnostik einer Leukämie umfasst also:

- Zytologie und Zytochemie
- Immunphänotypisierung
- Molekulargenetische und zytogenetische Charakterisierung der Leukämie

Der Kontrast dieser Episoden im Spiegel der Zeit steht exemplarisch für Fortschritte der Medizin auf dem Gebiet der Leukämie im Kindesalter. Zu diagnostischen Methoden wurden Therapien entwickelt und in der aktuellen Zeit stehen noch genauere Diagnosemittel zur Verfügung, die eine weiter verfeinerte risikoadaptierte Behandlung ermöglichen.

Exkurs: Allgemeine Informationen zur Leukämie

Leukämie ist eine Erkrankung der weißen Blutkörperchen, den Leukozyten. Sie sind als Immunsystem für die Bekämpfung von Bakterien, Viren und anderen Eindringlingen zuständig. Gebildet werden sie wie alle Zellen des Blutes im Knochenmark. Innerhalb der weißen Blutkörperchen werden verschiedene Zelltypen unterschieden. Neben den weißen Blutkörperchen gibt es noch die Gruppe der roten Blutkörperchen (Erythrozyten) und der Blutplättchen (Thrombozyten). Rote Blutkörperchen transportieren den Sauerstoff aus der Lunge zu den Zellen des Körpers und holen dort Kohlendioxid als Restprodukt des Zellstoffwechsels zum Rücktransport in die Lunge ab. Blutplättchen haben ihre Aufgabe in der Blutstillung bei Verletzungen. Sind sie vermindert, äußert sich das durch eine erhöhte Zahl von Blutergüssen (blaue Flecken), die schon bei leichten, sonst harmlosen Stößen entstehen können und sich hauptsächlich am Schienbein zeigen.

Im menschlichen Körper sterben ständig Zellen ab und genauso entstehen ständig neue Zellen. Bestimmte Mechanismen sorgen dafür, dass kein Überangebot an Zellen vorliegt, sondern immer so viele Zellen entstehen, wie abgestorben sind. Auch die Blutzellbildung ist ein Prozess des ständigen Zellsterbens und Zellbildens. Dieser Prozess läuft im Knochenmark ab und orientiert sich an den Bedürfnissen des Körpers. Bei einem Infekt werden beispielsweise mehr weiße Blutkörperchen zur Verstärkung des Abwehrsystems gebildet. Blutzellen entstehen aus den Stammzellen.

Bei einer Leukämie ist dieser Vorgang gestört. Die Zellen reifen nicht mehr aus und das Knochenmark wird von diesen funktionsunfähigen weißen Blutkörperchen überschwemmt. Solche unreifen Zellen bezeichnet man als Blasten. Sie beanspruchen immer mehr Platz im Knochenmark und verdrängen so die Zellen der anderen Reihen, woraus typische Symptome entstehen, wie sie bereits im fiktiven Fallbeispiel am Anfang beschrieben wurden. Blässe und Abgeschlagenheit als Folge der Verdrängung und Verminderung der roten Blutkörperchen und damit verbundener Minderversorgung mit Sauerstoff; Infektanfälligkeit als Folge der Verdrängung und Verminderung funktionsfähiger Abwehrzellen und schließlich eine verstärkte

Blutungsneigung als Folge der Verdrängung und Verminderung der Blutplättchen. Damit sind die Symptome der Leukämie auf die gestörte Bildung der Blutzellen zurückzuführen. Wegen der Verteilung des Blutes im ganzen Körper nennt man die Leukämie eine Systemerkrankung. Die Blasten befallen immer mehr Organe, weil sie ständig mehr Platz brauchen.

Leukämien können eine akute oder chronische Form haben. Innerhalb dieser großen Gruppen werden noch lymphoblastische (bei Blasten der Lymphozyten) und myeloische (wenn Granulozyten nicht ausreifen) unterschieden. Zur Vereinfachung werden die Leukämien abgekürzt, z.B. ALL, AML oder CLL. Die chronischen Leukämien spielen bei Kindern eine untergeordnete Rolle. Die akute lymphoblastische Leukämie (ALL) ist die mit Abstand häufigste Form der Leukämie im Kindesalter und steht deshalb auch im Mittelpunkt dieses Buches. 98 % der Leukämien bei Kindern sind akut, von den akuten Leukämien verteilen sich 80 % der Fälle auf die ALL und 20 % auf die akute myeloische Leukämie (AML) [20].

Die Krankheit kann schleichend beginnen und zu einer Vergrößerung von Lymphknoten, Leber und Milz führen. Im fortgeschrittenen Stadium können auch weitere Organe wie Hirnhaut oder Hoden befallen sein. Die gestörten Vorgänge bei der Blutzellbildung führen zu einer Reihe von Veränderungen:

- Fieber ohne ersichtlichen Grund
- Blässe
- Flohstichartige Hautblutungen
- Schwer zu stillende Blutungen
- Blaue Flecken schon bei kleinsten äußeren Einwirkungen
- Knochen- und Gelenkschmerzen
- Müdigkeit und Lustlosigkeit
- Bauchschmerzen und Appetitlosigkeit
- Schwellungen der Lymphknoten

Natürlich bedeuten diese Symptome nicht automatisch das Vorliegen einer Leukämie. Die Diagnose kann erst nach ausgiebigen Untersuchungen gestellt werden. Neben der körperlichen Untersuchung kommt die Blut- und Knochenmarkuntersuchung hinzu. Hierbei ist es ganz wichtig festzustellen, welche Zelllinie der weißen Blutkörperchen betroffen ist, da die Behandlung genau darauf angepasst ist. Ebenfalls in die Therapieentscheidung fließt ein, ob weitere Organe oder das Nervensystem befallen sind. Dazu werden bildgebende Untersuchungsverfahren wie Röntgen, Ultraschall und Magnetresonanztomographie durchgeführt. Ein Befall des Nervensystems wird mit einer Lumbalpunktion geprüft. Dazu wird eine Nadel zwischen zwei Wirbelkörpern im Lendenwirbelbereich in den Rückenmarkskanal eingeführt und etwas Hirnwasser entnommen. Die anschließende Kontrolle des Hirnwassers zeigt entweder einen Befall mit leukämischen Blasten oder schließt ihn aus.

Die Leukämie lässt sich wie folgt definieren:

> Leukämie (...) nennt man die ungehemmte Vermehrung weißer Zellen im Knochenmark und in verschiedenen Körpergebieten mit oder ohne Ausschwemmung der wuchernden Zellen in das Blut. Im Gegensatz zu anderen Krebsarten ist die Leukämie bei Diagnose bereits im ganzen Körper ausgebreitet. [167, S. 39]

Hier wird Bezug genommen auf das typische Kennzeichen von Krebs: Die falsch regulierte Zellteilung [197, S. 548].

Teil I

Zurück zu den Wurzeln

Kapitel 2

Von Virchow zu Ehrlich

Eine lange zurückliegende Vorstellung in der Medizin war, dass Blut ein Organ der Kommunikation oder Übertragung zwischen Organen ist. Um 150 n. Chr. hatte der griechische Chirurg Galen von Pergamon vermutet, ein gesunder Körper sei durch ein Gleichgewicht von vier Säften gekennzeichnet: Blut, Schleim, gelbe Galle und schwarze Galle [92, S. 125]. Lungenentzündung war laut dieser Ansicht ein Übermaß an Schleim, Gelbsucht an gelber Galle und Krebs an schwarzer Galle [197, S. 253]. Obwohl diese Theorie auf den ersten Blick nachvollziehbar erscheinen mag, ist sie – wie wir seit Langem gesichert wissen – falsch. Unter den vier genannten Säften ist Blut wahrscheinlich der für uns vertrauteste. Auch für unsere Geschichte hat Blut die entscheidende Bedeutung. Ebenso wie einige seiner Bestandteile: die Zellen. Für dieses Buch gilt also auch der Satz von Rudolf Virchow aus dem Jahre 1855: „Wie wir uns auch drehen und wenden, wir kommen zuletzt auf die Zelle zurück“ [310, S. 15].

Am 19. März 1845 berichtete der schottische Arzt John Bennett über einen Dachdecker [195, S. 35]. Im Alter von 28 Jahren zeigte sich eine starke Schwellung der Milz und eine seit eineinhalb Jahren bestehende Müdigkeit. Ergänzend zu einer Schwellung im linken Unterleib entwickelte er Fieber, Blutungen und Schmerzen im Unterleib. Mit weiteren Schwellungen in Achselhöhlen, Leisten und am Hals lag der Dachdecker schließlich im Sterben. Bei der Obduktion stellte Bennett eine ausgeprägte Vermehrung der weißen Blutkörperchen fest. Dieser Befund zeigt in der Regel einen entzündlichen Prozess an, woraus der Arzt nicht nur eine Infektion als Todesursache des Dachdeckers vermutete, sondern zusätzlich irgendwo im Gefäßsystem eine Eiteransammlung. Genau diesen Eiterherd konnte Bennett aber nicht nachweisen und gab dann an, dass Blut habe sich in Eiter umgewandelt, sinngemäß also eine „Vereiterung des Blutes“ vorlag.

Etwa vier Monate später berichtete Rudolf Virchow über einen ähnlichen Fall [195, S. 36]. Seine Patientin wies ebenfalls eine explosionsartige Vermehrung der weißen Blutkörperchen auf, die in der Milz dicke Klumpen bildeten. Virchow hielt eine Verwandlung des Blutes in irgendetwas für falsch. Da keine Eiteransammlung nachweisbar war, fragte sich Virchow, ob nicht das Blut selbst verändert war. Seine Beobachtung nannte er „weißes Blut“.

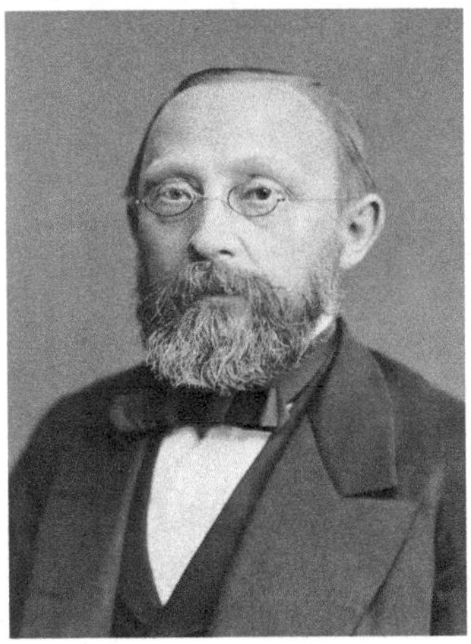

Abb. 1: Portrait von Rudolf Virchow.

„Das Verhältnis zwischen den farbigen und farblosen Blutkörperchen stellte sich hier ungefähr umgekehrt, wie im normalen Blut, indem die farblosen die Regel, die farbigen eine Art von Ausnahme zu bilden schienen. Wenn ich daher von weißem Blut spreche, so meine ich in der Tat ein Blut, in welchem die Proportion zwischen den roten und farblosen (...) Blutkörperchen eine umgekehrte ist (...)“ [308]

Virchow schrieb weiter: „Ich würde mich glücklich schätzen, der Wissenschaft dadurch zu einer neuen und, wie es mir scheint, nicht unwichtigen Tatsache verholfen zu haben.“ 1847 änderte er den Begriff in „Leukämie“ (vom griechischen leukos = weiß). Allerdings musste Virchow seine Definition gegen Kritik verteidigen:[1]

> Es gibt gewisse Wahrheiten, welche sich in der Wissenschaft nur sehr langsam und schrittweise Geltung verschaffen. So scheint es meinen Mitteilungen über weißes Blut (...) zu ergehen. [309, S. 563]

Einige Jahre später erkannten auch frühere Kritiker, dass der von Virchow beschriebene Zusammenhang zwischen der Vermehrung der weißen Blutkörperchen und einer geschwollenen Milz korrekt war.

> Das von Virchow zuerst genauer beschriebene und durch Zusammenstellung aller bekannten Fälle erläuterte Vorkommen von bedeutender Vermehrung der weißen Blutkörperchen (Leukämie) mit gleichzeitiger Anschwellung der Milz (...), verdient in hohem Grade die Aufmerksamkeit der Physiologen wie der Pathologen. [312, S. 570]

[1] Zitat aus Originalpublikation wurde der aktuellen Rechtschreibung angepasst.

Mit der Zelltheorie führte Virchow eine weitere wichtige Erkenntnis in die Medizin ein. Menschen bestehen aus Zellen und diese Zellen gehen durch Teilung aus anderen Zellen hervor. Er präzisierte diese Vorstellung. Wenn Zellen nur aus anderen Zellen hervorgehen, kann Wachstum lediglich auf zweierlei Art erfolgen, entweder durch Zunahme der Zellenanzahl oder durch Zunahme der Zellengröße – Virchow sprach von Hyperplasie und Hypertrophie. Bei Letzterer bleibt die Zahl der Zellen gleich, stattdessen wächst jede einzelne Zelle. Die Hyperplasie bedeutet dagegen Wachstum durch vermehrte Zellteilung.

> Wenn im Fettgewebe eine Fettgeschwulst oder im Bindegewebe eine Bindegewebs-Geschwulst sich bildet, so ist der Typus der Bildung des Neuen homolog dem Typus der Bildung des Alten. Alle solche Bildungen fallen (...) in den Begriff (...) wie ich zur genaueren Unterscheidung vorgeschlagen habe, der Hyperplasien. Hypertrophie in meinem Sinne wäre der Fall, wo einzelne Elemente eine beträchtliche Masse von Stoff in sich aufnehmen und dadurch größer werden. [311, S. 58]

Die Entdeckung der Leukämie ist allein Rudolf Virchow zugeschrieben [193, S. 2]. Er lenkte die Thematik damit deutlicher in den Fokus der Ärzte. Es erschien eine Reihe von Publikationen, die hauptsächlich Berichte von Leichenobduktionen enthielten, aber die alle Virchows Ausführungen zur geschwollenen Milz und Leber bei Leukämie bestätigten [65, 72, 127]. Auch Virchow selbst hatte die Milz als „hauptsächlich erkranktes Organ" [311, S. 155] bei Leukämie bezeichnet.

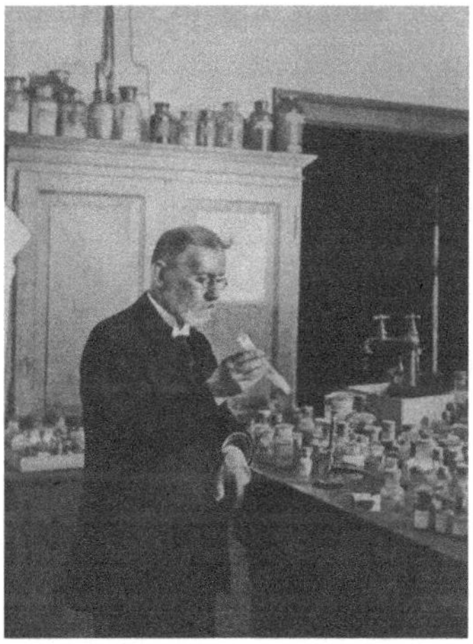

Eine wichtige Entdeckung für die mikroskopische Untersuchung von Blutproben waren die Färbemethoden von Paul Ehrlich. Er führte die Technik der Trockenpräparate ein und konnte auf diese Weise die verschiedenen Arten der weißen Blutkörperchen unter dem Mikroskop unterscheiden.

Abb. 2: Paul Ehrlich in seinem Laboratorium seines Institutes in Frankfurt am Main um 1910.

> Bei der Gewinnung der Blutpräparate habe ich mein Augenmerk besonders darauf gerichtet, das Blut in möglichst dünnen Schichten anzutrockenen, und zwar darum, weil nur an solchen die feineren Strukturverhältnisse der weißen Blutkörperchen genauer erforscht werden können. Ich verfuhr (...)

> gewöhnlich in der Art, dass ich auf ein Deckgläschen einen möglichst kleinen Bluttropfen brachte, ein zweites Deckgläschen überdeckte und dieselben nach erfolgter Ausbreitung des Tropfens vorsichtig und gleichmäßig auseinander zog. Es zeigte sich bald, dass man hierbei stets die Deckgläschen vermittelst Pinzetten handhaben muss, da im anderen Falle schon der die manipulierenden Finger umgebende Dunstkreis genügt, um die roten Blutkörperchen in erheblicher Weise zu modifizieren. Derartig hergestellte Präparate sind jedoch für ein Gesamtstudium des Blutes wenig geeignet, da die Mehrzahl der üblichen Färbungsmenstruen das Hämoglobin extrahiert und so die roten Blutkörperchen zum Verschwinden bringt. Es gelingt, (...) diesem Übelstande dadurch abzuhelfen, dass man die lufttrockenen Präparate auf einem Kupferblech ausgebreitet eine oder mehrere Stunden lang auf 120 bis 130 °C erhitzt hält. Durch diese Behandlung werden die protoplasmatischen Substanzen und auch das Hämoglobin ihrer Löslichkeit und Quellbarkeit beraubt, ohne jedoch hierbei ihr elektives Färbvermögen einzubüßen. Derartig vorbereitete Objekte liefern, wie man sich leicht überzeugen kann, mit den meisten üblichen Färbeflüssigkeiten prächtige und elegante Bilder. [52, S. 45–46]

Paul Ehrlich gelang so erstmals der Nachweis, dass die Lymphozyten einen Teil der weißen Blutkörperchen ausmachen. Zu ihnen gehören auch Granulozyten und Monozyten:

> Die Mittel welche mir gestatteten, einerseits morphologisch übereinstimmende Elemente voneinander zu trennen, andererseits Zellen von verschiedenem Habitus als zusammengehörig zu erachten, lieferte mir der Umstand, dass sich in dem Protoplasma der weißen Blutkörperchen eigenartige, bald feinere, bald gröbere Körnungen nachweisen ließen, welche durch ihr Verhalten gegen gewisse Farben, resp. Farbstoffgruppen ausgezeichnet waren und die sich auch in ihren sonstigen Verhältnissen scharf von den gewöhnlichen Eiweißstoffen der Zelle unterschieden. (...) ich habe bis jetzt deren fünf aufgefunden, als spezifische Körnungen (Granulationen) bezeichnet. [52, S. 43–44]

Bei den Lymphozyten unterscheidet man zwischen B- und T-Zellen. B-Lymphozyten produzieren Antikörper gegen bestimmte Krankheitserreger, T-Lymphozyten üben die direkte Abwehrreaktion gegen Eindringlinge aus.

Nachdem die Beteiligung des Knochenmarks an Leukämien nachgewiesen war, wurden Forschungen ab 1870 darauf erweitert. Anfangs fokussierten sich die wissenschaftlichen Aktivitäten auf die Bereiche Blut und der inneren Organe [319, S. 583]. Virchow war es auch, der die Entdeckung rasanten Wachstums von

Krebszellen machte. Er nannte diese Beobachtung „Neoplasie“, also die Bildung von neuem, bösartigem Gewebe. Dies war dann die allgemeingültige Erkenntnis von Krebs: eine krankhafte Zellvermehrung. Auf die Leukämie bezogen bedeutet das eine bösartige Wucherung weißer Blutkörperchen. Grundsätzlich werden zwei Formen der Leukämie unterschieden. Eine chronische Leukämie, die langsam Knochenmark und Milz zersetzt und eine akute Leukämie mit stark vermehrtem Zellwachstum. Virchow beobachtete bei seiner Patientin eine chronische Leukämie, Bennett bei seinem Patienten wiederum eine akute Leukämie.

Den Aktivitäten von Virchow und Ehrlich ist es wohl zu verdanken, dass Berlin um die Jahrhundertwende das Zentrum wissenschaftlicher Entdeckungen rund um die Hämatologie – den Krankheiten, die das Blutsystem betreffen – war. Beide sind die Begründer der hämatologischen Morphologie, eine mikroskopische Differenzierung der Blutzellen wäre ohne Virchow und Ehrlich nicht möglich gewesen. Ehrlichs „Farbenanalyse“ erschien 1891. Kurze Zeit später wechselte er nach Frankfurt am Main, hatte aber mit Lazarus und Engel in Berlin Assistenten, die seine Arbeit fortzusetzen wussten. Pappenheim, Hirschfeld und Grawitz waren weitere bedeutende Pioniere der Hämatologie und allesamt an der weltberühmten Charité tätig. Eine Collage von Titelbildern hämatologischer Lehrbücher dieser Zeit ist in Abbildung 3 dargestellt. Abbildung 4 (Seite 16) zeigt die im Jahr 1903 an der Charité erbaute Krebsbaracke, die schnell zum ersten interdisziplinären Krebsforschungsinstitut in Deutschland wurde [313]. Aufgrund der vorwiegend jüdischen Mitarbeiter zerschlugen es die Nationalsozialisten später. Zu diesem Zeitpunkt hatte es nahezu weltweiten Bekanntheitsgrad. Das Mikroskopierzimmer der Krebsbaracke ist in Abbildung 5 auf Seite 16 dargestellt.

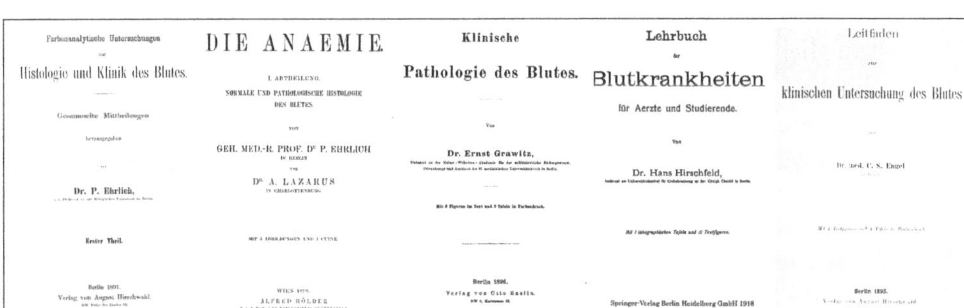

Abb. 3: Titelbilder hämatologischer Lehrbücher um 1900 – alle erschienen oder verfasst in Berlin.

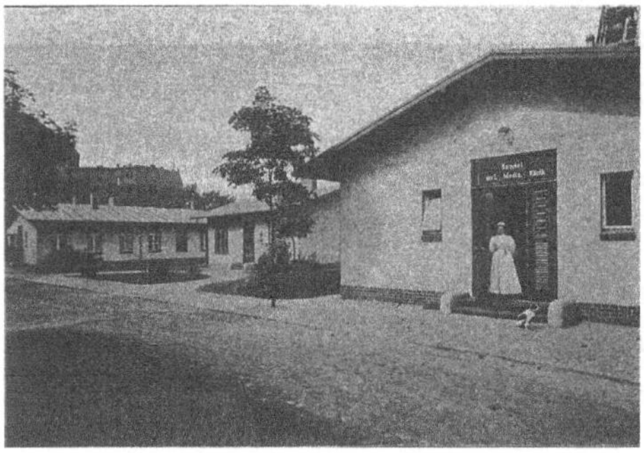

Abb. 4: Krebsbaracke der Charité im Jahr 1904, Deutschlands erstes interdisziplinäres Krebsforschungsinstitut.

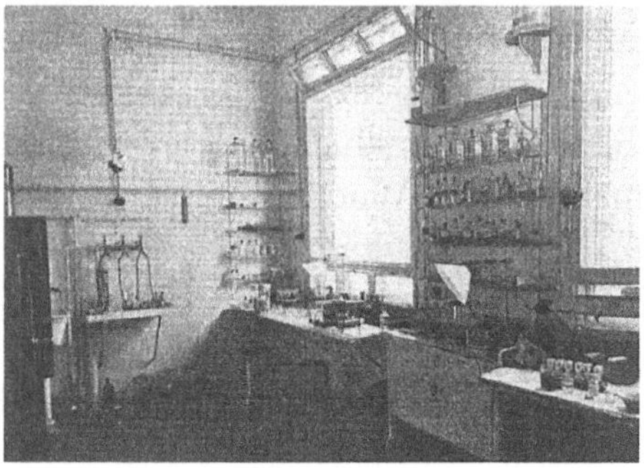

Abb. 5: Mikroskopierzimmer in der Krebsbaracke der Charité im Jahr 1904.

Das Interesse der Ärzte an der Leukämie war früh geweckt. Der stets tödliche Ausgang war Ansporn für viele wissenschaftliche Aktivitäten. Beobachtungen an Patienten mit Leukämie, die sich so noch nicht in der Literatur wiederfanden, wurden entsprechend publiziert. Ein Beispiel dafür ist der Bericht von Gallasch aus Wien aus dem Jahre 1874 [74].

Etwa zwanzig Jahre später sieht Seelig einen Patienten, der sich mit diffusen Beschwerden wie Abgeschlagenheit, Kopfschmerzen, Übelkeit und einer um drei Fingerbreiten unterhalb des Rippenbogens tastbaren Milz in der Universitätsklinik in Königsberg vorstellte. Das Ergebnis bei den untersuchten Blutausstrichen ist eindeutig: „Alle Bilder ergaben übereinstimmend eine kolossale Vermehrung der weißen Blutkörperchen, das exquisite Bild der leukämischen Blutveränderung" [293, S. 538]. Der 11-jährige Junge starb am 02.11.1894, fünf Wochen nach den ersten Symptomen.

Von Therapien konnte damals keine Rede sein, vielmehr gab es wohl eher vereinzelte Ideen, die sich am Ende in der Praxis als völlig erfolglos erwiesen. So stellte beispielsweise von Jaksch 1889 zur Leukämieerkrankung eines Kindes fest:

> Bezüglich der Therapie habe ich zu bemerken, dass die bei dieser Krankheit übliche Phosphor-, dann die Arsentherapie sich als vollkommen erfolglos erwiesen, obwohl trotz des zarten Alters des Kindes relativ recht große Dosen dieser Mittel und durch lange Zeit verabfolgt wurden. [140, S. 457]

Die Einteilung der Leukämien in lymphatisch und myeloisch wurde erstmals 1900 in Zürich beschrieben: durch Otto Naegeli [205]. Wilhelm Ebstein grenzte 1889 den Begriff „akute Leukämie" von chronischen Leukämien ab, die er damals noch „Pseudoleukämien" nannte [48]. 1879 beschrieb F. Mosler erstmals Techniken zur Untersuchung des Knochenmarks bei Leukämie [194], das 1868 durch Ernst

Neumann als Bildungsstätte der Blutzellen beschrieben wurde [210].

Im Jahr 1880 begann Emil Spilling seine in Paul Ehrlichs Buch veröffentlichte Dissertation mit dem Satz: „Trotzdem wir die Leukämie als Leiden sui generis erst seit wenigen Jahrzehnten kennen, gehört sie doch zu den mit am Besten gekannten Krankheiten" [302, S. 51].

> Aus den kurzen Angaben, die wir gemacht haben, geht hervor, dass die Kenntnisse, die wir zur Zeit über das leukämische Blut und seine Semiotik haben, nur im geringen Grade befriedigend und eines weiteren Ausbaues dringend bedürftig sind. (...) Wenn wir uns nun fragen, wodurch an einem scheinbar so einfachen Gewebe, wie es das Blut das darstellt, der Fleiss so vieler Untersucher gescheitert sei, so werden wir die Antwort darin finden, dass es die technische Schwierigkeit der Blutuntersuchung gewesen, welche die Hauptschuld getragen habe. [302, S. 55–56]

Die vermutlich erste Monographie zur Leukämie im Kindesalter wurde im Jahr 1907 von Benjamin und Sluka (beide Wien) vorgelegt. Abbildung 6 auf Seite 18 zeigt die Titelseite des Buches. Bei der Zusammenstellung der Literatur bemerkten beide, dass Deutschland verhältnismäßig schwach mit kasuistischen Beiträgen vertreten ist, während Österreich und besonders Amerika das Hauptkontingent der Fälle stellen [10, S. 1]. Das Werk besteht vor allem aus Ausführungen über das Erscheinungsbild der Krankheitsfälle. Damals stand das bessere Verständnis der Leukämie im Vordergrund aller Bemühungen. Wegen der Vielfältigkeit der Symptomatik fiel es den Medizinern schwer, daraus mögliche therapeutische Ansätze zu erkennen. Benjamin und Sluka skizzieren die Röntgenbestrahlung als mögliche Option. Sie berichten von vier Fällen, bei denen auf diese Weise eine Überlebenszeit zwischen 14 Tagen und drei Monaten erzielt werden konnte. Bereits ein Jahr vorher, 1906, legten Benjamin und Sluka eine Publikation vor, in der sie Ergebnisse von Untersuchungen zur Wirkung von Röntgenstrahlen auf das Blut zusammenfassten.

> Aus dieser Reihe von Versuchen geht nun mit Sicherheit hervor, dass es nicht nur durch Bestrahlung blutbildender Organe möglich ist, die charakteristischen Veränderungen im Blute hervorzurufen, sondern dass auch die isolierte Bestrahlung des Blutes Hyperleukozytose und Lymphopenie zur Folge hat. [9, S. 791]

Benjamin und Sluka schreiben in ihrer Monografie über die Ergebnisse der Röntgenbehandlung eines 11-jährigen Jungen mit akuter Leukämie. Dieser Ansatz schien damals ein gewisser Grad von Hoffnungsschimmer zu sein, denn „durch die Entdeckung der Wirkung der Röntgenstrahlen auf pathologisch wucherndes lymphatisches Gewebe wurde die Behandlung der Leukämie in neue Bahnen gelenkt“ [10, S. 39].

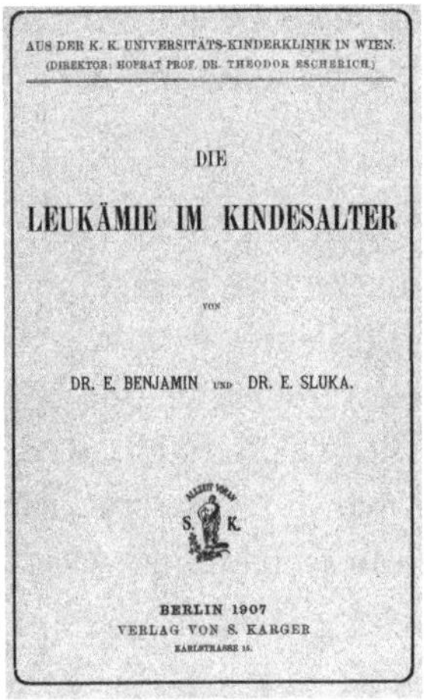
AUS DER K. K. UNIVERSITÄTS-KINDERKLINIK IN WIEN.
(DIREKTOR: HOFRAT PROF. DR. THEODOR ESCHERICH.)

DIE

LEUKÄMIE IM KINDESALTER

VON

DR. E. BENJAMIN UND DR. E. SLUKA.

BERLIN 1907
VERLAG VON S. KARGER

Abb. 6: Titelseite des Buches von Benjamin und Sluka aus dem Jahr 1907.

Die Blutkontrolle vor der Bestrahlung zeigte 70.000 weiße Blutkörperchen, 14 Tage später waren es 6.200, wiederum 14 Tage später lag der Wert wieder bei 80.000, zwei Tage danach bei 500.000 und eine Woche später trat der Tod ein [10, S. 40–41]. Eine wirkliche Zustandsbesserung hat es in keinem der dokumentierten Fälle gegeben. Woher dann der zuvor beschriebene Optimismus der Autoren im Hinblick auf diese Behandlung kam, ist nicht zu erklären.

Kapitel 3

Erster Vortrag über Leukämie im Kindesalter und Fälle von Hoffnungslosigkeit

Am 22. September 1917 hielt Hans Kleinschmidt von der Universitätskinderklinik Berlin (Charité) einen Vortrag auf der Tagung der Gesellschaft für Kinderheilkunde in Leipzig [147]. Es ist der erste Vortrag über Leukämie bei Kindern auf einer medizinischen Tagung.

Kleinschmidt, der seine kinderärztliche Ausbildung am Kaiserin Auguste Victoria Haus in Berlin erhielt, hob die Fortschritte der letzten Jahre auf dem Gebiet hervor. Denn obwohl die Krankheit immer ein tödliches Ende nahm, gab es doch frühzeitig Bemühungen, dieser dramatischen Prognose zu begegnen. Kleinschmidt wies in seinem Vortrag auf neue Erkenntnisse zur Symptomlage hin. Vorher waren nur Fälle allgemein beachtet worden, die „mit Mattigkeit, Blässe und Gliederschmerzen" einhergingen, dazu mit Vergrößerung der Lymphknoten am ganzen Körper, besonders im Halsbereich innerhalb weniger Wochen zum Tode führend.

Kleinschmidt wies auf differenzierte Krankheitsbilder hin, die sich im Zusammenhang mit einer Leukämie zeigen, und daher nicht mehr viel gemeinsam hatten mit den vorher bekannten Symptomen. Hier liegt auch ein erhebliches Risiko für Fehldiagnosen, da Krankheiten diagnostiziert wurden, die aber tatsächlich Symptome einer übersehenen Leukämie waren.
Zur Vermeidung solcher Fehldiagnosen schlug Kleinschmidt vor, die lymphatischen Leukämien nach klinischen Gesichtspunkten vorzunehmen:

1. Typ: Hyperplasie betrifft periphere Lymphknoten.
2. Typ: Hyperplasie betrifft mediastinale und bronchiale Lymphdrüsen.
3. Typ: Hyperplasie betrifft das lymphatische Gewebe in einem anderen Gebiet des Körpers.
4. Typ: Anämie als vordergründiges Symptom.
5. Typ: Hämorrhagischer Diathese als Leitsymptom.
6. Typ: Gangränös-nekrotische Prozesse an den Tonsillen und am Zahnfleisch.

Im weiteren Verlauf seines Vortrages geht Kleinschmidt auf die Veränderungen im Blutbild ein. Zunehmende Blässe, die der Verminderung der roten Blutkörperchen zuzuschreiben ist, aber im Anfangsstadium der Leukämie können die Werte der roten Blutkörperchen durchaus noch normal sein. Auch auf mögliche optische Veränderungen, die unter dem Mikroskop an den roten Blutkörperchen sichtbar sind, weist Kleinschmidt hin. Als Beispiel nennt er hier Dellenbildungen an den Zellen.

In Bezug auf die weißen Blutkörperchen führte Kleinschmidt aus, dass deren absolute Zahl für die Diagnose der Leukämie keine Bedeutung haben. Insgesamt sei der aleukämische Blutbefund bei der akuten lymphatischen Leukämie des Kindes ein sehr häufiges Vorkommnis. Er sieht Leber, Milz, Nieren und Knochenmark als häufige leukämisch befallene Organe.

Hans Kleinschmidt als überzeugter Nationalsozialist

An dieser Stelle folgen einige Ausführungen zur Rolle Kleinschmidts im Nationalsozialismus. Dies geschieht in dem Fall zur Vervollständigung des Bildes der Person und als Beispiel von Kinderärzten, die sich in der NS-Zeit schuldig gemacht haben und im Anschluss ein unbehelligtes Leben führen konnten. Es besteht kein Zweifel, dass er glühender Verfechter der NS-Ideologie war. „Wir Kinderärzte wollen helfen, Schäden zu überwinden, an denen die vergangene Zeit krankte, damit ein gesundes, lebensmutiges und opferwilliges, der nationalsozialistischen Idee entsprechendes Geschlecht heranwächst“ [204, S. 231], erklärte Kleinschmidt Anfang der 1930er-Jahre, 1932 – schon vor Hitlers Machtübernahme – trat Kleinschmidt der NSDAP bei. Die Kinderheilkunde hat sich offenbar selbst früh dem Nationalsozialismus unterworfen.

Nach 1945 war Kleinschmidt viele Jahre Herausgeber der Monatsschrift für Kinderheilkunde, der Zeitschrift der Deutschen Gesellschaft für Kinderheilkunde. Wie schon zu Kriegszeiten war er im Anschluss stellvertretender Vorsitzender der Deutschen Tuberkulosegesellschaft. Die NS-Vergangenheit hatte für Kleinschmidt keinerlei Konsequenzen im Hinblick auf seine berufliche Karriere, womit er nicht alleine war. 1953 wurde er auf Vorschlag des Bundesinnenministers in den Bundesgesundheitsrat berufen, ein Gremium, das das Gesundheitsministerium beriet. Die Deutsche Gesellschaft für Kinderheilkunde machte ihn an seinem 70. Geburtstag zu ihrem Ehrenmitglied, die medizinische Fakultät Hamburg verlieh ihm als ersten Inhaber eines pädiatrischen Lehrstuhls die Ehrendoktorwürde. Die Deutsche Vereinigung für die Gesundheitsfürsorge des Kindesalters gab ihm ebenfalls eine Ehrenmitgliedschaft. 1955 verlieh gar der Bundespräsident das Große Verdienstkreuz des Verdienstordens der Bundesrepublik an Hans Kleinschmidt. Im Jahr 1966 erhielt Hans Kleinschmidt die Paracelsus-Medaille der deutschen Ärzteschaft, die höchste Auszeichnung für verdiente Ärzte.

Der Fall Hans Kleinschmidt steht exemplarisch für Kontinuität ohne Aufarbeitung der persönlichen Vergangenheit und einer Ignoranz bei gleichzeitigem Desinteresse in großen Teilen der Gesellschaft. Zu viele von Hitlers Anhängern wurden nie zur Verantwortung gezogen.

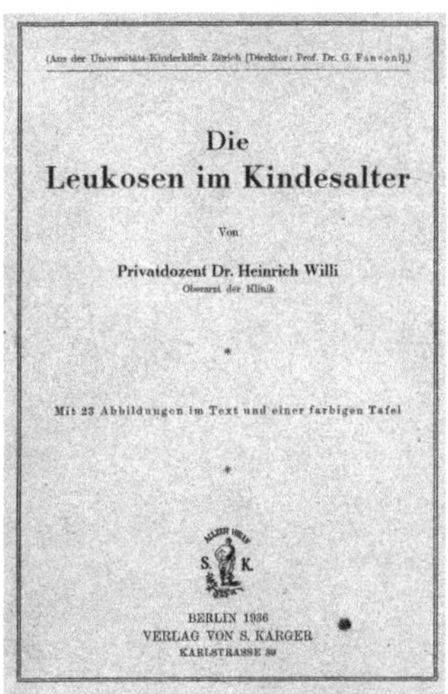
(Aus der Universitäts-Kinderklinik Zürich [Direktor: Prof. Dr. G. Fanconi].)

Die
Leukosen im Kindesalter

Von

Privatdozent Dr. Heinrich Willi
Oberarzt der Klinik

*

Mit 23 Abbildungen im Text und einer farbigen Tafel

*

S. K.

BERLIN 1936
VERLAG VON S. KARGER
KARLSTRASSE 39

„Das Leukämieproblem ist medizinisch gedacht eines der interessantesten, ärztlich eines der traurigsten Kapitel unserer Wissenschaft" [322]. Mit diesen Worten beginnt der Züricher Kinderarzt Heinrich Willi das Vorwort zu seinem Buch aus dem Jahr 1937 (s. Abbildung 7). Fast einhundert Jahre waren vergangen, seit Virchow die Leukämie als Krankheit benannt hat. Willi weist auf die Bedeutung von Paul Ehrlichs begründeten „Dualismus" [322, S. 2] hin, womit die Trennung lymphoider Zellen in lymphatische und myeloische Leukozyten gemeint ist.

Abb. 7: Titelseite des Buches von Heinrich Willi aus dem Jahr 1937.

Er präsentiert in seinem Buch detailliert Fälle von Leukämien bei Kindern aus der Klinik in Zürich. Dabei sind Unterschiede bei den einzelnen Kindern zu beobachten mit schwankender Überlebenszeit zwischen Tagen und mehreren Monaten. Durchschnittlich beträgt die Krankheitsdauer im von Willi beobachteten Patientenkollektiv $3\frac{3}{4}$ Monate:

> Die infauste Prognose ist so charakteristisch, dass an der Diagnose gezweifelt werden muss, wenn einmal von einer geheilten Leukose gesprochen wird. (...) Das Gefühl der Machtlosigkeit den kindlichen Leukosen gegenüber ist für die Angehörigen und den Arzt geradezu vernichtend. Es gibt kein Mittel, das das

> Übel an der Wurzel angreift. Was wir dagegen tun, wirkt nur symptomatisch. [322, S. 189–190]

Als mögliche Therapieoptionen Mitte der 1930er-Jahre fasst Willi zusammen [322, S. 191–199]:

- Strahlentherapie
- Benzol (2 mal 2 Tropfen)
- Arsen (auch in Kombination mit Strahlentherapie)
- Bluttransfusionen

All diese Möglichkeiten hatten immer das gleiche traurige Ende gemeinsam. Nichts konnte die Kinder heilen. Die genannten Optionen zielten auf den Versuch ab, das Leid zu lindern. Liest man die Fallzusammenstellungen wie sie Willi in seinem Buch vorstellt, erkennt man das Ausmaß einer Erkrankung, die gnadenlos das Leben von Kindern auslöscht.

Teil II

Nachkriegsjahre, Aufbruch, Therapiestudien

Kapitel 4

Von 1947 bis in die 1960er-Jahre

Die Leukämie war gekennzeichnet als eine unaufhaltsame Erkrankung. Die einzige Möglichkeit blieb auf den sicher eintretenden Tod zu warten. Selbst eine Verzögerung des krankhaften Prozesses war schlicht unmöglich.

Der amerikanische Pathologe Sidney Farber hatte die Idee, an Leukämie erkrankte Kinder mit Folsäure zu behandeln. Hintergrund seiner Überlegung war, dass Folsäure Jahre zuvor bei mangelernährten Patienten die normale Blutbildung wiederherstellte. Farbers Versuch erwies sich jedoch als Katastrophe. Denn Folsäure stoppte nicht wie erhofft die Leukämie, sondern beschleunigte sie. Farber brach sein Experiment ab, aber nicht ohne sich einen neuen Plan zu überlegen: Wenn zusätzliche Folsäure die Leukämie beschleunigt, wäre es dann nicht sinnvoll sie in den Zellen zu blockieren, also einen Folsäure-Antagonisten einzusetzen?

Am 28. Dezember 1947 spritzte Farber die Substanz Aminopterin einem zweijährigen Jungen, Robert Sandler, der schwer an Leukämie erkrankt war. Sein Zustand war zu diesem Zeitpunkt so kritisch, dass die Milz schon im Beckenbereich tastbar war, so voll war sie mit Leukämiezellen. Mit seinem neuen Präparat hoffte Farber auf ein langsameres Wachstum der Zellen. Er spritzte 1 mg in den Muskel. Vor Beginn der Behandlung hatte Robert einen Blutwert von 60.000 Leukozyten, am 31. Dezember waren es noch 9.000, am 2. Januar 1948 nur noch 2.700. Die Behandlung konnte erst einmal ausgesetzt werden. Es ließen sich immer noch Krebszellen unter dem Mikroskop erkennen, aber zum ersten Mal in der Geschichte der Leukämie war es gelungen, eine merkliche Zahl von Leukämiezellen – vorübergehend – zu vernichten. Der kleine Robert konnte sogar wieder auf seinen eigenen Beinen stehen, was ihm seit Monaten nicht möglich gewesen war. Auch Leber und Milz schrumpften wieder auf eine normale Größe. Ab 27. Januar 1948 erhielt Robert 0,5 mg Aminopterin dreimal pro Woche. Ab Mitte Februar gab Farber zusätzlich 10 mg Teropterin, ein ähnliches Präparat wie Aminopterin. Dahinter mag bereits der Gedanke stehen, dass ein zusätzliches Präparat eine Resistenzentwicklung verhindern soll.

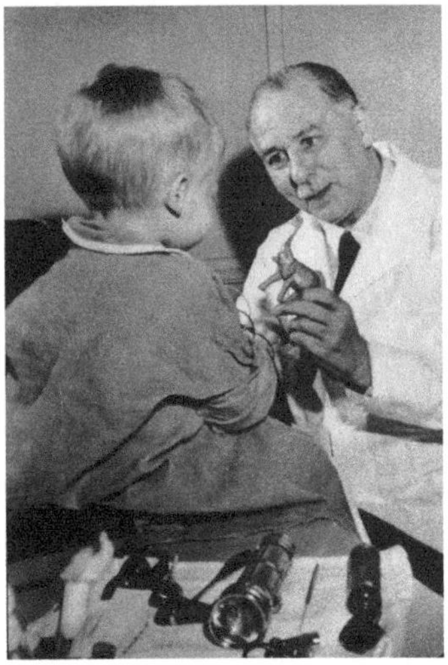

Auch bei anderen Kindern erzielte Sidney Farber mit seiner Behandlung die Remission, also kein Nachweis mehr von Leukämiezellen im mikroskopischen Bild. Alle Kinder erlebten über eine gewisse Zeit wieder eine normale Kindheit. Aber es gab in allen Fällen das gleiche Problem. Spätestens nach ein paar Monaten nachdem das Medikament abgesetzt wurde, gab es einen Rückfall. Wieder war das Knochenmark voller Leukämiezellen und diesen Rückfall konnten die Antimetabolite dann nicht mehr eindämmen. Auch Robert Sandler starb schließlich.

Abb. 8: Sidney Farber mit einem seiner Patienten im Jahr 1960.

Im April 1948 verfasste Sidney Farber einen Artikel für die Fachzeitschrift „The New England Journal of Medicine“. Die Zeitschrift veröffentlichte ihn in der Ausgabe vom 3. Juni 1948 [60]. Dieser Artikel enthält sogar einen Fotoabdruck der mikroskopischen Untersuchung eines Knochenmarks. Damit dokumentierte Farber seinen Erfolg grafisch und man kann sich vom Rückgang der Leukämiezellen überzeugen. Farbers Team behandelte 16 Patienten, zehn davon sprachen auf die Therapie an und fünf Kinder lebten nach Diagnosestellung noch vier bzw. sechs Monate. Ein halbes Jahr mit der Diagnose Leukämie zu leben war damals eine Ewigkeit, trat der Tod gewöhnlich maximal binnen weniger Wochen ein.

Farbers Entdeckung stellt den Beginn der modernen Chemotherapie dar, wie sie in den Folgejahren entwickelt wurde. Denn zur damaligen Zeit war die – wenn auch nur über einen kurzen Zeitraum – Verdrängung von Leukämiezellen ein für nicht möglich gehaltener Erfolg [61].

In Kapitel 3 wurde über den ersten Vortrag zur Leukämie im Kindesalter berichtet. Von diesem Vortrag aus dem Jahr 1917 sollten einige Jahrzehnte vergehen, in denen das Thema auf Tagungen keine Rolle spielte. Dies lag an fehlenden neuen Erkennnissen, aber auch an den schwierigen politischen Umständen, die in Deutschland von der Weimarer Republik über die Nazidiktatur zum Zweiten Weltkrieg führten. Wegen der nationalsozialistischen Gesinnungsideologie wurden viele, meist jüdische,

Wissenschaftler aus ihren Positionen entlassen. So entstand ein personeller Exodus, denn Wissen kann nicht durch Ideologie ersetzt werden.

Nach Wiederaufbau und Einbettung in neuer globalpolitischer Ordnung war es bereits 1953 als das Thema „Leukämie bei Kindern“ bei einer Jahrestagung der Gesellschaft für Kinderheilkunde wieder aufgegriffen wurde. H. Opitz (Heidelberg) berichtete ausführlich über das Leukämieproblem im Kindesalter [218]. Opitz' Vortrag basierte auf einer Umfrage an 30 Krankenhäusern. Insgesamt wurden ihm 1357 Fälle von Leukämie bei Kindern für die Jahre 1921 bis 1953 gemeldet. Dies dürften allerdings nicht alle Fälle sein, da durch Kriegseinwirkungen sicherlich unvollständige Angaben entstanden.

Opitz sah die Leukämie als Wucherung und Ausschwemmung von Zellen des weißen Systems und beschrieb schon damals, dass nicht unbedingt eine Zellvermehrung im Blut nachweisbar sein musste. Entscheidend war vielmehr nachzusehen, wie hoch die Anteile der verschiedenen Zellgruppen der Leukozyten waren. Ebenso verwies er auf die nicht zu erkennende Entstehung der Leukämie im Sinne einer Früherkennung, sondern erst auf die hämatologisch ausgeprägte Erkrankung. Leukämie wird also immer dann diagnostiziert, wenn sie bereits ausgebrochen ist. Opitz sah im Beginn der Erkrankung ein mögliches Stadium, in welchem sich keine Leukämiezellen im Blut, jedoch im Knochenmark befinden. Er war der Auffassung, man habe es immer mit Phasen im Krankheitsverlauf zu tun, aber nie mit einem sich durch die ganze Krankheit ziehenden Geschehen. Er ging auch auf den Unterschied zwischen chronischen und akuten Leukämien ein. Bei der chronischen Form sind zwar unreife Zellen im Blut, diese entsprechen aber den normalen Entwicklungsstufen. Bei der akuten Leukämie sind krankhafte Zellformen im Blut und in den Blutbildungsstätten nachweisbar.

Eine früher diskutierte Möglichkeit, Bakterien führen zu Leukämie, verwarf Opitz mit der Begründung, dass bei Reaktionen des Immunsystems *keine* krankhaft veränderten Blutzellen auftreten. Mit dieser Aussage belegt Opitz die Komplexität der Leukämie, die offensichtlich nicht einfach durch Bakterien ausgelöst werden kann. Opitz' Hinweis auf Ergebnisse aus Tierversuchen, dass bereits eine einzige Leukämiezelle ausreicht, um die Krankheit auszulösen, ist damals eher eine beiläufige Erwähnung. Im Laufe der Jahrzehnte wird diese Erkenntnis aber sehr wichtig im Hinblick auf die Entstehung möglicher Krankheitsrückfälle. Eine Behandlung mit Röntgenstrahlen bezeichnet Opitz als unwirksam und schädlich, den größten Nutzen erwartet er dagegen künftig von der medikamentösen Therapie mit Zytostatika.

Die Lebenserwartung von an Leukämie erkrankten Kindern war in den 30 Kliniken, die von Opitz kontaktiert wurden, betrüblich schlecht. Durchschnittlich lebten die Kinder zwei bis 5,8 Monate nach der Diagnosestellung. Dies entsprach dem damaligen medizinischen Stand: Leukämie war ein Todesurteil. Opitz beendete sein

Referat mit dem Vorschlag, spezielle Behandlungszentren zu errichten, um ein möglichst hohes Patientengut zu erreichen.

Nach diesem Vortrag vergingen einige Jahre bis sich die Gesellschaft für Kinderheilkunde erneut mit dem Thema der Leukämie beschäftigen sollte. So sprach Ratzenhofer (Graz) auf der Jahrestagung 1958 über „Pathologie der Leukämien im Kindesalter". Dabei nannte er drei Punkte, die den Stellenwert des Themas kennzeichnen [226, S. 136]:

1. Zunehmende Häufung.
2. Noch immer nicht allseits anerkannte Stellung der Leukämie als neoplastische Erkrankung.
3. Trotz gewisser therapeutischer Fortschritte ist es noch immer nicht gelungen das wesentliche Ziel zu erreichen: Beseitigung des irreversiblen leukämischen Leidens.

Der zweite Punkt muss im medizinisch-historischen Kontext betrachtet werden. Denn obwohl es damals bereits gelang, kurze Remissionen zu erreichen, schien man sich über die Definition der Leukämie noch nicht einig gewesen zu sein. Ratzenhofer sah im Kindesalter nur akute Leukämien vorkommen und verwies auf die Möglichkeit des Todes innerhalb weniger Tage. Er begründete dies mit einer gesteigerten Lebenstätigkeit und daher häufigeren Zellteilungen bei Kindern. Um den Stellenwert der Leukämie als bösartige Erkrankung bei Kindern zu untermauern, führte Ratzenhofer eine Verdreifachung der Fallzahlen im Jahr 1958 verglichen mit dem Jahr 1956 an. Als tödliche Komplikationen der Leukämien bei Kindern waren zu dieser Zeit bekannt: Blutungen, septische Infektionen und Zirkulationsstörungen, selten Hirnödeme oder Auszehrung. Damit waren die Komplikationen bei Kindern mit Leukämie identisch mit denen von leukämiekranken Erwachsenen.

Ratzenhofer begründete in seinem Referat die Auswirkungen des zerstörten Knochenmarks bei Leukämiepatienten, die zuerst den Untergang der Blutzellbildung mit sich bringt. Daraus entstehen Blutarmut (Anämie), Mangel an Blutplättchen (Thrombopenie) mit Blutungsneigung und Abfall der weißen Blutkörperchen (Leukozyten). Ratzenhofer sah in dieser Befundkaskade die zum Tod führenden Auslöser. Er sah mikroskopisch keine Unterschiede in der Feinstruktur zwischen leukämischen und normalen Blutzellen, äußerte aber seine Hoffnung, dass hier bald Fortschritte erzielt werden können.

Auf der gleichen Tagung gab Johannes Oehme (Marburg) einen umfassenden Überblick zur „Therapie der Leukämie" [215]. Er verwies auf Antimetabolite und Hormone, welche seit 1948 in der Leukämietherapie eingesetzt wurden und welche die Bluttransfusionen als Therapieoption erweiterten. Oehme erwähnte massive Schäden der Mundschleimhaut durch Folsäureantagonisten (wie Methotrexat) und damit eine nach wie vor häufigste Nebenwirkungen der Therapie. Oehme ging auch auf ein Gegenmittel zu den Folsäureantagonisten ein: Folinsäure, welche die Wirkung von Methotrexat (MTX) an gesunden Zellen zu lindern versucht. Später wird dieses Mittel elementarer Bestandteil der MTX-Behandlung, wenn das hochdosierte Methotrexat (HD-MTX) eingeführt wird [142]. Erst die Kombination mit Folinsäure ermöglichte deutliche Dosissteigerungen von MTX, da diese unerwünschte Wirkungen auf gesunde Zellen abmildert.

1953 war die „Dreimittelbehandlung" empfohlen und bestand aus der großzügigen Anwendung von Bluttransfusionen und der sparsamen Anwendung von Cortison und Antimetaboliten. Die Erstbehandlung bestand aus der Gabe von Hormonen, welche bei 75 % der Fälle Remissionen erzielten, die allerdings durchschnittlich nur sechs Wochen andauerten. War der Patient in gutem Allgemeinzustand, wurden zusätzlich Antimetabolite verabreicht. „Zum Glück wächst die Fähigkeit, Schweres zu ertragen, im Laufe einer sich länger hinziehenden Erkrankung" [215, S. 148], so Johannes Oehme in seinem Vortrag.

Für die Intervallbehandlung stellte Oehme die Frage, ob nach der Remission weiterbehandelt werden sollte oder nicht. Gegen eine Weiterbehandlung sprach die Gefahr einer vorzeitigen Resistenz. Damit ist der Umstand gemeint, bei dem Arzneimittel ihre Wirkung nicht mehr entfalten. Für eine Weiterbehandlung sprach die Verhinderung des raschen Wiederauflebens des leukämischen Prozesses. Oehme befürwortete die Intervallbehandlung mit Antimetaboliten. Allgemein traten drei Monate bis ein Jahr nach der Erstbehandlung Rezidive – also ein Rückfall der Erkrankung – auf, welche sich klinisch nicht von der Ersterkrankung unterschieden. Häufig wurden Vergrößerungen von Leber, Milz und Lymphknoten beschrieben. Besonders gefährlich war gleichzeitiges Aufreten von intrakraniellen Komplikationen, also solchen, die sich im Schädel bzw. besonders im Gehirn ereignen. Oehme sah in Infektionen und der psychischen Einwirkung zwei weitere Aspekte, die Einfluss auf die Therapie hatten. Schließlich referierte Oehme über die Therapieergebnisse. Die durchschnittliche Lebensdauer stieg von 5,5 auf 8,5 Monate durch die Dreimittelbehandlung.

Im Jahr 1958 brachte Johannes Oehme ein Buch mit dem Titel „Leukämie im Kindesalter" heraus, welches den damaligen Stand darstellt. Über die Prognose schrieb er:

> Die Leukämie ist eine unbedingt tödliche Krankheit. Alle Erfolge der modernen Therapie haben daran bisher nichts geändert. [214, S. 138]

Johannes Oehme war Anfang der 1940er-Jahre an der Universitätskinderklinik Leipzig Assistent unter Werner Catel, der von 1933 bis 1945 als Inhaber des Lehrstuhls für Kinderheilkunde und Direktor der Universitätskinderklinik in Leipzig tätig war. Catel wirkte als „Gutachter" des „Reichsausschusses zur wissenschaftlichen Erfassung erb- und anlagebedingter schwerer Leiden" in zentraler Funktion an der nationalsozialistischen Kinder-„Euthanasie" mit, der von 1939 bis 1945 bis zu 10.000 Kinder und Jugendliche zum Opfer fielen. In seiner eigenen Klinik richtete Catel zudem eine „Kinderfachabteilung" ein, in der Kinder, die bei der Begutachtung für „lebensunwert" befunden worden waren, getötet wurden.

> *Vier Jahre später, nach dem Ende des Aufnahmestopps, trat Catel gemeinsam mit seiner Frau in die Partei ein. Und wieder vier Jahre weiter, 1941, richtete er die sogenannte Kinderfachabteilung erst in der Heil- und Pflegeanstalt Leipzig-Dösen, dann auch in seiner Universitätskinderklinik ein, mindestens fünfhundert schwerstbehinderte Kinder wurden mit Luminal, Scopolamin und Morphin getötet, manche auf schriftliches Verlangen der Eltern hin. [307, S. 132]*

1945 von der sowjetischen Besatzungsbehörde seines Postens enthoben, setzte sich Catel am 17./18. Dezember 1946 in den Westen ab. Geistig schwer behinderte Kinder sah er als „untermenschliche" Geschöpfe an – die er mitunter auch selbst tötete, um sie und ihr Umfeld „zu erlösen", wie er es nannte. Trotzdem wurde der Kinderarzt 1947 offiziell „entnazifiziert". Ein Ermittlungsverfahren wurde 1949 mit der Begründung eingestellt, ihm habe das subjektive „Bewusstsein für die Rechtswidrigkeit" der Taten gefehlt. Catel machte Karriere in Hessen. Zwischen 1947 und 1954 leitete er die Tuberkuloseheilstätte Mammolshöhe, die 1953 vom Landeswohlfahrtsverband (LWV) übernommen wurde. In der Heilstätte testete Catel ein neues Tuberkulosepräparat, das später tatsächlich unter dem Namen Conteben auf den Markt kam. Dieses Medikament funktionierte bei Erwachsenen, doch laut Studie sei bekannt gewesen, dass es bei Kindern zu heftigen Nebenwirkungen oder sogar zum Tod führen könne. Das wusste Catel und testete trotzdem an Kindern weiter – und zwar ohne Zustimmung der Kinder und ihrer Eltern.

Catel blieb bis zuletzt bei seiner Ansicht zu „unwertem Leben" und bei seiner Forderung zur Euthanasie. 1964 sprach er in einem Spiegel-Interview von „Monstren" in Bezug auf Kinder mit schweren Hirnschädigungen und Fehlbildungen und plädierte für gesetzliche Regelungen zur Tötung von Kindern, wenn „keine seelische Regung vorhanden ist". Liest man das Interview heute, fällt man regelrecht in Schockstarre.

Nach seinem Dienstantritt im Taunus 1947 holte Catel mit Dr. Ernst Klemm und Dr. Hannah Uflacker einen weiteren Arzt und eine weitere Ärztin, die vor 1945 an der „Kinderfachabteilung" in Leipzig eingesetzt waren, in die Heilstätte Mammolshöhe. Zu Konsequenzen kam es nie. Catel verließ die Anstalt 1954 nur, um weiter die Karriereleiter hinaufzuklettern: Er wechselte als Professor an die Uni Kiel – auch die Marburger Fakultät hatte damals Interesse an ihm gezeigt. Die Berufung sei aber an seiner Rolle in der NS-Zeit gescheitert.

Zwei Jahre später, 1956, wechselte Johannes Oehme nach Marburg – von Leipzig, wo er seit seiner Assistentenzeit unter Werner Catel ununterbrochen beschäftigt war. Eine Studie spricht vom Fortbestand des Leipziger Netzwerks Catels und erwähnt explizit, dass mehrere seiner früheren Assistenzärzte nach 1945 in der DDR oder Bundesrepublik Karriere machten. Dazu zählte zweifelsfrei auch Johannes Oehme. Die Vermutung liegt auf der Hand, an keinen Zufall zu glauben, dass jemand aus Catels Leipziger Netzwerk an seiner Stelle an die Marburger Klinik kam.

Dass ein Erkenntnisgewinn bei der Leukämie im Kindesalter ab Mitte der 1950er Jahre einsetzte, sollen folgende Fallzahlen der Universitäts-Kinderklinik Heidelberg verdeutlichen. Dort erkennt man für die Jahre 1919 bis 1953 185 Fälle von akuter Leukämie und 100 Fälle für die Jahre 1954 bis 1968 [121, S. 20]. Wie sind diese Zahlen zu erklären? Der Fortschritt im Jahr 1958 besteht darin, das Leben der betroffenen Kinder um wenige Monate zu verlängern. Angesichts der Tatsache, dass man davor überhaupt nichts gegen die Leukämie ausrichten konnte und nur auf den Tod warten konnte, ist dies ein erster Fortschritt.

Leukämie bedarf aber auch einer guten Diagnostik, insbesondere der Kontrolle des Knochenmarks. Hier liegt wahrscheinlich der Hauptgrund, weshalb es ab 1954 zu einer solchen Häufung der Fälle gekommen ist. Damit wird aber auch klar, wie früh man von der Leukämie als Krankheit wusste, ohne das Ausmaß überhaupt zuverlässig diagnostizieren zu können. Die pädiatrische Onkologie formierte sich als Spezialdisziplin in Deutschland relativ spät. Gründe dafür waren „Kriegsfolgen, Mangel an internationalen Kontakten, Fehlen von Ausbildungseinrichtungen von hoher Qualität“ [251, S. 131].

Einzelne Medikamente konnten Leukämiezellen bekämpfen – das war inzwischen belegt. Doch möglicherweise war die Kombination zweier Medikamente noch erfolgreicher, wie Überlegungen von Howard Skipper schon 1954 zeigten [298]. Schließlich wurde im Jahr 1958 von Emil Frei, Emil Freireich und Donald Pinkel in den USA die erste Therapistudie durchgeführt, die den Einsatz zweier verschiedener Zweige einer Kombinationschemotherapie prüfte [66]. Die verwendeten Präparate waren Methotrexat und 6-Mercaptopurin. Im ersten Arm gab man Methotrexat 45 Tage durchgehend und im zweiten Arm erhielten die Patienten Methotrexat in einer täglichen Einmalgabe. In *beiden* Armen erhielten die Patienten 6-Mercaptopurin durchgehend. Kinder, die eine Kombinationstherapie erhielten und in Remission kamen, überlebten im Mittel über 300 Tage gegenüber 100 Tagen bei Kindern, die mit nur einem Medikament behandelt wurden.

Ebenfalls im Jahr 1958 begann ein Team um den amerikanischen Arzt Joseph Burchenal sich eines wichtigen Problems anzunehmen. Die nun zur Verfügung stehenden Mittel der Chemotherapie erreichten Leukämiezellen in Blut und

Knochenmark, aber in vielen Fällen gab es auch Leukämiezellen im zentralen Nervensystem. Dafür waren die bisher verfügbaren Mittel nicht effektiv genug.

Das Problem von Leukämiezellen im Zentralnervensystem und damit einhergehenden neurologischen Symptomen, war zu diesem Zeitpunkt schon länger bekannt. Bevor Chemotherapeutika zur Verfügung standen, wurden Leukämiezellen im Gehirn sowie den Hirnnerven im Rahmen von Leichenobduktionen nachgewiesen [43, 291]. Diese und weitere pathologische Veränderungen im Zentralnervensystem wurden von Bloch und Hirschfeld aus dem Städtischen Krankenhaus Berlin-Moabit bereits im Jahre 1900 beschrieben [16]. Fest stand, dass Medikamente nicht ausreichend konzentriert im Zentralnervensystem ankommen und so ihre Wirkung nicht voll entfalten können. Burchenal fasst mit seinem Team den Entschluss den damals üblichen Weg Methotrexat (oder der Vorgänger Amethopterin) als Tablette zu nehmen, durch eine andere Art der Verabreichung zu ergänzen. Er injizierte das Medikament intrethekal, also direkt in den Rückenmarkskanal. Dabei konnten deutlich höhere Wirkkonzentrationen im Zentralnervensystem nachgewiesen werden als dies bei der Tabletteneinnahme der Fall war. Die Ergebnisse wurden 1958 veröffentlicht, es handelt sich um die erste Publikation über intrathekale Therapie von Leukämien [321].

Mitte der 1960er-Jahre war klar, dass Kombinationstherapien die Voraussetzung für das Erreichen einer Remission waren [68]. So erwies sich bereits die Kombination aus 6-Mercaptopurin und Steroiden [69] sowie 6-Mercaptopurin und Methotrexat [67] einer Monotherapie bzw. hintereinander verabreichter Gabe als überlegen. Farbers Kollegen Emil Frei und Emil Freireich entwickelten 1962 die erste Kombinationschemotherapie mit den vier gleichzeitig verabreichten Mitteln Vincristin, Aminopterin, 6-MP und Prednison. Folglich nannten sie die Therapie VAMP. Hintergrund dieses Konzepts waren zwei Erkenntnisse: Vincristin und Prednison konnten ohne Einschränkungen der maximalen Dosis gegeben werden und diese Kombinationstherapie wurde durch eine weitere Kombinationstherapie erweitert: 6-Mercaptopurin und Methotrexat und so erreichten 90 % der Kinder eine Remission [70]. Eine langanhaltende Remission, die man dann als Heilung verstehen konnte, ließ sich bei etwa 10 % der Kinder feststellen. Freireich stellte rückblickend 35 Jahre später fest, dass die akute lymphoblastische Leukämie im Kindesalter die erste bösartige Systemerkrankung war, die durch Chemotherapie geheilt werden konnte [71]. Rückfälle im Zentralnervensystem verhinderten allerdings bei allen anderen Patienten eine Heilung, nachdem diese mit dem VAMP-Schema behandelt wurden.

Ebenfalls ab 1962 behandelte der amerikanische Kinderarzt Donald Pinkel, Leiter vom St. Jude Children's Research Hospital in Memphis (Tennessee), mit einer Kombination aus noch mehr Präparaten [77]. Prednison und Vincristin hatten sich schon zur

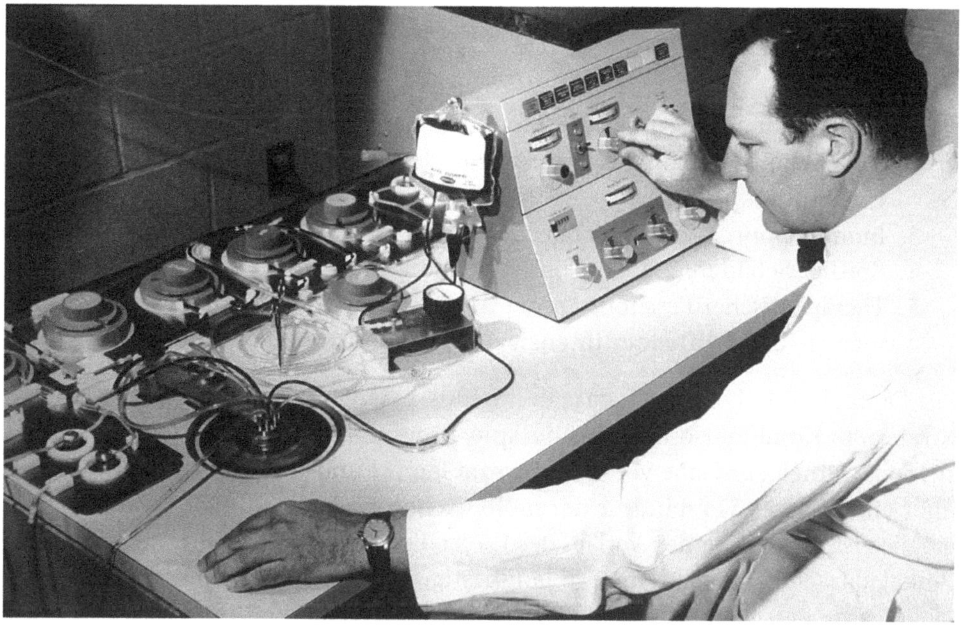

Abb. 9: Emil Freireich in seinem Labor.

Remissionsinduktion bewährt. Für eine zweite Therapiephase (Intensivtherapie) fügte Pinkel 6-Mercaptopurin, Methotrexat und Cyclophosphamid hinzu um die Leukämiezellpopulation weiter zu reduzieren. Eine dritte Therapiephase beinhaltete Methotrexat, 6-Mercaptopurin, Cyclophosphamid und Vincristin. Diese Phase dient der Remissionserhaltung.

Die Gabe von mehreren Zytostatika zur gleichen Zeit erwies sich als geeignete Methode, Remissionen über einen längeren Zeitraum zu erzielen. Ein großes Problem war die hohe Zahl von Rezidiven im zentralen Nervensystem. Da der Nervenkanal im Rückenmark streng durch die Blut-Hirn-Schranke vom Blutkreislauf getrennt ist, werden Leukämiezellen dort nicht von der Chemotherapie erreicht. Sie kam hier in zu geringen Dosen an, um dort Leukämiezellen mit ausreichender Effektivität vernichten zu können. Oehme gibt die Konzentration mit $\frac{4}{10}$ bis $\frac{3}{1000}$ der Konzentration im Serum an [216, S. 478]. Deshalb hat Donald Pinkel in die dritte Phase seines Behandlungsschemas die prophylaktische Bestrahlung des Schädels und der Wirbelsäule (12 Gy in 11 Tagen) eingearbeitet.

Zusätzlich erfolgte eine intrathekale Gabe von Methotrexat und im Anschluss an die intensive stationäre Therapie noch eine Behandlung mit Tabletten über zwei bis drei Jahre, welche aber zu Hause durchgeführt werden konnte. Wegen der Komplexität dieser Therapie nannte Donald Pinkel das Schema „totale Therapie“ [223]. Mit dem

Therapiekonzept hatte Pinkel den Hindernissen, die einer Heilung im Wege standen, entgegengewirkt:

1. Bestehende oder erworbene Medikamentenresistenz
2. Rezidiv im Zentralnervensystem durch dort unzureichende Wirkung der Chemotherapie
3. Immunsuppression mit lebensbedrohlichen Komplikationen
4. Epithel-Schäden (z.B. Schleimhautenzündungen)
5. Therapeutischer Pessimismus der Ärzte (wenn Kinder ohnehin sterben, muss man sie dann mit einer intensiven Behandlung quälen?)

Für Donald Pinkel war klar, dass der Schlüssel zu Heilungen der Leukämie bei Kindern in Kombinationschemotherapie, prophylaktischer Schädelbestrahlung sowie intrathekaler Gabe von Methotrexat lag [6] und eine weitere Optimierung über ein besseres Verständnis der biologischen Eigenschaften der Erkrankung möglich ist [224]. Über den Verlauf der 1970er-Jahre erwartete das Team von Donald Pinkel, dass 50 % der Patienten in langfristige Remissionen kommen [296].

Damals gab es natürlich nicht die schnellen Kommunikationswege wie heute. Neue Entdeckungen in der Medizin konnten sich nicht in der Schnelligkeit verbreiten wie das dank moderner Hilfsmittel wie Internet und Email der Fall ist. In Deutschland erfuhr bislang niemand etwas von Pinkels Erfolg. Es sollte sich jedoch bald als Glücksfall herausstellen, dass Fritz Lampert durch drei Aufenthalte in den USA (1959/1960, 1964/1965, 1968/1969) Donald Pinkel persönlich kennenlernte.

Ebenfalls Mitte der 1960er-Jahre zeigte sich der Stellenwert einer sogenannten Dauertherapie bzw. Erhaltungstherapie. Wird bei einer Leukämie die Remission erreicht, muss eine weitere Behandlung erfolgen, um die Remission zu stabilisieren. Konkret ist die Behandlung mit Methotrexat auch dann über eine längere Zeit nach Ende der intensiveren Chemotherapie erforderlich, wenn keine Leukämiezellen mehr nachweisbar sind [1, 2].

Der Erhalt einer Remission war Ende der 1960er-Jahre die größte Herausforderung in der Leukämietherapie. Das Erreichen einer Remission war zu diesem Zeitpunkt schon belegbar [323]. Entscheidend war also die Qualität der Remission. Donald Pinkel blickte auf die Ergebnisse der ersten 37 Kinder zurück, die eine aus mehreren Medikamenten bestehenden Therapie erhielten, und stellte fest, dass sieben von ihnen zwischen eineinhalb und dreieinhalb Jahren keine weitere Behandlung mehr bekamen. Daraus schloss er, dass eine signifikante 5-Jahres Heilungsrate für die akute lymphoblastische Leukämien bei Kindern ein erreichbares Ziel mit eben mehreren Mitteln der Chemotherapie sei [221]. Andere Analysen belegten ebenfalls den Nutzen einer zyklischen Chemotherapie, also der Therapie mit wiederholten Elementen. Vowels und Willoughby konnten 19 % als Überlebensrate länger als fünf

Jahre beschreiben, 16 % waren fünf Jahre in hämatologischer Remission und 13 % waren fünf Jahre leukämiefrei [315].

4.1 Fachgesellschaft und Therapieoptimierungsstudien

Krebserkrankungen bei Kindern und Jugendlichen treten generell selten auf. Dem Deutschen Kinderkrebsregister wurden im Jahr 2018 insgesamt 2.255 Krebserkrankungen bei Kindern und Jugendlichen unter 18 Jahren gemeldet [42, 56]. Die Leukämie ist mit Abstand die häufigste bösartige Erkrankung im Kindesalter. Sie macht durchschnittlich ein Drittel aller Krebserkrankungen bei Kindern aus. Betrachtet man dies nach Altersgruppen, ergibt sich ein differenziertes Bild, wie Tabelle 3 auf Seite 285 entnommen werden kann.

Der Seltenheit der Erkrankung durch intensive Zusammenarbeit zu begegnen ist als Erkenntnis schon früh entstanden. Der Grundstein für eine Zusammenarbeit der Mediziner, die krebskranke Kinder behandeln, wurde am 4. Dezember 1965 gelegt. An dem Tag gründete sich die „Deutsche Arbeitsgemeinschaft für Leukämie-Forschung und -Behandlung im Kindesalter“ (DAL) auf Einladung von Bernhard Kornhuber in die Stadt an deren Universitätskinderklinik er tätig war: Frankfurt am Main. 38 hämatologisch-onkologische Kinderärzte waren die Gründungsmitglieder der Arbeitsgemeinschaft [168, S. 651].

Am 18. Juni 1966 wurde aus der DAL ein eingetragener Verein (e.V.). Zur damaligen Zeit gab es die Chance, die bis dato bekannten Hoffnungsschimmer in der Onkologie zu bündeln und in einem Gesamtkonzept größere Erfolgsaussichten zu erreichen. Von einer Heilung wagte noch niemand zu sprechen, aber die Bausteine der hochwirksamen Zytostatika, neue chemotherapeutische Konzepte, Fortschritte in der Strahlentherapie und verbesserte Operations- und Anästhesie-Verfahren schienen eine gute Grundlage zu sein.

Die Seltenheit der Erkrankung und die bislang nur schwach erkennbaren Hoffnungen machten eine intensive Zusammenarbeit erforderlich. Seit seiner Gründung traf sich der Verein zweimal jährlich in Frankfurt. Allein dieser Umstand macht deutlich wie wichtig der Erfahrungsaustausch ist und welches Potenzial so entfaltet wurde.

Die mit der Gründung der DAL verfolgten Ziele waren [180, S. 2]

- nach gemeinsamen diagnostischen und therapeutischen Plänen zu handeln,
- durch möglichst große Zahlen einheitlich behandelter Kinder rascher zu verlässlicheren Aussagen über die Wirksamkeit und Steuerung prospektiver, in der Regel nebenwirkungsreicher Therapiestudienreihen zu gelangen,

- in jedem Einzelfall einen maximal möglichen Behandlungserfolg zu erreichen und schließlich
- die Grundlagenforschung durch enge Kooperation nach bestem Vermögen zu unterstützen.

Diese Ziele erwiesen sich jedoch sehr schnell als zu ambitioniert. Ursächlich dafür war ein Umstand, der eben schon zur Gründung der DAL führte: vielerorts ein unzureichend entwickelter Aufbau regionaler Behandlungseinrichtungen. So stand zuerst im Vordergrund, einen einheitlichen Wissensstand zu schaffen in Form von Fortbildung, während die prospektiven Therapiestudien zurückgestellt worden sind. Als ersten Schritt entschloss man sich, gemeinsame Therapien „mit bewährten Behandlungskonzepten nach dem jeweiligen letzten Stand internationaler Erfahrungen" [180, S. 2] zu beginnen. Die erste prospektive Therapiestudie begann dann 1971 mit der DAL-Studie von Fritz Lampert (Kapitel 5, Seite 39). Wichtigste Neuerung in dem Zusammenhang war eine Studie mit dem Ziel der Heilung und mehr noch an mehreren Kliniken nach einem einheitlichen Behandlungskonzept vorzugehen. Die dazu nötige intensive Therapie verlangte ein hohes Maß an Erfahrung mit der Therapie und machte es erforderlich, dass sich für die Form der Behandlung Spezialabteilungen bildeten, die sich mit der Komplexität der Behandlung befassen.

Die multizentrischen Therapiestudien wurden zum zentralen Element der pädiatrischen Onkologie [264]. Vereinfacht ausgedrückt bedeutet dies ein einheitliches Vorgehen in mehreren Kliniken nach einem sorgfältig ausgearbeiteten Therapieplan. Die DAL-Studie war in diesem Zusammenhang eine Premiere, denn sie war die erste multizentrische Studie. Für jede einzelne Krankheit gibt es eine Klinik, an der die jeweilige Studienleitung angesiedelt ist. Hier findet die Koordination und Dokumentation statt. Die Studienzentrale bekommt jeden Krankheitsfall gemeldet und kann beispielsweise erkennen, wenn es irgendwo ein unerwartetes Risiko gibt und kann dementsprechend durch eine Änderung des Therapieplanes reagieren. Ziel der Therapieoptimierungsstudie ist die Optimierung der Behandlung. Es erfolgt eine Weiterentwicklung der Therapie hinsichtlich der Heilungsrate und der therapiebedingten kurzfristigen Folgen wie auch der Spätfolgen. Damit sind die Studien deutlich von den Arzneimittelprüfungen zu unterscheiden. Deren Ziel ist der Erkenntnisgewinn über ein bestimmtes Medikament. Während bei der Therapieoptimierungsstudie die Behandlung im Vordergrund steht und eben kein bestimmtes Arzneimittel.

> Da die Therapiestudien in den ersten Jahrzehnten ihrer Anwendung neben dem individuellen Heilbemühen vor allem auch dem Erkenntnisgewinn durch das Studium der Erkrankungen unter einheitlichen Therapiebedingungen

dienten, waren sie das wesentliche Element der klinischen Forschung innerhalb der Pädiatrischen Onkologie. [82, S. 145]

Ende der 1970er-Jahre wurde aus dem Kreis der DAL-Mitglieder eine weitere Fachgesellschaft gegründet: die GPO (Gesellschaft für Pädiatrische Onkologie). DAL und GPO gingen 1991 in der Nachfolgeinstitution GPOH (Gesellschaft für Pädiatrische Onkologie und Hämatologie) auf. Die Tagungen der GPOH fanden bis ins Jahr 2017 nach wie vor zweimal jährlich statt. Einmal in Berlin und einmal in Frankfurt am Main. Diese seit Mitte der 1960er-Jahre bestehende Tradition wurde beendet, eine Tagung in Berlin findet nicht mehr statt. So wurde von Halbjahres- auf Jahrestagungen gewechselt.

Kinderkrebsregister

Am 16.11.1979 wurde auf einer Vorstandssitzung der Deutschen Arbeitsgemeinschaft für Leukämie-Forschung und -Behandlung (DAL) sowie der Gesellschaft für Pädiatrische Onkologie (GPO) die Gründung eines Kinderkrebsregisters beschlossen.[1] Möglichst umfangreiche Daten für die epidemiologische Forschung sollten auf diese Weise zur Verfügung stehen. Bereits zum 1.1.1980 konnte mit Unterstützung der Stiftung Volkswagenwerk[2] das Krebsregister an den Start gehen. Angesiedelt ist es seither am Institut für Medizinische Statistik und Dokumentation in Mainz. Der erste Leiter war Prof. Dr. Jörg Michaelis. Von Beginn an wurden Krebsfälle flächendeckend für ganz Deutschland bei Kindern unter 15 Jahren erfasst, seit 2009 unter 18 Jahren. Seit 1991 werden Krebsfälle in den neuen Bundesländern erfasst. Der Vollzähligkeitsgrad der Erfassung beträgt 95 %. Es besteht eine enge Verzahnung zwischen dem Kinderkrebsregister und den Studienleitungen der Therapieoptimierungsstudien. Mit 70.000 erfassten Erkrankungszahlen ist das Deutsche Kinderkrebsregister das größte seiner Art weltweit.

Wegen der großen Zahl von gesammelten Fällen spielt es auch eine große Rolle wenn es um Langzeitüberwachung der Patienten und damit der Erkennung von möglichen Spätfolgen geht. Das Kinderkrebsregister gibt regelmäßig einen Bericht heraus, der alle wichtigen Daten zu den einzelnen Krebskrankheiten bei Kindern und Jugendlichen enthält. [42, 56] Die Daten beim Kinderkrebsregister ermöglichen eine objektive Beurteilung der Ergebnisse bei bösartigen Erkrankungen im Kindes- und Jugendalter in Deutschland. Von 2001 bis 2020 war PD Dr. Peter Kaatsch Leiter

[1] Aus chronologischen Gründen ist dieser Abschnitt hier eingefügt.

[2] Die Stiftung Volkswagenwerk hat sich zu Beginn der 1980er-Jahre aus der Förderung der pädiatrischen Onkologie zurückgezogen, nachdem sie diese über Jahre im Rahmen des Programms „Das chronisch kranke Kind“ unterstützte [212, S. 128].

des Kinderkrebsregisters. Seine Nachfolgerin Dr. Friederike Erdmann war nur eine kurze Zeit in dieser Funktion tätig, seit Dezember 2022 ist Dr. Cécile Ronckers die Leiterin der Institution.

Kapitel 5

DAL-Behandlungsstudie von Fritz Lampert

> Was die Leukämie betrifft, so wird man in fünf oder zehn Jahren eine Behandlung gefunden haben, die zur Heilung führt. Dies wird kein dramatischer Schritt sein, sondern durch sinnvolle Kombination und Anwendung der verschiedensten Chemotherapeutika wird man die leukämische Zellpopulation reduzieren, unterdrücken und dann bis zur letzten Zelle vernichten können, was der Heilung entspricht. Diese Art der klinischen Chemotherapieforschung ist wegen der relativ kleinen Patientenzahl nur durch die Zusammenarbeit von vielen großen Kliniken möglich, um statistisch signifikante Ergebnisse zu erzielen. [175, S. 187]

Diese Worte schrieb Fritz Lampert an seinen damaligen Chef in der Universitätskinderklinik Erlangen, nachdem er im April 1965 einen Krebskongress in Amerika besuchte. Im Mai des Jahres 1971 behandelte Fritz Lampert, als Leiter der Kinderonkologie am Dr. von Haunerschen Kinderspital in München, einen fünf Jahre alten Jungen mit Leukämie [175, S. 221 f.] Die Behandlung mit Prednisolon, Vincristin und Daunorubicin brachte den Jungen in die Remission. Einer Dauerheilung stand damals die Leukämie des Zentralnervensystems entgegen. Kopfschmerzen, Erbrechen oder Hirnnervenausfälle waren Symptome, die – auch nach längerer Remission – ankündigten, dass bösartige Zellen im Nervenwasser überlebt haben. Nach Punktion und Untersuchung der Rückenmarkflüssigkeit bestätigte sich dann der Verdacht. Eine solche Form der Leukämie war mit einer schlechten Prognose assoziiert.

Die Mutter des Patienten von Fritz Lampert zeigte ihm einen Artikel aus dem Nachrichtenmagazin „Der Spiegel" [219]. Hier wurde über den amerikanischen Arzt Donald Pinkel berichtet, der am St. Jude Hospital in Memphis (Tennessee) an Leukämie erkrankte Kinder mit einem neuen Therapieelement behandelt: der Bestrahlung von Rückenmark und Schädel, um das Rückfallrisiko zu minimieren. Wegen des erzielten Erfolges weist Pinkel in dem Artikel darauf hin, dass die akute Leukämie nicht länger als unheilbares Leiden angesehen werden kann.

Die Eltern von Lamperts Patient bestanden darauf, dass er Kontakt mit Donald Pinkel in den USA aufnahm und so entschloss er sich am 18. Mai 1971 bei Pinkel anzurufen, denn er kannte ihn von seinen vorherigen USA-Aufenthalten. Donald Pinkel bot Fritz Lampert die Möglichkeit an, sich direkt vor Ort über die neue Behandlungsmethode zu informieren. Am 28. Mai 1971 kam Fritz Lampert mit seinem Kollegen, dem Oberarzt der Radiologie, Gregor Heinze, bei Pinkel in den USA an und konnte sich aus erster Hand über die hoffnungsvolle Strahlentherapie informieren. Dies bezog sich nicht nur auf die Strahlendosis (Gesamtdosis 24 Gy), sondern auch über die Felder, welche abgedeckt werden und vor der Strahlung geschützt werden mussten. Zurück in Deutschland, erhielt Lamperts Patient am 8. Juni 1971 die Schädelbestrahlung – und überstand die Leukämie rezidivfrei [171, S. 25].

Auf dem Kinderärztekongress am 5. Juni 1971 in Nürnberg informierte Lampert seine Kollegen über die neue Therapie. Natürlich bedeutete die Strahlendosis durchaus ein Risiko und rief folglich Widerstand bei den Strahlentherapeuten hervor [175, S. 223]. Aber bei der Behandlung der Leukämie mussten Risiken eingegangen werden, um am Ende eine wirkliche Heilung zu erreichen. Am 8. September 1971 hielt Donald Pinkel auf Einladung von Fritz Lampert einen Vortrag in München. Die Kosten für Pinkels Reise übernahm der Vater eines Patienten von Lampert [126, S. 150]. Der Vorteil für die Ärzte bei der Therapie nach Pinkel war, dass diese relativ leicht anwendbar war und so Nebenwirkungen und therapiebedingte Todesfälle selten waren. Die Therapie war sicherlich für die Behandler mit einem gewissen Lernprozess verbunden. Dieser Umstand wiederum war besonders für Ärzte von kleineren Kliniken vorteilhaft. Insgesamt wurde die von Fritz Lampert eingeführte „Kombinationschemotherapie und Hirnschädelbestrahlung" von 1971 bis 1974 angewendet – bei über 600 Kindern an nahezu 50 Kinderkliniken in Deutschland [175, S. 224]. Bevor wir uns die Ergebnisse der Studie im Detail anschauen, erst einige biographische Anmerkungen zu Fritz Lampert.

Prof. Dr. med. Fritz Lampert wurde am 04.05.1933 in Frankfurt am Main geboren und studierte Medizin in Frankfurt und Berlin. Nach der Promotion 1959 erfolgten drei Auslandsaufenthalte in den USA: 1959/1960, 1964/1965 und 1968/1969. 1968 erhielt er für seine Habilitation „Quantitative Cytologie der akuten Leukämie im

Kindesalter. Interferenzmikroskopische, cytophotometrische und cytogenetische Untersuchungen" den Thiersch-Preis der Medizinischen Fakultät der Universität Erlangen und den Czerny-Preis der Deutschen Gesellschaft für Kinderheilkunde. Seit 1962 war Fritz Lampert in Erlangen klinisch tätig und wurde dort zum Oberarzt ernannt. Von 1969 bis 1975 war er Leiter der Pädiatrischen Hämatologie am Dr. von Haunerschen Kinderspital in München und schließlich von 1975 bis 1998 Leiter der Kinder-Poliklinik und der Abteilung Allgemeine Pädiatrie, Hämatologie und Onkologie der Universität Gießen. 1970 erschien die 1. Auflage seines Buches „Krebs im Kindesalter" [167], welches bis 1980 in 5 Auflagen erscheinen sollte. Um damit nicht in Konkurrenz zu Peter Gutjahrs Buch „Krebs bei Kindern und Jugendlichen" [86] zu stehen, entschied sich Lampert sein Buch ab 1980 nicht mehr zu aktualisieren.

Im Mittelpunkt seiner Forschungstätigkeit standen Chromosomenveränderungen bei Leukämie um deren Entstehung auf zellulärer Ebene zu ergründen. Fritz Lampert war der erste, der Chromosomen aus dem Knochenmark von Leukämiepatienten präparierte und lichtmikroskopisch untersuchte. Auch die Ultrastruktur von Chromosomen des Burkitt-Tumors erforschte er elektronenmikroskopisch und brachte als erster den Nachweis von zwischen den Chromosomen liegenden fadenartigen Strukturen, die er in einer Publikation mit faszinierenden elektronenmikroskopischen Bildern beschrieb.

> (...) Fäden bilden die Grundstruktur des inaktiven Chromatins und der Mitose-Chromosomen. Diese Fäden hängen in der Interphase an vielen Stellen fest an der inneren Kernmembran an den annuli der Kernporen. In der Metaphase sind häufig noch Reste der Kernmembran durch Fäden mit den Chromatiden verbunden. Einzelne, jeweils vom Telomer ausgehende Fäden verknüpfen Chromatide nichthomologer Chromosomen. [163, S. 285]

Dies brachte ihm nicht nur den Wissenschaftspreis der American Medical Association, sondern auch einen Beitrag im Year Book of Cancer 1970 für die erste elektronenmikroskopische Darstellung eines Tumor-Markerchromosoms in seiner Publikation [162]. Für das vorliegende Buch hat Fritz Lampert diese Abbildung dankenswerterweise zur Verfügung gestellt (s. Abbildung 10 auf Seite 42).

Die in diesem Kapitel beschriebene „Pinkel-Therapie" wurde von ihm in Deutschland eingeführt und zwar gleichzeitig als erste multizentrische Therapiestudie, die eine Heilung von leukämiekranken Kindern ermöglicht hat. In Gießen hat Fritz Lampert 1984 ein Chromosomenlabor für alle Therapiestudien in Deutschland (Referenzlabor) eingerichtet. Neben Deutschland und den USA war Fritz Lampert in Algerien, Israel, Palästina, Jordanien, Weißrussland und Russland als Kinderarzt tätig. Das Kinderkrebszentrum des Ural State Medical College trägt seinen Namen.

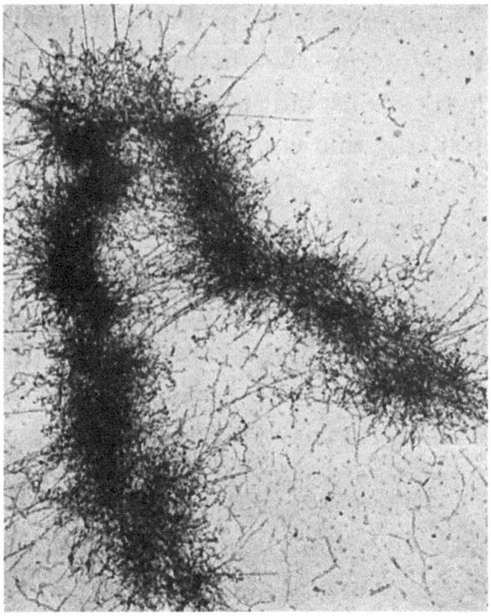

Abb. 10: Erstmalige Abbildung eines Markerchromosoms im Elektronenmikroskop nachgewiesen von Fritz Lampert Ende der 1960er-Jahre. Besonders hervorzuheben sind die verbindenden Fäden.

Fritz Lampert war von 1979 bis 1986 Vorsitzender der DAL und seit 1999 ist er Ehrenmitglied der GPOH (Gesellschaft für Pädiatrische Onkologie und Hämatologie). Seit 1983 führt er alljährlich eine Rennradtour (Tour Peiper – Tour der Hoffnung) zur Unterstützung krebskranker Kinder durch und konnte seitdem einen mittleren zweistelligen Millionenbetrag an Spenden sammeln. Seine Faszination für die Mikroskopie der Chrosomen brachte er auch in seiner Abschiedsvorlesung am 4. Mai 1998 an der Universität Gießen auf den Punkt: „Nun wollen wir uns anschauen, was immer wieder das Auge im Mikroskop erfreut: Die Chromosomen!“ [174]

Nun geht es um die Ergebnisse der DAL-Behandlungsstudie im Detail. Bedingt durch den Nachweis von Donald Pinkel (Memphis) 1971 bei 7 von 37 Kindern eine mindestens 5 Jahre andauernde Remission erreicht zu haben, schien es möglich, Leukämie bei Kindern zu heilen. Zwar entsprachen Pinkels Ergebnisse „nur“ einer Heilungsrate von 17 %, aber die Krankheit war bis dahin als in der Regel grundsätzlich tödlich verlaufend bekannt. Kernelemente der Therapie von Pinkel waren die Induktionstherapie mit Vincristin, Daunorubicin und Prednison, die Dauertherapie [222], die prophylaktische Hirnschädelbestrahlung [132] und intrathekale Gaben von Methotrexat (MTX). Die DAL griff im Jahr 1971 die Studie VII aus Memphis mit leichten Änderungen auf. Durch Erfahrungsaustausch auf Tagungen wurde die Therapie bundesweit verbreitet. Die mit dieser Behandlung verbundenen Ziele waren [164, S. 918]:

1. Soviel Kinder mit akuter lymphoblastischer Leukämie wie möglich einheitlich im Bundesgebiet zu behandeln und damit den Heilerfolg nicht nur in Prozentwerten, sondern in absoluten Zahlen zu steigern.

2. Das an vielen Kliniken erzielte Behandlungsergebnis mit dem des onkologischen Behandlungszentrums in Memphis/USA zu vergleichen.
3. Im Bundesgebiet das Ergebnis von wenigen großen Zentren mit dem von vielen Kliniken mit geringerer Patientenzahl zu vergleichen. Darüber hinaus ermöglicht eine an sieben Kinderkliniken geübte Hirnschädelbestrahlung mit nur 18 Gy statt 24 Gy Standardherddosis einen Hinweis auf die nötige Bestrahlungsdosis zur Verhütung einer Leukämie des Zentralnervensystems.

Eine Remission entsprach einem Knochenmark mit einem Anteil von weniger als 5 % Blasten. Eine anhaltende Vollremission war eine Zeitspanne ohne Leukämiezellen im Knochenmark, Zentralnervensystem (ZNS) oder anderswo. Die Diagnose einer ZNS-Leukämie erfolgte durch den Nachweis von Leukämiezellen im Liquor (Rückenmarkflüssigkeit) nach Lumbalpunktion. Knochenmark- und Lumbalpunktion erfolgten an Tag 1, Tag 28 und Tag 42 der Induktionsphase, im Anschluss daran alle drei Monate, nach dem ersten therapiefreien Jahr alle vier bis sechs Monate. Soweit die Rahmenbedingungen für die DAL-Studie.

Die Remissionsinduktion dauerte vier bis sechs Wochen. Hier erfolgte die Gabe von Predniso(lo)n in einer täglichen Dosis von 40 bis 60 mg/m^2 in Tablettenform. Dazu in Kombination mit Vincristin 1,5 bis 2 mg/m^2 in einer wöchentlichen intravenösen Gabe. Sollte sich nach vier Wochen noch keine Remission eingestellt haben oder lagen Risikofaktoren (hohe Leukozytenzahl, Mediastinaltumor, primärer ZNS-Befall) vor, konnte zusätzlich Daunorubicin (30 mg/m^2) wöchentlich intravenös und/oder L-Asparaginase (10.000 E/m^2) wöchentlich intravenös – insgesamt zweimal – verabreicht werden.

Die prophylaktische Bestrahlung des Zentralnervensystems dauerte drei bis vier Wochen. Die Hirnschädelbestrahlung erfolgte auf einem den Gesichtsschädel abdeckenden Feld bei mittlerer Herddosis von 24 Gy. Waren die Patienten zwischen ein und zwei Jahren alt, betrug die Strahlendosis 20 Gy, bei einem Alter unter einem Jahr 15 Gy. An sieben Kliniken wurde bei insgesamt 70 Kindern eine Strahlendosis von 18 Gy angewendet. In der Zeit der Hirnschädelbestrahlung erhielten die Patienten intrathekal vier- bis fünfmal Methotrexat (12 mg). Lag die Leukozytenzahl über 2.500/mm^3 gab es zusätzlich 6-Mercaptopurin (50 mg/m^2) in Tablettenform und bei verträglicher Leukozytenzahl ebenfalls in Tablettenform Cyclophosphamid 200 mg/m^2.

Die Dauertherapie über 28 Monate bestand aus 6-Mercaptopurin (50 mg/m^2) täglich oral mit einer einmaligen Gabe pro Woche von Methotrexat (20 mg/m^2) und Cyclophosphamid (200 mg/m^2) jeweils oral oder intravenös. Im ersten Jahr erfolgte alle drei Monate eine Zusatztherapie Predniso(lo)n bzw. Fluocortolon 40 mg/m^2 täglich als Tablette für 15 Tage und Vincristin 1,5 mg/m^2 wöchentlich intravenös.

Dies war insgesamt drei Mal vorgesehen. 1973 und 1974 wurde diese Zusatztherapie teilweise weggelassen, an einzelnen Kliniken wurde 1974 nur 6-Mercaptopurin täglich und Methotrexat in höherer Dosierung verabreicht. Mit der Dauertherapie sollte die Zytostatikadosis auf einem so hohen Niveau einzustellen versucht werden, welches ein Level der Leukozyten von $3.500/mm^3$ ermöglichen sollte. Die Lymphozyten sollten um $500/mm^3$ liegen. Lagen die Leukozyten unter $2.000/mm^3$ erfolgte eine Dosishalbierung und bei Leukozyten unter $1.000/mm^3$ wurden gar keine Zytostatika gegeben. Ergaben sich spezifische Nebenwirkungen eines Medikamentes wurde dieses kurzfristig weggelassen. Soweit der Behandlungsplan, der ausführlich bei [164, S. 918] beschrieben ist.

Tabelle 4 auf Seite 285 stellt die Befunde bei Aufnahme der Kinder zusammenfassend dar, Ergebnisse der Studie sind in Tabelle 5 (Seite 286) und Überlebensraten in Tabelle 6 auf Seite 286 eingetragen. Fritz Lampert zieht für seine DAL-Studie eine späte Bilanz:

> Die DAL-Studie hatte erstmals in Deutschland in einer multizentrischen Studie an vielen hundert Kindern mit ALL bewiesen, dass die Krankheit durch einheitliche Kombinations-Chemotherapie plus Hirnschädelbestrahlung in über einem Drittel der Patienten heilbar und die ZNS-Leukämie überwindbar ist. [178]

1. Remissions-Einleitung (4 Wochen)

Tag	1	8	15	22	29
	VCR	VCR	VCR	VCR	Vincristin 1,5 mg/m²/i.v.
	ADR	ADR	ADR		Adriamycin 30 mg/m²/i.v.
	AS	AS			Asparaginase 10 000 I.U/m²/i.v.

Prednison 40 mg/m²/tgl. oral

2. ZNS-Therapie (3 Wochen)

Hirnschädel Telekobaltbestrahlung 2000 – 2400 rad

Methotrexat 12 mg/m² intrathekal, insgesamt 5mal

6-Mercaptopurin 50 mg/m²/tgl. oral

3. Dauer-Therapie (30 Monate)

6-Mercaptopurin 60 mg/m²/tgl. oral

Methotrexat 30 mg/m²/wöchentlich oral

Abb. 11: Die Strategie der DAL-Studie in der Übersicht.

Im Jahr 1978 legte Fritz Lampert eine weitere Publikation vor, in der noch Nachmeldungen von Kliniken und Patienten Berücksichtigung fanden. Hier konnten 659 Patienten von 42 Kinderkliniken in die Auswertung einbezogen werden. Das Ergebnis festigte die Heilrate (5-Jahres-Vollremissionsrate) von etwa einem Drittel der Patienten [166].

Diese erste für eine akute lymphoblastische Leukämie bei Kindern in 42 Kliniken durchgeführte multizentrische Therapiestudie ergab für alle Beteiligten die Chance sich mit der Behandlung zu befassen und aus ihr zu lernen. Dies ermöglichte die Übernahme einer Behandlungsstrategie, die sich in den Vereinigten Staaten schon als erfolgreich erwiesen hatte. Da diese Aspekte im Vordergrund standen, gab es in der Studie keine Randomisierung. Das heißt es wurden nicht mehrere Therapiezweige miteinander verglichen, in die betroffene Kinder per Zufall zugeordnet wurden. Zusammengefasst bestand diese Therapie also aus drei Phasen [165, S. 790]:

1. Induktion mit Vincristin, Prednison, Adriamycin sowie Asparaginase
2. ZNS-Prophylaxe mit Hirnschädelbstrahlung und intrathekalem Methotrexat
3. Dauertherapie mit 6-Mercaptopurin und Methotrexat über 2 bis 3 Jahre

Abbildung 11 zeigt eine von Fritz Lampert erstellte Übersicht der DAL-Studie.

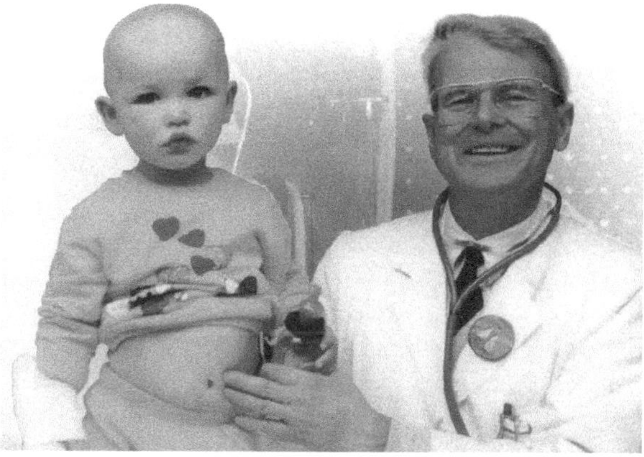

Abb. 12: Prof. Dr. med. Fritz Lampert in der Klinik mit einem krebskranken Kind.

Ende der 1970er-Jahre zeigte eine weitere Auswertung der DAL-Studie mit den technischen Möglichkeiten der Kinderklinik der FU Berlin folgende Ergebnisse [99]:

- Die initiale Leukozytenzahl ist der wichtigste prognostische Parameter.
- Nach siebeneinhalb Jahren beträgt die Wahrscheinlichkeit einer anhaltenden Komplettremission 33 % für die Gesamtgruppe und 37 % für die Kinder, die eine Primärremission erreichten.
- Die Überlebenswahrscheinlichkeit beträgt für die beiden Gruppen 40 % bzw. 45 %.
- Die Überlebenswahrscheinlichkeit nach Rezidiv beträgt dagegen nur 3 %, die günstigste Prognose hatten Hodenrezidive.
- Mädchen haben eine bessere Prognose als Jungen (46 % zu 31 %).
- Bezüglich der Inzidenz primärer ZNS-Rezidive ergab sich für Patienten mit einer Strahlendosis von 18 Gy keine schlechtere Prognose als für Patienten, die eine Hirnschädelbestrahlung mit 24 Gy erhalten haben.

Die Handhabung der DAL-Studie war relativ leicht und ermöglichte den nächsten Schritt der Durchführung einer noch intensiveren Induktionstherapie. Dies hielt auch Fritz Lampert für unabdingbar: „Die zukünftige Behandlung muss also in der Induktionsphase intensiviert werden“ [165, S. 799]. Eine solche intensive

Induktionstherapie sollte sich als der Durchbruch in der Behandlung von Leukämien bei Kindern erweisen und hatte ihren Ursprung 1970 in Berlin. Davon nachfolgend mehr.

Teil III

Das Wirken Professor Riehms in seiner aktiven Zeit: Studien zur akuten lymphoblastischen Leukämie und zum Non-Hodgkin-Lymphom

Kapitel 6

Erste Überlegungen zu Polychemotherapien

Ende der 1960er-Jahre schrieb Günter Landbeck, damals Oberarzt an der Kinderklinik des Universitätsklinikums Hamburg-Eppendorf, folgende Sätze in einem Buch zur Leukämie bei Kindern:

> Das Ziel aller therapeutischen Bemühungen ist die Heilung des Patienten, d.h. die vollständige Ausrottung des bösartigen Krankheitsprozesses: ein Ziel, das bislang nicht erreicht wurde und von dem wir nicht wissen, wie nahe wir ihm sind. Diese beiden Pole, Entmutigung und Hoffnung, markieren das Spannungsfeld des Therapeuten am Krankenbett und lassen es verständlich erscheinen, dass bei dem schließlich tödlich endenden Krankheitsverlauf oft eine verzichtende Einstellung Oberhand gewinnt. Verfolgen wir jedoch die Entwicklung unserer therapeutischen Möglichkeiten und betrachten wir die in den letzten 20 Jahren stetig verbesserten Therapieerfolge, so sollte dieses zusammen mit der begründeten Hoffnung auf die zur Zeit noch nicht klinikreifen Erkenntnisse der experimentellen Medizin Anlass genug sein, der Resignation keinen Raum zu geben. [179, S. 70]

Die Ausführungen Landbecks können als Hinweis verstanden werden, dass Mut und Entschlossenheit in Zusammenhang mit ermutigenden Forschungserkenntnissen tatsächlich zu Verbesserungen für die an Leukämie erkrankten Kinder führen könnten. Genau für diesen Weg wird zur gleichen Zeit an anderer Stelle in der Republik, in Westberlin, der Grundstein gelegt. Bereits in der Vergangenheit war Berlin weltweit einer der wichtigsten Orte, wenn es um Erkenntnisse der Krebsforschung ging. Die Anfänge der Krebsforschung und einer organisierten interdisziplinären Zusammenarbeit ab den frühen 1900er-Jahren lassen sich in Berlin lokalisieren.

Nach Abschluss seiner Weiterbildung als Kinderarzt, begab sich Hansjörg Riehm auf einen zweijährigen Forschungsaufenthalt in die USA und kehrte 1969 in seine Klinik – das Kaiserin Auguste Victoria Haus – in Berlin-Charlottenburg (Westend) zurück. Bereits im Vorfeld dieses Auslandsaufenthalts hat er den Stand des Wissens hinsichtlich der Behandlung mit Chemotherapie in einem Übersichtsartikel zusammengefasst [242].

Dieser Artikel kann als Fortschreibung der Arbeit von Howard Skipper gesehen werden, der im April 1964 auf einem Kongress in Chicago Überlegungen zu Einzel- und Kombinationstherapien präsentierte. Skipper präsentierte dort in Rechenmodellen die Wirkungen von Behandlungen mit Chemotherapie und entwarf Perspektiven neuer Therapiekonzepte als Kombinationsstrategien sowie in dafür noch herauszufindenden optimalen Dosierungen [299].

Die Fortschritte der Chemotherapie sah Riehm in seinem Artikel durch Kortikosteroide, 6-Mercaptopurin, Methotrexat, Vincristin und Cyclophosphamid begründet. Therapeutische Schwerpunkte sind die Initialbehandlung mit durchaus drastischen Maßnahmen und eine tolerierbare Dauerbehandlung nach einem erprobten Schema. Riehm erläuterte Parameter für die Wirksamkeit der Chemotherapie bei der Leukämiebehandlung:

1. Dynamik der Remissionsentwicklung und deren Vollständigkeit nach bekannten Kriterien
2. Dauer der kompletten ersten Remission
3. Zahl der langfristig Überlebenden
4. Gesamtüberlebenszeit

Damals wurden am Kaiserin Auguste Victoria Haus in Berlin nach folgendem Schema Leukämien im Kindesalter behandelt:

1. Initialbehandlung:
   a) Prednison: 1.–28. Tag 2 mg/kg/Tag, 29.–31. Tag 1 mg/kg/Tag, 32.–34. Tag $\frac{1}{2}$ mg/kg/Tag, 35.–37. Tag $\frac{1}{4}$ mg/kg/Tag per os. Vincristin: 1., 8., 15., 22., 29., 36. Tag je 0,05–0,1 mg/kg i.v.
   b) Prednison: siehe 1 a) Methotrexat: 1., 15., 29. Tag je 2,5 mg/kg i.v.
2. Dauerbehandlung:
   a) Intervalltherapie:
      aa) 6-Mercaptopurin: 2,5 mg/kg/Tag per os
      bb) Methotrexat: 2,5 mg/kg alle 14 Tage i.v.
   b) zyklische Therapie:

aa) 3 Monate 6-Mercaptopurin: 2,5 mg/kg/Tag per os 3 Monate Methotrexat: 2,5 mg/kg alle 14 Tage i.v. 2 Monate Vincristin: 0,05–0,08 mg/kg alle 7 Tage i.v.
bb) 3 Monate Mercaptopurin (wie oben)
3 Monate Methotrexat (wie oben)
3 Monate Cyclophosphamid: 20 mg/kg alle 14 Tage i.v.
2 Monate Vincristin (wie oben)

3. Rezidivbehandlung:
   a) Prednison: 1.–28.–42.–56. Tag 2–4 mg/kg/Tag, Abbau wie bei 1a)
      Methotrexat: 2,5–5 mg/kg alle 14 Tage i.v., bei 2a) aa) oder
      6-Mercaptopurin: 3,5 mg/kg/Tag per os, bei 2a) bb) oder
      Vincristin: 0,05–0,1 mg/kg alle 7 Tage i.v. bei 2a) aa) + 2a) bb)
   b) Prednison: s. 3a)
      Fortführung der zyklischen Therapie 2b) aa) und 2b) bb), Wegfall des Rezidiv-auslösenden Zytostatikums
4. Behandlung der Meningeosis leucaemica:
   a) Methotrexat: 0,5 mg/kg 3–5 mal in 3- bis 5-tätigen Abständen intrathekal. Bei Therapieresistenz von 4a) und/oder bei zerebralen Herdsymptomen, Röntgenbestrahlung des Zentralnervensystems.

In den USA gab es damals einige Kombinationstherapien, die zur Behandlung einer Leukämie angewendet wurden. Diese sind in Tabelle 7 auf Seite 287 zusammengefasst. Riehm beschreibt diese Pläne als „Massivtherapie“. Vorteile können sein: eine vollständigere Ausrottung der leukämischen Zellen und ein höherer Prozentsatz anhaltender kompletter Remissionen. Die Behandlungen erwiesen sich bei mehreren Kindern als erfolgreich, da schon Remissionen über eine Dauer von zwei bis vier Jahren erzielt wurden. Für Riehm ein Beleg der Brauchbarkeit. Allerdings weist er auch auf die doch beträchtlichen Gesamt-Nebenwirkungen hin und sieht dafür folgende Gründe:

1. Nebenwirkungen der einzelnen Medikamente
2. In deren Summierungs- oder Potenzierungseffekten
3. In der häufigen Knochenmarksschädigung und den davon ableitbaren Symptomen wie Blutung und Infektion

Riehm fordert eine Intensivbehandlung, die eine komplette oder partielle Remission auslösen kann und verweist darauf, dass Therapieversager sowohl bei intensiver als auch bei weniger drastischer Therapie möglich sind. Die Publikation endet mit einer Vision, die Riehm bald versuchen wird, Realität werden zu lassen:

> Es ist für die Zukunft denkbar, dass zweckmäßigere Kombinationen der Zytostatika, eine günstigere Applikation und ein intensiverer Schutz der

> empfindlichen Organsysteme, wie Schleimhäute und Zentralnervensystem, (...) eine Massivtherapie mit den möglicherweise etwas günstigeren Chancen zulassen. [242, S. 147]

In den USA forschte er am Memorial Sloan-Kettering Cancer Center New York. Gemeinsam mit June Biedler befasste er sich mit der Resistenz von Tumorzellen gegen Zytostatika [12]. Auf diese Weise hatte er die Gelegenheit in Zellkulturen mit der Polychemotherapie zu arbeiten. Dabei kamen mehrere Medikamente gleichzeitig zum Einsatz um eine Resistenzentwicklung der Zellen zu verhindern.

Riehms Interesse für die Leukämie bei Kindern wurde bereits nach Abschluss seines Studiums im Jahr 1957 geweckt, als er am Pathologischen Institut der Freien Universität Berlin eine Tätigkeit aufnahm. Hier musste er auch die Obduktion von an Leukämie verstorbenen Kindern vornehmen. Der damalige Direktor der Kinderklinik, Professor Adalbert Loeschke, bot Riehm daraufhin eine Stelle an, „mit der besonderen Aufgabe, sich um die krebskranken Kinder zu kümmern“ [150, S. S9].

Ähnlich wie Hans Kleinschmidt gehörte auch Adalbert Loeschke zu den Kinderärzten mit NS-Vergangenheit. Er trat 1937 in die NSDAP ein. Dazu war er Mitglied des Nationalsozialistischen Deutschen Ärztebundes (von 1934 bis 1945), sowie von 1933 bis 1945 Mitglied der SA mit dem Rang eines Sturmführers. In einem Entnazifizierungsverfahren wurde Loeschke als Mitläufer eingestuft, das Verfahren dann aber eingestellt. Loeschke wurde Mitglied der Leopoldina, Leiter des Berlin Paritätischen Wohlfahrtsverbands und Dekan der medizinischen Fakultät der Freien Universität Berlin. Schließlich wurde Adalbert Loeschke 1966 Vorsitzender der Deutschen Gesellschaft für Kinder- und Jugendmedizin.

Der Stellenwert, den der Standort Berlin in der Historie zu Erkenntnissen von Krankheiten des Blutes hat, wurde im Kapitel zu Virchow schon beschrieben. Nun wird wieder Medizingeschichte in Berlin geschrieben – bei der Behandlung von Kindern mit akuter lymphoblastischer Leukämie. Doch zunächst waren Veränderungen der klinischen Infrastruktur nötig.

Am Kaiserin Auguste Victoria Haus wurden im Jahr 1964 aus Station III die Schwerpunkte Endokrinologie (Station IIIa) und Onkologie (Station IIIb) gebildet. Station IIIb hatte 13 Planbetten. Ein Behandlungszimmer gab es für die Abteilung nicht. Vielmehr bestand ein „Behandlungszimmer“ lediglich aus einem Verbandswagen und einem Medikamentenschrank. Beides stand auf dem Korridor vor dem Dienstzimmer. Das Badezimmer diente als „Technikraum“ für beide Stationen. Morgens wurden Untersuchungen der Endokrinologie durchgeführt, danach die diagnostischen und therapeutischen Eingriffe der Onkologie wie Lumbal- und Knochenmarkpunktionen. Eine Lumbalpunktion ist beispielhaft in Abbildung 14 dargestellt. In früheren Jahren war eine solche Prozedur deutlich schwieriger durchzuführen, wie Abbildung 15 erahnen lässt.

Abbildung 16 zeigt die mikroskopische Aufnahme eines Knochenmarks bei akuter lymphoblastischer Leukämie.

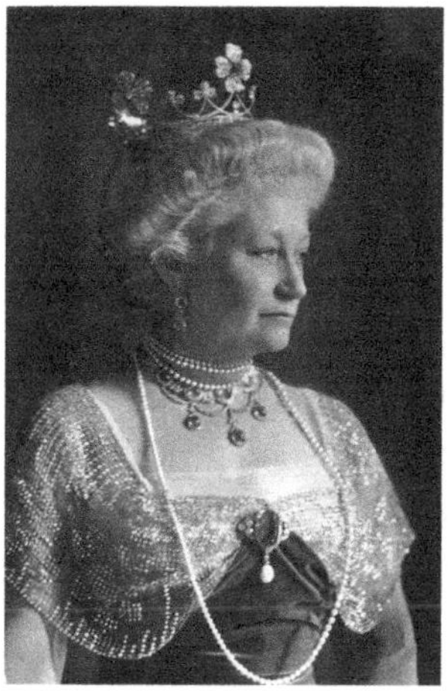

Abb. 13: Namensgeberin für die Kinderklinik der Freien Universität Berlin: Kaiserin Auguste Victoria.

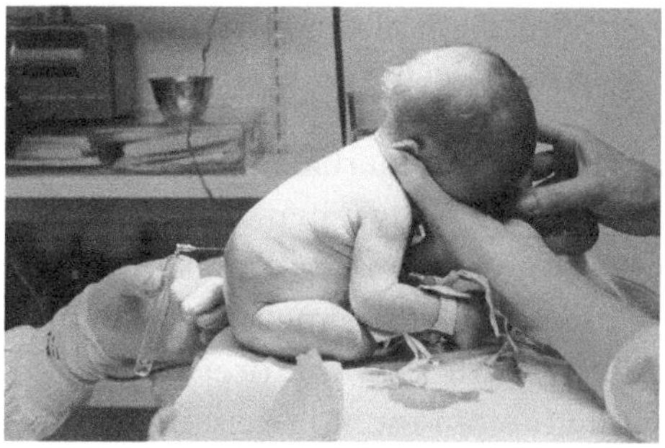

Abb. 14: Lumbalpunktion am 26. Mai 1967 bei Diagnostik einer Leukämie.

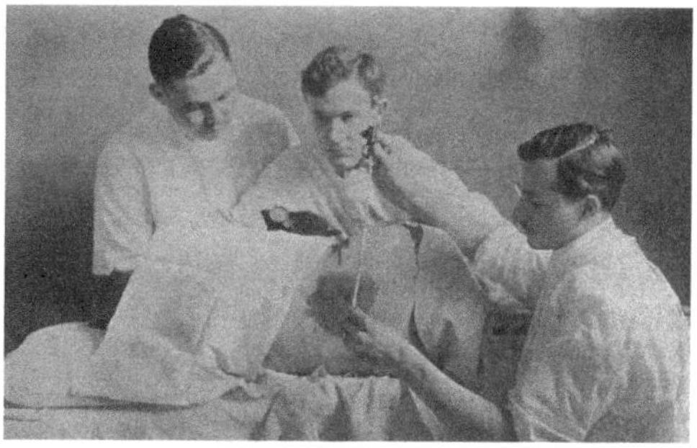

Abb. 15: Lumbalpunktion im Jahr 1913.

Intravenöse Chemotherapie und andere Infusionen, Transfusionen wurden auf dem Korridor vorbereitet und den Patienten am Bett verabreicht. Dabei konnten alle Patienten zusehen, denn die Zimmerwände waren aus Glas.

In jener Zeit war es üblich, dass die Patientenkurven an der Wand hingen und jeder sich informieren kann. Der Patient, die Eltern und die Eltern der Mitpatienten. So entstanden große Missverständnisse bei Patienten und Eltern.

Die Visite fand am Krankenbett statt. In den Mehrbettzimmern hörten alle gegenseitig von den anderen mit an, was verordnet wurde. Sie bezogen es oft auf sich selbst oder dachten: Das kann mir ebenfalls geschehen. Es wurden unnötige Ängste

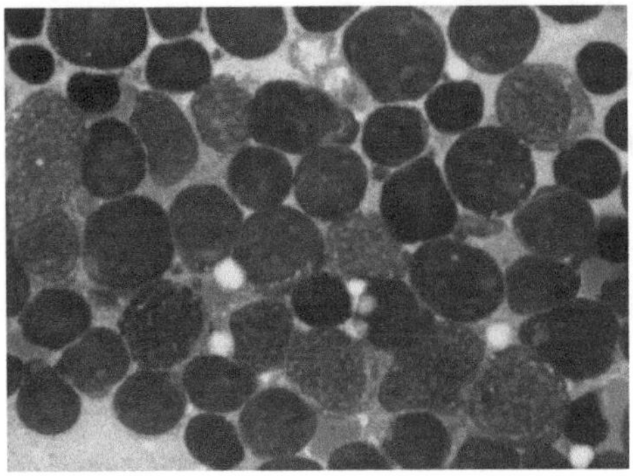

Abb. 16: Knochenmark bei akuter lymphoblastischer Leukämie unter dem Mikroskop.

aufgebaut, sodass die Nachtwachen zunehmend von Schlafstörungen und Alpträumen berichteten. Als Konsequenz wurde die Visite am Bett abgeschafft. Der Arzt untersuchte den Patienten im Bett, sprach mit ihm und machte seinen Bericht im Dienstzimmer. Für beide Stationen gab es nur eine Nachtwache, die überwiegend auf der Onkologie tätig sein musste. Erst nach intensiven Gesprächen mit der Oberin wurde dann eine Schülerin als zweite Nachtwache eingesetzt. Mit Einführung des Westberliner Protokolls zur Leukämietherapie ab Oktober 1970 wurden fünf weitere Schwesternplanstellen mit einer höheren Eingruppierung, entsprechend der Intensivpflege, eingerichtet. Eine Höhergruppierung aller Schwestern durch Anerkennung der Abteilung als Überwachungsstation gelang erst im März 1989.

Durch die Zentralisierung der onkologischen Patienten innerhalb Berlins auf das Kaiserin Auguste Victoria Haus ergaben sich neue Schwierigkeiten. Die Therapien waren noch nicht so erfolgreich und so wurde vermehrt die Pflege von sterbenden Kindern auf der Station nötig. Teilweise konnte nur das gemeinsame Bad als Einzelzimmer für diese Kinder benutzt werden, ein Raum mit drei Zugängen. Das bedeutete, dass die endokrinologischen Patienten nicht baden und für die Sterbenden nicht für genügend Ruhe gesorgt werden konnte. Die ehemalige Kinderkrankenschwester Christel Hauck-Jaster berichtet in ihren persönlichen Aufzeichnungen über folgende Begebenheit [97]:

> Christine, zwei Jahre alt, mit einem inoperablen Tumor, lag im Saal in der kleinsten Box zusammen mit einem anderen Kleinkind. Dieses war sehr unruhig. Christine benötigte reichlich Betäubungsmittel gegen ihre Schmerzen. Da sie trotzdessen nicht zur Ruhe kam und nicht allein bleiben wollte (sie schrie, wenn wir sie ins Bett legten), nahm ich sie im Kindersportwagen mit ins Dienstzimmer und schaukelte sie (wie Babuschka). Bald wurde sie ruhig – plötzlich vollkommene Stille – sie atmete nicht mehr.

1965 war es nicht üblich, dass die Eltern in den letzten Stunden bei ihrem Kind waren. Die Schwestern haben versucht, diese Kinder trotz weniger Schwestern auf der Station nicht allein zu lassen, zumindest in Hörweite zu sein. Die telefonische Benachrichtigung der Eltern war für alle schrecklich. Diese Mängel wurden allmählich beseitigt, zunächst durch die Anwesenheit der Eltern am Tage, später rund um die Uhr. Ab 1970 konnte es einigen Patienten ermöglicht werden, zu Hause innerhalb der Familie zu sterben. Ein externer Pflegedienst der Klinik ermöglichte dies in fast jedem Fall. Ein vertrauter Arzt der Abteilung übernimmt die ärztliche Versorgung. Die Eltern wissen, dass, wenn sie sich überfordert fühlen, stets ein Platz auf der Station für sie und ihr Kind ist. Sie sind nicht alleingelassen.

Kinder empfinden den drohenden Tod intuitiv, oft sehr zeitig, bevor er den Erwachsenen bewusst ist. Sie verbergen vor ihren Eltern ihre Gefühle und Ahnungen, wollen die Angehörigen schonen und suchen sich eine andere Vertrauensperson. Man sollte ihren Fragen niemals ausweichen, sondern versuchen sie ausreichend zu beantworten. Christel Hauck-Jaster schreibt in ihren persönlichen Aufzeichnungen [97]:

> 5-jähriger Junge beim morgendlichen Bad:
> „Wenn man gestorben ist, kommt man dann in eine Kiste?"
> Antwort: „Ja, diese Kiste nennt man Sarg. Woher weißt Du das?"
> Patient: „Meine Oma hat man in so eine Kiste gesteckt."
> Lange Pause. Plötzlich Geschrei, er bespritzt mich: „Das darfst Du mit mir nicht tun! Meine Mami ist dann allein!"
> Außer der Beruhigung des Patienten wusste ich im ersten Moment mit dieser Reaktion nichts anzufangen. Ich überzeugte aber die Mutter, sich für zu Hause eine Hilfe zu besorgen, um den ganzen Tag auf der Station sein zu können. Dies war gut. Überraschend verstarb der Kleine in den nächsten Tagen an einer Komplikation; seine Mutter war bei ihm.

Hansjörg Riehm berichtet Anfang der 1980er-Jahre über Tod und Sterben von Kindern aus der Perspektive seiner Alltagsbeobachtungen am Kaiserin Auguste Victoria Haus.

> Der 15-jährige Michael, der an einem metastasierenden Weichteilsarkom litt, mehrfach letztlich erfolglos behandelt worden war, drehte sich in seinem Bett zur Wand und brach die Kommunikation zu uns ab, nachdem ihm klar wurde, dass wir entschlossen waren, auf eine Fortsetzung der Therapie zu verzichten. Er sprach nur noch mit Personen, die nichts mit diesen Entscheidungen zu tun hatten. Mir schien, er wolle von seinem Tod nichts wissen, da dies ein zu unfassbarer Gedanke war. Jeanette, schon fast 17 Jahre alt und selbstständig, auch von der psychisch labilen Mutter getrennt und allein lebend, starb in ihren vier Wänden mit Schmerzen und eigentlich ohne Beistand und verweigerte diesen sogar. Zur Beruhigung unseres Gewissens machten wir

abwechselnd Besuche bei ihr zu Hause und wurden meist bald weggeschickt. Mit Monika, sie war allerdings schon 19 Jahre alt, vermochte ich zu Hause gut über den nahen Tod zu sprechen, auch in den allerletzten Lebenstagen, als das Mädchen kaum mehr sprechen konnte. Es war für mich tröstlich, dass sie den Tod nicht sonderlich zu fürchten schien. In ihrer Nähe konnte man sogar eine Art Todessehnsucht verspüren. [248, S. 315]

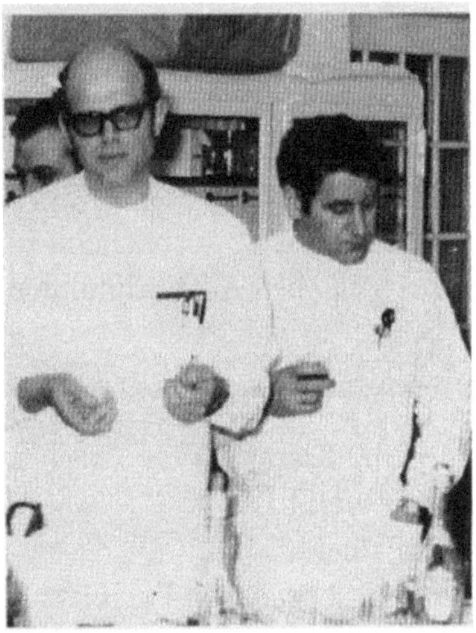

Abb. 17: Oberarzt Dr. Gadner und Prof. Hansjörg Riehm im Kaiserin Auguste Victoria Haus der Kinderklinik der Freien Universität Berlin im Jahre 1970.

Die Auseinandersetzung mit dem Tod kann in der Behandlung von krebskranken Kindern niemandem erspart bleiben. Für Hansjörg Riehm war es schon früh wichtig, die Kinder nicht alleine sterben zu lassen. Begleiten des sterbenden Kindes setzt für ihn eine kindgerechte Anpassung voraus: „Nähe, Wärme, Emotion, glaubwürdige Aussagen, Tränen, Lachen; dagegen nicht: Distanz, Abstraktion, Intellektualisierung, nicht-kindgemäße Aufklärung“ [248, S. 316].

Kapitel 7

Die 1970er-Jahre

7.1 Die Westberliner Studie 70/76

Inspiriert durch die Forschungsarbeit in den USA dachte Hansjörg Riehm darüber nach, wie die Therapie der akuten lymphoblastischen Leukämie (ALL) bei Kindern verbessert werden konnte. In den USA hatte Donald Pinkel gerade die Schädelbestrahlung eingeführt, mit der bösartige Zellen im für Zytostatika schwer zugänglichen Nervensystem (Rückenmark und Gehirn) vernichtet oder ein Befall des Nervensystems verhindert werden sollte.

Der Wiener Professor Paul Krepler hielt in seiner Monographie Anfang der 1970er-Jahre fest: „Es besteht aber kein Zweifel daran, dass die schicksalhafte Entscheidung über den weiteren Verlauf einer Leukämie bei der ersten Induktion schon fällt" [154, S. 128]. Krepler sah die Behandlung der kindlichen Leukämie an einer Wende mit erheblichen Verlängerungen der Überlebenszeit und möglicherweise daraus folgenden Heilungen.

1970 gab es also zwei wichtige Fakten zu beachten: Einerseits das Erreichen einer Remission, welche der erste Schritt zur Heilung war, wenn diese lange anhielt und zum anderen das Verhindern eines Rezidivs im Zentralnervensystem durch die Schädelbestrahlung. Hansjörg Riehm stellte weitergehende Überlegungen an, um einen neuen Weg in der Behandlung akuter lymphoblastischer Leukämien zu entwickeln. Er folgerte vier Punkte aus den bisherigen Publikationen [150, S. S10]:

1. Immer weniger Patienten mit ALL erreichen nicht die Remission nach vier Wochen, das erste Ziel.

2. Patienten mit einem schnellen Rezidiv waren meistens älter oder ganz jung, hatten hohe Leukozytenzahlen bei Behandlungsbeginn sowie vergrößerte Leber und Milz. Alle Patienten dieser Gruppe rezidivierten während der ersten 6 und 10 Monaten.
3. Ein Drittel der Patienten bekamen zögerlicher ein Rezidiv, es dauerte über ein Jahr. Meistens waren diese Patienten Mädchen, hatten niedrige Leukozyten bei Aufnahme und weniger Organvergrößerungen. Wegen der längeren Dauer der Erstremission bestand hier die Gefahr eines Rezidivs im Zentralnervensystem. Die Patientengruppe hatte eine Chance auf eine 2. Remission ohne Aussicht geheilt zu werden.
4. Eine kleine Gruppe (10 %) von Patienten entwickelte kein Rezidiv. Hier gab es ein einheitliches Muster: eher Mädchen, Kleinkinder, geringe Leukozyten, keine Leukämiezellen im Blutausstrich, keine Organvergrößerungen.

Für sein neues Therapiekonzept legte Riehm fünf Behandlungsprinzipien zugrunde [150, S. S10–S11]:

1. Zu Beginn der Behandlung soll das Therapiemaximum stehen, um Resistenzen zu verhindern, die Riehm bei seinen Experimenten in den USA beobachtet hatte.
2. Alle verfügbaren, wirksamen Wirkstoffe sollten möglichst gleichzeitig oder in schneller zeitlicher Abfolge verabreicht werden. Damit war das Konzept der Polychemotherapie entstanden. Eine Dosisreduktion für die 8 Wirkstoffe war nicht vorgesehen.
3. Das Overkill-Prinzip als zentrales Element der Behandlungsstrategie, weil nur so die Zahl der heilbaren Patienten gesteigert werden konnte.
4. Präventivbestrahlung von Hirn und Rückenmark mit reduzierter Dosis. Ein kompletter Verzicht auf die Strahlentherapie war nicht möglich.
5. Eine Dauertherapie mit abwechselnder Behandlung durch 6-Mercaptopurin (Tablette), Methotrexat (intravenös) und Cyclophosphamid (Tablette). Letzteres wurde später in Tablettenform vom Markt genommen, woraufhin es 1974 zu einer Modifikation der Dauertherapie kam: 6-MP mit MTX in Kombination und einwöchige Prednison/Vincristin-Reinduktion.

Er arbeitete ein Therapiekonzept aus, das den Schwerpunkt auf die Anfangsphase der Behandlung setzt durch intensivierte Induktionstherapie. Dieser über acht Wochen andauernde Teil der Therapie bildet den Anfang der insgesamt über 58 Wochen dauernden Behandlung. In der Induktionsphase kommen acht Wirkstoffe zum Einsatz bis zum Erreichen der individuellen Tolerenzgrenze. Die Vielzahl von Wirkstoffen sollte eine Resistenzentwicklung vermeiden. Nur verschiedene Wirkmechanismen versprechen hier Erfolg, weil sie an verschiedenen Stellen der Zelle ihre Wirkung entfalten:

Antimetabolite stören die Produktion der DNA, Alkylantien starten einen Großangriff auf die Integrität ihrer Struktur, Vinca-Alkaloide (...) hemmen den Spindelapparat der Zelle. (...) Bevor die DNA kopiert werden kann, muss die Doppelhelix entwunden und aufgedröselt werden. Erst am entspiralisierten Einzelstrang kann die genetische Information abgelesen und kopiert werden. Dieses Entwinden ist das Geschäft von Enzymen, die Topoisomerasen genannt werden. – Inzwischen gibt es zwei Gruppen von Zytostatika, die genau diese Achillesferse nutzen und Topoisomerasen der Klasse I und II hemmen. Die älteren beiden Zytostatika dieses Typs sind das Etoposid (VP16) und das Teniposid (VM26). Sie blockieren die Topoisomerase II und werden in der Therapie von Lymphomen (...) eingesetzt. [14, S. 503]

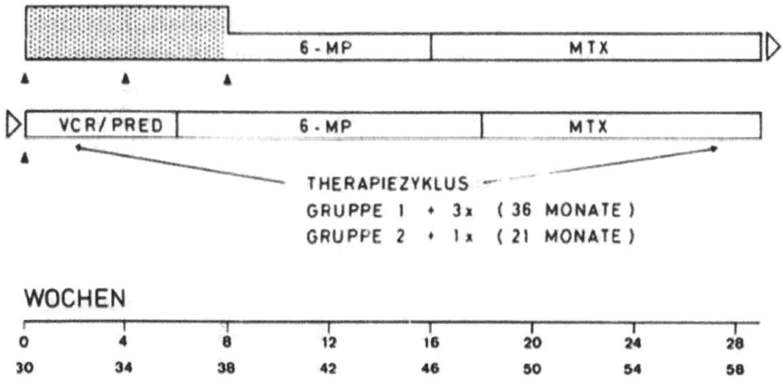

Abb. 18: Therapieplan der Westberliner Studie. Induktionstherapie ist punktiert dargestellt. Gruppe 1 erhielt 5, Gruppe 2 erhielt 3 Therapiezyklen bis zum Behandlungsende. 6-MP = 6-Mercaptopurin (2,5 mg/kg KG oral 3 Monate); MTX = Methotrexat (2,5 mg/kg KG i.v. alle 14 Tage x 6 bis 7; VCR = Vincristin (0,06 mg/kg KG i.v. alle 7 Tage x 6), max. Einzeldosis 2 mg; PRED = Prednison (2,5 mg/kg KG 28 Tage lang in 2 Tagesdosen oral), Abbau in 3 Etappen à 3 Tage mit 1/2, 1/4, 1/8 der Anfangsdosis; Pfeilspitzen stehen für Knochenmarkpunktionen.

Die ersten vier Wochen der Induktionstherapie waren zuvor schon im Gebrauch. Hier wurde folgendes Schema eingesetzt (s. Abbildung 19, Seite 60):
Prednison über 28 Tage (Tablette) 2,5 mg/kg Körpergewicht (KG) in 3 Tagesdosen, Abbau in 3 Etappen à 3 Tage mit $\frac{1}{2}$, $\frac{1}{4}$ und $\frac{1}{8}$ der Anfangsdosis; L-Asparaginase über 28 Tage (intravenös) 200 E/kg KG; Vincristin an den Tagen 1, 8, 15 und 22 (intravenös) 0,06 mg/kg KG, maximale Einzeldosis 2,5 mg; Daunorubicin an den Tagen 1, 8, 15 und 22 (intravenös) 1 mg/kg KG.

Riehm entschloss sich, die Behandlung mit vier weiteren Wirkstoffen fortzusetzen: 6-Mercaptopurin über 28 Tage (Tablette) 2,5 mg/kg KG in einer Tagesdosis; Methotrexat an den Tagen 3, 10, 17 und 24 (intrathekal) 0,5 mg/kg KG, maximale Einzeldosis

20 mg; Cytarabin an den Tagen 3–6, 10–13, 17–20 und 24–27 (intravenös) 3 mg/kg KG; Cyclophosphamid an den Tagen 1, 15 und 29 (intravenös) 40 mg/kg KG.

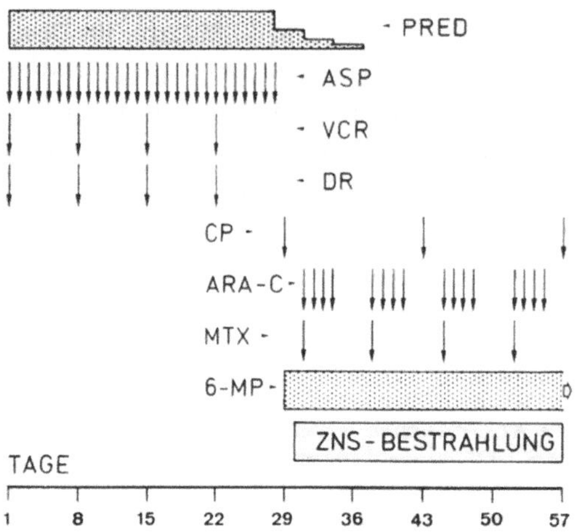

Abb. 19: Die Induktionstherapie der Westberliner Studie; PRED: Prednison; ASP: Asparaginase; VCR: Vincristin; DR: Daunorubicin; CP: Cyclophosphamid; ARA-C: Cytarabin; MTX: Methotrexat; 6-MP: 6-Mercaptopurin.

Der zweite Therapieteil beabsichtigt, die verbleibenden Leukämiezellen im Knochenmark und Zentralnervensystem nochmals drastisch zu reduzieren. Riehm vertrat die Auffassung, nur der Einsatz aller verfügbaren Wirkstoffe könne dieses Ziel ermöglichen. Ein gerade noch für den jeweiligen Patienten tolerierbares Maß an Dosierung galt es zu verabreichen. Starke Zweifel bestanden, ob eine vollständige Erfüllung des Protokolls angesichts seiner Intensität überhaupt möglich war. Bei 30 % der Patienten konnte der Plan ohne Abstriche durchgeführt werden, bei 70 % mussten Auslassungen vorgenommen werden. Gründe dafür waren z.B. vorübergehende Schädigungen des Knochenmarks oder sonstige Komplikationen.

Zusätzlich erfolgte die Bestrahlung der Neuroachse mit 8,5 Gy in einer Patientengruppe, während eine andere Gruppe eine Dosis von 18 Gy erhielt – allerdings wurde dann nur der Schädel bestrahlt. Riehm sah bei der Konzeption des Therapieplanes drei Fragen als bedeutend an [244, S. 90]:

1. Ist die ALL eine neoplastische Systemerkrankung, die mit den zur Verfügung stehenden therapeutischen Möglichkeiten grundsätzlich heilbar sein könnte?
2. Wurde der Versuch schon unternommen, eine Synthese aller therapeutischen Prinzipien im Rahmen eines praktikablen und damit realisierbaren Gesamtplanes herzustellen und wurde dabei die individuell unterschiedliche therapeutische Toleranzgrenze mit aller Konsequenz ausgelotet?
3. Welche krankheitscharakteristischen Manifestationen wurden bisher noch nicht oder mit nur untauglichen Mitteln in das therapeutische Gesamtkonzept einbezogen?

Die erste Frage bejahte Riehm vorsichtig. Für die zweite Frage gab er spekulativ an, dass die Belastungsgrenze der Patienten noch nicht erreicht sei und für den letzten Aspekt glaubte er, die Therapie des Zentralnervensystems sei noch nicht auf seine Bedeutung hin angemessen bei Therapiekonzepten berücksichtigt.

Mit diesen Erklärungen konnte Riehm sein Konzept im Kollegenkreis vorstellen. Während einer Vorstandssitzung der DAL legte er seinen Therapieentwurf auf den Tisch und fragte dabei in die Runde der versammelten Ärzte: „Kann man das verantworten? Tag und Nacht bin ich aus Sorge um Komplikationen in der Klinik" [126, S. 2].

Mit diesem intensiven Therapiekonzept mussten damit einhergehende Komplikationen akzeptiert und in Kauf genommen werden. Deshalb plädierte Riehm auch dafür, dass die Induktionstherapie nur Spezialabteilungen vorbehalten bleiben sollte.

Mit Start der Westberliner Studie im Oktober 1970 nahm die Zahl der Patienten so zu, dass ab 1971 nur noch hämatologisch-onkologisch erkrankte Kinder behandelt werden konnten. Viele kamen zum Teil mit Rezidiven aus Westdeutschland, wo noch keine entsprechende Möglichkeit zur Behandlung bestand. Die Eltern dieser Kinder wollten natürlich in ihrer Nähe bleiben. Nach Verhandlungen mit der Verwaltung und der Schwesternschule wurden Räume im Schülerinnenwohnhaus zur Verfügung gestellt, später auch eine Elternküche im Erdgeschoss eingerichtet. Zu dieser Zeit erfolgte der Umzug innerhalb des Kaiserin Auguste Victoria Hauses auf Station IV.

Die intensive Therapie des Westberliner Protokolls verursachte eine Reihe von Nebenwirkungen. Als Auswahl von schwerwiegenden Komplikationen sind zu nennen: Lungenentzündungen (Pneumonie), Leberschädigungen, Schädigung der Magenschleimhaut (Gastroenterokolitis) und im Bereich des Zentralnervensystems durch Untergang des Gehirngewebes (Enzephalomalazie). Der Zellumsatz der Schleimhaut des Magen-Darm-Traktes weist eine starke Ähnlichkeit mit dem des Knochenmarks auf. Entsprechend schwierig war die Verhinderung oder Beherrschung von Komplikationen in diesem Bereich. Sechs Kinder starben an therapiebedingten Komplikationen. Ein Umstand, der Hansjörg Riehm schwere Vorwürfe von anderen Ärzten einbrachte. Diese warfen ihm vor, mit seinem Behandlungskonzept Kinder umzubringen. Anfang Oktober 1971, ziemlich genau ein Jahr nach Beginn des Behandlungsprotokolls, konnte Riehm erste Ergebnisse auf dem Kongress der Gesellschaft für Hämatologie in Köln vortragen. Hierbei ging er auch auf Komplikationen ein und erwähnte eine therapiebedingte Leberdystrophie als Todesursache bei einem viereinhalb jährigen Mädchen sowie Pneumonien, septische Allgemeininfektion und Myokardschädigung als Folge der Behandlung [243, S. 546], bevor er zum Ende seines Vortrags klarstellte: „Bei erheblichem personellen und materiellen Einsatz ist das hier vorgestellte Therapieprogramm realisierbar. Kurz nach Therapieende begannen sich die Kinder zu erholen; 8 Wochen später waren alle bei guter Gesundheit“ [243, S. 550].

> Wir hatten den Therapietod einiger Kinder zu beklagen, was wir nicht anders erwarten konnten; schließlich galt damals (...) die akute Leukämie als inkurabel, was aus meiner Sicht das Eingehen eines hohen Risikos rechtfertigte, ja sogar von uns abverlangte [150, S. S12].

Andere Ärzte konnte Hansjörg Riehm doch von seiner Behandlung überzeugen. Nicht selten hospitierten diese Ärzte daraufhin in seiner Berliner Klinik um sich aus erster Hand ein Bild über die Möglichkeiten der Leukämietherapie zu verschaffen.

Im Jahr 1977 – ein Jahr nach Ende des Westberliner Protokolls – legte Hansjörg Riehm seine Analyse über die Therapieergebnisse vor [244]. Alle 73 Patienten der Studie erreichten nach der neuen Induktionstherapie eine Remission. In der vierten Woche starb ein Junge an einer toxischen Enterocolitis, ein Mädchen erlag in der siebten Woche dergleichen Komplikation, allerdings begleitet durch Leberdystrophie. 71 Patienten konnten somit aus der Anfangsbehandlung entlassen werden, weitere vier davon verstarben zwischen der 12. und 16. Woche. Somit verblieben 67 Patienten von denen 17 Patienten ein Rezidiv erlitten. Diese traten zwischen vier und 59 Monaten nach der Diagnosetellung auf. 13 der 17 Rezidive ereignete sich bei Patienten mit mehr als 25.000 Leukozyten/mm^3. Die Mehrzahl der Rezidive (64 %) bei dieser „Hochrisikogruppe“ trat schon im ersten Behandlungsjahr auf, von den Rezidiven der Gruppe mit niedrigerem Risiko trat keines im ersten Jahr auf. Alle Kinder mit primärem Befall des ZNS bei Diagnosestellung haben rezidiviert. Betrachtet man die Altersverteilung fällt ein hoher Anteil von über 10 und unter zweijährigen Patienten in dieser Gruppe auf. 10 Kinder erlitten ihr Rezidiv im Knochenmark (drei bei gleichzeitiger ZNS-Beteiligung), sechs im ZNS und ein Junge erlitt ein isoliertes, einseitiges Hodenrezidiv. Eine Übersicht einiger Merkmale der Rezidivpatienten sehen wir in Tabelle 8 auf Seite 288. Die Charakteristik der Remissionsgruppe bei Patienten mit mehr als 25.000 Leukozyten/mm^3 ist in Tabelle 9 (Seite 289) enthalten. Die Rezidivquote betrug 25,5 %, die Remissionsquote 62 %. Zum Vergleich: In den Jahren 1965 bis 1970 wurden insgesamt 30 Patienten in Berlin mit ALL behandelt, von denen nur sechs rezidivfrei blieben (entspricht einer Rückfallquote von 80 %) – bei einer Behandlung mit Prednison, Vincristin und Daunorubicin. Diese Zahlen belegen ebenfalls den Erfolg der neuen Induktionstherapie in der Westberliner Studie von Hansjörg Riehm.

Ab 1974 schloss sich die Universitätsklinik Münster der Behandlungsstrategie des Westberliner Protokolls an. Bis dahin wurde dort nach der DAL-Studie behandelt, die Kapitel 5 beschrieben wurde. 1975 waren bereits 20 Kliniken in Deutschland mit der Behandlung nach dem Berliner Protokoll befasst [150, S. S11]. Ab 1976 waren die Kinderkliniken der Universitätskliniken Frankfurt am Main (Prof. Dr. med. Bernhard

Kornhuber) und Münster (Prof. Dr. med. Günther Schellong) die größten mit Berlin kooperierenden Einrichtungen. Dieser Umstand führte zur Namensgebung „BFM“ für die Studiengruppe (Berlin, Frankfurt, Münster). Die BFM-Studiengruppe sollte mit ihren Studien fortan Maßstäbe in der Behandlung von Kindern mit Leukämien und Lymphomen setzen. Hansjörg Riehm war seit Gründung der ALL-BFM-Gruppe bis 1998 deren Studienleiter und er war Initiator der Gründung dieser Gruppe.

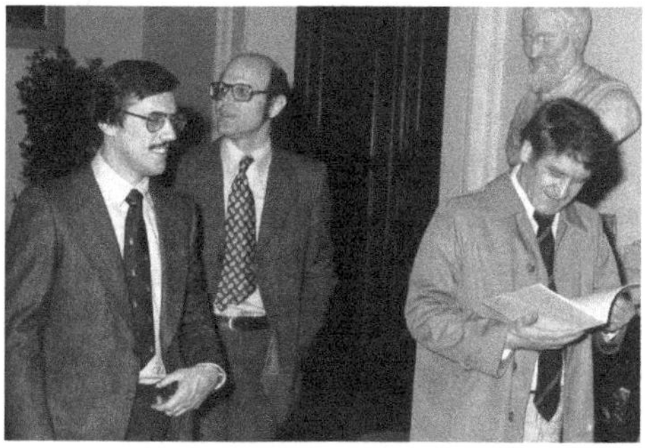

Abb. 20: Prof. Dr. med. Karl Welte, Prof. Dr. med. Helmut Gadner und Prof. Dr. med. Hansjörg Riehm (v.l.n.r.)

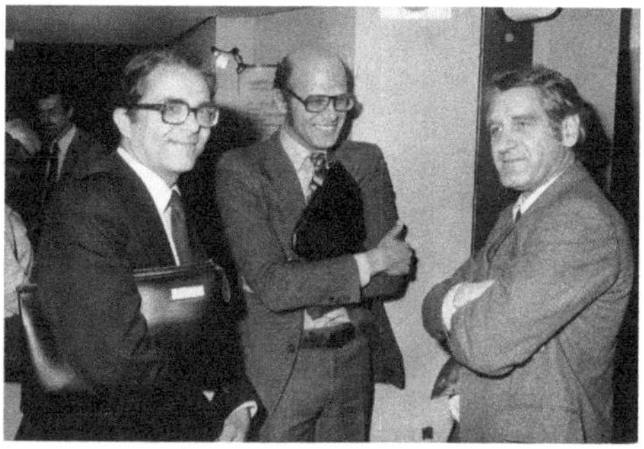

Abb. 21: Prof. Dr. med. Günther Schellong, Prof. Dr. med. Helmut Gadner und Prof. Dr. med. Hansjörg Riehm (v.l.n.r.)

2nd International Symposium on Therapy of Acute Leukemias in Rom vom 8. bis 10.12.1977 (Teilnahmegebühr: 60 Dollar, bei Buchung nach dem 30.04.1977: 90 Dollar).

Zum 1.4.1977 legte Günther Schellong von der Universitätskinderklinik Münster einen Zwischenbericht zu den Erfahrungen mit dem Westberliner Protokoll an seiner Klinik vor [268]. 55 Patienten wurden in Münster mit der Induktionstherapie des Berliner Protokolls behandelt, jüngster Patient war 5 1/2, ältester Patient war 13 10/12 Jahre alt. Nach der Induktionsphase (Abbildung 19 auf Seite 60) ging man in Münster weiter so vor, wie es bereits in der DAL-Studie geübte Praxis war. Also 6-Mercaptopurin mit 50 mg/m^2 als Tablette täglich, MTX mit 20 mg/m^2 als Tablette oder Infusion wöchentlich einmal als Stoß; Cyclophosphamid in einer Dosis von 200 mg/m^2 als Tablette oder Infusion mit MTX zusammen; die Dosis wurde wöchentlich anhand der Leukozytenwerte angepasst – entweder nicht reduziert, um die Hälfte reduziert oder eine Woche pausiert [268, S. 67].

Welche Ergebnisse wurden in Münster mit der Umstellung auf die Berliner Therapiestrategie erzielt? Von den 55 Patienten verstarben vier Kinder an therapiebedingten Komplikationen innerhalb der ersten vier Wochen. Gründe waren Nierenversagen bei massiver leukämischer Infiltration der Nieren sowie Sepsis aus unterschiedlichen Ursachen. 91 % der Kinder erreichten in der ersten Phase von Protokoll I die Remission, allerdings starben zwei davon kurz danach noch vor Beginn der 2. Phase. Hier zeigt sich wie wichtig der Umgang und die Erfahrung mit einem solch intensiven Therapieprotokoll ist:

> Die Zahl der tödlichen Komplikationen beträgt somit in dieser Studie sechs von 55 Patienten (10,9 %) gegenüber zwei von 41 Patienten (4,8 %) in Studie I. [268, S. 68]

Mit Studie I ist hier die frühere DAL-Studie gemeint wie sie in Kapitel 5 auf Seite 39 beschrieben ist. Wichtig zu beachten sind die Zeitpunkte der Todesfälle. Drei der sechs Todesfälle ereigneten sich bei den ersten 10 Protokollpatienten. Die übrigen drei verteilten sich auf die restlichen 45 Patienten (6,7 %). Ein eindrucksvoller Beleg dafür, dass der Umgang mit der Westberliner Studie ein wirklicher Lernprozess war. Der riskante, aber nötige Weg hat sich gelohnt. Rezidive ereigneten sich in Münster bei neun Patienten, die mit der Berliner Induktionstherapie behandelt worden sind. In der vorher durchgeführten Studie gab es Rezidive bei 22 von 41 Patienten, also deutlich mehr. Es gelang durch gezielte zusätzliche medikamentöse Maßnahmen bakterielle Infektionen zu verdrängen, was einen Rückgang an vorher durch diese ausgelösten Probleme im Darmbereich oder auch einen Rückgang der Fieberepisoden bedeutete. Günther Schellong zieht das Fazit, der relativ hohe Anteil an Langzeitremissionen in der nunmehr 6 1/2 Jahre laufenden Berliner Studie rechtfertigt den Aufwand [268, S. 71].

Leukämietherapie in der DDR

An dieser Stelle folgt ein kurzer Blick über die damals noch existierende innerdeutsche Grenze. Von 1971 bis 1977 wurden in 13 hämatologisch/onkologischen Zentren an Kinderkliniken 250 Patienten mit ALL nach der Studie III der AG „Pädiatrische Hämatologie/Onkologie“ der Gesellschaft für Pädiatrie der DDR behandelt mit Prednison, Vincristin, 6-Mercaptopurin, Methotrexat und Cyclophosphamid. Als prophylaktische Behandlung des Zentralnervensystems wurde Bestrahlung mit 15 Gy bzw. 24 Gy und fünfmaliger intrathekaler Methotrexat-Applikation durchgeführt. Ein geringer Anteil der Patienten erhielt stattdessen ausschließlich intrathekal verabreichtes Radiogold. 86 der 250 Kinder überlebten mehr als zehn Jahre den Zeitpunkt der Diagnose, was 34,4 % entspricht [227]. In den 1980er-Jahren kamen zwei modifizierte BFM-Protokolle zur Anwendung, mit einem ereignisfreien Überleben von 80 % (88 % für Standardrisikopatienten) [335].

7.2 Therapiestudie NHL-BFM 1975/81

Die Non-Hodgkin-Lymphome ähneln in ihren biologischen Eigenschaften den akuten lymphoblastischen Leukämien. Die Entartung der Lymphozyten findet hier nicht primär im Knochenmark statt, sondern in den Lymphknoten. Sie haben eine wichtige Aufgabe im Immunsystem. In den etwa 1.000 Lymphknoten des menschlichen Körpers halten sich weiße Blutkörperchen auf, wenn sie nicht im Blutkreislauf oder in den Geweben benötigt werden. Einige Lymphozyten reifen in den Lymphknoten aus, erhalten also hier erst ihre endgültigen Fähigkeiten. Einige weiße Blutkörperchen bringen ihre Feinde mit in die Lymphknoten wo sie dann beseitigt werden. Bei Infekten schwellen Lymphknoten an, da die Abwehrzellen dann in einem Dauereinsatz sind und sich der rege Betrieb eben an solch geschwollenen Lymphknoten zeigt. Das ist völlig normal.

Lymphknotenschwellungen treten aber auch im Rahmen von Non-Hodgkin-Lymphomen (NHL) auf. Die entarteten Zellen befallen von einem Lymphknoten den ganzen Körper und schließlich auch das Knochenmark. Diese Ähnlichkeit mit der Leukämie war es, die Hansjörg Riehm veranlasste, 1975 eine Studie zu beginnen, die auf der damals üblichen, von ihm konzipierten, Behandlung der akuten lymphoblastischen Leukämie basierte. Von Januar 1975 bis Februar 1981 hat die BFM-Gruppe 116 Patienten mit einem Non-Hodgkin-Lymphom in 17 Kliniken in die NHL-Studie BFM 1975/81 aufgenommen [201, S. 220]. Die Einteilung der NHL erfolgte in die Gruppen lymphoblastische, immunoblastische und zentroblastische Lymphome. Lymphoblastische Lymphome werden weiter unterteilt in „lymphoblastische Lymphome vom Burkitt-Typ, vom convoluted-Zell-Typ und vom undifferenzierten Typ“ [201, S. 220]. Das Burkitt-Lymphom gehört zur B-Zellreihe, der convoluted-Zell-Typ zur T-Zellreihe. Die Charakterisierung der Lymphome erfolgte mittels Histologie bzw. Immunologie. Die meisten Lymphome des Kindesalters sind aufgrund „morphologischer Kriterien und klinischer Befunde als eine T- oder B-Zellneoplasie zu erkennen“ [292, S. 135].

Durch die Ausbreitung der NHL in Knochenmark und Zentralnervensystem ähneln sie der akuten lymphoblastischen Leukämie. Für die Behandlung muss aber in jedem Fall die Diagnose genau erfolgen, weil davon die Zuordnung in das entsprechende Therapieprotokoll abhängt. Als Kriterium für einen Knochenmarkbefall legte die BFM-Gruppe einen Blastenanteil von 25 % fest. Wird dieser überschritten und/oder zeigen sich Leukämiezellen im Blut, dann erfolgte die Diagnose einer ALL und die Patienten wurden der ALL-Studie der BFM-Gruppe zugeordnet. Die Diagnose erfolgte auf Grundlage einer Biopsie, die durch den ortsansässigen Pathologen beurteilt wurde. Dem Lymphknotenregister in Kiel sollte Material zur Referenzbegutachtung weitergeleitet werden, dies gelang jedoch nicht immer.

Vor Therapiebeginn wurden die Patienten in Standardrisiko und erhöhtem Risiko eingeteilt, abhängig davon ob das Zentralnervensystem und/oder ein ausgedehnter nicht zu operierender Befall der Bauchregion vorlag. Für Patienten mit erhöhtem Risiko sah das Protokoll eine intensivierte Therapie vor. Abbildung 22 zeigt den

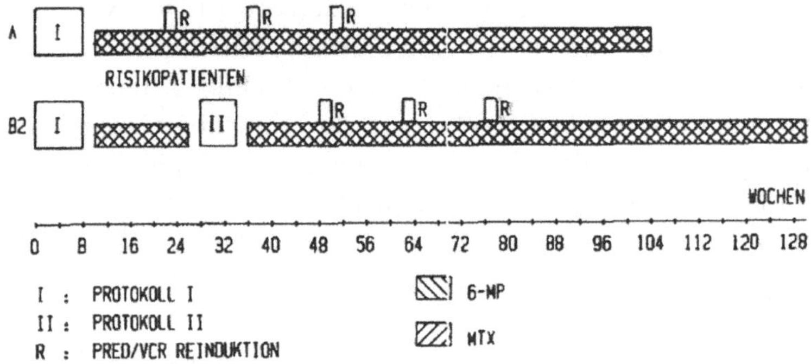

Abb. 22: Therapieplan der NHL-Studie BFM 1975/81. Therapie A: Patienten mit Standardrisiko; Therapie B: Risikopatienten; schraffiert: Dauertherapie mit 6-Mercaptopurin (6-MP) und Methotrexat (MTX).

Behandlungsplan im Überblick, wo sich die einzelnen Primärtumoren befanden, ist zur Informationen in Tabelle 10 auf Seite 289 enthalten.

Wie bereits erwähnt, ist die Chemotherapie dieser Studie der Behandlung der ALL sehr ähnlich. Einmalig fünf Tage vor Beginn von Protokoll I erhielten die Patienten Cyclophosphamid in einer Dosis von 1000 mg/m^2 Körperoberfläche. Patienten der Standardrisikogruppe erhielten als Induktionstherapie Protokoll I (Abbildung 23, Seite 67), gefolgt von einer Dauertherapie bestehend aus täglicher Gabe von 6-Mercaptopurin (Richtdosis 50 mg/m^2/Tag) und wöchentlicher Gabe von Methotrexat (Richtdosis 20 mg/m^2/Woche) in Tablettenform über insgesamt zwei Jahre. In Jahr 1 der Dauertherapie gab es zusätzlich drei Reinduktionen mit Vincristin und Prednison. Drei Injektionen mit Vincristin (1,5 mg/m^2 Körperoberfläche) im Abstand von einer Woche und gleichzeitige Gabe von Prednison (40 mg/m^2 Körperoberfläche) für 14 Tage waren Bestandteil jeder Reinduktion. Patienten mit hohem Risiko erhielten den Therapiezweig B2. Diese bestand neben dem Protokoll I zusätzlich aus einer Reinduktion mit Protokoll II (Abbildung 24 auf Seite 67) und einer verlängerten Gesamttherapiedauer auf insgesamt zweieinhalb Jahre. Alle Patienten erhielten in der 2. Phase von Protokoll I eine präventive ZNS-Therapie bestehend aus intrathekalem MTX und Schädelbestrahlung. Die Strahlendosis betrug in Therapie A 18 Gy und in Therapie B 24 Gy. War das Zentralnervensystem von bösartigen Zellen befallen, wurde der Schädel mit 30 Gy Gesamtdosis und die Neuroachse mit 24 Gy bestrahlt. Waren an anderen Stellen Tumormassen festzustellen, so waren auch diese zu bestrahlen (mit 30 Gy).

Der 25.01.1982 war Stichtag für die Auswertung der Studienergebnisse. Der jüngste Patient war sechs Monate, der älteste Patient 15 Jahre alt. Nach 7 Jahren betrug die Wahrscheinlichkeit der anhaltenden Erstremission für die Gesamtgruppe 61 %. Zum

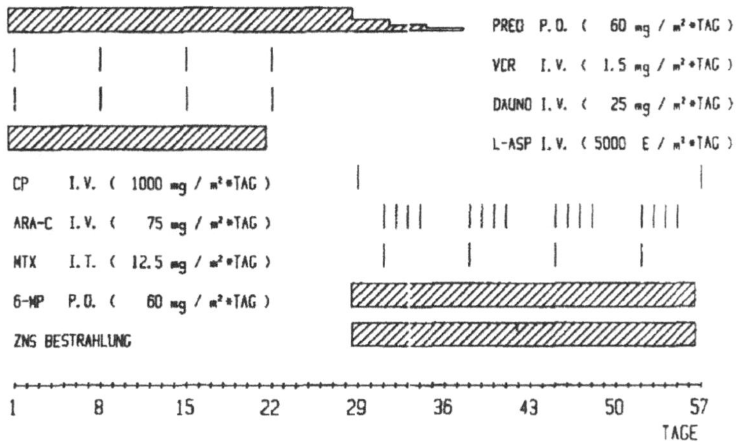

Abb. 23: Induktionstherapie der NHL-Studie BFM 1975/81. PRED: Prednison; VCR: Vincristin; DAUNO: Daunorubicin; L-ASP: L-Asparaginase; CP: Cyclophosphamid; ARA-C: Cytarabin; MTX: Methotrexat; 6-MP: 6-Mercaptopurin.

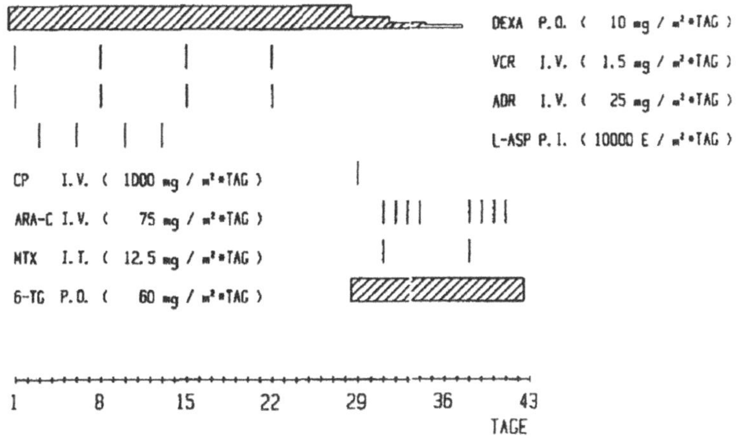

Abb. 24: Reinduktionstherapie der NHL-Studie BFM 1975/81. DEXA: Dexamethason; ADR: Adriamycin; L-ASP: L-Asparaginase; CP: Cyclophosphamid; ARA-C: Cytarabin; MTX: Methotrexat; 6-TG: 6-Thioguanin.

Stichtag waren 75 der 116 Patienten in anhaltender Remission. Über die Form des Therapieversagens bei den verbleibenden 41 Patienten gibt Tabelle 11 (Seite 290) Auskunft. Für die Lymphome vom B-Typ ergibt sich ein deutlich stadienabhängiges Ergebnis. Sind der Bauchraum oder das Knochenmark bzw. das ZNS befallen, schneidet diese Patientengruppe schlechter als halb so gut ab, wie die Gruppe, bei der diese Organe nicht befallen sind bzw. kein B-Lymphom vorliegt. Ein so ausgebreitetes

Stadium nennt man „disseminiert“. Die Wahrscheinlichkeit einer anhaltenden Erstremission betrug für die B-Lymphome 34 % und für die andere Gruppe 74 %. Damit hatten die ausgedehnten B-Zelllymphome eine deutlich schlechtere Prognose, obwohl sie nicht selten vorkommen. Wegen der unzureichenden Behandlung für diese Gruppe war ein neues therapeutisches Konzept erforderlich. Ein Therapiekonzept, welches sich am individuellen Subtyp der Erkrankung ausrichtet und mit der nächsten Studie NHL-BFM 1981/83 auch in die Tat umgesetzt wurde.

7.3 Therapiestudie BFM 76/79

Die intensive Chemotherapie des Westberliner Protokolls brachte insgesamt ein gutes Ergebnis, aber nicht alle Patientengruppen konnten gleichermaßen davon profitieren. Der Initiator der Studie, Professor Hansjörg Riehm, hatte deshalb das Ziel, die Rezidivrate, als einen Indikator für die Existenz einer Risikogruppe, zu senken. Offensichtlich gab es einige Kinder, deren Leukämie eine noch intensivere Behandlung erforderlich machte. Gleichzeitig wollten die Verantwortlichen der Studie nicht allen Kindern eine Therapieintensivierung zumuten, da für eine Gruppe die Therapie der bisherigen Strategie ausreichend war – belegt durch die Überlebensraten ohne Rezidiv. Damit war das Konzept der Intensivierung der Therapie in Abhängigkeit des individuellen Risikos entstanden, welches erstmals in der Studie BFM 76/79 angewendet wurde.

Die Studie startete im Oktober 1976 und endete im März 1979. Insgesamt wurden 158 Kinder in neun Kinderkliniken nach diesem Protokoll behandelt. In der Auswertung der Westberliner Studie zeigte sich ein Rezidiv bei 17 von 67 Kindern, also etwa bei 25 % der Patienten. Dieser Anteil von Patienten ging offenbar mit einer ungünstigeren Prognose in die Behandlung. Somit gab es eine Risikogruppe, die zur Rezidiventwicklung neigt. Ein Ansprechen auf die Induktionsbehandlung sagte nichts aus über ein mögliches Rezidiv, weil sie zu unterschiedlichen Zeitpunkten entstehen. In der Studie BFM 76/79 wurde versucht, die Prognose dieser Risikogruppe zu verbessern. Dies machte es natürlich notwendig, dass „individuelle Rezidivrisiko bereits zum Zeitpunkt der Diagnose abzuschätzen und die Behandlung diesem Risiko anzupassen“ [101, S. 146]. Das Rückfallrisiko wurde nach einem empirisch gefundenen Risikoindex abgeschätzt. Neben der Leukozytenzahl bei Diagnose flossen in ihn auch das Alter und der Befall nicht lymphatischer Organe ein (s. Tabelle 12, Seite 290). Für jeden Bereich gab es eine unterschiedliche Zahl von Punkten. Erreichte ein Kind drei Punkte oder mehr, dann gehörte es in die Risikogruppe und erhielt neben der bereits bekannten Induktionstherapie aus dem Westberliner Protokoll (Protokoll I) eine zusätzliche forcierte Reinduktionsbehandlung mit dem Namen „Protokoll II“. Die Diagnose ALL wurde gestellt, wenn im Knochenmark mehr als 25 % Blasten nachweisbar waren. Bei einem geringeren Anteil als 25 % Blasten wurde die Diagnose Non-Hodgkin-Lymphom gestellt. Die Perjodsäure-Schiff (PAS) und saure Phosphatase (sPh) sind Färbemethoden und dienten einer weiteren Differenzierung.

Kriterium für eine Remission war der Knochenmarkbefund am 28. Tag nach Therapiebeginn. Enthielt es weniger als 5 % Blasten und zeigte sich eine Regeneration der übrigen Zellreihen, wurde die Remission diagnostiziert. Lag der Anteil von Blasten über 5 %, wurde ein Nichtansprechen auf die Therapie festgehalten. Für die Auswertung der Therapie wurde dieser Umstand statistisch einem Rezidiv gleichgestellt, ebenso wie der Tod vor und in der Remission. Ein Rezidiv im medizinischen Sinne lag vor, wenn erneut Leukämiezellen nachweisbar waren – unabhängig vom Ort des Auftretens.

Sowohl die Patienten mit Standard-Risiko als auch die Risikopatienten (Risikoindex ≥ 3) erhielten zur Remissionsinduktion das Therapieprotokoll I. Risikopatienten erhielten mit 24 Gy eine höhere Dosierung bei der Strahlentherapie im Vergleich zu 18 Gy bei jenen, mit niedrigerem Risiko. Bei Kindern unter einem Jahr und zwischen einem und zwei Jahren wurde die Strahlendosis etwas reduziert (12 Gy/16 Gy; 15 Gy/19 Gy). Bei Patienten mit ZNS-Befall zum Zeitpunkt der Diagnose wurde der Schädel mit 30 Gy und einmal zusätzlich die Wirbelsäule mit 24 Gy bestrahlt. Nach Protokoll I erhielten Patienten mit Risikoindex < 3 nach einem therapiefreien Intervall von 14 Tagen eine Dauertherapie mit 6-Mercaptopurin täglich und Methotrexat einmal wöchentlich oral. Im 1. Jahr gab es drei Reinduktionspulse mit einer Dauer von jeweils 14 Tagen in denen Vincristin mit 1,5 mg/m^2 Körperoberfläche an den Tagen 1, 8 und 15 sowie Prednison mit 50 mg/m^2 Körperoberfläche täglich für 14 Tage verabreicht wurden.

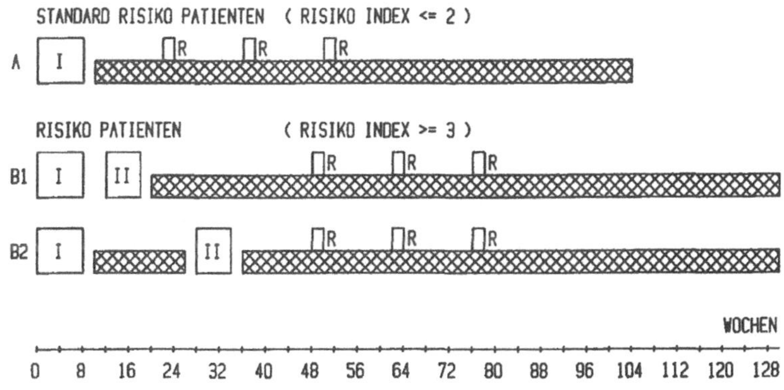

Abb. 25: Therapieplan der Studie BFM 76/79. I: Protokoll I (Induktion); II: Protokoll II (forcierte Reinduktion); R: Prednison/Vincristin Reinduktion; schraffiert: Dauertherapie mit 6-Mercaptopurin/Methotrexat oral.

Das Protokoll I orientierte sich an dem aus der Westberliner Studie. Allerdings wurden dort die Medikamentendosen nach Körpergewicht berechnet, während sie ab der Studie BFM 76/79 nach der Körperoberfläche berechnet werden. Dies geschah zum einen wegen der internationalen Vergleichbarkeit aber auch um ältere Patienten vor einer zu großen Toxizität zu bewahren. Diese Personengruppe erhielt teilweise nur noch bis zu $\frac{2}{3}$ der äquivalenten Dosis nach Körpergewicht.

Patienten mit einem Risikoindex ≥ 3 erhielten zusätzlich eine „Protokoll II" genannte Reinduktionsbehandlung innerhalb des ersten Halbjahres nach Diagnose, um noch verbliebene leukämische Zellpopulationen zu zerstören. Um zu klären, wann der optimale Zeitpunkt für eine solche erneute, intensive Chemotherapie liegt, wurden die Risikopatienten per Zufall einem Therapiezweig zugeteilt (randomisiert). Im ersten Zweig (B1) folgte Protokoll II bereits vier Wochen nach Abschluss von Protokoll I, während im anderen Zweig (B2) zuerst 14 Tage nach Protokoll I eine Dauertherapie mit 6-MP und MTX oral für 16 Wochen begonnen und 14 Tage vor Beginn von Protokoll II abgesetzt wurde. Mit Protokoll II wurde erst begonnen, wenn zuvor eine anhaltende Vollremission diagnostiziert werden konnte. Die oben beschriebenen Reinduktionspulse mit Vincristin und Prednison wurden auch hier in gleicher Weise verabreicht.

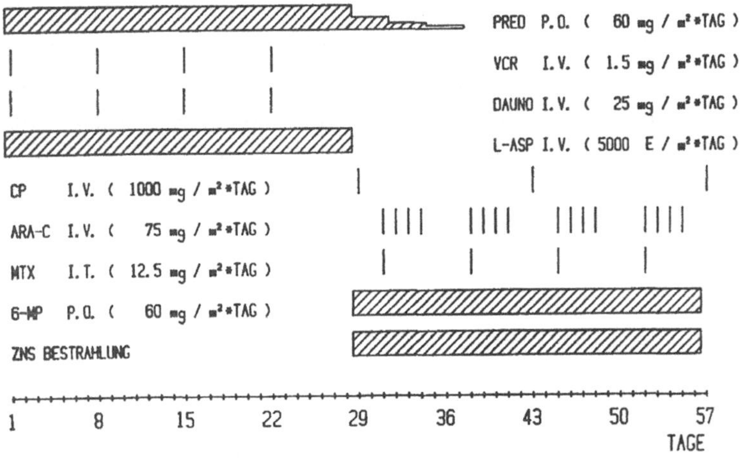

Abb. 26: Induktionstherapie (Protokoll I) der Studie BFM 76/79. PRED: Prednison; VCR: Vincristin; DAUNO: Daunorubicin; L-ASP: L-Asparaginase; CP: Cyclophosphamid; ARA-C: Cytarabin; MTX: Methotrexat; 6-MP: 6-Mercaptopurin.

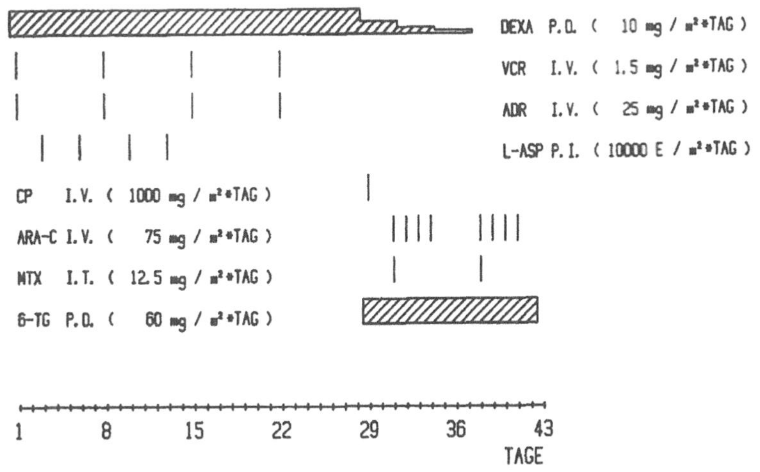

Abb. 27: Reinduktionstherapie (Protokoll II) der Studie BFM 76/79. DEXA: Dexamethason; VCR: Vincristin; ADR: Adriamycin; L-ASP: L-Asparaginase; CP: Cyclophosphamid; ARA-C: Cytarabin; MTX: Methotrexat; 6-TG: 6-Thioguanin.

Die Ergebnisse der Studie BFM 76/79 sind in Tabelle 13 auf Seite 291 dargestellt. Lediglich ein Patient erreichte nach vier Wochen keine Remission, dies war einer der beiden Kinder mit B-Zell-Leukämie. Der andere Patient mit B-Zell-Leukämie war ein bei Diagnose ein Monat alter Säugling und erlitt sieben Monate nach Erreichen der Remission ein Hodenrezidiv. Während der ersten vier Wochen der Induktionstherapie verstarben vier Kinder, zwei an einer bakteriellen Infektion, eines an einer Candida-Sepsis und eines an einer Hirnblutung. In der anhaltenden Komplettremission verstarben sechs Kinder, sie alle gehörten in die Gruppe mit niedrigem Risikoindex. Zwei verstarben an einer Lungenentzündung, ein Patient starb an einer durch Vincristin ausgelösten Enzephalopathie. Ein vierjähriger Junge verstarb an einer Stammhirnnekrose, ausgelöst durch eine Virusinfektion während eines Vincristin/Prednison Reinduktionspulses. Ein zwölfjähriges Mädchen starb in der zweiten Hälfte von Protokoll I an einer Enterocolitis (Entzündung des Darms) und ein dreijähriges Mädchen ein Jahr nach Diagnose an Windpocken. Bei den Risikopatienten, denen bekanntlich das Protokoll II verabreicht worden ist, gab es keine Todesfälle. Für die Gesamtgruppe ergab sich ein deutlich besseres Therapieergebnis. So lag die Wahrscheinlichkeit der anhaltenden Erstremission in der Westberliner Studie BFM 70/76 bei 55 %, während sie in der Studie BFM 76/79 bei 70 % lag. Betrachtet man die Wahrscheinlichkeit der anhaltenden Erstremission nur für die Gruppe der isolierten Knochenmarkrezidive ergibt sich ein Wert von 90 % in der Studie 76/79 verglichen mit 60 % gegenüber der vorherigen Studie. Sechs der sieben Patienten mit Rezidiv in der Gruppe mit einem Risikoindex < 3 waren jünger als fünf Jahre. Genau für diese Altersgruppe waren die Dosen für intrathekales Methotrexat zu gering, wenn sie auf der Körperoberfläche basieren, weil das Volumen des Liquors weniger mit der Körperoberfläche, sondern eher mit dem Alter in Verbindung steht.

Die Reindutionstherapie mit Protokoll II erwies sich als therapeutischer Durchbruch. Patienten mit einem höheren Rezidivrisiko konnten von der intensivieren Behandlung profitieren, eine an das Risiko angepasste Therapie war also der Schlüssel zum Erfolg. Die Wahrscheinlichkeit einer anhaltenden Remission lag für diese Patientengruppe in der Studie 76/79 bei 75 % verglichen mit 39 % für Patienten in der Westberliner Studie (BFM 70/76) [103, S. 91].

Wenn ein langfristiges Remissionsniveau von 70 % erreichbar war, dann bedeutet dies im Umkehrschluss, dass 30 % der Patienten nicht von der Therapie profitieren konnten. Deshalb wurde in der Folgestudie gefragt, ob auch Patienten mit einem geringeren Risiko für Rezidive eine Reinduktionstherapie erhalten sollten. Ebenfalls geändert wurde die Bestimmung des Rezidivrisikos, welches genauer bestimmt werden konnte, wenn man die Parameter initiale Blastenzahl, Leber- und Milzgröße erfasste. Diese haben sich als signifikant erwiesen. Beide bis dahin durchgeführten BFM-Studien wurden im Hinblick auf das Auftreten von ZNS-Rezidiven hinsichtlich dreier Fragen analysiert [106, S. 169].

1. Erlaubt der Risiko-Index auch eine Abschätzung des Risikos für das Auftreten eines ZNS-Rezidivs?
2. Wird die Häufigkeit von ZNS-Rezidiven durch eine intensivere systemische Chemotherapie beeinflusst?
3. Ist die Häufigkeit von ZNS-Rezidiven abhängig von der verwendeten Strahlendosis?

Diese Fragen ließen sich wie folgt beantworten [106, S. 172].

1. Der Risiko-Index erlaubt mit einer gewissen Einschränkung eine Abschätzung des Risikos für das Auftreten eines ZNS-Rezidivs.
2. Bei Patienten mit einem Risiko-Index ≥ 3 ließ sich kein Einfluss der intensiveren Chemotherapie in der gewählten Form auf die Häufigkeit von ZNS-Rezidiven belegen.
3. ZNS-Rezidive traten bei Patienten mit einem Risiko-Index ≤ 2 in etwa 3 % auf. Die Frequenz erwies sich bei niedrig und hoch bestrahlten Patienten als nicht unterschiedlich. Dagegen war bei den mit Dosen von ≤ 18 Gy bestrahlten Kindern, die einen Risiko-Index ≥ 3 hatten, eine 3–4 mal so hohe Frequenz von ZNS-Rezidiven zu beobachten wie die mit einer Dosis von 24 Gy bestrahlten, unabhängig davon, ob das Chemotherapie-Regime A oder B zur Anwendung kam.

Somit war eine Strahlendosis von 18 Gy für Nicht-Risikopatienten ausreichend, während Risikopatienten eine Strahlendosis von 24 Gy benötigten und eine Reinduktionstherapie nach dem Protokoll II war kein adäquater Ersatz für eine ZNS-Prophylaxe.

7.4 Therapiestudie BFM 79/81

In der vorherigen Studie BFM 76/79 konnte gezeigt werden, wie wichtig eine Reinduktionstherapie für Risikopatienten ist. Aus diesem Umstand schlossen die Verantwortlichen, dass eine frühe Therapieintensivierung auch für Nicht-Risikopatienten eine Verbesserung des Ergebnisses ermöglichen könnte. Also sollte in der Studie BFM 79/81 für Nicht-Risikopatienten ebenso eine Reinduktionstherapie durchgeführt werden. Außerdem standen zwei auf die Dauertherapie bezogene Fragen im Mittelpunkt der Studie [104, S. 197]:

1. Können bei Nicht-Risikopatienten die drei während des ersten Jahres vorgesehenen Reinduktionspulse mit Vincristin und Prednison ohne Einbuße an Effektivität entfallen?
2. Ist eine Verkürzung der Therapiedauer für Risikopatienten von 2,5 auf 2 Jahre möglich, ohne das Therapieergebnis zu beeinträchtigen?

Die Dauertherapie bestand aus der Gabe von MTX und 6-MP in Tablettenform im Anschluss an die intensive stationäre Behandlung. Dennoch waren die Patienten auch in dieser Phase durch eine eingeschränkte Funktion ihres Abwehrsystems beeinträchtigt. Eine mildere Form dieses Therapieelementes war deshalb wünschenswert. Patienten mit niedrigem Risikoindex wurden in zwei Gruppen eingeteilt. Für die Gruppe A1 wurden die Prednison/Vincristin Reinduktionspulse unverändert beibehalten, für die Gruppe A2 wurde darauf verzichtet. Risikopatienten wurden wie in der vorherigen Studie in die Gruppen B1 und B2 eingeteilt. Die Definition von Risikopatienten stimmte ebenso mit der aus der Studie BFM 76/79 überein (Risikoindex ≥ 3, s. Tabelle 12 auf Seite 290). Insgesamt wurden nach der Studie BFM 79/81 337 Kinder (davon gingen 325 Kinder in die Auswertung ein) an 19 Kinderkliniken behandelt. Die Therapie mit Protokoll I entsprach nahezu dem gleichen Prozedere aus Therapiestudie BFM 79/81. Die Nicht-Risikopatienten erhielten nach einer Therapiepause von vier Wochen als intensivierte Reinduktionstherapie das Protokoll III, welches für die Studie BFM 79/81 neu konzipiert wurde. Daran schloss sich die Dauertherapie an. Bei Risikopatienten war nach der Randomisierung das Protokoll II nach einer Therapiepause von 4 Wochen oder nach einer zwischengeschalteten Dauertherapie von 20 Wochen nach Ende von Protokoll I zu verabreichen. Zur

Regenerierung des Knochenmarks waren vor und nach dieser zwischengeschalteten Therapie 14-tägige Therapiepausen geplant.

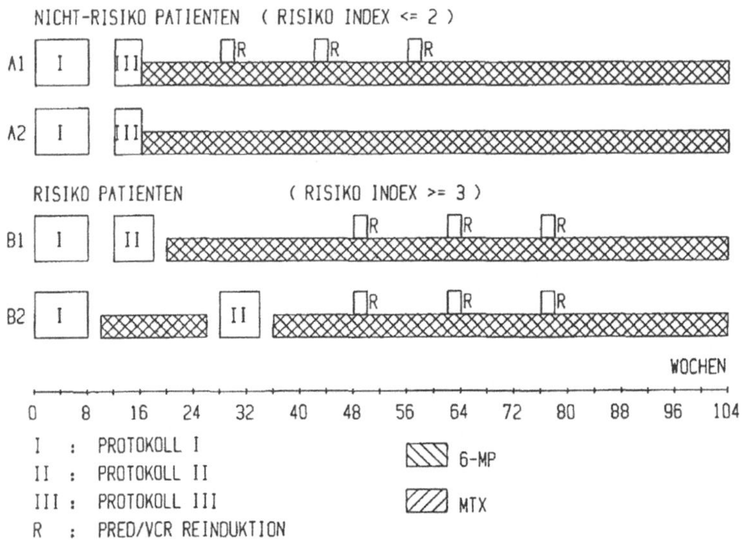

Abb. 28: Behandlungsplan der Studie BFM 79/81.

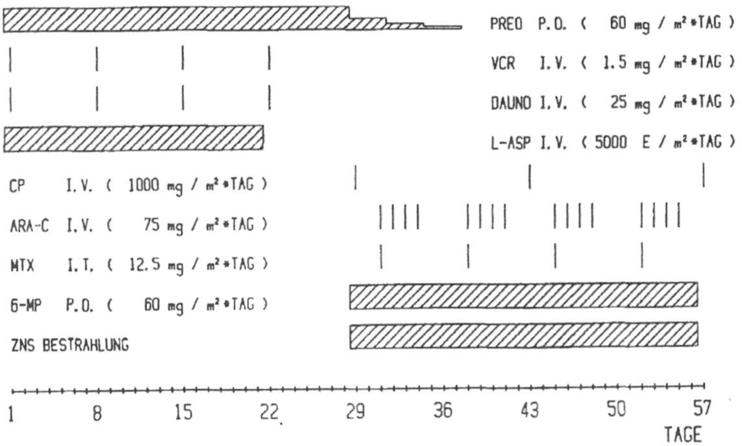

Abb. 29: Protokoll I der Studie BFM 79/81. PRED: Prednison; VCR: Vincristin; DAUNO: Daunorubicin; L-ASP: L-Asparaginase; CP: Cyclophosphamid; ARA-C: Cytarabin; MTX: Methotrexat; 6-MP: 6-Mercaptopurin; p.o.: per os; I.V.: intravenös; I.T.: intrathekal.

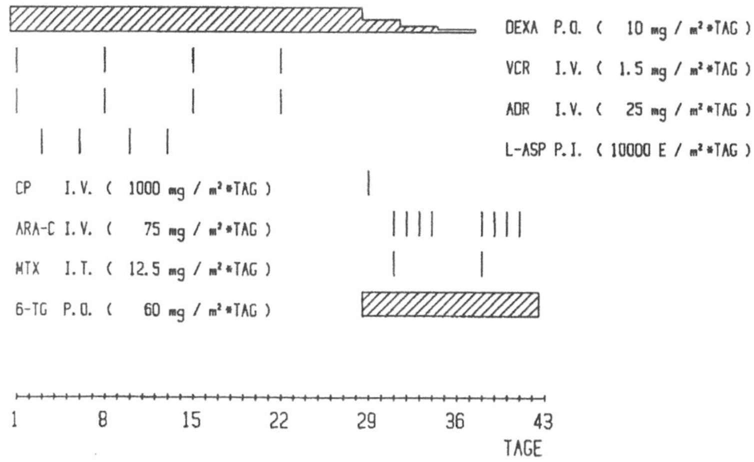

Abb. 30: Protokoll II der Studie BFM 79/81. DEXA: Dexamethason; ADR: Adriamycin; 6-TG: 6-Thioguanin; P.I.: per infusionem.

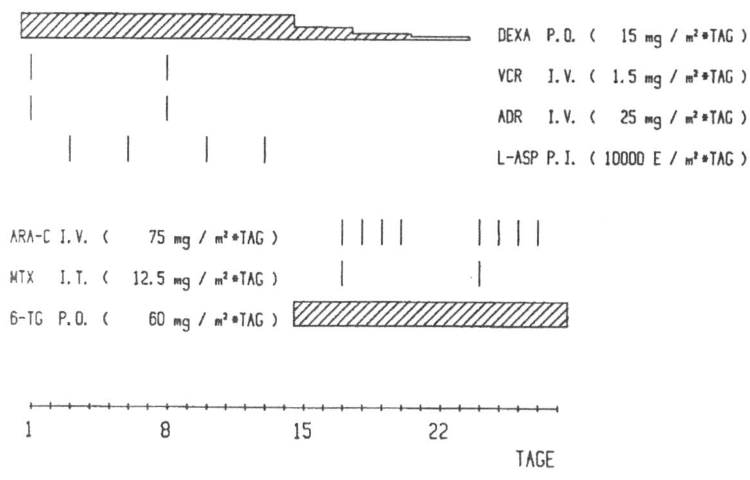

Abb. 31: Protokoll III der Studie BFM 79/81. Abkürzungen wie in Abbildungen 29 und 30.

Die Studie lief vom 01.04.1979 bis 31.03.1981, Stichtag der Auswertung war der 21.03.1982. Zu diesem Zeitpunkt zeigte sich eine Wahrscheinlichkeit von 74 % für eine anhaltende Komplettremission. Allerdings war ein Plateau wegen der kurzen Laufzeit zu diesem Zeitpunkt noch nicht erkennbar. Lediglich fünf der 325 Kinder (1,5 %) sprachen nicht initial auf die Therapie an. Zwei davon waren vier Wochen alte Säuglinge mit Leukozyten von 600.000/mm^3 und 687.000/mm^3. Diese beiden Patienten sind exemplarisch erwähnt, um zu verdeutlichen, in welch jungem Alter und mit welchen Leukozytenzahlen eine ALL einhergehen kann. Das

Therapieergebnis der Studie ist in Tabelle 14 auf Seite 292 dargestellt. Über das genaue Auftreten der Rezidive informiert Tabelle 15 (Seite 292).

Sieben Patienten sind in den ersten vier Wochen der Behandlung verstorben, in sechs Fällen davon durch eine bakteriell-septische Erkrankung, ein Mädchen verstarb an Windpocken mit sekundär überlagerter Pilzsepsis. Die Todesfälle sind sicherlich sowohl auf die bestehende Einschränkung der Knochenmarkfunktion als auch auf die Therapie zurückzuführen. Auch bei den acht zu Lasten der Intensivtherapie Verstorbenen lagen überwiegend septische Erkrankungen vor. Zwei Kinder im Therapiezweig B1 verstarben im Zusammenhang mit Protokoll II. Todesfälle im Zusammenhang mit Protokoll III waren nicht zu verzeichnen. Während der Dauertherapie verstarben sieben Kinder, drei davon an viralen Infektionen des ZNS, zwei Kinder an einer Lungenentzündung und ein Junge an einer virusbedingten Herzmuskelentzündung. Schaut man sich die ZNS-Rezidive an, fällt auf, dass die Patienten in der B-Gruppe dort häufiger rezidivierten, obwohl sie eine höhere Bestrahlungsdosis erhielten (s. Tabelle 15).

Für Säuglinge war das erzielte Behandlungsresultat ungünstig. Lediglich einer von sieben Patienten befand sich in anhaltender Erstremission. Vier erreichten keine Remission (zwei sprachen gar nicht auf die Therapie an, zwei verstarben in der ersten Phase von Protokoll I). Ein Säugling erlag während der Dauertherapie einer Lungenentzündung und ein anderer erlitt ein frühes Rezidiv. Ebenfalls ungünstig ist das Ergebnis für Patienten mit einem Alter $\geq$ 10 Jahre. Hier lag die Wahrscheinlichkeit eine anhaltende Remission zu erreichen bei 65 %, während die Wahrscheinlichkeit für die Gesamtgruppe bei 79 % lag.

Für die beiden Gruppen (Nicht-Risiko und Risiko) konnte das Ergebnis aus der vorherigen Studie wiederholt werden, was gleichzeitig ein Nichterreichen des wichtigsten Studienziels bedeutete: Verbesserung der Prognose für Nicht-Risikopatienten durch eine Therapieintensivierung. Weiterhin ist es nicht gelungen, die therapiebedingten Todesfälle zu verringern. In dem Zusammenhang sollte man bedenken, dass die Studie an 19 Kinderkliniken durchgeführt wurde. So beträgt auch der Anteil von Todesfällen an den neun bereits mit der Studie BFM 76/79 beteiligten Kliniken 5,1 % (12/233), an den neu hinzugekommenen Kliniken dagegen 10,9 % (10/92). Ob alle Todesfälle prinzipiell vermeidbar gewesen wären, lässt sich nicht sicher sagen, aber die Erfahrung im Umgang mit einem solch intensiven Behandlungsprotokoll ist ein nicht zu unterschätzender Faktor.

Erst mit dem Abstand von mehreren Jahren zeigte sich ebenfalls eine Effektivität der verkürzten Reinduktion von vier Wochen. Dies war in der ersten Analyse noch nicht der Fall. Die ALL-BFM-Gruppe sprach später von einer scheinbar kleinen Änderung der Behandlung, die aber zu einer wesentlichen Verbesserung des Ergebnisses führte [113, S. 488]. Der Effekt konnte erst spät beobachtet werden, in der Regel drei bis vier Jahre von anhaltender kompletter Remission. Eine zu frühe Auswertung von Therapieergebnissen sei daher nicht angeraten.

Der zweite Umzug der onkologischen Station im Berliner Kaiserin Auguste Victoria Haus erfolgte Pfingsten 1979 in das separat liegende Haus der Station X – ehemals Infektionsstation. Da die Station IV saniert werden musste, war der Verbleib auf Station X für zwei bis drei Jahre vorgesehen. Die Isoliereinheiten hatten eine Gegensprechanlage und Sauerstoff-Druckluftzufuhr. So konnten nun auch Patienten mit Infektionen auf der Station behandelt und brauchten nicht mehr auf die Aufnahmestation oder in die Kinderklinik Wedding verlegt werden. Lediglich Kinder, die eine künstliche Beamtmung brauchten, konnten nicht im Kaiserin Auguste Victoria Haus bleiben.

Ein weiterer Fortschritt war, dass die Patienten nicht mehr während der gesamten intensiven Chemo- und Bestrahlungstherapie und in den Erholungsphasen auf der Station anwesend sein mussten. Waren Allgemeinzustand und Blutwerte gut, die familiäre Versorgung gesichert, wurden die Patienten nach Hause entlassen. Die Kinder kamen durchschnittlich dreimal wöchentlich zur Kontrolle des Blutbildes und des Allgemeinzustandes. Dabei wurden mit Patient und Eltern die pflegerischen Maßnahmen, die Medikamentengaben und die notwendige Nahrung besprochen. Selbstverständlich hatten die Eltern die Auflage, das Kind bei Fieber oder anderen Auffälligkeiten sofort in die Klinik zu bringen.

Diese Kontrollen spielten sich auf dem Stationskorridor ab. Der Arzt untersuchte Patienten auf einer Krankenliege im Abstellraum.

Am 18.01.1979 notierte Fritz Lampert über die Mutter einer Patientin aus der Gießener Klinik in sein Tagebuch:

> Ihre Mutter hat seit dem Tod ihres über 30 Jahre älteren Mannes – Zahnarzt, Herzinfarkt – schwere Depressionen und Verarmungsängste. Jetzt hat sie sich im Auto mit Benzin übergossen und angezündet, und war lichterloh von Flammen umhüllt. Da sieht sie plötzlich noch im Handschuhfach zwei Bilder ihrer Tochter. Sie springt aus dem Auto, wälzt sich brennend im Schnee und schreit um Hilfe. Jetzt liegt sie mit schweren Verbrennungen (Verkohlungen) beider Beine auf der Intensivstation der Chirurgie. Das Auto ist glücklicherweise nicht explodiert.

Verzweifelte Eltern, die aufgrund der belastenden Erfahrungen rund um die Krebserkrankung ihres Kindes nicht mehr weiter wissen, sind keine Seltenheit. Dann kommt es mitunter zu überaus heftigen Reaktionen. Ein Vater, der den Verlust seines Kindes nicht verkraften konnte, versuchte bewaffnet zu Professor Riehm vorzudringen. Es gelang ihm zum Glück nicht.

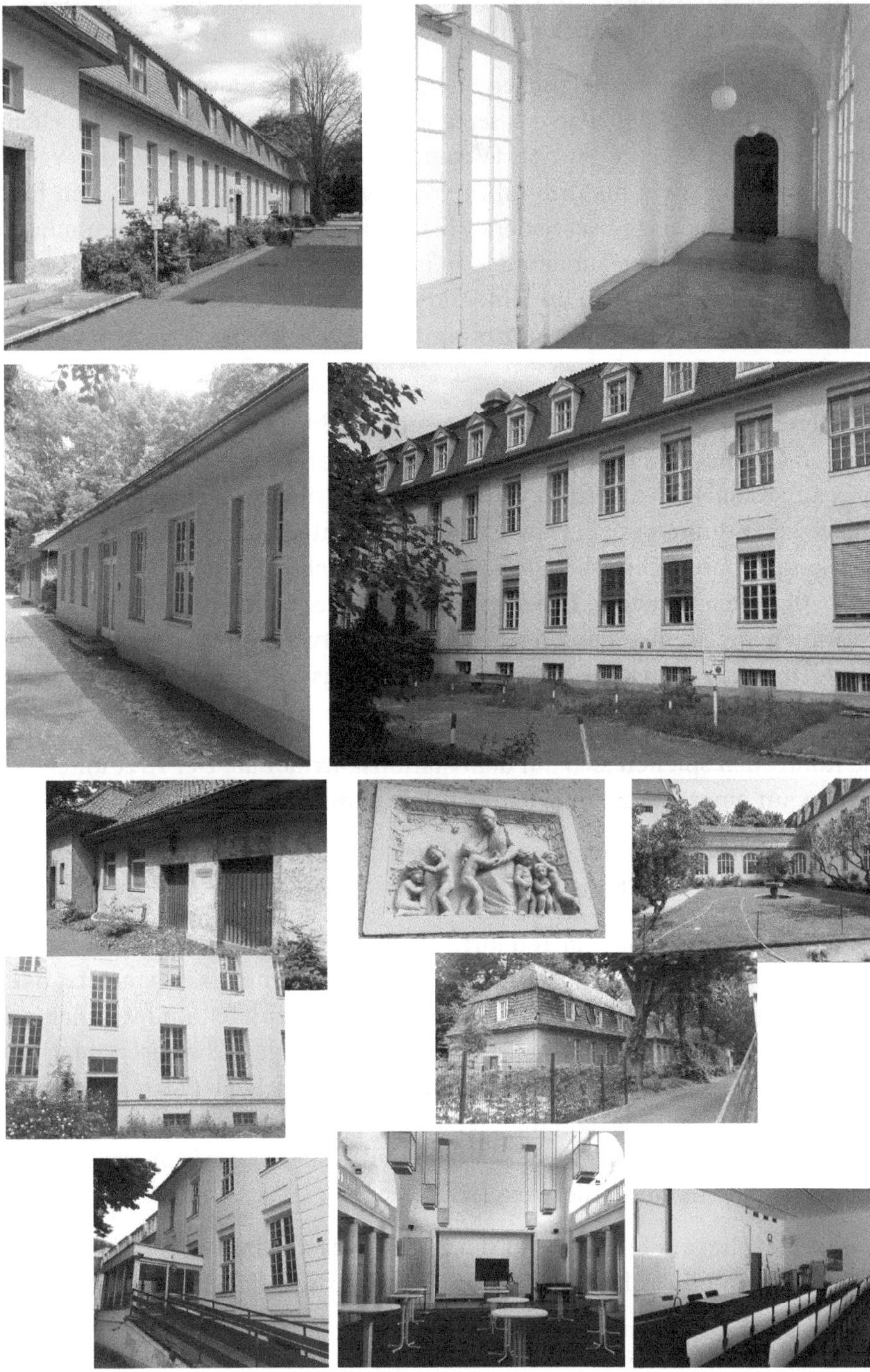

Abb. 32: Impressionen vom Kaiserin Auguste Victoria Haus in Berlin-Westend.

Kapitel 8

Die 1980er-Jahre

8.1 Therapiestudie ALL-BFM 81

Die statistischen Auswertungen wurden seit Anfang 1978 in der ALL-BFM-Studienzentrale in Berlin mit einem Tischrechnersystem Hewlett Packard (HP) 9825 B durchgeführt, mit 25 kByte Speicherkapazität. Zur technischen Ausstattung gehörten ferner ein Vierfarbenplotter HP 9872 A, drei Floppy-Disk-Laufwerke mit je 500 KB Kapazität als Massenspeicher, ein Bildschirmterminal HP 2621 A, ein Matrix-Zeilendrucker sowie ein Typenkorbdrucker [182, S. 422].

> Patientendaten werden über eine Tastatur manuell eingegeben und anschließend vom Arbeitsspeicher in einen externen Speicher überführt, aus dem sie jederzeit – ebenso wie die gespeicherten Rechenprogramme – wieder in den Arbeitsspeicher übernommen werden können. (...) Für die Ausgabe der Daten stehen ein Display, ein Matrixdrucker sowie ein Vierfarbenplotter zur Verfügung. [100, S. 174]

Auch die notwendigen statistischen Hochrechnungen wurden mit diesem Tischrechner erledigt. Zu einer abschließenden Beurteilung des Therapieerfolgs müsste jeder Patient wenigstens fünf Jahre in Beobachtung sein. Da die Patienten nacheinander und nicht gleichzeitig in die Studie eintreten, wäre eine Bewertung einer auf fünf Jahre angelegten Studie erst nach zehn Jahren möglich. Bei einer gewichteten Berücksichtigung der Informationen über den einzelnen Patienten ist eine statistische Hochrechnung des zu erwartenden Ergebnisses mit dem zugehörigen Streubereich möglich. Hierzu werden Berechnungen nach der Life-Table-Analyse durchgeführt [41]. Entsprechende Programme ermöglichen die tabellarische und grafische Darstellung. Außerdem lassen sich ausgewählte Patientengruppen vergleichend analysieren.

Der Rechner der pädiatrischen Onkologie am Kaiserin-Auguste-Viktoria-Haus in Berlin konnte in einem Arbeitsgang bis zu fünf verschiedene Gruppen analysieren. Planung, Durchführung und Auswertung umfangreicher Therapiestudien waren mit einem verhältnismäßig kleinen Tischrechnersystem durchaus möglich. Manchmal war es jedoch erforderlich, bereits freitags nachmittags die Datenauswertung zu starten, damit diese am folgenden Montag vorliegt. An der Studie beteiligte Kliniken konnten für jeden Patienten einen Therapieverlaufsbogen anfordern. Dieser Bogen beinhaltete als eine Kurzepikrise des Patienten [100, S. 183]:

- Initialen diagnostischen Status
- Persönliche Daten
- Überblick über den zeitlichen Verlauf der Induktionstherapie
- Zusammenstellung von Medikamenten-, Strahlendosen und Therapiekomplikationen

Diese Form der Datenverarbeitung und -auswertung war Mitte der 1970er-Jahre ein erheblicher technischer Fortschritt und ermöglichte der Studienzentrale in Berlin ein innovatives Arbeiten. In einer Präsentation im Mai 1979 erklärte Günter Henze:

> Wenn auch vielleicht wegen der Kürze der Darstellung der Eindruck erweckt werden könnte, dass durch den Computer die Beziehung zum Patienten beeinträchtigt wird, er also nur noch als Datenlieferant dient, so ist doch bei unseren Bemühungen die Technik nur ein Mittel zum Zweck. Wir vergessen darüber nicht, dass die Behandlung kranker Kinder unser eigentliches Anliegen ist. Aber nur durch den konsequenten Einsatz aller verfügbaren Möglichkeiten können Therapieformen entwickelt werden, die letztlich dem einzelnen Patienten gerecht werden. [100, S. 184]

Im Winter 1980 konnte Ergebnisse der Westberliner Studie in einer englischsprachigen Fachzeitschrift publiziert werden. So sind Kenntnisse über die neue Therapie auch im Ausland, insbesondere im angelsächsischen Raum, verbreitet worden [245]. Bevor wir uns mit der Studie ALL-BFM 81 befassen, schauen wir uns zunächst die Bedeutung der Leukämiezellmasse für die Therapie an. In Abschnitt 7.3 ab Seite 68 ist beschrieben, wie mit der Studie BFM 76/79 erstmals eine Therapie zum Einsatz kam, deren Intensität sich am Rezidivrisiko der Patienten orientierte. In einer Analyse der Daten von Patienten aus der Studie BFM 70/76, galt es die Faktoren herauszufinden, welche einen Einfluss auf das Rezidivrisiko hatten. So konnten identifiziert werden:

1. Initiale Blastenzahl pro mm^3 Blut
2. Leberlänge unterhalb des Rippenbogens
3. Milzlänge unterhalb des Rippenbogens

Damit sind neben dem Knochenmark alle Organe benannt, in denen sich die meisten Leukämiezellen aufhalten. Auf Grundlage dieser Befunde unternahm die Studienzentrale am Kaiserin Auguste Victoria Haus einen Versuch, die Leukämiezellmasse bei der Diagnosestellung zu ermitteln. Dies geschah, indem zunächst für die Bereiche Blut, Leber und Milz jeweils eigene Formeln zur Bestimmung der Leukämiezellmasse entwickelt wurden. Diese Formeln sind nachfolgend aufgeführt [183, S. 210]. Die verwendeten Abkürzungen sind unmittelbar nach der Formel erklärt.

$$Bl_{per} = Bl \times BV \times 10^{-9}\,kg$$

Bl_{per}: Blastenmasse im peripheren Blut
Bl: Leukämiezellzahl/mm^3 Blut
BV: Blutvolumen in 10^{-3}

$$Bl_{Le} = 0,6 \times 0,15 \times V_{Le} \times kg \times cm^{-1}$$

Bl_{Le}: Blastenmasse in der Leber
V_{Le}: Länge der Leber unterhalb des Rippenbogens. Bei Kindern im 1. Lebensjahr erfolgt eine Reduktion um 2 cm, bei Kindern im 2. Lebensjahr um 1 cm.

$$LO_{Mi} = 11,6\,cm - 6,1\,cm \times e^{\left(-0,14 \times A \times Jahr^{-1}\right)}$$

LO_{Mi}: Länge der normalgroßen Milz
A: Alter

$$Bl_{Mi} = 0,6 \times 9,63\left([LO_{Mi} + LO_{Mi}/3 + V_{Mi}]^3 - LO_{Mi^3}\right) \times 10^{-5}kg\,cm^{-3}$$

Bl_{Mi}: Blastenmasse in der Milz in kg
LO_{Mi}: geschätzte normale Milzlänge in cm
V_{Mi}: Länge der Milz unterhalb des Rippenbogens in cm

Aus diesen Formeln konnte schließlich eine Gleichung entwickelt werden, die jedem Patienten abhängig von Leukämiezellzahl im Blut (Bl), Leber- bzw. Milzlänge unterhalb des Rippenbogens in cm (V_{Le} bzw. V_{Mi}) einen Risikofaktor (RF) zuordnet [183, S. 211]:

$$RF = 0,2\log(Bl + 1) + 0,06\,V_{Le} + 0,04\,V_{Mi}$$

Nachdem die Gruppe um Hansjörg Riehm den Risikofaktor entwickelt hatte, wurden die Daten der Westberliner Studie nachträglich unter Berücksichtigung des Risikofaktors analysiert. Dabei zeigte sich, dass für Kinder mit einem höheren Risikofaktor die Therapie nicht ausreichend war (Tabelle 16 auf Seite 293).

Dieser Risikofaktor bildet die Grundlage für die Einteilung der Patienten in verschiedene Gruppen in der Therapiestudie ALL-BFM 81 [284]. Unter Berücksichtigung verschiedener Einflusskriterien, die das Risiko für einen Rückfall erhöhen, konnte mit dem Risikofaktor eine möglichst an das individuelle Risiko konzipierte Therapie gegeben werden [252]. Mathematik kann wichtig sein, wenn es um die Auswertung medizinischer Daten und deren Übertragung in statistische Modelle geht. An sehr wichtigen Publikationen zur damaligen Zeit war der Mathematiker Hans-Joachim Langermann beteiligt, der wie Hansjörg Riehm und Günter Henze, an der Kinderklinik der Freien Universität Berlin beschäftigt war. Im persönlichen Gespräch mit dem Autor lobte Günter Henze den Beitrag seines Freundes Hans-Joachim Langermann und bezeichnete dies für ihn selber als „Glücksfall", dass er diese Unterstützung an seiner Seite hatte.

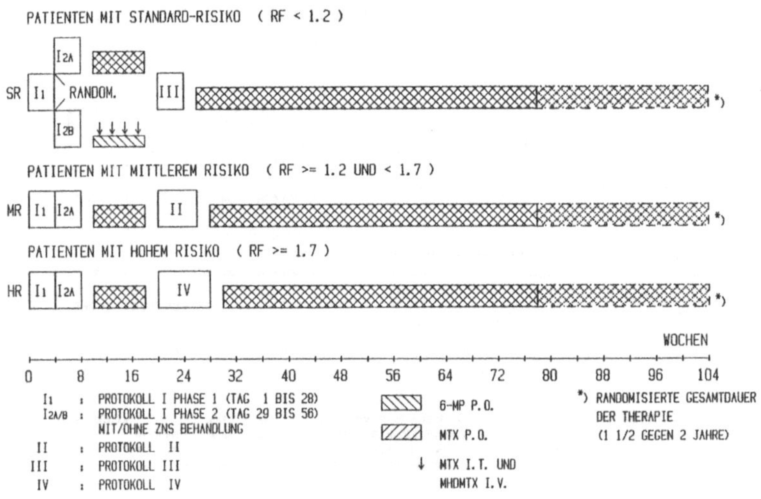

Abb. 33: Behandlungsplan der Studie ALL-BFM 81.

In die Therapiestudie ALL-BFM 81 wurden vom 1. April 1981 bis 30. September 1983 insgesamt 611 Kinder aufgenommen, die an einer akuten lymphoblastischen Leukämie (ausgenommen: B-ALL) erkrankt waren. Anwendung fand die Therapiestudie in 37 Kinderkliniken in Deutschland und Österreich. Drei Aspekte standen im Fokus dieser Therapiestudie [284, S. 133]:

1. Lässt sich das individuelle Rückfallrisiko durch Einführung eines Risikofaktors genauer abschätzen, der die Leukämiezellmasse als offensichtlich überragenden prognostischen Faktor präziser erfasst als der in den Studie ALL-BFM 76 und ALL-BFM 79 verwendete Risikoindex?

2. Ist für Patienten mit einem niedrigem Rezidivrisiko die präventive ZNS-Therapie allein mit mittelhoch dosiertem Methotrexat erfolgreich durchführbar?
3. Ist eine Verkürzung der Erhaltungstherapie um 6 Monate auf 18 Monate Gesamttherapiedauer ohne Anstieg der Rezidivrate möglich?

Die bisher beschriebenen Therapiestudien zeigten eine erfolgreiche Verbesserung der Überlebenschancen von an Leukämie erkrankten Kindern. Nachdem das individuelle Rückfallrisiko in den Studien BFM-76 und BFM-79 besser berücksichtigt werden konnte, verbesserte sich die Prognose der Kinder abermals. Dies geschah wie bereits beschrieben anhand eines Risikoindex. In der Studie ALL-BFM 81 hat man dann mittels des weiter oben erläuterten Risikofaktors die Patienten in drei Gruppen eingeteilt. Eine Gruppe mit Standardrisiko (SR, 60 % der Patienten), eine Gruppe mit mittlerem Risiko (MR, 30 % der Patienten) und eine Gruppe mit hohem Risiko (HR, 10 % der Patienten). Jede dieser Gruppe erhielt nach Protokoll I ein individuelles Reinduktionsprotokoll (Protokoll III für die Standardrisiko-Gruppe, Protokoll II für die Mittelrisikogruppe und Protokoll IV für die Hochrisikogruppe) und dann eine Dauertherapie mit 6-MP und MTX bis zu einer Gesamtdauer von 1,5 oder 2 Jahren, was mittels Randomisierung – also der Zuordnung in einen Zweig per Zufallsprinzip – erfolgte.

In der SR-Gruppe gab es eine weitere Randomisierung, ob die ZNS-Prophylaxe nur mit mittelhoch dosiertem MTX erfolgen konnte. So erhielt die Gruppe SR-A die Schädelbestrahlung mit 18 Gy, bei der Gruppe SR-B erfolgte die ZNS-Prophylaxe mit MTX unter Verzicht auf Strahlentherapie. Die Protokolle I bis III wurden aus der Studie ALL-BFM 79 übernommen. Einige Anpassungen erfolgten um die Toxizität etwas abzumildern und gleichzeitig die Wirksamkeit der Therapie zu steigern. So erhöhte man die Dosis der Anthrazykline in Protokoll I von 25 auf 30 mg/m^2 Körperoberfläche. Protokoll III und II wurden etwas verschoben um Verzögerungen in der Behandlung zu vermeiden, welche bei vorübergehender Knochenmarkschädigung unausweichlich sind. Aus der Dauertherapie nahm man die Prednison/Vincristin-Pulse heraus, weil sich deren Wirksamkeit nicht bestätigen ließ.

Um die Bestimmung des Risikofaktors zu vereinfachen, wurde von der Studienzentrale in Berlin ein Nomogramm entwickelt und dem Protokoll beigefügt. Dieses Nomogramm ist in Abbildung 34 auf Seite 84 gezeigt.

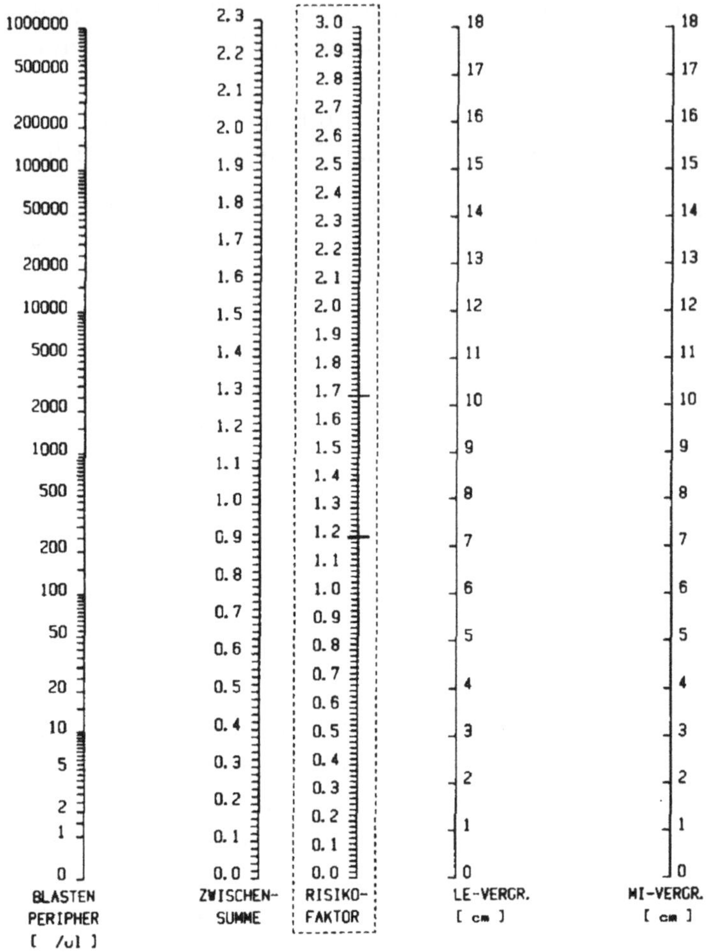

Abb. 34: Nomogramm zur näherungsweisen Bestimmung des Risikofaktors in der Studie ALL-BFM 81. Zunächst ist auf der Skala „Blasten peripher" der gemessene Wert laut Blutbild aufzusuchen. Dieser ist mit dem für die Lebervergrößerung ermittelten Wert auf der Skala „Le-Vergr." zu verbinden, sodass im Anschluss der Zwischenwert auf der Skala „Zwischensumme" abgelesen werden kann. Dieser Punkt ist dann mit der ermittelten Milzvergrößerung auf der Skala „Mi-Vergr." zu verbinden um abschließend der Risikofaktor auf der entsprechenden Skala abzulesen. Bei 1,2 und 1,7 sind die für die Therapiestratifikation entscheidenden Grenzen markiert. Die exakte Berechnung erfolgt nach im Text beschriebener Formel.

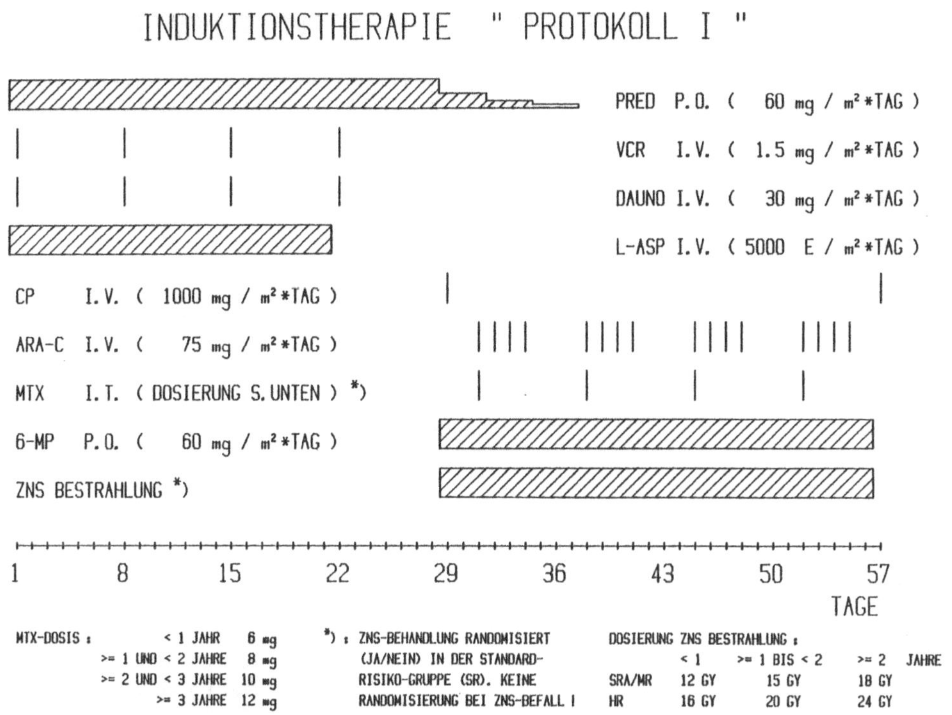

Abb. 35: Protokoll I der Studie ALL-BFM 81 für die Zweige SR-A, MR und HR – Zweig SR-B ohne MTX und ZNS-Bestrahlung. 4 Gaben intrathekal und mittelhochdosiert intravenös MTX werden bei SR-B zwischen Protokoll I und Protokoll III verabreicht. PRED: Prednison; VCR: Vincristin; DAUNO: Daunorubicin; L-ASP: L-Asparaginase; CP: Cyclophosphamid; ARA-C: Cytarabin; MTX: Methotrexat; 6-MP: 6-Mercaptopurin.

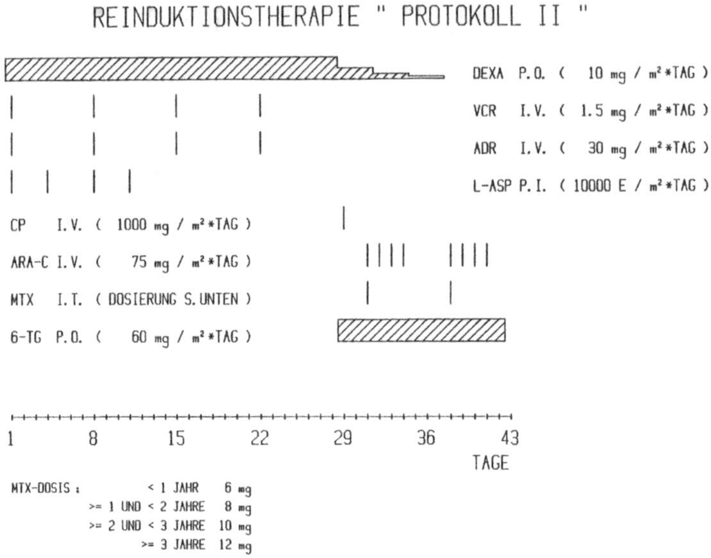

Abb. 36: Protokoll II als Reinduktionstherapie im Zweig MR der Studie ALL-BFM 81. DEXA: Dexamethason; VCR: Vincristin; ADR: Adriamycin; L-ASP: L-Asparaginase; CP: Cyclophosphamid; ARA-C: Cytarabin; MTX: Methotrexat; 6-TG: 6-Thioguanin.

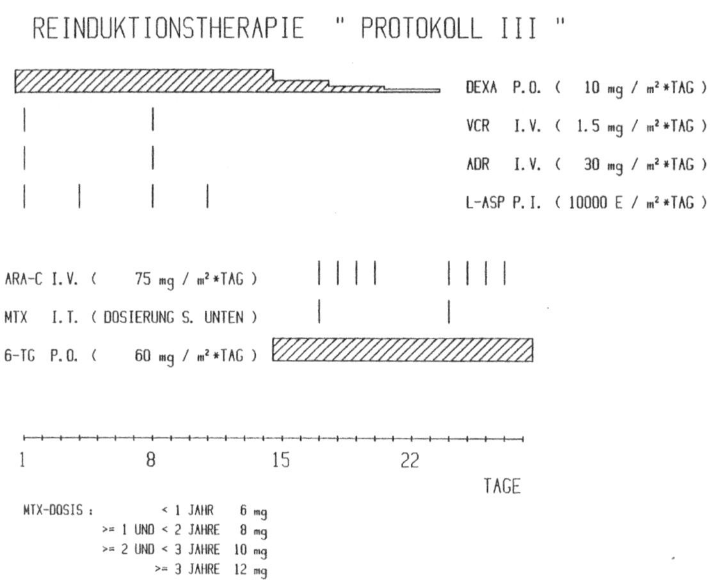

Abb. 37: Protokoll III als Reinduktionstherapie im Zweig SR der Studie ALL-BFM 81. DEXA: Dexamethason; VCR: Vincristin; ADR: Adriamycin; L-ASP: L-Asparaginase; ARA-C: Cytarabin; MTX: Methotrexat; 6-TG: 6-Thioguanin.

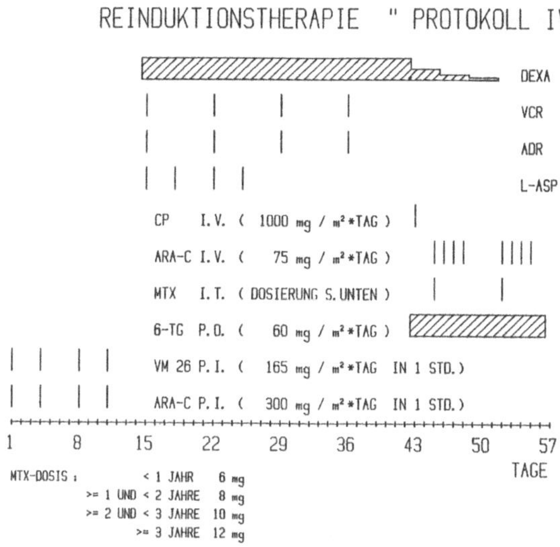

Abb. 38: Protokoll IV als Reinduktionstherapie im Zweig HR der Studie ALL-BFM 81. DEXA: Dexamethason; VCR: Vincristin; ADR: Adriamycin; L-ASP: L-Asparaginase; CP: Cyclophosphamid; ARA-C: Cytarabin; MTX: Methotrexat; 6-TG: 6-Thioguanin.

Die Protokolle I bis IV sind in den Abbildungen 35 bis 38 dargestellt. Insgesamt konnten 611 Patienten in die Studie aufgenommen werden, 22 Patienten hatten eine B-ALL und werden später beschrieben. In der Analyse aus dem Jahr 1987 waren 433 Patienten in anhaltender kompletter Remission (CCR), also 70,9 %. Für die Auswertung der Studie hat man den Organbefall in Abgängigkeit der initialen Leukozytenzahlen als prognostischen Parameter untersucht und dabei insbesondere den Zusammenhang zwischen hohen Leukozytenzahlen und gleichzeitigem Befall vom Skelett als prognostisch ungünstig identifiziert. Wie sich die Leukämie in der Studie ALL-BFM 81 auf die einzelnen Altersgruppen verteilt, zeigt Tabelle 17 (Seite 293). Das Ergebnis für die einzelnen Therapiezweige in der Studie ALL-BFM 81 ist auf Seite 294 in Tabelle 18 dargestellt. Wichtig für das Verständnis sind die Begriffe „Non-Responder“ und „Late-Responder“. Als Non-Responder werden Patienten bezeichnet, die nach der Induktionstherapie mit Protokoll I keine Remission erreicht haben (Non-Responder) und andererseits Patienten, die nicht nach Phase 1 von Protokoll I in Remission sind, sondern nach Phase 2 des Induktionsprotokolls. Von ihrem wörtlichen Sinn weisen die Begriffe auf ein Nicht-Ansprechen bzw. einem verspäteten Ansprechen hin. In der untersten Zeile steht die Wahrscheinlichkeit für ein ereignisfreies Überleben – der wichtigste Indikator im Hinblick auf ein Gesamtergebnis der Studie. In der Tabelle sind die Werte in einem statistischen Format erfasst und müssen mit 100 multipliziert werden, um daraus den Prozentwert zu ermitteln. Ein Gesamtergebnis von 0,69 bedeutet also eine Wahrscheinlichkeit von 69 % mit der Therapiestrategie aus Studie

ALL-BFM 81 eine akute lymphoblastische Leukämie ohne Rezidiv überleben zu können. Wie sich wiederum die aufgetretenen Rezidive verteilen, zeigt Tabelle 19 (Seite 295). Die Zahl der an den Studien teilnehmenden Kliniken erhöhte sich von zwei (BFM 70/76) auf acht (BFM 76/79), auf 20 (BFM 79/81) und auf 38 (BFM 81/83) [249, S. 53]

Ab der Studie BFM 76/79 wurden die nicht intrathekal verabreichten Medikamente grundsätzlich nicht mehr nach Lebensalter sondern nach Körperoberfläche dosiert. Dies stellte für Daunorubicin ein Problem dar, weil dessen verabreichte Gesamtdosis einen signifikaten Anteil auf die Prognose hatte [246, S. 6]. Die Umrechnung von Gewicht auf Körperoberfläche bedeutete aber gerade für ältere Patienten eine Verringerung der Medikamentendosen. Deshalb hat man in der Studie BFM 81 die Dosis von Daunorubicin auf 30 mg/m^2 (vorher 25 mg/m^2) pro Tag erhöht. Grundsätzlich wurde auch in der Studie ALL-BFM 81 eine gute Strategie gefunden, um Kinder und Jugendliche mit einer akuten lymphoblastischen Leukämie adäquat zu behandeln und ihnen eine Heilung zu ermöglichen.

Das Ansprechen auf die Induktionstherapie ist ein entscheidendes Kriterium. Nur drei Patienten sprachen nicht auf die Induktionstherapie an (Non-Responder), acht weitere Patienten erreichten die Remission erst nach Abschluss – und nicht im Verlauf – von Protokoll I (Late-Responder). Diese elf Patienten waren wegen der schlechten Reaktion auf die Therapie einer besonderen Gefahr ausgesetzt, was sich bedauerlicherweise am Tod von acht Patienten aus dieser Gruppe zeigte. In der ersten Phase von Protokoll I, der frühen Therapiephase, verstarben elf Patienten, was einem Anteil von 1,7 % entspricht. Möglich waren hier als Todesursachen sowohl die Grundkrankheit als auch Therapiekomplikationen.

Eine intensive Chemotherapie kann im schlimmsten Falle entweder direkt oder indirekt letal sein. Direkte Letalität bezieht sich auf die Toxizität, indirekte Letalität bezieht sich auf schwere Infektionen bei Immunsuppression. An der Todesfallrate nach Erreichen der Remission kann dieser Wert abgelesen werden. Insgesamt kam es zu 13 letalen Therapiekomplikationen (2,1 %), mehrheitlich in der MR-Gruppe. Insgesamt sind 108, also 17,1 % der Patienten verstorben. Fast erwartungsgemäß ist die Letalitätsrate in der HR-Gruppe am höchsten (40 %). Bei Patienten mit der aggressiven B-ALL ist sie mit 54,5 % sogar noch höher. Bei 25 % der Patienten (160) traten Rezidive auf. Daran verstarben meistens Patienten aus der MR- und HR-Gruppe, aber auch mit B-ALL.

Zum Stichtag der Auswertung am 1.1.1987 waren 443 Patienten in kompletter Remission, 69 % beträgt die Wahrscheinlichkeit eines ereignisfreien Überlebens. Dieser Wert bezog sich auf das gesamte Patientenkollektiv, indem es je nach individueller Zugehörigkeit aber Unterschiede gab. So war die Wahrscheinlichkeit ereignisfrei zu überleben in der SR-A-Gruppe mit 78 % am höchsten, und in der

Gruppe mit B-ALL mit Abstand am schlechtesten (45 %). 69 % lieferte der Zweig SR-B und 67 % der Zweig MR. Damit schnitt die Gruppe mit mittlerem Risiko nicht wesentlich schlechter ab. Wegen des initialen Therapieversagens und der frühen Rezidivbildung betrug die Wahrscheinlichkeit in der Studie ALL-BFM 81 ereignisfrei zu überleben für die HR-Gruppe nur 50 %. Die Mehrzahl der Rezidive trat im zweiten und dritten Jahr nach Behandlungsbeginn auf, eine Ausnahme gab es bei der B-ALL. Hier traten neun von zehn Rezidive bereits im ersten halben Jahr nach Therapiebeginn auf. In der Hochrisikogruppe ereigneten sich die Mehrzahl der Rezidive ebenfalls im zweiten Jahr. Isolierte Rezidive im Knochenmark fallen auch unter dieses beschriebene Muster, isolierte Rezidive im ZNS treten nach dem zweiten Jahr so gut wie nicht mehr auf.

Grundsätzlich gelang mit der Einstufung nach dem Risikofaktor eine adaptierte Therapie. Bei Patienten mit mehr als 100.000 Leukämiezellen/mm^3 gelang dies jedoch nicht. Hier ist eine doppelt so hohe Rezidivinzidenz zu verzeichnen. Von den insgesamt 160 aufgetretenen Rezidiven war das Knochenmark bei 105, das ZNS bei 58 und die Hoden bei 22 Rezidiven beteiligt. Isolierte Rezidive traten am häufigsten im Knochenmark (70 Fälle) auf, kombinierte Rezidive zeigten sich meistens im Knochenmark und ZNS (20 Fälle). Insgesamt zeigten sich folgende Rezidivraten: SR-Gruppe 22,4 %; MR-Gruppe 25,5 %, HR-Gruppe 37,8 % und B-ALL 45,5 %.

Gerade wurde bereits darauf hingewiesen, dass die MR-Gruppe nicht wesentlich schlechter abschnitt als jene mit einem Standardrisiko. Dies liegt hauptsächlich am schlechten Abschneiden der SR-B-Gruppe mit einer Rezidivinzidenz von 26,9 % im Vergleich zu 17,4 % in der SR-A-Gruppe. Ein Blick in die Tabelle 19 auf Seite 295 macht deutlich, dass in der SR-B-Gruppe die meisten Rezidive mit ZNS-Beteiligung auftraten. Offensichtlich ist mittelhochdosiertes Methotrexat nicht geeignet eine ausreichende ZNS-Prophylaxe zu gewährleisten. Statistische Werte belegen dies eindeutig. Zwei von 142 Patienten im Zweig SR-A erlitten ein Rezidiv, im Zweig SR-B waren dagegen 16 ZNS-Rezidive von insgesamt 136 behandelten Patienten aufgetreten. Betrachtet man eben ausschließlich solche Rezidive mit ZNS-Beteiligung, dann ergibt sich für die Gruppe SR-A eine Wahrscheinlichkeit von 98 % eine anhaltende Erstremission zu erreichen, bei der Gruppe SR-B liegt dieser Wert bei 86 %. Demgegenüber steht ein besseres Ergebnis für die Gruppe SR-B bei Rezidiven mit Hodenbeteiligung. Nur bei drei Rezidiven war eine Beteiligung der Hoden im Zweig SR-B nachgewiesen, in Zweig SR-A war das bei sechs Rezidiven der Fall. Somit schützt mittelhochdosiertes Methotrexat nicht adäquat vor einem ZNS-Rezidiv, aber die männlichen Patienten konnten von diesem Therapieschema hinsichtlich der Prophylaxe eines Rezidivs mit Hodenbeteiligung profitieren. Für die Therapiedauer zeigte sich im übrigen keine Unterlegenheit im Ergebnis für die Patienten bei denen die Dauertherapie um sechs Monate verkürzt war.

Mit dem bei dieser Studie eingesetzten Risikofaktor (RF) ließ sich eine Gruppe mit sehr geringem Rezidivrisiko, mit einer exellenten Prognose, identifizieren. Dies waren solche mit einem Risikofaktor < 0,8. Sowohl in der SR-A-Gruppe als auch in der SR-B-Gruppe trat bei Patienten mit einem RF < 0,8 nur ein Rezidiv auf. Der bislang verwendete Riskoindex (s. Ausführungen zu den vorherigen Studien) ließ eine solche Identifzierung nicht zu. Für die Planung der Studien ALL-BFM 83 und ALL-BFM 86 wurde diese Erkenntnis umgesetzt und führte zu einer Therapieverbesserung für die „Low-Risk"-Gruppe durch Therapieentlastung. Im Zusammenhang betrachtet bestätigten sich grundsätzlich als Risikogruppen jene Patienten mit mehr als 50.000 Leukozyten, mit initialem ZNS-Befall und solche, die unter einem Jahr an Leukämie erkranken.

Betrachtet man alle bis dato gelaufenen BFM-Studien zur ALL, dann zeigt sich eine mögliche Langzeitüberlebensrate von etwa 66 % bei risikoangepasster Therapie wie ab der Studie BFM 76 durchgeführt. Die Zahl von initialen und späten Zwischenfällen (therapiebezogene Letalität) ist rückläufig, aber seit der Studie BFM 76 kann kein Zuwachs hinsichtlich der Gesamtüberlebensrate mehr verzeichnet werden. Gerade weil die intialen Ereignisse rückläufig sind, konnte eine Gruppe ins Gesamtkollektiv gelangen, die durch hohe Rezidivzahlen das Gesamtergebnis herunterdrückt. Für die Studien ALL-BFM 76, 79 und 81 wird angegeben, dass „die Wahrscheinlichkeit einer anhaltenden Erstremission bei Durchführung einer risikoangepassten, intensiven Induktions- und Reinduktionstherapie 72–73 % beträgt" [284, S. 149].

Der Grund für die Verkürzung der Therapiedauer basiert auf einer Analyse eines weniger intensiven ALL-Protokolls [164]. Der Zeitraum in dem bei BFM-Protokollen Rezidive auftreten, ist relativ kurz. Folglich scheint zwischen dieser Risikoperiode und der Therapieintensität ein enger Zusammenhang zu bestehen. Dies unterstellt, würde es übertragen auf die BFM-Studien bedeuten, dass bei einer intensiveren Anfangstherapie die Patienten kürzer dem Rezidivrisiko ausgesetzt sind. Vor diesem Hintergrund hatte man in der Studie ALL-BFM 81 die Erhaltungstherapie verkürzt, weil man keinen Nachteil fürchtete, da die intensive Anfangstherapie unverändert blieb.

Mit der Therapiestudie ALL-BFM 81 war eine flächendeckende Versorgung von leukämiekranken Kindern gelungen. Es zeigten sich keine Unterschiede im Umgang mit negativen Ereignissen (Rückfallquote, Therapiesterblichkeit) zwischen großen und kleinen Behandlungseinrichtungen. Dies belegt welch hervorragendes Niveau die pädiatrische Onkologie bis dato erreicht hatte. Als abschließende Bewertung sei für die Studie ALL-BFM 81 angemerkt, dass sich das Prinzip der intensiven Induktions- und Reinduktionschemotherapie bewährt hat und auch hier wieder ein sehr gutes Gesamtergebnis erzielt wurde. Allerdings erlitten 25 % der Patienten ein Rezidiv. Für 160 Patienten war die Therapie sogar völlig unzureichend, obwohl diese

Patienten im Vorfeld keine auffälligen Parameter hatten, aus denen sich dieser Befund hätte herleiten können. Für diese Patienten müssen neue Erkenntnisse über Risikofaktoren und als Konsequenz neue therapeutische Ansätze gefunden werden. Der Berliner Kinderonkologe Günter Henze hat sich der Rezidivproblematik bei Leukämie ab 1983 übrigens in besonderer Weise gewidmet: Er führte eine eigene Therapieoptimierungsstudie für Patienten mit Leukämierezidiven ein – unter dem Kürzel ALL-REZ BFM – und blieb deren Leiter bis zu seinem Ruhestand 2011. Dazu mehr im Kapitel 14 ab Seite 173.

8.2 Therapiestudie NHL-BFM 1981/83

Am 01.04.1981 begann die Studie BFM 1981/83 zur Behandlung von Non-Hodgkin-Lymphomen bei Kindern und endete am 30.09.1983. Insgesamt konnten 99 Kinder bis 16 Jahre aus 22 Kliniken in die Studie aufgenommen werden. Die Vorgängerstudie sah eine Behandlung der Non-Hodgkin-Lymphome bei Kindern unabhängig vom Ausbreitungsstadium vor. Dies führte dazu, dass die Patienten mit einem NHL vom B-Typ mit Befall des Knochenmarks nicht in zufriedenstellendem Umfang von der Therapie profitieren konnten. Dennoch entsprach das Behandlungsschema der damals durchaus üblichen Praxis.

Am Kaiserin Auguste Victoria Haus, der Kinderklinik der Freien Universität Berlin, entwickelte Günter Henze ein neues Therapiekonzept zur Behandlung der aggressiven B-Zell-Lymphome. Es bestand aus kurzen, intensiven Blöcken über jeweils fünf Tage (s. Abbildung 40 auf Seite 94). Die dazwischenliegenden Pausen waren kurz um das Wiederaufleben der leukämischen Zellen möglichst gering zu halten. Die ebenfalls kurzen Therapiekurse erreichten eine höhere Dosisintensität um möglichst viele Zellen mit einem Kurs zu vernichten. Eine vorübergehende Schädigung der Knochenmarkfunktion durch die Chemotherapie ist gewollt und notwendig. Die Therapiepausen geben dem Knochenmark dann wieder Gelegenheit zur Erholung. Zu lange Pausen würden wiederum zu viele bösartige Zellen entstehen lassen. Die Knochenmarkfunktion wird mit dem Wert der Neutrophilen, einer Gruppe der weißen Blutkörperchen überwacht, die eine wesentliche Aufgabe bei der Abwehr von Krankheitserregern übernehmen. Gibt es von ihnen zu wenige (eine sog. Neutropenie) wird die Therapie nicht fortgesetzt.

Wenige Wochen später floss das Therapieschema in die neue Studie zur Behandlung von Non-Hodgkin-Lymphomen ein [202]. NHL, welche nicht vom B-Typ waren, wurden in dieser Studie nach dem Schema aus der Vorherigen behandelt. Abbildung 39 zeigt den Behandlungsplan in der Übersicht. Die Studie NHL-BFM 1981/83 war die erste NHL-Studie, welche die exakte Bestimmung des biologischen

Subtyps der Erkrankung erforderte, weil darauf die Therapie exakt zugeschnitten wird. Schaut man sich Abbildung 39 genauer an, fällt die unterschiedliche Dauer der Therapiezweige auf. Der Therapieumfang wurde genau an den Subtyp der Erkrankung angepasst. Damit ist sichergestellt, dass die Kinder nicht mehr an Behandlungsintensität erfahren, wie es für eine Heilung erforderlich ist. Umgekehrt ist es aber auch von entscheidender Bedeutung, den Kindern nicht zu wenig Behandlungsintensität zukommen zu lassen, um ihre Heilung nicht zu gefährden.

Bereits sehr früh hat die BFM-Gruppe zur NHL-Behandlung damit ein Behandlungskonzept entwickelt und eingesetzt, welches genau den biologischen Typ der Erkrankung berücksichtigt. Histologie, Immunologie und Zytologie müssen zur exakten Zuordnung der Kinder in den richtigen Therapiezweig perfekt zusammenarbeiten.

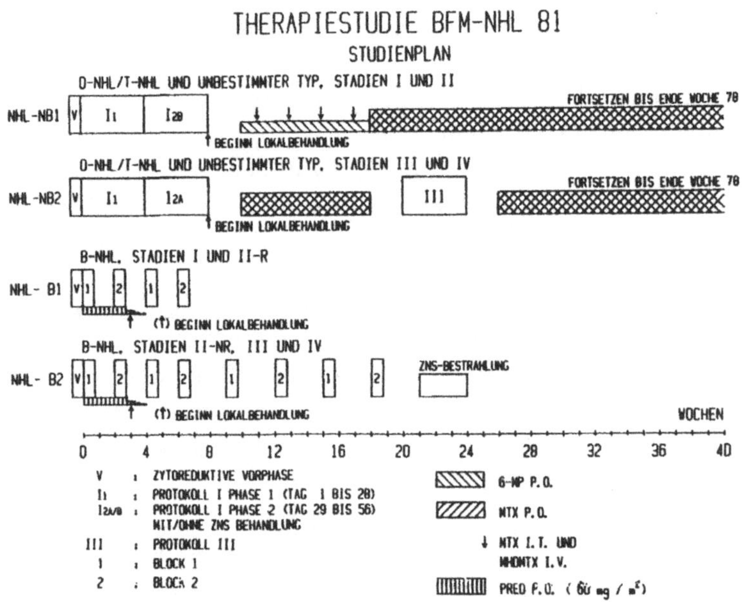

Abb. 39: Therapieplan der BFM-NHL-Studie 1981/83. 6-MP: 6-Mercaptopurin; MTX: Methotrexat; MHDMTX: mittelhoch dosiertes Methotrexat; PRED: Prednison.

Die Patienten mit einem NHL vom Non-B-Typ erhielten eine Vorphase bestehend aus Prednison und Cyclophosphamid. Danach folgte das Protokoll I welches sich als Induktionstherapie auch in der Behandlung der akuten lymphatischen Leukämie als erfolgreich erweisen konnte. Diese dauerte acht Wochen und bestand aus den Präparaten Prednison, Vincristin, Daunorubicin, Asparaginase, Cyclophosphamid, Cytarabin und 6-Mercaptopurin. Waren die NHL noch an einer Stelle lokalisiert oder an mehreren Stellen aber nur auf einer Seite des Zwerchfells vorhanden

(Stadium I und II) war keine Schädelbestrahlung vorgesehen, sondern eine viermalige Behandlung in zweiwöchentlichem Abstand mit mittelhoch dosiertem Methotrexat (500 mg/m^2) einschließlich der Gabe von Folinsäure. Patienten mit ausgebreiteten NHL (Stadium III und IV) erhielten drei Monate nach Ende der Induktionstherapie eine Reinduktionstherapie (Protokoll III, Abbildung 37, Seite 86), bestehend aus den Zytostatika Dexamethason, Vincristin, Adriblastin, Asparaginase, Cytarabin und 6-Thioguanin. Diese Behandlung dauerte vier Wochen. Außerdem erhielten diese Patienten während Protokoll I eine Schädelbestrahlung in der Dosis von 24 Gy (altersabhängige Abstufungen) und insgesamt sechs intrathekale MTX-Gaben während Induktions- und Reinduktionstherapie. Lag bereits ein Befall des Zentralnervensystem vor, „wurde der Schädel mit 30 Gy, die übrige Neuroachse mit 24 Gy bestrahlt" [202, S. 137]. Alle Patienten erhielten im Anschluss an die Reinduktion eine orale Dauertherapie mit 6-Mercaptopurin (50 mg/m^2 pro Tag) und Methotrexat (20 mg/m^2 wöchentlich) bis insgesamt eine Therapiedauer von eineinhalb Jahren erreicht wurde.

Patienten mit einem B-NHL erhielten eine neu konzipierte Therapie. Nach der Vorphase erhielten sie abwechselnd zwei leicht voneinander abweichende Blöcke von jeweils fünftägiger Dauer. Günter Henze war bei der Konzeption der Therapie besonders wichtig, dass Cyclophosphamid in beiden Blöcken täglich verabreicht wurde. Methotrexat in mittelhoher Dosis (500 mg/m^2) mit Folinsäure wurde am 1. Tag eines Blocks verabreicht, dazu intrathekales MTX. VM 26 und Cytarabin waren am 5. Tag des ersten Blocks und Adriamycin am 5. Tag des zweiten Blocks Bestandteil des Therapieplanes. Patienten mit B-NHL der Stadien I und II erhielten vier solcher Therapieblöcke in acht Wochen (Zweig B1), Patienten mit B-NHL der Stadien III und IV dagegen acht Blöcke in 20 Wochen (Zweig B2). Grundlegende Prinzipien dieser Behandlungsstrategie waren [241, S. S89]:

- Kombination von Medikamenten mit verschiedenen Wirkmechanismen und geringen überschneidenden Toxizitäten
- Hohe Dosisintensität über die Zeit durch möglichst kurze Intervalle zwischen den Therapiekursen
- Effektive ZNS-gerichtete Therapie um der starken Tendenz des ZNS-Befalls entgegen zuwirken.

Mit Beginn der Chemotherapie wird drei Wochen lang Prednison verabreicht, eine Dauertherapie war für die B-NHL nicht vorgesehen. Für die Stadien I und II war eine ZNS-Prophylaxe in Form von MTX als Infusion und intrathekal vorgesehen, in höheren Stadien fand zusätzlich die Schädelbestrahlung wie bereits oben beschrieben statt. Als die Studie anfing, erfolgte die Schädelbestrahlung nach Abschluss der Chemotherapie. Weil sich jedoch einige frühe Rezidive ereigneten, wurde sie später nach dem 2. oder 3. Therapieblock platziert.

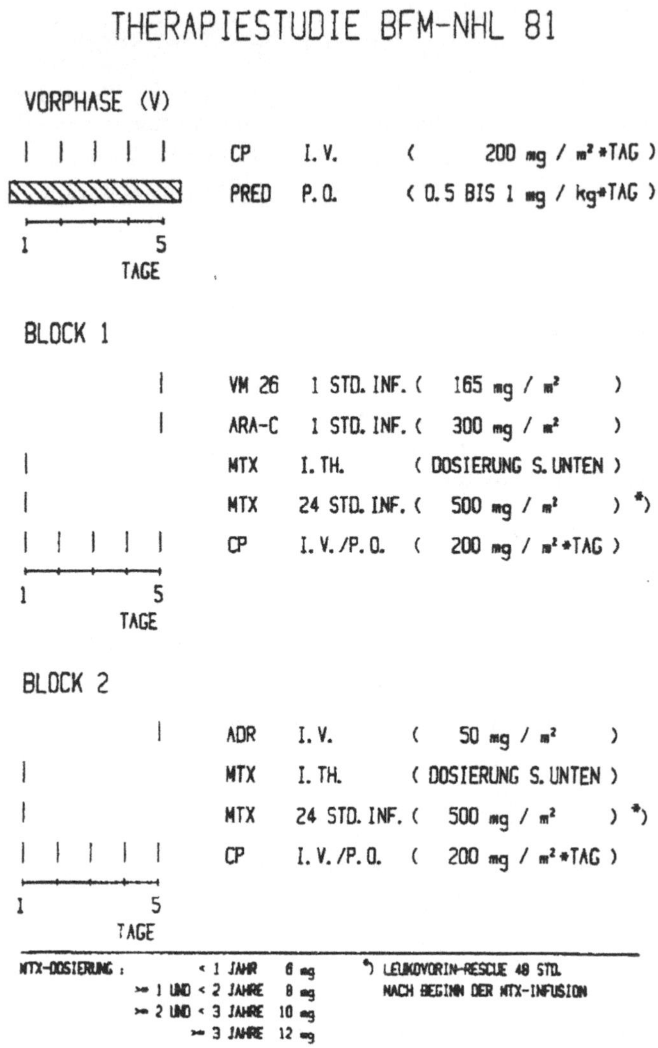

Abb. 40: Chemotherapie der NHL vom B-Typ in der BFM NHL-Studie 1981/83.

Die Therapie der B-ALL in Studie BFM-81 entsprach der für die Non-Hodgkin-Lymphome (Abbildung 40 auf Seite 94). Rezidive traten bei den Kindern mit B-ALL häufig während oder kurz nach Ende der Therapie auf, meistens im ZNS [232, S. 326]. Die B-ALL entspricht biologisch dem B-NHL und leitet sich von reifen B-Zellen ab. Das Ansprechen auf die bei der ALL erfolgreichen Therapiestrategie war vorher schlecht [231, S. 2471]. Die Zellzyklen sind bedingt durch die sehr hohe Zellteilungsrate entsprechend kurz. Wegen der hohen Zellteilungsrate ist es das therapeutische Ziel, die zytostatische Konzentration im Serum zwischen drei bis fünf

Tage auf hohem Niveau zu halten [232, S. 321]. Im Idealfall wäre jede entartete Zelle einmal in den Zellzyklus getreten und dementsprechend auch für die Zytostatika angreifbar [231, S. 2471]. Mit diesen sehr intensiven und kurzen Therapieelementen konnte für die B-ALL eine Wahrscheinlichkeit des ereignisfreien Überlebens von über 70 % erreicht werden [232, S. 322] – bei einer früher aussichtslosen Erkrankung. Für die BFM-Gruppe waren die Resultate der B-ALL selbst eine Überraschung, liest man noch 1983 bezogen auf die erste B-ALL-Studie von 1981:

> Für Patienten mit einer B-ALL ist das bisherige Ergebnis von 50 %, das vermutlich bereits das Endniveau darstellt, eine kleine Sensation, wenn man davon ausgeht, dass diese Erkrankung bisher als unheilbar galt [247, S. 2].

33 Monate nach Beginn der BFM NHL-Studie 81/83 und drei Monate nach Beendigung wurden die Ergebnisse ausgewertet. Dies beinhaltete auch eine Aktualisierung der Studienergebnisse von NHL-BFM 1975/81 (neun Jahre nach Beginn und 33 Monate nach Abschluss). Wie sah das krankheitsfreie Gesamtüberleben aus? Es beträgt für 116 Patienten der Studie 1975/81 nach neun Jahren 64 % und für 99 Patienten der Studie 1981/83 nach drei Jahren 80 %. Die Verbesserung der Prognose der Gesamtgruppe in der Studie BFM 1981/83 ist auf die Erfolge der NHL vom B-Typ zurückzuführen. Für B-NHL in den Stadien III und IV betrug die Wahrscheinlichkeit der anhaltenden Erstremission in der Studie NHL-BFM 1981/83 67 %, verglichen mit 34 % für diese Patientengruppe in der Studie NHL-BFM 1975/81. Damit hat sich die Erfolgsquote mit der neuen Therapiestudie für diese Patienten nahezu verdoppelt. Folgende Erkenntnisse waren Grundlage dieser Therapiestrategie [202, S. 141]:

1. Die NHL vom B-Typ müssen anders behandelt werden als lymphatische Systemerkrankungen anderer Art.
2. Wegen der hohen Proliferationsgeschwindigkeit und des daraus resultierenden frühen Rezidivzeitpunktes muss die Therapie auf die ersten Monate nach Diagnosestellung konzentriert werden.
3. Lokalisierte Stadien benötigen weniger Chemotherapie als disseminierte Stadien.
4. Resizierbare, meist intraabdominale Lymphome mögen durch weniger Chemotherapie heilbar sein als nichtresizierbare.
5. Bei disseminiertem Abdominalbefall kann der Primärtumor möglicherweise nach chemotherapeutischer Vorbehandlung mit einer second-look Operation resizierbar werden.
6. Die Radiotherapie ist bei höheren Stadien der Erkrankung nur von geringem Wert.

Gleichwohl ging der gute Erfolg für die Patienten mit ausgebreiteten B-NHL mit drei therapiebedingten Todesfällen einher. Für die Anschlussstudie ist eine Therapieverkürzung vorgesehen um die Toxizität etwas zu mildern. Die ZNS-Prophylaxe erwies sich als nicht ausreichend. Von acht Rezidiven in der Gruppe der disseminierten B-NHL ereigneten sich vier isoliert oder kombiniert im ZNS. Dies zeigte sich auch für Patienten mit B-ALL, die nach der gleichen Strategie behandelt wurden, aber in die Studie ALL-BFM 81 aufgenommen wurden. Sieben von 22 Patienten mit B-ALL erlitten ein Rezidiv, sechs davon im ZNS. Das Therapiekonzept musste deshalb hinsichtlich der ZNS-Prophylaxe weiter verbessert werden [203, S. 207].

8.3 Therapiestudie ALL-BFM 83

Für die Planung der Studie ALL-BFM 83 stand die Frage im Vordergrund, wie sich die Therapie weiter als bislang dem Risiko anpassen lässt. Denn auch wenn sich etwa 70 % der Kinder aus den ersten BFM-Studien in anhaltender Erstremission befinden, darf nicht übersehen werden, dass etwa 2 % der Patienten an Todesfällen verstorben sind, die der Therapie anzulasten waren. Die Hamburger Studiengruppe hat mit dem Protokoll COALL 80 (Seite 166) gezeigt, dass mit einer Entflechtung der Therapie in der ersten Phase eine Entschärfung der Behandlung erreicht werden kann [247, S. 5]. Dem folgte die BFM-Gruppe in der Studie ALL-BFM 83 und hatte auch die Asparaginase zwischen die 1. Phase von Protokoll I und 2. Phase von Protokoll I verlegt.

> Durch eine Änderung der zeitlichen Sequenz der medikamentösen Therapie während des Protokoll I soll eine leichtere Durchführbarkeit, verbunden mit einer Verringerung der Morbidität und Mortalität erreicht werden [247, S. 8].

Ziel war die Erhöhung des Anteils der geheilten Kinder ohne eine Gefährdung durch zu starke Therapie derer einzugehen, die bei steuerbarer Toxizität und geringer Mortalität geheilt werden konnten. Für diese dem Risiko angepasste Therapie war es zwingend erforderlich, über prognostische Parameter zu verfügen, „die das individuelle Risko eines Patienten, ein Therapieversagen zu erleiden, verlässlich anzeigen. In einer Multizenterstudie müssen prognostische Parameter von guter Qualität bei jedem Patienten leicht und verlässlich zu gewinnen sein. Sie müssen frühzeitig zur Verfügung stehen, am besten zum Zeitpunkt der Diagnosestellung“ [253, S. 152]. In der letzten Studie wurden Patienten nach einem neu eingeführten Risikofaktor in drei strategische Gruppen eingeteilt. Der Risikofaktor leitet sich aus einer Abschätzung der Leukämiezellmasse zum Zeitpunkt der Diagnose ab. Eine deutliche Verbesserung des Behandlungsergebnisses ließ sich aber mit dem Risikofaktor nicht erreichen. Für die Studie ALL-BFM 83 wurde daher die Frage aufgeworfen, ob möglicherweise eine Verfeinerung des bisherigen Ergebnisses in Bezug auf das frühe Therapieansprechen ein Umstand ist, der eine biologische Eigenschaft der Leukämiezellen charakterisiert. Möglicherweise ist bereits das Ansprechen auf eine Glukokortikoid-Monotherapie ein wichtiger prognostischer Indikator. Aus diesem Grund wurde in der Studie ALL-BFM 83 der Frage nachgegangen, ob sich aus dem initialen Ansprechen auf eine Prednison-Monotherapie eine prognostische Relevanz für die anschließende Polychemotherapie herleiten lässt.

Hintergrund dieser Idee war die Erkenntnis, dass Steroide als effektivste Medikamentengruppe gegen Leukämie galten [252]. Zur Prävention bzw. Abschwächung von therapiebedingten Komplikationen (besonders das Zellzerfallsyndrom sei in dem Zusammenhang erwähnt) hat man in der Studie eine Monotherapie mit Prednison über sieben Tage dem Protokoll I vorangestellt; am 1. Tag erhielten alle Patienten außerdem Methotrexat intrathekal bei der diagnosesichernden Lumbalpunktion. Vor der ersten Prednisongabe wurde der Anteil und der genaue Wert der Leukämiezellen im Blut bestimmt. Ein solch geringer Aufwand zur Datenerhebung sollte gewährleisten, dass alle 46 an der Studie teilnehmenden Kliniken diese Daten erheben und an die Studienleitung weiterreichen konnten. Der Rückgang der Leukämiezellen wurde in Beziehung gesetzt „zum erreichen der zeitgerechten vollständigen Remission, zur Wahrscheinlichkeit des ereignisfreien Überlebens und der Dauer des ereignisfreien Intervalls nach Erreichen der Remission" [253, S. 153].

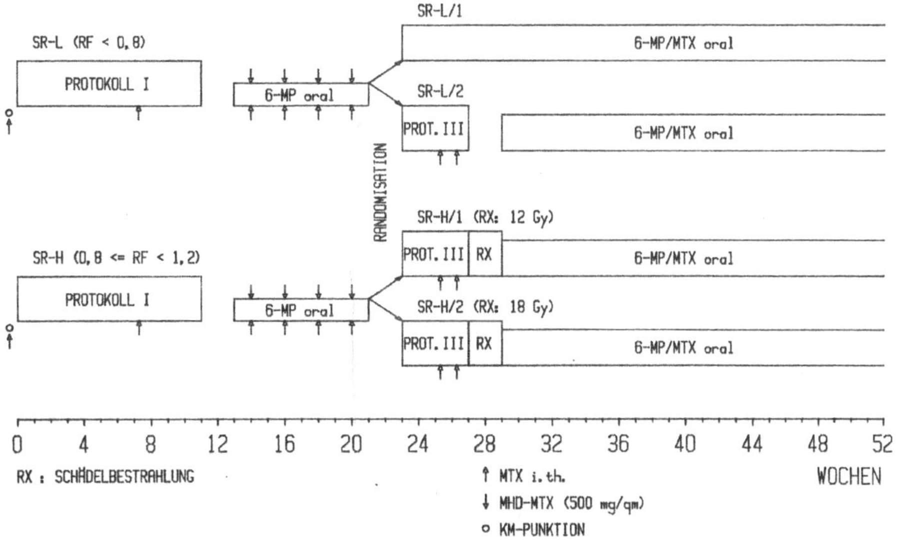

Abb. 41: Behandlungsplan der Studie ALL-BFM 83 mit Risikofaktor < 1,2.

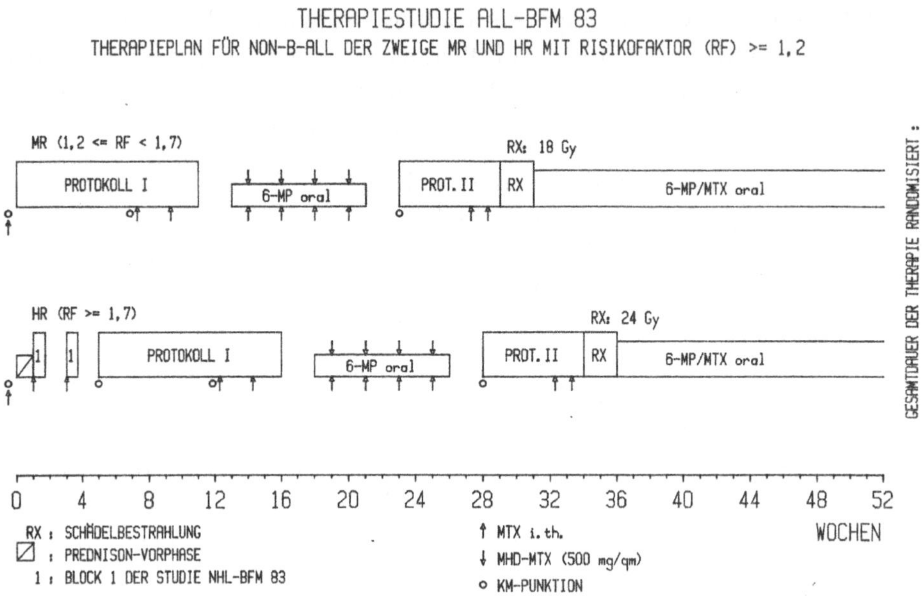

Abb. 42: Behandlungsplan der Studie ALL-BFM 83 mit Risikofaktor >= 1,2.

In der Therapiestudie ALL-BFM 83 erfolgte eine Stratifizierung in vier Gruppen nach dem BFM-Risikofaktor. Eine Gruppe mit Standardrisiko und exzellenter Prognose (das waren die Patienten mit einem Risikofaktor $< 0,8$ in der Vorgängerstudie). Diese Gruppe nannte man SR-L – für Standardrisiko low. Die zweite Gruppe hatte einen BFM-Risikofaktor von 0,8 bis $< 1,2$ (Standardrisiko high, SR-H), die dritte einen Risikofaktor von 1,2 bis $< 1,7$ (mittleres Risiko, MR) und schließlich eine Hochrisikogruppe (HR) mit einem BFM-RF $> 1,7$. Der Behandlungsplan ist in den Abbildungen 41 (Seite 97) und 42 dargestellt. Für die SR-Gruppe mit geringem Risiko wurde der Versuch unternommen, auf die Reinduktionstherapie zu verzichten. Hier wurde randomisiert mit einer Gruppe, die eine Reinduktionsbehandlung erhält. Dieser Umstand konnte zum Stichtag dieser Auswertung noch nicht in seinen Auswirkungen berücksichtigt werden. In der nächsten Studie werden wir darauf zurückkommen.

Die einzelnen Therapieelemente bestanden aus: Protokoll I als Induktionstherapie für alle Patienten, die Patienten der HR-Gruppe erhielten vorab zwei Elemente (B1) aus dem Protokoll NHL-BFM 83. Die Erhaltungstherapie über acht Wochen mit 6-Mercaptopurin und viermal Methotrexat (500 mg/m^2 Körperoberfläche) erhielten ebenfalls alle Patienten. In den Therapiezweigen SR-L und SR-H erfolgte die Reinduktionstherapie mit Protokoll III, in den Therapiezweigen MR und HR mit Protokoll II, welche unverändert aus der Vorgängerstudie übernommen worden waren. Eine ZNS-Bestrahlung wurde im Anschluss an die Reinduktion durchgeführt, in Therapiezweig SR-L erfolgte aber keine ZNS-Bestrahlung. In der Dauertherapie wurden für alle Patienten 6-Mercaptopurin und Methotrexat jeweils in Tablettenform verabreicht. An folgenden Stellen wurden mittels Randomisierung verschiedene Therapiealternativen geprüft:

- In Therapiezweig SR-L eine Reinduktion mit Protokoll III oder Verzicht auf dieses Therapieelement.
- In Therapiezweig SR-H prophylaktische ZNS-Bestrahlung mit 12 Gy bzw. 18 Gy in altersgestufter Dosis.
- Gesamttherapiedauer 24 Monate gegen 18 Monate in allen Therapiezweigen bei anhaltender Remission.

Schauen wir uns nun an, wie genau die Behandlung in den einzelnen Therapieelementen erfolgte. Abbildung 43 auf Seite 100 zeigt Protokoll I in der Studie ALL-BFM 83. Neben der Vorphase mit Prednison über sieben Tage ist auch die Gabe von Asparaginase verändert worden. In den Vorgängerstudien verabreichte man Asparaginase kontinuierlich, in der Studie ALL-BFM 83 hat man dies auf acht Einzelgaben modifiziert; allerdings gleichzeitig die tägliche Dosis verdoppelt (10.000 E/m^2 statt 5.000 E/m^2). Die HR-Gruppe erhielt außerdem noch zwei Therapieelemente der Studie NHL-BFM 83 für Non-Hodgkin-Lymphome. Die Protokolle II und III sind aus der Vorstudie übernommen. Vom 01.10.1983 bis 30.09.1986 wurden insgesamt 711 Protokollpatienten aufgenommen, bei 24 wurde eine B-ALL diagnostiziert. Bei 687 eine Non-B-ALL. Von diesen 687 lagen für 630 Patienten die Angaben zur Leukozytenzahl, zum relativen Anteil und zur Absolutzahl der leukämischen Blasten im Blut an den Tagen eins und acht. Folglich bezieht sich die Auswertung auf genau diese 630 Patienten.

621 Patienten erreichten eine vollständige Remission (CR). Dies entspricht einer Quote von 98,6 %. Zwei Patienten verstarben in den ersten fünf Wochen vor Erreichen der Remission, sieben Patienten sprachen gar nicht auf die Therapie an. Acht weitere Patienten erreichten ihre Remission erst am Ende von Protokoll I (Lateresponder). Sechs der sieben Patienten, die zum Zeitpunkt der Auswertung am 01.01.1987 nicht auf die Therapie ansprachen, waren verstorben. Weitere sechs Patienten (0,95 %) verstarben nach Erreichen ihrer Remission überwiegend an therapiebedingten Komplikationen. 87 Patienten (13,8 %) rezidivierten. Zum Stichtag der Auswertung befinden sich 528 Patienten in anhaltender Remission (CCR), das sind 83,3 %. Die Ergebnisse sind zusammengefasst in Tabelle 20 auf Seite 296.

Die Blastenzahl an Tag acht erwies sich als wichtigster prognostischer Indikator. Für die Patienten mit < 100 Blasten/mm^3 am achten Tag beträgt die Wahrscheinlichkeit für ereignisfreies Überleben 80 %, für Patienten mit 100–$<$ 1.000 Blasten/mm^3 an Tag acht 58 % und für die Patienten mit $>$ 1.000 Blasten/mm^3 am achten Tag 43 %. Bildet man daraus einen Grenzpunkt bei 1.000 Blasten um zwei Gruppen herzustellen, dann beträgt für die Gruppe mit < 1.000 Blasten/mm^3 die Wahrscheinlichkeit ereignisfrei zu überleben 75 %. Die Gruppe mit > 1.000 Blasten/mm^3 hat eine ereignisfreie Überlebenswahrscheinlichkeit von 43 %. In die ungünstige Gruppe fallen 48 Patienten (7,6 %). Dem stehen 582 Patienten (92,4 %) mit günstiger Prognose gegenüber. Es lässt sich eine Gruppe mit deutlich schlechterem Ergebnis erkennen, aber die Vergleichsgruppe erreicht keine Wahrscheinlichkeit für ereignisfreies Überleben von 100 %. Damit ist der Parameter des initialen Ansprechens auf Kortikosteroide zwar durchaus prognostisch relevant, aber er ist nicht ideal.

Etwa eineinhalb Jahrzehnte später konnte bei einer Auswertung der Daten aus der späteren Studie ALL-BFM 90 gezeigt werden, dass der prognostische Wert des Prednison-Response auch für Patienten mit einer initialen Blastenzahl < 1.000/μl gilt, die am auch am achten Therapietag < 1.000 Blasten/μl aufweisen [185]. Ebenso zeigte sich bei einer retrospektiven Analyse der Studie ALL-BFM 83, ALL-BFM 86 und ALL-BFM 90, dass bei Kindern unter einem Jahr das Prednison-Ansprechen ebenfalls der größte prognostische Faktor war. So lag die Wahrscheinlichkeit des ereignisfreien Überlebens bei Kindern mit gutem Ansprechen auf Prednison bei 53%, gegenüber 15 % bei Kindern, die schlecht auf Prednison ansprachen [46, S. 1211].

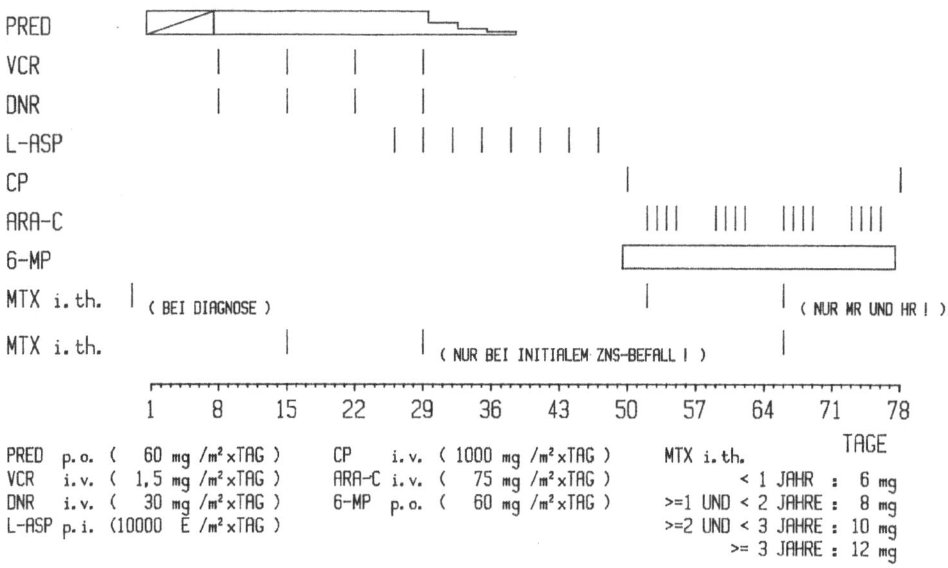

Abb. 43: Protokoll I der Studie ALL-BFM 83. PRED: Prednison; VCR: Vincristin; DAUNO: Daunorubicin; L-ASP: L-Asparaginase; CP: Cyclophosphamid; ARA-C: Cytarabin; MTX: Methotrexat; 6-MP: 6-Mercaptopurin.

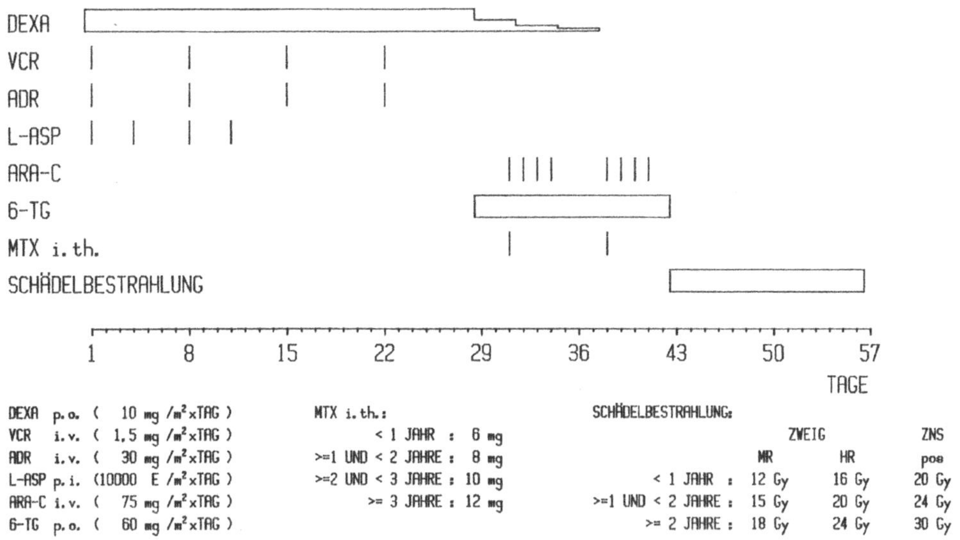

Abb. 44: Protokoll II der Studie ALL-BFM 83. DEXA: Dexamethason; VCR: Vincristin; ADR: Adriamycin; L-ASP: L-Asparaginase; ARA-C: Cytarabin; MTX: Methotrexat; 6-TG: 6-Thioguanin.

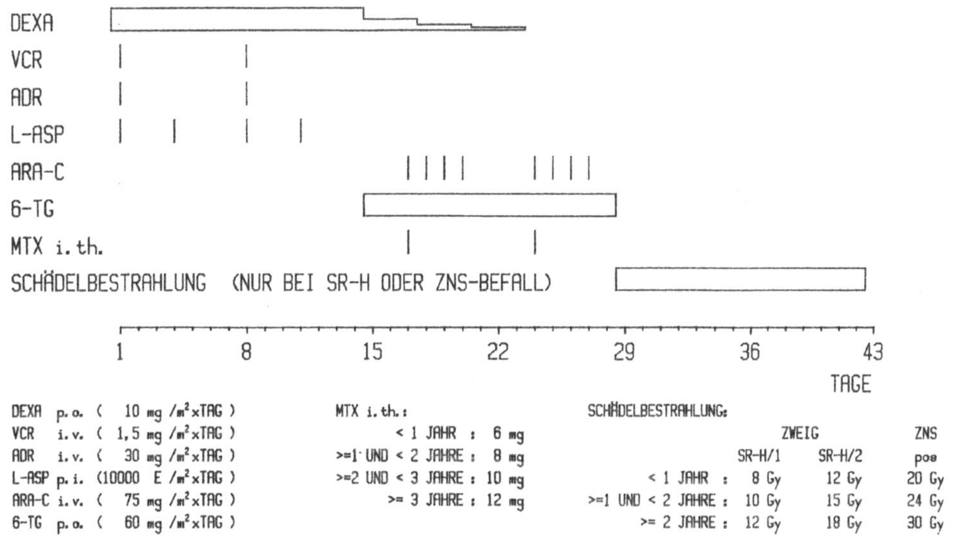

Abb. 45: Protokoll III der Studie ALL-BFM 83. DEXA: Dexamethason; VCR: Vincristin; ADR: Adriamycin; L-ASP: L-Asparaginase; ARA-C: Cytarabin; MTX: Methotrexat; 6-TG: 6-Thioguanin.

Eine wesentliche Erkenntnis der Studie ALL-BFM 83 hinsichtlich der Prävention von Rückfällen im Zentralnervensystem war, dass Protokoll III zusätzlich zum mittelhochdosiertem Methotrexat zwingend gegeben werden muss, wenn stattdessen auf die Bestrahlung bei Niedrigrisiko-Patienten verzichtet wird. Ohne Protokoll III kam es zu einem Anstieg der Rückfallrate für diese Patientengruppe auf 31,7 % [24, S. 503].

8.4 Therapiestudie NHL-BFM 83

Die Studie NHL-BFM 83 war als Folgestudie ähnlich konzipiert. Auch hier gab es unterschiedliche Strategien für die Lymphome vom Non-B- und B-Typ. Dabei wurde das bewährte Modell der 5-Tage-Blockbehandlung beibehalten. Eine Publikation der Studie und ihrer Ergebnisse erfolgte nicht. Die Therapieelemente Protokoll I und Protokoll III waren identisch mit den entsprechenden Elementen aus der Studie ALL-BFM 83 (Abbildungen 43 und 45 auf den Seiten 100 und 101). Für die Behandlung der B-NHL wurde die Zahl der Therapieblöcke reduziert. Die einzelnen Blöcke wurden um Dexamethason (täglich 10 mg/m^2) erweitert.

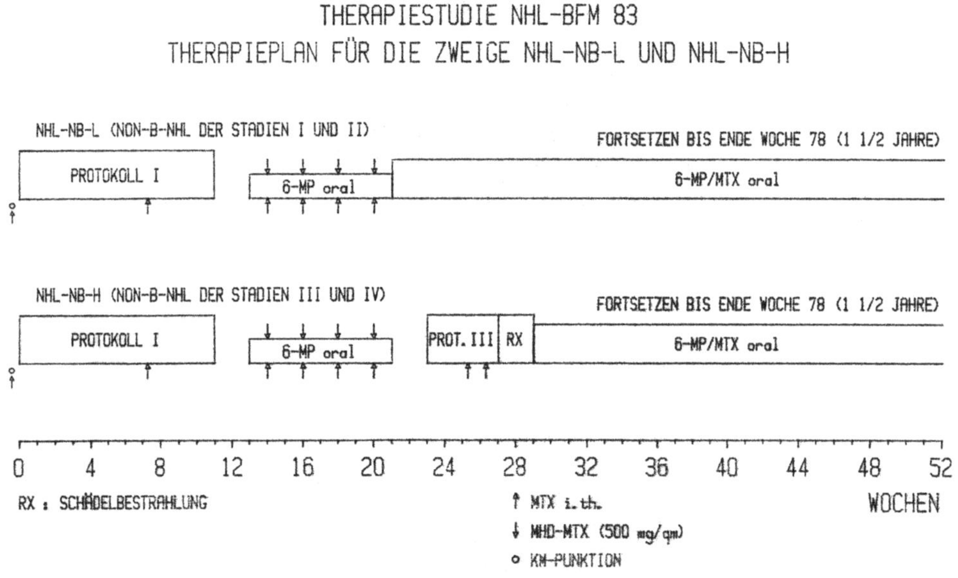

Abb. 46: Therapiekonzept der Studie NHL-BFM 83 (Zweig Non-B-NHL).

Für Patienten mit B-ALL brachte die Studie BFM-83 zwei wesentliche Änderungen mit sich. Neben einer Reduktion der Therapiekurse von acht auf sechs wurde die Therapie des ZNS intensiviert. Dies geschah durch die Einbindung von intrathekalem MTX in die Vorphase (Tag 1). Außerdem ist Dexamethason in die Therapiekurse eingeführt worden. Die wohl weitreichendste Veränderung in der Behandlung für Patienten mit ZNS-Befall war die Implantation eines Reservoirs unter die Haut des

Schädels, welches direkt mit den Kammern des Gehirns verbunden war. Über diesen Zugang erfolgte die Injektion von MTX und Ara-C in den Kursen zwei bis fünf intraventrikulär, statt intrathekal. Diese Kurse sind in Abbildung 52 auf Seite 108 dargestellt. Die Dosis der Schädelbestrahlung war unverändert, allerdings wurde auf eine zusätzliche Bestrahlung der Wirbelsäule verzichtet. Die Wahrscheinlichkeit des ereignisfreien Überlebens war mit 50 % leicht besser als in der Vorgängerstudie. Die Rückfälle im ZNS gingen zurück, nun war das Knochenmark der Ort, an dem die meisten Rezidive auftraten.

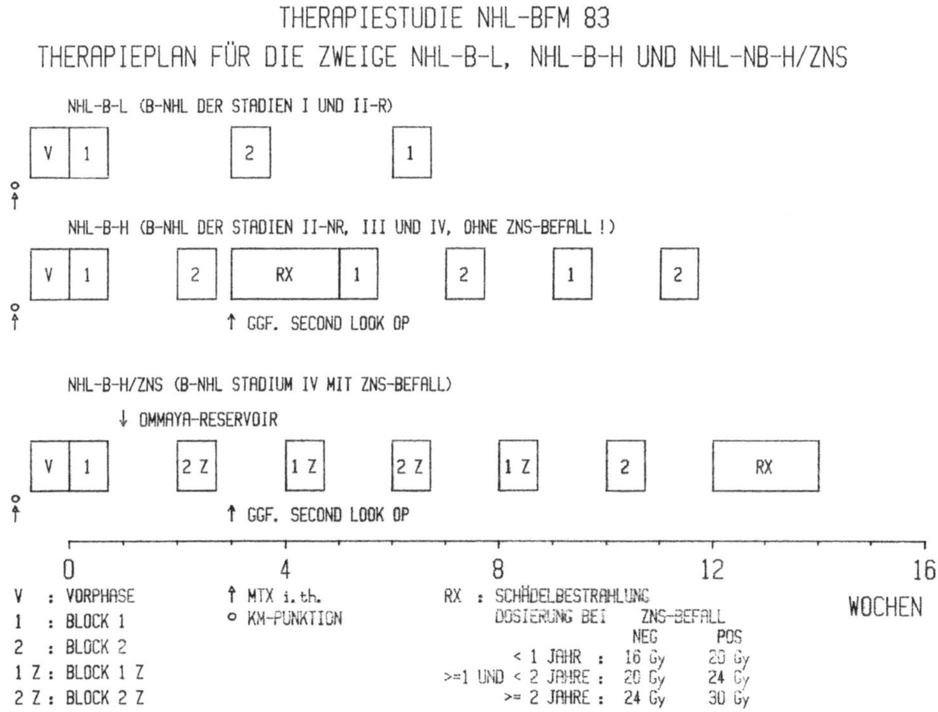

Abb. 47: Therapiekonzept der Studie NHL-BFM 83 (Zweig B-NHL).

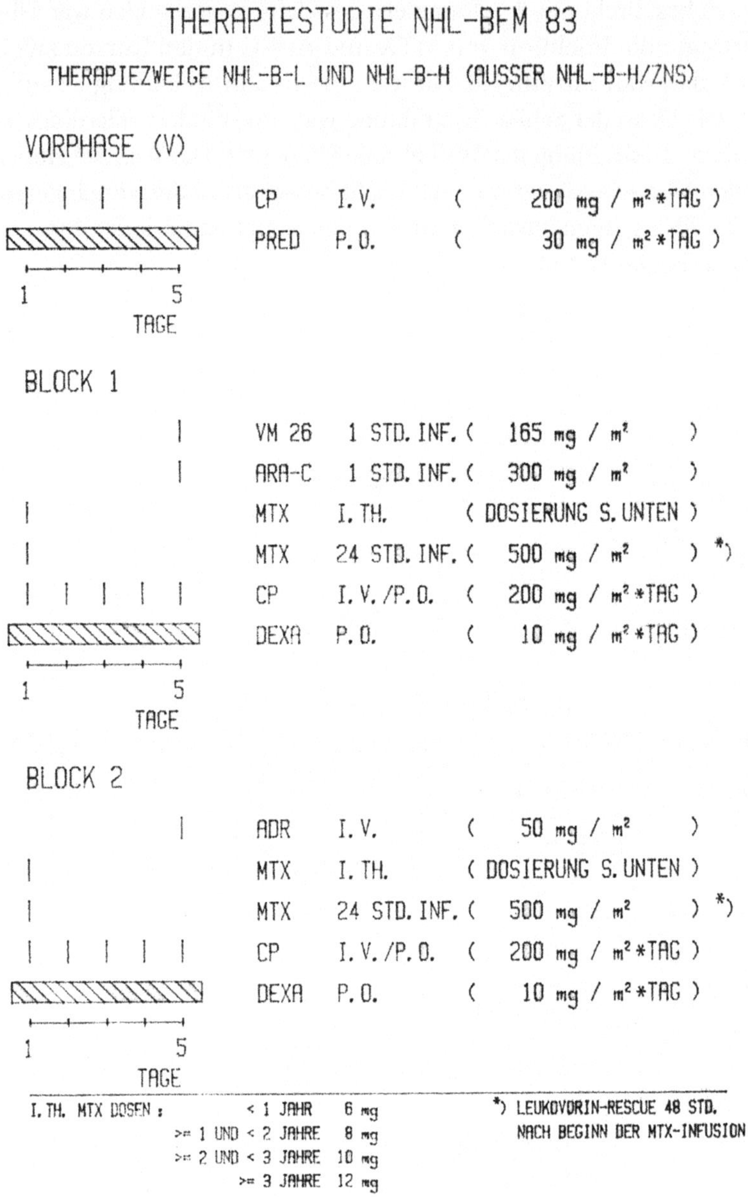

Abb. 48: Therapieblöcke 1 und 2 der Studie NHL-BFM 83.

THERAPIESTUDIE NHL-BFM 83

THERAPIEZWEIG NHL-B-H/ZNS (MIT INITIALEM ZNS-BEFALL)

BLOCK "1Z"

Tage (1–5)				
5	VM 26	1 STD. INF.	(165 mg / m²)	
5	ARA-C	1 STD. INF.	(300 mg / m²)	
5	ARA-C	I. VENTR.	(DOSIERUNG S. UNTEN)	
1, 2, 3, 4	MTX	I. VENTR.	(DOSIERUNG S. UNTEN)	
1	MTX	24 STD. INF.	(500 mg / m²)	*)
1, 2, 3, 4, 5	CP	I. V. /P. O.	(200 mg / m²*TAG)	
1–5	DEXA	P. O.	(10 mg / m²*TAG)	

TAGE

BLOCK "2Z"

Tage (1–5)				
5	ADR	I. V.	(50 mg / m²)	
5	ARA-C	I. VENTR.	(DOSIERUNG S. UNTEN)	
1, 2, 3, 4	MTX	I. VENTR.	(DOSIERUNG S. UNTEN)	
1	MTX	24 STD. INF.	(500 mg / m²)	*)
1, 2, 3, 4, 5	CP	I. V. /P. O.	(200 mg / m²*TAG)	
1–5	DEXA	P. O.	(10 mg / m²*TAG)	

TAGE

DOSIERUNG I. VENTR. :

	MTX	ARA-C
< 1 JAHR	1,5 mg	10 mg
>= 1 UND < 2 JAHRE	2,0 mg	13 mg
>= 2 UND < 3 JAHRE	2,5 mg	17 mg
>= 3 JAHRE	3,0 mg	20 mg

*) LEUKOVORIN-RESCUE
48 STUNDEN NACH BEGINN
DER MTX-INFUSION

Abb. 49: Therapieblöcke 1z und 2z der Studie NHL-BFM 83 (ZNS pos.).

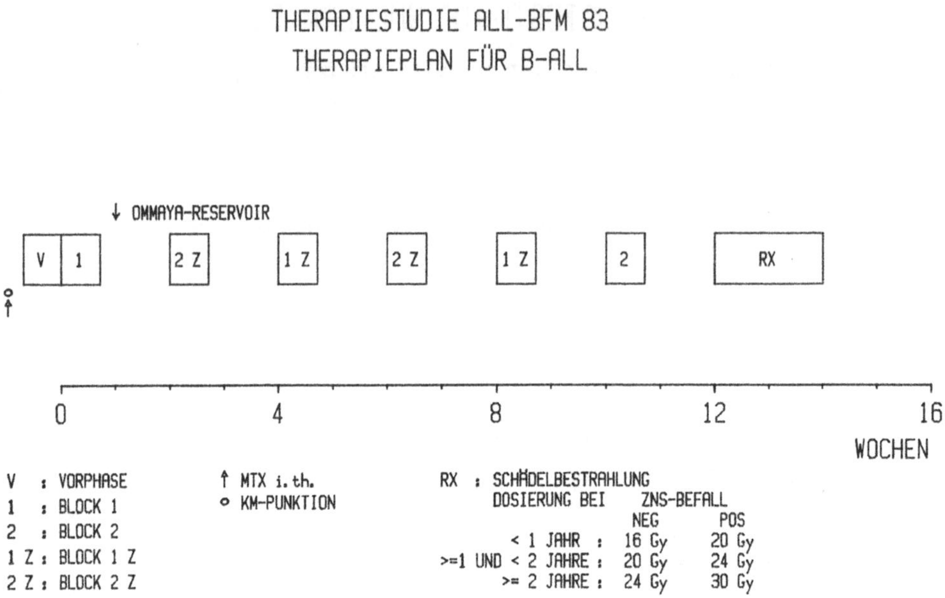

Abb. 50: Therapiestrategie ALL-BFM 83 (Zweig B-ALL).

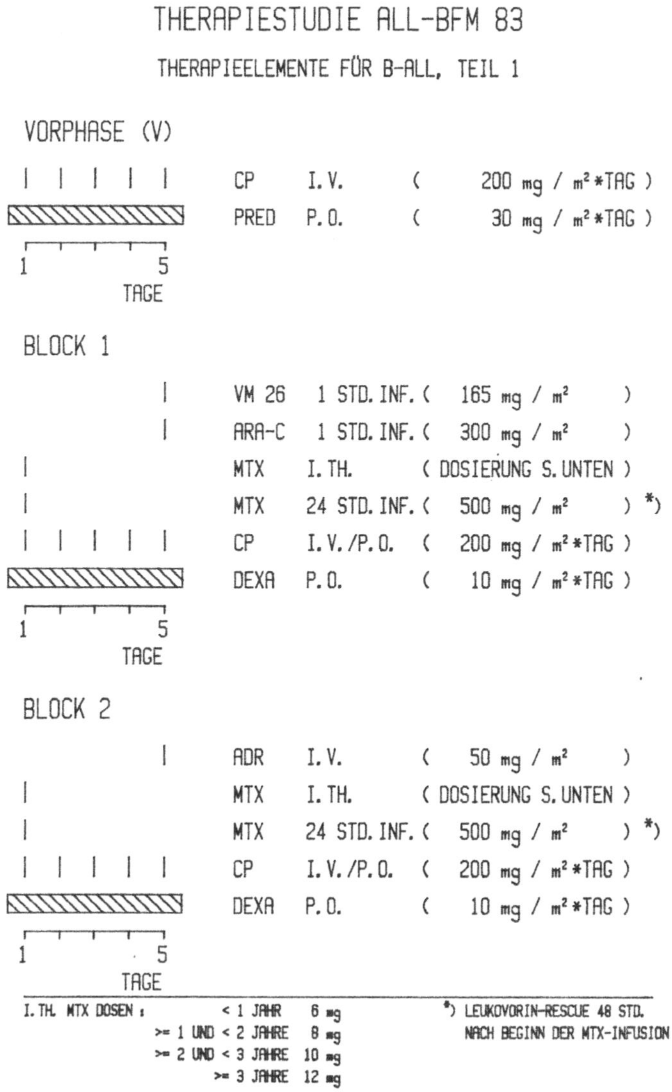

Abb. 51: Behandlungsplan ALL-BFM 83 (Zweig B-ALL).

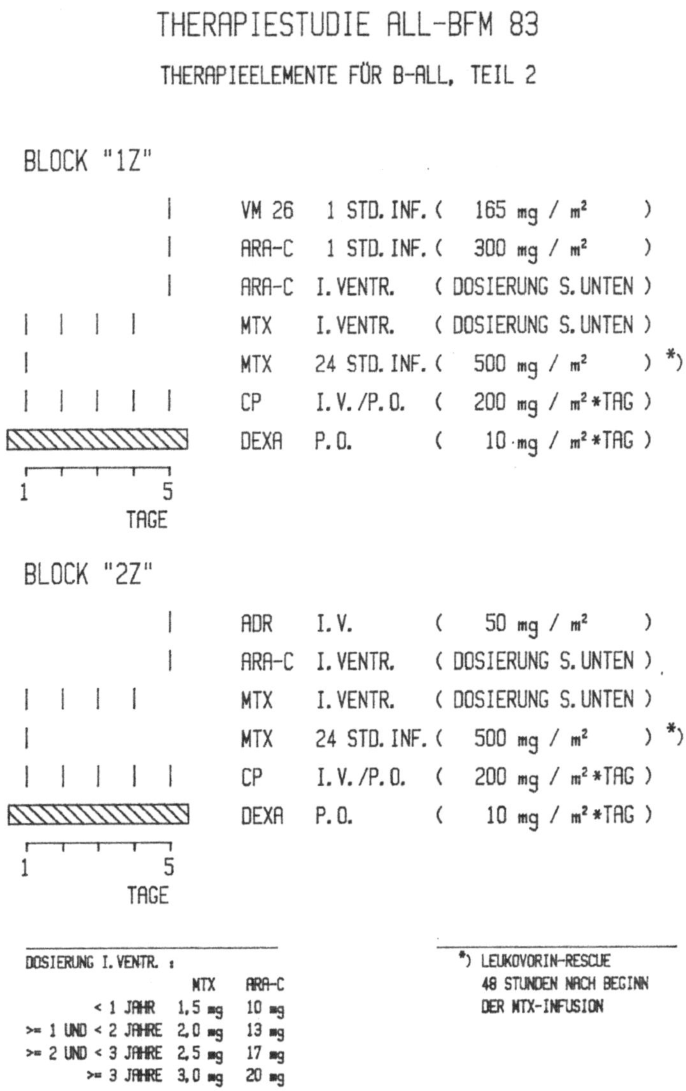

Abb. 52: Behandlungsplan ALL-BFM 83 (Zweig B-ALL), Befall des Zentralnervensystems.

8.5 Therapiestudie ALL-BFM 86

Die Studie ALL/NHL-BFM 86 (zur Vereinfachung wird sie in diesem Kapitel nur ALL-BFM 86 genannt, die Ergebnisse der Behandlung von Non-Hodgkin-Lymphomen erfolgen später) startete am 01.10.1986 und endete am 31.03.1990 [236, S. 3123]. Insgesamt standen 998 Patienten mit einer ALL in der Studienauswertung zur

Verfügung. Damit ist die Studie die bis dahin größte Therapieoptimierungsstudie der BFM-Gruppe [236]. 61 Kinderkliniken in Deutschland und Österreich haben sich an der Studie ALL-BFM 86 beteiligt.

Jede neue Therapieoptimierungsstudie muss möglichst risikoarm sein und zu einem besseren Ergebnis führen als die Vorstudie. Die Studienkommission hat das Konzept der Studie ALL/NHL-BFM 86 sorgfältig diskutiert und es auf den Sitzungen im Herbst 1985 und Juni 1986 akzepziert [250, S. 1]. Mit den vorherigen Konzepten der BFM-Gruppe ließen sich zwar gute Ergebnisse erzielen, aber eine deutliche Verbesserung wurde seit der Studie BFM 79/81 nicht mehr erreicht. Ein Drittel der Patienten erreichte bis dahin nicht eine dauerhafte Remission, konnte also nicht geheilt werden. Verschärft wird das durch den Umstand, dieses Therapieversagen nicht voraussagen zu können. Bei der Studienkonzeption stand eine Therapieintensivierung für die Mehrzahl der Patienten im Vordergrund, um auf diese Weise das Ergebnis verbessern zu können. Für die Patienten mit guter Prognose bedeutet eine Intensivierung durchaus einen Nachteil, sind sie doch auf diese Weise einem zu hohen Maß an Therapie ausgesetzt. Die in den vorangegangenen Studien therapiebedingte Sterblichkeit war auf einem niedrigen Niveau und ließ sich kaum noch weiter reduzieren. Ein Therapiekonzept welches das Gesamtergebnis verbessert, scheint vertretbar, wenn dafür eine Mehrheit zu viel Therapie bekommt, aber die Minderheit eben durch das verbesserte Gesamtergebnis profitiert.

Seit der ersten Studie im Jahr 1970 basiert das Behandlungskonzept auf der Strategie, möglichst direkt in der Anfangsphase die größte Zahl an Leukämiezellen zu vernichten, um die Resistenzentwicklung der übrigen Leukämiezellen zu unterbinden. Dazu wird eine äußerst intensive Chemotherapie eingesetzt. In der Studie ALL-BFM 76 wurde dann für Patienten mit einem hohen Risiko für die Entstehung eines Rezidivs eine weitere intensive Therapiephase (Reinduktion) eingeführt. Es konnten frühzeitig Faktoren ermittelt werden, deren Ausmaß deutlichen Einfluss auf die Prognose hatte. Dazu zählen Anzahl der Blasten, Größe der Leber und Größe der Milz. Diese Erkenntnis nutzte man in den Studien ALL-BFM 81, 83 und 86 für die Stratifizierung der Gruppen. In der Studie ALL-BFM 83 wurde zudem das Ansprechen auf Prednison prospektiv geprüft. Auf diese Weise konnte eine Patientengruppe (10 % aller Patienten) identifiziert werden, die mehr als 1.000 Blasten am achten Tag nach einer Prednison-Vorphase und einer initialen intrathekalen MTX-Gabe hatte. In der Studie ALL-BFM 86 hat man daraufhin nicht mehr die Leukämiezellmasse, sondern das Ansprechen auf Prednison für die Einteilung zur Hochrisiko-ALL angewendet.

Patienten mit mehr als 1.000 Blasten/μl Blut erhalten in der Studie ALL-BFM 86 ein „Experimentelles Therapieprotokoll“ nach Protokoll I. Dieses Protokoll beinhaltet

Hochdosis-MTX, Hochdosis-Cytarabin, Ifosfamid und Mitoxantron. Die Randomisierung erfolgte in der Risikogruppe nach Protokoll II. Hier sollte geklärt werden, ob eine Intensivierung der Dauertherapie mit dem neuen Protokoll S der alleinigen Dauertherapie mit 6-MP und MTX überlegen ist. Für Patienten mit niedrigem Risiko ein Rezidiv zu entwickeln, wurde das Protokoll II gestrichen. Die Dauertherapie setzte entsprechend früher und um die Dauer von Protokoll II verlängert ein.

Im Laufe der Studie zeigte sich eine deutliche Verschlechterung der Prognose für Patienten ohne Protokoll II im Vergleich zu jenen, die diese Reinduktionstherapie weiter erhalten haben. Infolgedessen wurde das Protokoll geändert: Alle Patienten die ab 01.04.1988 in die Studie aufgenommen wurden, bekamen wieder Protokoll II. Wegen der Dauer der vorherigen Behandlungselemente war für Patienten der Standardgruppe ab 01.10.1988 das Protokoll II erstmals wieder im Therapieplan aufgenommen. Weil die Analyse der Studie ALL-BFM 81 einen Vorteil für Patienten zeigte, die eine Gesamttherapiedauer von 24 Monaten gegebenüber 18 Monaten hatten, wurde auch diese Änderung in der Studie ALL-BFM 86 berücksichtigt. Diese beiden Beispiele belegen übrigens den verantwortungsbewussten Umgang im Rahmen der Therapieoptimierungsstudien. Sobald sich prognostisch relevante Aspekte in einer Auswertung von vorherigen Studien erkennen lassen, kann die aktuelle Studie unter Berücksichtigung dieser Umstände geändert werden. Der Behandlungsplan ist in Abbildung 53 auf Seite 110 dargestellt.

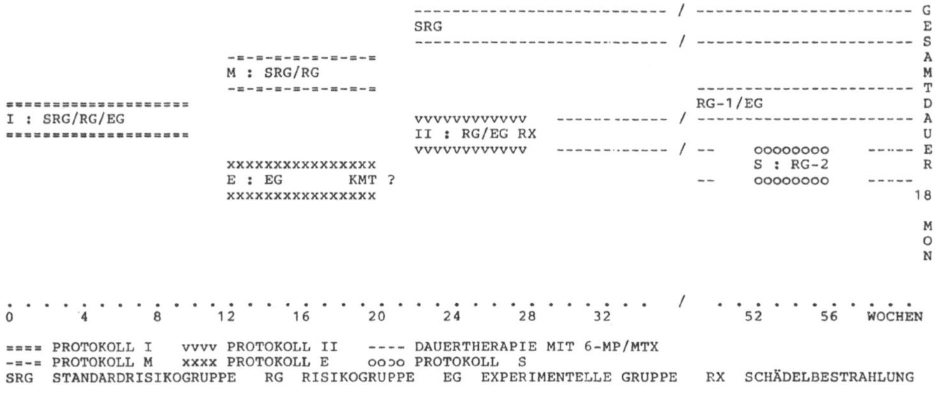

Abb. 53: Behandlungsplan der Studie ALL-BFM 86. Protokoll wurde ab 01.04.1988 geändert: Protokoll II in der SRG eingeführt und Gesamttherapiedauer von 18 auf 24 Monate verlängert.

Hochdosis-MTX wurde in einem abgestuften Schema verabreicht. 10 % der Dosis wurden in 30 Minuten gegeben und die restlichen 90 % sofort danach über 23,5 Stunden. In Stunde zwei erfolgte die Gabe von intrathekalem MTX in altersabhängiger Dosis. Da eine so hohe Dosis MTX tödlich enden würde, ist es unabdingbar zusätzlich Folinsäure zu verabreichen. Dieser Stoff versucht gesunde

Zellen vor der MTX-Wirkung abzuschirmen. Das gelingt zwar nicht immer in dem gewünschten Maße, dass die Patienten nebenwirkungsfrei bleiben, aber eine Hochdosis-MTX-Behandlung wird toleriert. Folinsäure wurde in einem bestimmten Zeitschema gegeben: Bei Stunde 36 mit 75 mg/m^2 (intravenös), gefolgt von fünf Dosen in Höhe von 15 mg/m^2 intravenös alle drei Stunden und zusätzlich vier Dosen alle sechs Stunden. Im Oktober 1988 erfolgte eine Reduzierung auf sechs Dosen mit 15 mg/m^2 intravenös alle sechs Stunden. Eine Schädelbestrahlung war in der Risikogruppe und der Experimentalgruppe vorgesehen in der zweiten Hälfte von Protokoll II abhängig vom Alter und Risikofaktor. Die Behandlungspläne sind im Detail in den Abbildungen 54 bis 58 vorgestellt. Informationen über das Patientenkollektiv der Therapiestudie ALL-BFM 86 sind in Tabelle 21 auf Seite 297 enthalten.

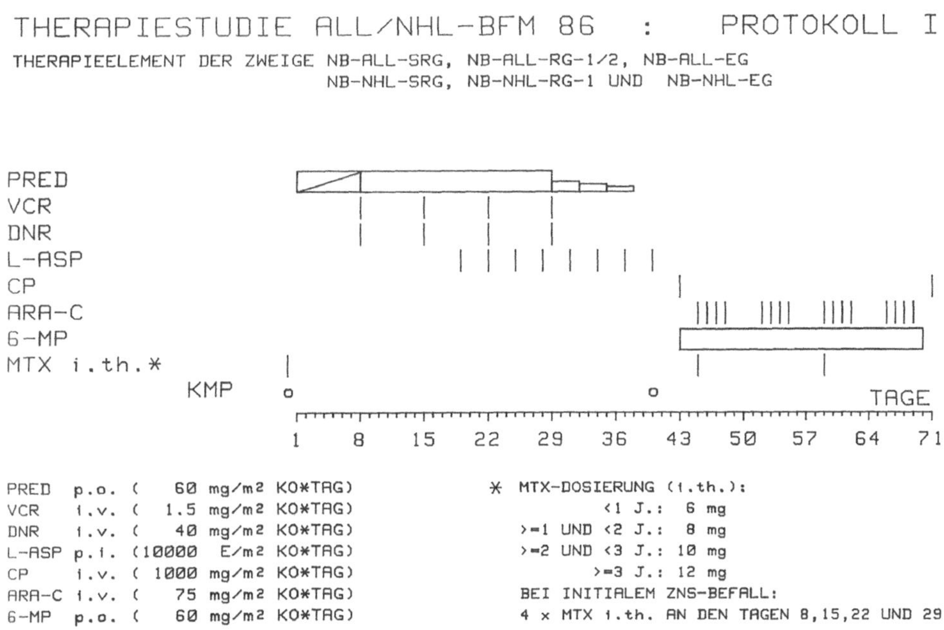

Abb. 54: Protokoll I der Studie ALL-BFM 86; KMP = Knochenmarkpunktion.

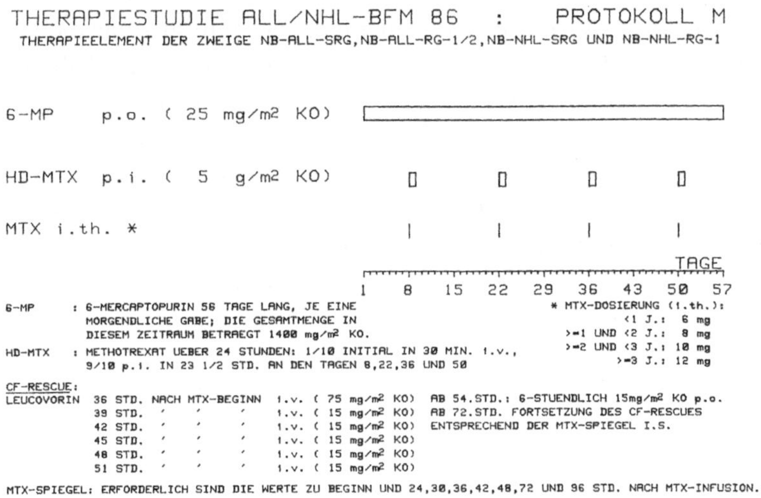

Abb. 55: Protokoll M der Studie ALL-BFM 86.

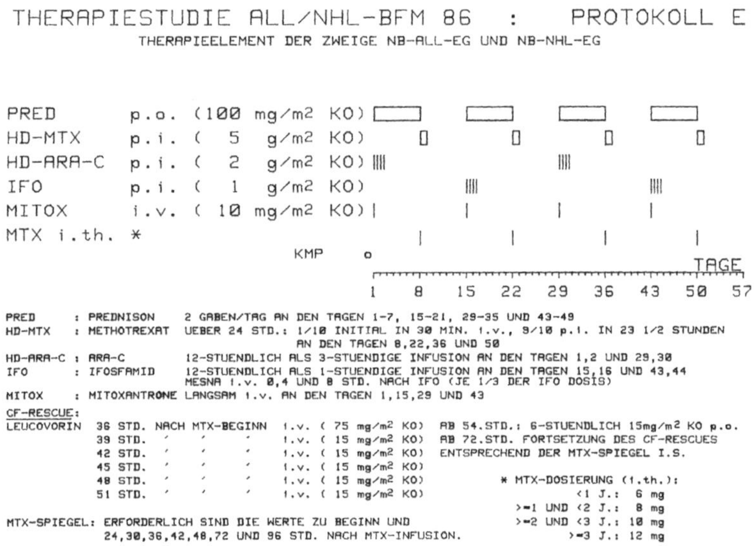

Abb. 56: Protokoll E der Studie ALL-BFM 86.

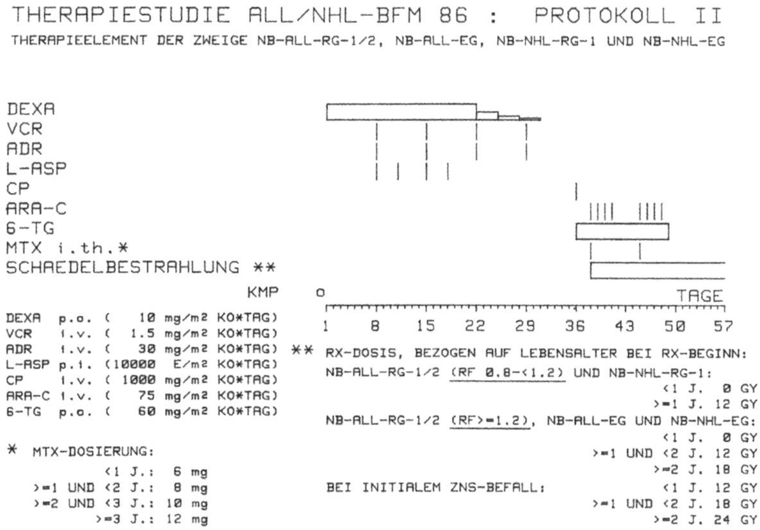

Abb. 57: Protokoll II der Studie ALL-BFM 86.

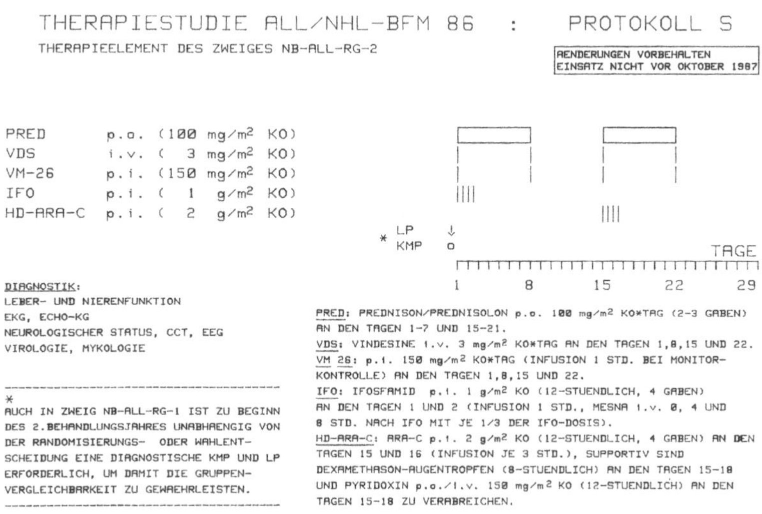

Abb. 58: Protokoll S der Studie ALL-BFM 86.

In Tabelle 22 (Seite 298) sind die Resultate der Therapiestudie ALL-BFM 86 dargestellt. Die Zahl der Rezidive betrug auch in dieser Studie über ein Fünftel der Patienten. Erfreulich war die Entwicklung bei den ZNS-Rezidiven. Ihr Anteil machte lediglich 1,8 % aus. Die Tabelle macht aber auch deutlich, weshalb die Reinduktionstherapie wieder für alle Patienten der Standardrisikogruppe eingeführt wurde. 49 % der Patienten aus der Standardgruppe rezidivierten ohne Protokoll II, bei der Gruppe mit Protokoll II liegt die Quote bei 9 %. Tabelle 23 auf Seite 299 zeigt die Studienergebnisse aufgeschlüsselt nach prognostischen Kriterien, die ein Ansprechen auf die Therapie belegen. Erfreulich ist das Ergebnis für die Patienten mit Befall des Zentralnervensystems. Ihre Wahrscheinlichkeit auf ein 6-Jahres-Ereignisfreies-Überleben (71 %) lag nicht deutlich unter dem Gesamtergebnis (74 %). Für die einzelnen Stratifizierungsgruppe ergaben sich folgende Wahrscheinlichkeiten sechs Jahre ereignisfrei zu überleben: SRG ohne Protokoll II 58 %; SRG mit Protokoll II 87 %; RG 75 % und EG 48 %. Diese Zahlen belegen wie wichtig die Aufgabe der Studienleitung ist, wenn es darum geht auf wichtige Erkenntnisse zu reagieren.

Im Zweig SRG lag das Resultat bei Patienten ohne Reinduktion nahezu um 30 % unter dem Niveau derer, die eine Reinduktion in dieser Gruppe erhielten. Gründe für therapiebedingte Todesfälle waren Pneumonie, Hirnbluten, Kardiomyopathie und Infektionen. Rechnet man die Patienten aus SRG ohne Protokoll II mit in die Gesamtauswertung ein, lag die Wahrscheinlichkeit des 6-Jahres-ereignisfreien Überlebens bei 72 % [236, S. 3130]. Die Therapiestrategie ALL-BFM 86 bot allen Patientengruppen eine akzeptable Chance die Leukämie zu überleben. Problematisch war ein schlechtes Ansprechen auf den Therapieanfang. Doch selbst Patienten unter einem Jahr und solche mit hoher Leukämiezellmasse hatten eine gute Chance sechs Jahre ereignisfrei zu überleben ($\geq$ 50 %), vorausgesetzt sie sprachen gut auf den Anfang der Behandlung während den ersten sieben Tagen an. Die Rate an therapiebedingten Todesfällen lag unter 2 %.

Das Protokoll E erwies sich gegenüber früheren Strategien für Patienten mit hohem Rezidivrisiko als nicht überlegener. Möglicherweise setzte es zu spät ein. Mitoxantron erwies sich nicht als vorteilhaft. Seine lang wirkende Knochenmarktoxizität führte zu Verzögerungen in der Behandlung, außerdem starben drei Patienten an einer Kardiomyopathie, einer Vergrößerung des Herzmuskels. Dieser Umstand ließ sich in den beiden anderen Gruppen nicht beobachten und deutete möglicherweise auf eine gewisse Kardiotoxizität hin [236, S. 3131].

Die Resultate der Studie ALL-BFM 86 ließen außerdem den Schluss zu, auf die Strahlentherapie bei Patienten ohne ZNS-Befall verzichten zu können, wenn Hochdosis-MTX per Infusion über 24 Stunden und zusätzlich MTX intrathekal verabreicht wurde. Für die nächste Studie war eine Reduktion der Anthrazyklin-Dosis vorgesehen, da diese Präparate als Spätfolgen Herzschäden auslösen können. Weitere

Maßnahmen waren die Verbesserung des Behandlungsergebnisses für Patienten mit schlechtem initialen Therapieansprechen und die Reduktion des Risikos Spätfolgen zu erleiden, insbesondere für Patienten aus der Hochrisikogruppe.

Ende der 1980er-Jahre schien festzustehen, dass neben den biologischen und klinischen Eigenschaften der Patienten, die Qualität der Therapie die größte Relevanz für eine Heilung oder Therapieversagen bedeutet. Um Nebenwirkungen zu reduzieren, erfolgten Änderungen in der Struktur, Zusammensetzung, Dosierung und Behandlungszeitpunkten von Therapiestrategien, immer basierend auf Erkenntnissen von randomisierten Studien [256, S. 439].

8.6 Therapiestudie NHL-BFM 86

In die Auswertung der Studie NHL-BFM 86 wurden 302 Patienten mit einem Non-Hodgkin-Lymphom einbezogen [237]. 50 % der Patienten hatten ein Burkitt-Lymphom (einschließlich B-ALL), 24 % ein lymphoblastisches Lymphom, 18 % ein diffus großzelliges Lymphom und bei 8 % der Patienten war das NHL nicht weiter klassifiziert. Von den 302 Patienten hatten 41 eine B-ALL, das ihr sehr ähnliche Burkitt-Lymphom lag bei 111 Patienten vor. In der Therapiestudie NHL-BFM 86 wurde für Patienten mit einem NHL im Stadium IV (d.h. mit Knochenmarkbefall) die MTX-Dosis von 0,5 g/m^2 auf 5 g/m^2 gesteigert. Zusätzlich wurde Ifosfamid eingeführt und im Wechsel mit dem bereits bewährten Cyclophosphamid verabreicht. Für Patienten mit einem Nicht-B-NHL hatte man die Bestrahlungsdosis auf 12 Gy reduziert, bei gleichzeitiger Erhöhung von MTX auf 5 g/m^2. Die Studie lief vom 01.10.1986 bis 31.03.1990. Der Behandlungsplan ist in Abbildung 53 auf Seite 110 bzw. Abbildung 59 auf Seite 117 dargestellt.

Zur korrekten Ermittlung des Stadiums der NHL sind einige Untersuchungen nötig. Dies sind die körperliche Untersuchung, Blutuntersuchungen, Knochenmarkuntersuchung, Liquoranalyse, Ultraschall, Röntgen, Computertomographie (CT) oder Magnetresonanztomographie (MRT) und schließlich eine Skelettszintigraphie. Zeigten sich Infiltrate im Gehirn im CT oder MRT wurde die Diagnose eines ZNS-Befall gestellt. Dies galt auch für den Fall, dass die bildgebenden Verfahren keinen Befund erbrachten, aber im Liquor bösartige Zellen nachgewiesen wurden. Diese mussten dann in der Größenordnung $> 5/\mu l$ liegen.

Wurde ein Non-B-NHL diagnostiziert, sind die Patienten in die Gruppe SRG (Stadium I und II) oder in die Gruppe RG (Stadium III und IV) eingeteilt. Also entweder in die Standardrisikogruppe oder Risikogruppe. Für die Dauertherapie (6-Mercaptopurin, Methotrexat) fand eine Änderung des Therapieplanes statt. Die ersten 15 Patienten von Oktober 1986 bis März 1987 erhielten die Dauertherapie bis zu einer Gesamttherapiedauer von 18 Monaten, die folgenden 62 Patienten seit April 1987 erhielten die Dauertherapie bis zu einer Gesamtdauer von 24 Monaten. Diese Änderung wurde gemäß der Strategie der Non-B-ALL übernommen und so auf die Non-B-NHL übertragen. Vor Beginn von Protokoll I fand eine Vorphase mit Prednison über sieben Tage statt, um dem Tumorzerfallsyndrom [294] vorzubeugen. Hierunter versteht man eine schwere Komplikation, die sich in den Nieren abspielt. Wenn am Anfang einer Therapie zu viele Zellen vernichtet werden, dann verstopft deren DNA als Abbauprodukt dieses Prozesses möglicherweise die Nieren. Betroffene Patienten können dann vorübergehend dialysepflichtig werden.

Welche Medikamente zur Behandlung der NHL in der Studie NHL-BFM 86 eingesetzt wurden, ist in Abbildung 60 auf Seite 118 zu entnehmen. Nach allen MTX-Infusionen über 24 Stunden wird im Anschluss Folinsäure zur Toxizitätsminderung verabreicht. 10 % der gesamten MTX-Dosis wird in 30 Minuten verabreicht, die übrigen 90 % dann über 23,5 Stunden. Die intrathekale Verabreichung startete zur Stunde 2 der MTX-Therapie. Folinsäure wurde zur Stunde 36 mit 75 mg/m^2 intravenös verabreicht, fünf weitere Gaben mit jeweils 15 mg/m^2 (intravenös/Tablette) gab es alle drei Stunden und zusätzlich vier Gaben alle sechs Stunden. Im Oktober 1988 wurde dies auf auf insgesamt sechs Gaben mit jeweils 15 mg/m^2 alle sechs Stunden verkürzt.

Nun werden wir uns die Ergebnisse der Studie NHL-BFM 86 ansehen. Die entsprechenden Daten sind in Tabelle 24 (300) zusammengefasst. Interessanterweise schnitten die ersten 15 Patienten im Zweig Non-B mit einer Wahrscheinlichkeit von 80 % für ein ereignisfreies Überleben besser ab als die folgenden 62 Patienten mit 77 %, obwohl letztere eine Gesamttherapiedauer von 24 Monate hatten im Vergleich mit 18 Monaten. Einer der frühen Todesfälle war auf das Tumorzerfallsyndrom zurückkzuführen, der Patient gehörte in die B-Gruppe. Von den neun Patienten, die nicht auf die Therapie ansprachen, verstarben acht. Ein Patient wurde mit einem alternativen Chemotherapieschema und Strahlentherapie behandelt und aus dem Protokoll herausgenommen. Bei ihm lag ein zentroblastisches Lymphom der Leber vor. Wie wichtig die Stratifizierung nach dem biologischen Subtyp ist, wird deutlich wenn man sich die Ergebnisse nach Stadien anschaut. Das ereignisfreie Überleben beträgt im Stadium I 97 %, im Stadium II 93 %, im Stadium III 73 %, im Stadium IV 71 % und bei der B-ALL 87 %.

Für Patienten mit B-ALL ging es in der Studie ALL-BFM 86 hauptsächlich um die Vermeidung systemischer Rezidive. Hier wurde Hochdosis-Methotrexat (5 g/m^2) eingeführt und Vincristin in jeden Kurs integriert. Im Kurs AA ersetzte man Cyclophosphamid durch Ifosfamid. Etoposid sowie Cytarabin wurden höher dosiert und auf mehrere Gaben verteilt (fraktioniert). Der Plan für HD-MTX entsprach dem für mittelhochdosiertes MTX aus den vorangegangenen Studien, aber Folinsäure startete zur Stunde 36 mit 75 mg/m², gefolgt von fünf Dosen mit jeweils 15 mg/m² alle drei Stunden gefolgt von vier Dosen alle sechs Stunden. Ab Oktober 1988 wurde dies reduziert auf sechs Gaben von 15 mg/m² alle sechs Stunden. Zur ZNS-Therapie wurde die Dreifachkombination mit MTX, Cytarabin und Prednisolon intrathekal eingeführt und zwar verteilt über zwei Gaben pro Kurs (Tag 1 und 5). Die intraventrikuläre Verabreichung wurde nicht mehr praktiziert.[1] Auf die Schädelbestrahlung wurde ganz verzichtet. Ergebnis dieser Änderungen war eine Wahrscheinlichkeit für ein ereignisfreies Überleben von 78 % und damit eine deutliche Verbesserung gegenüber allen bis dahin vorliegenden Ergebnissen.

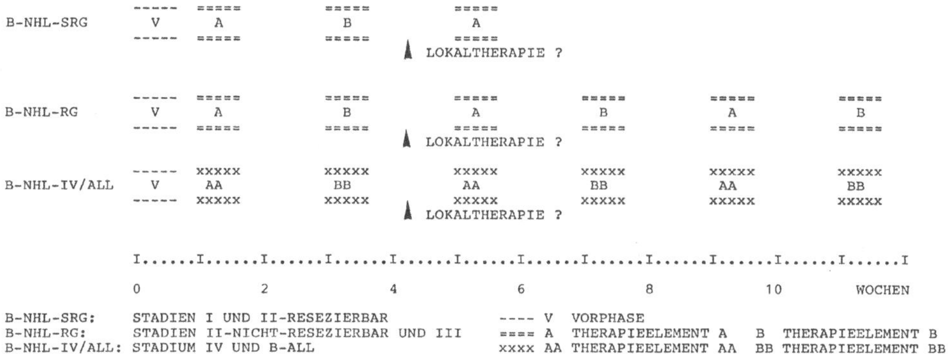

Abb. 59: Therapiestrategie ALL/NHL-BFM 86 (Zweig B-ALL).

Die Gefahr der B-ALL zeigt sich bei näherer Betrachtung der Ergebnisse aus den Studien 81, 83 und 86. 80 von 87 Patienten erreichten eine komplette Remission. Dies entspricht 92 % und spricht für die Effektivität der aggressiven Therapiestrategie. Vier Patienten erreichten keine Remission und starben und von den 24 Patienten, welche ein Rezidiv erlitten, überlebten lediglich zwei. Das verdeutlicht, wie wichtig es ist, ein Rezidiv bei der B-ALL unbedingt zu verhindern, weil dies mit einer fast aussichtslosen Prognose einhergeht. Natürlich gab es auch toxisch bedingte Todesfälle zu beklagen, zwei während einer sehr frühen Phase und zwei in anhaltender Remission. Ein Patient verstarb bereits am zweiten Therapietag an der fortschreitenden Erkrankung, ein Beleg für das rasche Ausbreiten der B-ALL. Als häufigste Nebenwirkungen zeigten sich die Neutropenie (Abfall der Neutrophilen), was aber gleichzeitig die Wirksamkeit der Chemotherapie im Knochenmark demonstriert einschließlich Nebenwirkungen in Form von Schleimhautentzündungen im Mund- sowie Darmbereich. Die Ergebnisse der einzelnen Studien sind in Tabelle 27 (Seite 302) zusammengefasst. Auffällig ist der doch deutliche Rückgang der Rezidive in der Studie BFM 86 (s. Tabelle 28, Seite 302). Die Wahrscheinlichkeit eines ereignisfreien Überlebens von fünf Jahren

[1]In der Studie NHL-BFM 90 zur Behandlung der B-ALL wurde diese Therapie für Patienten mit ZNS-Befall wieder eingeführt. Wegen nicht wenigen Infektionen wird inzwischen auf diese Behandlung verzichtet und stattdessen eine intensivierte intrathekale Therapie durchgeführt.

stieg im Verlauf der Studien stetig an. Betrug sie bei ALL-BFM 81 40 % und bei ALL-BFM 83 50 % war mit 78 % in der Studie ALL-BFM 86 ein deutlicher Anstieg zu verzeichnen.

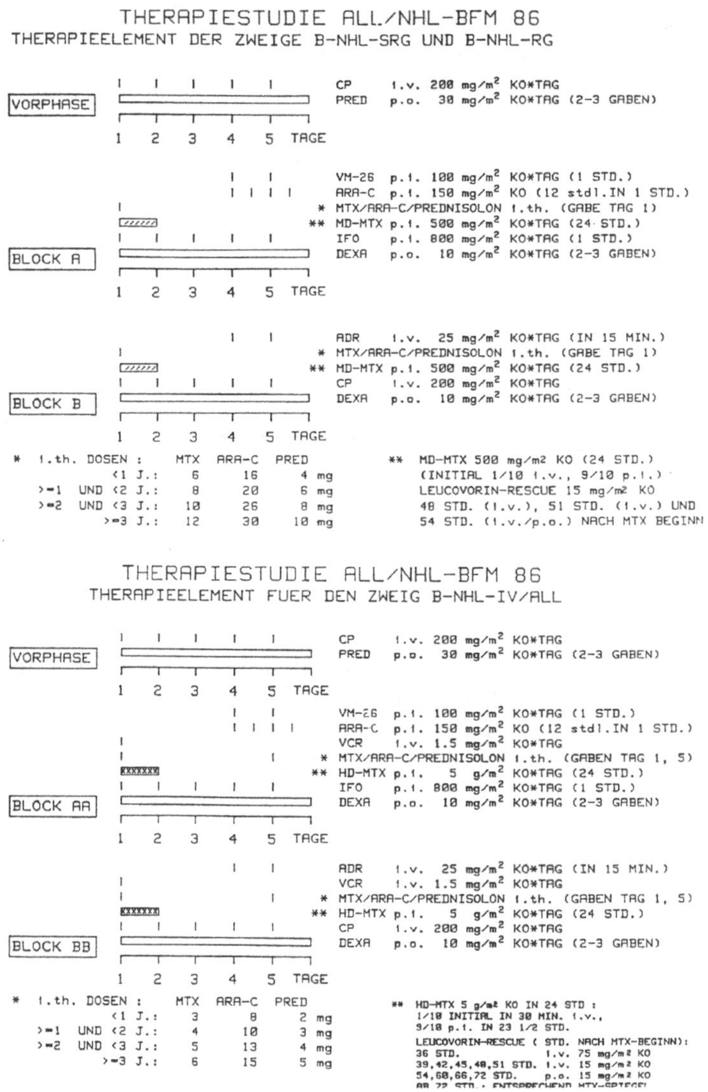

Abb. 60: Behandlungsplan ALL/NHL-BFM 86 (Zweig B-ALL).

Das gute Resultat in der Studie ALL-BFM 86 ist auf Methotrexat in Hochdosis zurückzuführen. Die hohe Zellteilungsrate der Blasten einer B-ALL macht gerade diese Zellen sehr empfindlich für hohe Dosen von Methotrexat. Gleichzeitig ist die Behandlung mit 24 Stunden sehr lang und Folinsäure zur Abmilderung wird ab der

36. Stunde sehr spät verabreicht. Dies erlaubt eine MTX-Konzentration im Serum von über 20 μmol/l [232, S. 328]. Außerdem werden im Liquor MTX-Konzentrationen von ≥ 1 μmol/l erreicht, welche durch die intrathekale Therapie – zwei Stunden nach Beginn der Infusion – verstärkt werden. Die BFM-Gruppe zieht aus ihren Studien zur B-ALL folgende Schlüsse [232, S. 334]:

- Eine intensive, aus kurzen Blöcken bestehende Therapie über 4 Monate ist hocheffektiv in der Behandlung der B-ALL.
- Eine längere Therapie bringt keinen Vorteil.
- Zusätzlich zur fraktionierten Gabe von Cyclophosphamid/Ifosfamid, ist eine 24 Stunden Infusion von Hochdosis-Methotrexat (5 g/m^2) in Kombination mit einer intrathekalen Therapie sehr wichtig zur Prävention von systemischen und ZNS-Rückfällen. Für Patienten ohne ZNS-Befall ist eine Schädelbestrahlung nicht nötig.
- Fraktionierte intraventrikuläre Chemotherapie kann einen Vorteil für Patienten mit ZNS-Befall bringen.

Während der Laufzeit der Studie ALL-BFM 86 schrieb Professor Günther Schellong (Universitätsklinikum Münster) in einem Beitrag für ein an die allgemeine Öffentlichkeit gerichtetes Buch [277]:

> Die hohen Heilungschancen müssen allerdings von den kleinen Patienten und ihren Familien hart erkauft werden: Die Kinder werden durch die akuten Nebenwirkungen der Therapie (vor allem Übelkeit, Erbrechen, vorübergehender Verlust der Haare, infektiöse Komplikationen durch Herabsetzung der Immunabwehr) und durch die sich ständig wiederholenden Injektionen, Infusionen und sonstigen Eingriffe starken somatischen und psychischen Belastungen ausgesetzt.

Und Fritz Lampert hat in seinen Erinnerungen festgehalten [175, S. 290]:

> Spät am Freitagabend, am 06. Februar 1987, konnte ich mich wieder auf europäischem Boden bewegen, in Rom (...) Man war versammelt zum 4th International Symposium on Therapy of Acute Leukemias. In diesen fünf Tagen, vom 07. bis 12. Februar 1987, zeigten die Kinderkrebsärzte aus Deutschland, was sie konnten, was sie inzwischen entwickelt hatten. Es wurde zu einem Triumph. Die Referate von Hansjörg Riehm über die Behandlungsergebnisse bei der akuten lymphoblastischen und von Günther Schellong über die der akuten myeloischen Leukämie bei Kindern dokumentierten an vielen Hunderten von Patienten Heilraten, die die bisher weltweit üblichen weit überstiegen. Die deutsche BFM-Gruppe hatte den internationalen Durchbruch geschafft.

Kapitel 9

Die 1990er-Jahre

9.1 Therapiestudie ALL-BFM 90

Die Therapiestudie ALL-BFM 90 lief vom 01.04.1990 bis 31.03.1995. Mit 2.178 Patienten, die in die Auswertung der Studie einbezogen wurden, war sie die größte Therapiestudie der BFM-Gruppe zu diesem Zeitpunkt. 96 Zentren in Deutschland, Österreich und der Schweiz beteiligten sich an ihr [285, S. 3322]. Bislang traten die meisten Rezidive in der Patientengruppe mit mittlerem Risiko auf. Eine Gruppe, die sich nicht durch wesentliche biologische oder klinische Merkmale hervorhebt. Aus diesem Grund hatte man in der Studie ALL-BFM 90 einige Änderungen für diese (größte) Gruppe vorgenommen. Die Dosisintensität sollte in der Induktionsbehandlung gesteigert werden. Dazu wurde dieses Therapieelement um eine Woche verkürzt und die Asparaginase bereits am Tag 12 (statt Tag 19) verabreicht. Um die Konsolidierung ebenfalls zu intensivieren, waren vier Hochdosis-Gaben von Asparaginase zusätzlich zu den bestehenden Gaben von Hochdosis-Methotrexat und 6-Mercaptopurin aufgenommen worden.

Der Behandlungsplan der Studie ALL-BFM 90 ist in Abbildung 61 auf Seite 122 dargestellt. Hier sind auch die Kriterien angegeben, welche für die jeweilige Therapiezweige zu erfüllen waren. Die Elemente in der Hochriskogruppe sind aus der ALL-REZ-BFM-Studie für Rezidive der Leukämie entnommen, auf die wir noch in Kapitel 14 eingehen werden. Abbildungen 62 und 63 zeigen Induktions- und Reinduktionstherapie der Studie ALL-BFM 90. Für den HR-Zweig wurden erstmals eigene Therapieblöcke entwickelt. Diese Blöcke sind in den Abbildungen 65 bis 67 dargestellt. Nach der modifizierten Induktionstherapie dauerte die Prednisonbehandlung nur bis zum 21. Tag und die Asparaginase wurde sechs mal bis zum Tag 27 eingesetzt. Die intrathekale MTX-Dosis wurde wie bisher in altersabhängiger Abstufung vorgenommen. Für Behandlungen mit HD-MTX (5 g/m^2) war wieder die Therapie mit Folinsäure erforderlich. Die erste Injektion mit 30 mg/m^2 war für Stunde 42 nach MTX-Therapie angesetzt. Zwei weitere Dosen in Höhe von 15 mg/m^2 waren in Stunde 48 und 54 vorgesehen. Erreichten die MTX-Level eine Konzentration von 1 μmol/l zur Stunde 42 oder 0,4 μmol/l zur Stunde 48 waren weitere Folinsäure-Gaben erforderlich. Zeigte sich beim ersten HD-MTX-Kurs eine akzeptable Toxizität, wurde die Folinsäure-Dosis zur Stunde 42 in den Folgebehandlungen auf 15 mg/m^2 gesenkt.

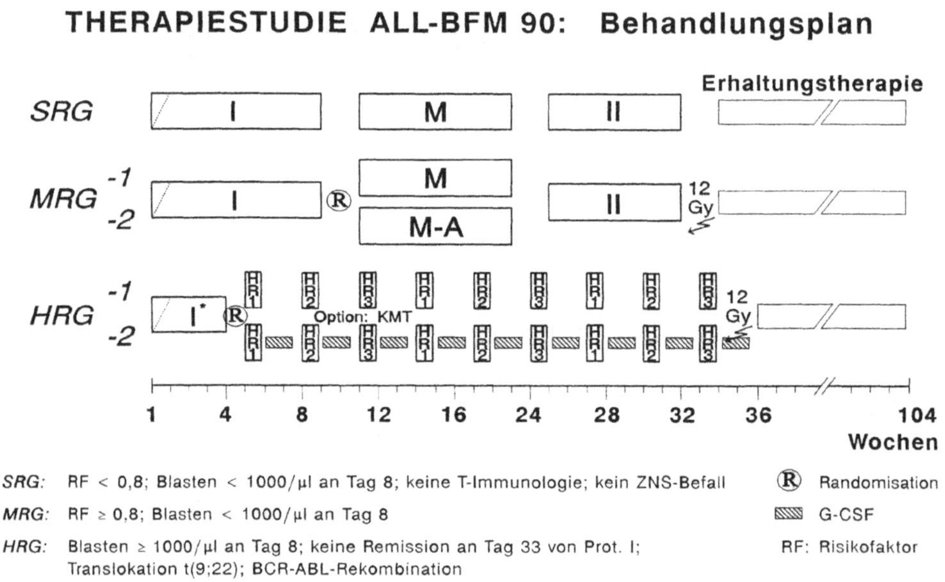

Abb. 61: Behandlungsplan der Studie ALL-BFM 90. SRG: Standardrisikogruppe; MRG: Mittlere Risikogruppe; HRG: Hochrisikogruppe.

ALL-BFM 90: Protokoll I

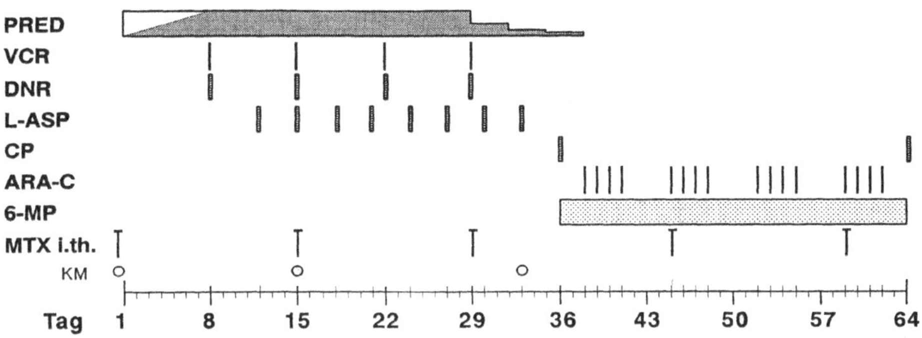

PRED	p.o.		60 mg/m²/d	(Tag 1 - 28, dann Reduktion 3 x 3 Tage)
VCR	i.v.		1,5 mg/m²/d	(maximale Einzeldosis: 2 mg)
DNR	p.i.	(1 h)	30 mg/m²/d	
L-ASP	p.i.	(1 h)	10 000 E/m²/d	
CP	p.i.	(1 h)	1 000 mg/m²/d	(mit MESNA)
ARA-C	i.v.		75 mg/m²/d	
6-MP	p.o.		60 mg/m²/d	(Tag 36 - 63)

MTX i.th. nach Alter:

< 1 Jahr:	6 mg
≥ 1 und < 2 J.:	8 mg
≥ 2 und < 3 J.:	10 mg
≥ 3 J.:	12 mg

Bei initialem ZNS-Befall: zusätzlich MTX i.th. Tag 8 u. 22

Abb. 62: Protokoll I der Studie ALL-BFM 90.

ALL-BFM 90: Protokoll II

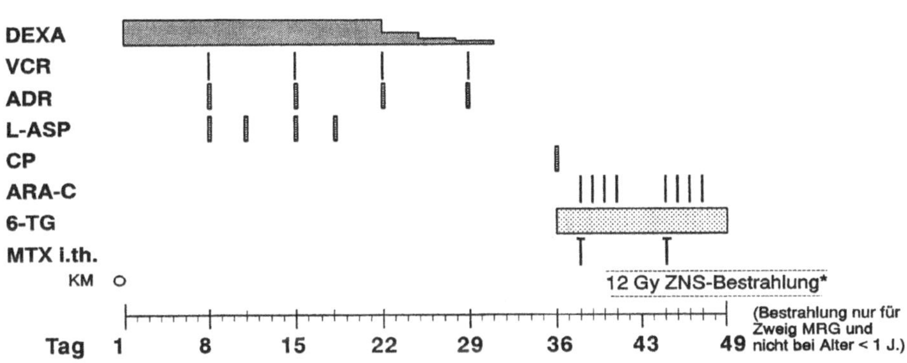

DEXA	p.o.		10 mg/m²/d	(Tag 1 - 21, dann Reduktion)
VCR	i.v.		1,5 mg/m²/d	(maximale Einzeldosis: 2 mg)
ADR	p.i.	(1 h)	30 mg/m²/d	
L-ASP	p.i.	(1 h)	10 000 E/m²/d	
CP	p.i.	(1 h)	1 000 mg/m²	(mit MESNA)
ARA-C	i.v.		75 mg/m²/d	
6-TG	p.o.		60 mg/m²/d	(Tag 36 - 49)

MTX i.th. nach Alter:

< 1 Jahr:	6 mg
≥ 1 und < 2 J.:	8 mg
≥ 2 und < 3 J.:	10 mg
≥ 3 J.:	12 mg

*** Bei initialem ZNS-Befall: < 1 Jahr: 0 Gy**
≥ 1 u. < 2 Jahre: 18 Gy; ≥ 2 Jahre: 24 Gy

Abb. 63: Reinduktionstherapie (Protokoll II) der Studie ALL-BFM 90.

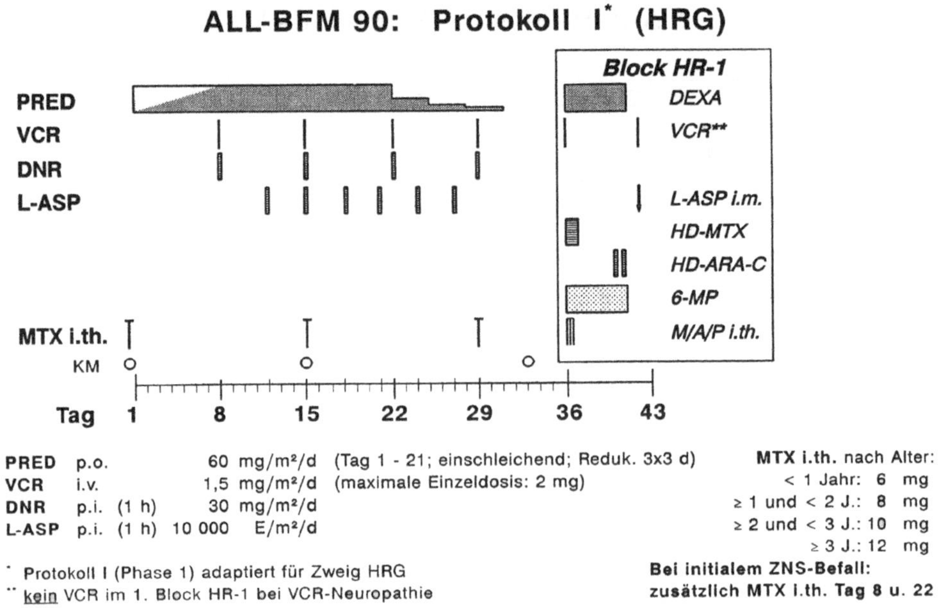

Abb. 64: Protokoll I der Studie ALL-BFM 90.

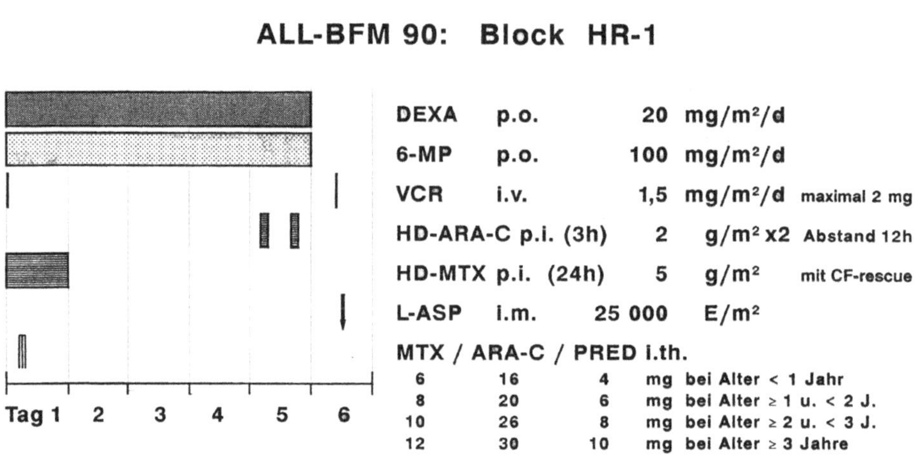

Abb. 65: Element HR-1 für Hochrisikopatienten der Studie ALL-BFM 90.

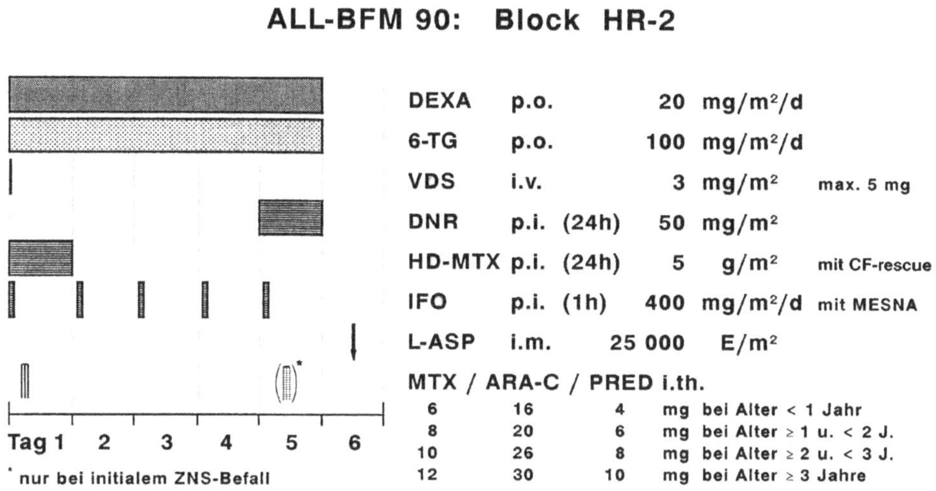

Abb. 66: Element HR-2 für Hochrisikopatienten der Studie ALL-BFM 90.

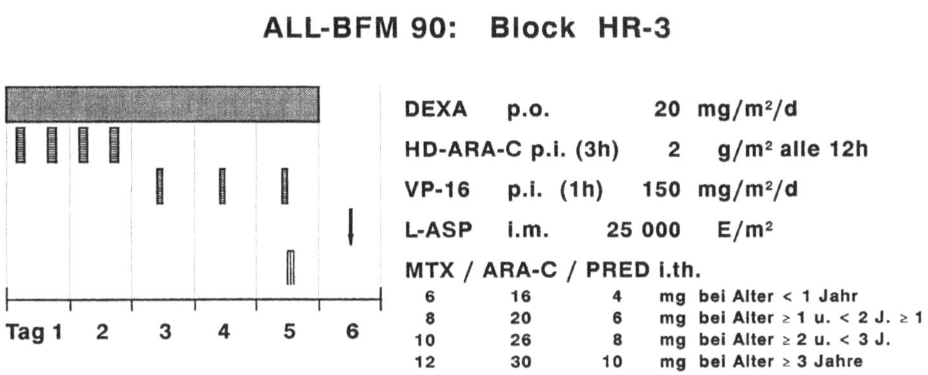

Abb. 67: Element HR-3 für Hochrisikopatienten der Studie ALL-BFM 90.

Die Charakteristik der an der Studie ALL-BFM 90 teilgenommenen Patienten ist in Tabelle 29 auf Seite 303 erkennbar. Eine wichtige Veränderung bei der Therapieplanung betraf die Asparaginase. Diese hat man um eine Woche vorgezogen und sich damit wieder der Durchführung im ursprünglichen Westberliner Protokoll angenähert. Das ereignisfreie Überleben nach sechs Jahren lag mit 78 % über dem Wert der Vorgängerstudie (72 %) und noch deutlicher über dem Ergebnis der Studie ALL-BFM 83 (64 %). Wegen der verschiedenen Risikogruppen kann festgehalten werden, dass für 90 % der Patienten eine Wahrscheinlichkeit von 80 % auf ein sechsjähriges ereignisfreies Überleben bestand. Demgegenüber stand ein schwaches Abschneiden der Hochrisikogruppe. Obwohl die Therapie schon in Richtung der intensivierten Rezidivtherapie modifiziert wurde, reichte auch diese Intensivierung nicht aus, den biologischen Besonderheiten der Leukämie mit Risikofaktoren gerecht zu werden. Lediglich 34 % betrug die Rate eines 6-Jahres-Ereignisfreies-Überlebens. In der Studie ALL-BFM 86 lag diese Rate für die Risikogruppe bei 47 %. Grund für diese Veränderung war eine Zunahme der Knochenmarkrezidive (42,7 % zu 24,7 %). Ursache für Todesfälle, welche der Therapie anzulasten sind, waren Infektionen, Blutungen sowie Organversagen. In der Studie ALL-BFM 90 lag die Quote für Rezidive bei 17,7 %. Gegenüber dem Ergebnis aus der vorherigen Studie (23 %) ist dies ein deutlicher Rückgang. Die Ergebnisse der Studie ALL-BFM 90 lassen sich in den Tabellen 30 (Seite 304) und 31 (Seite 305) nachvollziehen. Insgesamt lagen die Werte für ein ereignisfreies Überleben von sechs Jahren in den einzelnen Therapiezweigen bei 85 % (SRG), 82 % (MRG) und 34 % (HRG). Für die Gruppe mit mittlerem Risiko war somit eine deutliche Verbesserung zu verzeichnen.

Das Gesamtergebnis der Studie war das Beste aller BFM-Studien zu diesem Zeitpunkt. Auch in ALL-BFM 90 zeigte sich das initiale Therapieansprechen als wichtigster prognostischer Indikator. Möglicherweise waren die Änderungen der Therapieintensität für die HR-Gruppe eine Erklärung für die unterschiedlichen Resultate dieser Gruppe im Vergleich mit der Vorgängerstudie. Weniger Alkylantien (weniger Ifosfamid und Wegfall von Cyclophosphamid), weniger Prednison und kein Mitoxantron waren die Modifizierungen in der Studie ALL-BFM 90. Wegen des Resultats der HR-Gruppe lässt sich erkennen, dass diese Reduzierungen nicht durch Erhöhungen von Dexamethason (900 mg/m^2 vs. 236 mg/m^2), Etoposid (kein Einsatz bei ALL-BFM 86), L-Asparaginase (285.000 U/m^2 vs. 120.000 U/m^2), 6-Thioguanin (1.500 mg/m^2 vs. 840 mg/m^2), Cytarabin (36.000 mg/m^2 vs. 17.800 mg/m^2) und intravenösem MTX (30.000 mg/m^2 vs. 20.000 mg/m^2) kompensiert werden. Die ZNS-Prophylaxe erwies sich für die HR-Gruppe in der Studie ALL-BFM 90 als enttäuschend. Konsequenz aus diesem Befund ist die Wiedereinführung von Protokoll II und von alkylantischen Substanzen für die Hochrisikogruppe in der Studie ALL-BFM 95.

9.2 Therapiestudie NHL-BFM 90

Die Studie NHL-BFM 90 lief vom 01.04.1990 bis 31.03.1995 und fand in 90 Kliniken in Deutschland, Österreich und der Schweiz Anwendung [239, S. 3304]. Wenden wir uns zunächst den Non-B-Lymphomen zu. Die Behandlungsstrategie (Abbildung 68) entsprach in der Studie NHL-BFM 90 im Grundsatz der Strategie für die akute lymphoblastische Leukämie. Auch die Therapieelemente waren identisch.

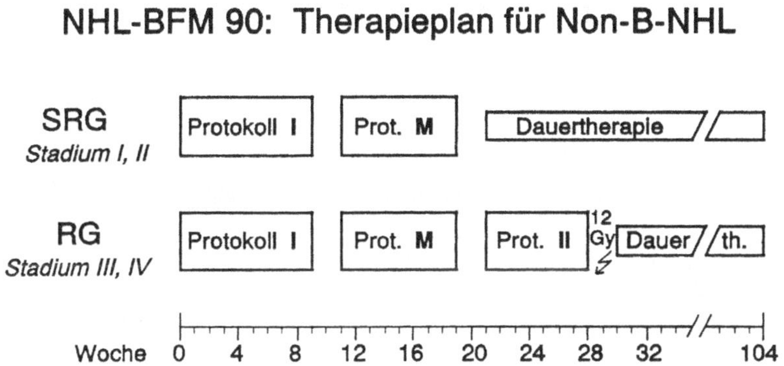

Abb. 68: Behandlungsplan der Studie NHL-BFM 90 für den Zweig Non-B-NHL.

Für die exakte Stadieneinteilung waren eine Reihe von diagnostischen Untersuchungen nötig. Das waren die „körperliche Untersuchung, die Untersuchung von Blut, Knochenmark, Liquor, die Messung der Lactatdehydrogenase (LDH) im Serum, die Ultraschalluntersuchung des Bauches, Röntgen-Thorax, Schädel-Computertomographie und Skelettszintigraphie" [233, S. 225]. Lag der Anteil von Blasten im Knochenmark $\geq$ 25 %, dann wurde die Diagnose einer ALL gestellt und die Patienten in die parallellaufende Studie der BFM-Gruppe zur Behandlung der ALL aufgenommen. In der Zwischenauswertung [234] wurden zum 01.08.1993 insgesamt 71 Patienten berücksichtigt, die bis zum 31.12.1992 in die Studie aufgenommen worden sind. Aus diesem Grund wurde die Wahrscheinlichkeit für ein ereignisfreies Überleben von drei Jahren errechnet. Ereignisse waren wir gewohnt: Tod an initialen Komplikationen der Grundkrankheit bzw. Therapiefolgen, Nichterreichen der Remission, Rezidiv, Tod in anhaltender Erstremission (CCR; continuous complete remission) sowie das Auftreten eines Zweitmalignoms. Der jüngste Patient war bei Diagnose 1,2 Jahre alt, der älteste Patient 15,9 Jahre. Das mediane Erkrankungsalter lag bei 8,8 Jahren. Die Wahrscheinlichkeit eines ereignisfreien Überlebens von drei Jahren beträgt in der Zwischenanalyse der Studie NHL-BFM 90 für den Zweig Non-B 87 %. Die Behandlungsstrategie für B-NHL in der Studie NHL-BFM 90 ist Abbildung 69 zu entnehmen.

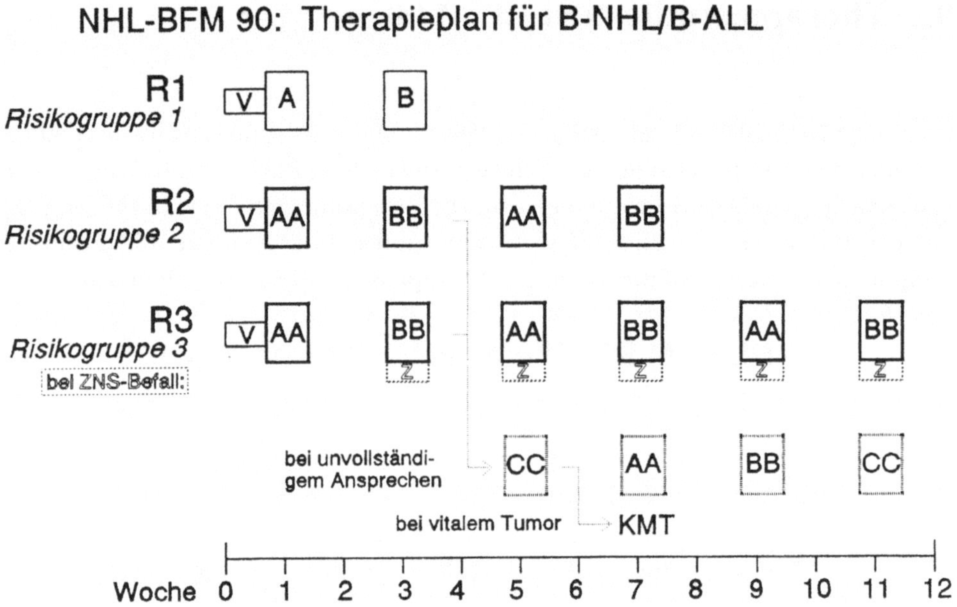

Abb. 69: Strategie für B-NHL in der Studie NHL-BFM 90; Quelle: [230]

9.3 Therapiestudie ALL-BFM 95

Vom 01.04.1995 bis 30.06.2000 wurden Kinder mit akuter lymphoblastischen Leukämie in die Studie ALL-BFM 95 eingeschlossen [192], die Therapiestrategie ist Abbildung 70 auf Seite 129 zu entnehmen. In die Auswertung sind 2.169 Patienten aus 82 teilnehmenden Kliniken aus Deutschland, Österreich und der Schweiz einbezogen.

Daten über die Eigenschaften der eingeschlossenen Patienten sind in Tabelle 33 auf Seite 306 zusammengefasst. Ziele der Therapiestudie ALL-BFM 95 waren die Reduktion von Daunorubicin um 50 % für die SR-Patienten, die Verlängerung der Dauertherapie um 12 Monate für Jungen um deren Risiko für späte Rückfälle zu senken, eine randomisierte Intensivierung der Konsolidierungsphase mit ID-Cytarabine zusätzlich zum HD-MTX in der MR-Gruppe, Wegfall der Schädelbestrahlung für alle MR-Patienten mit Non-T-ALL und schließlich eine Modifizierung der Reinduktion bei HR-Patienten durch Intensivierung in den Blockelementen sowie durch Wiedereinführung von Protokoll II. Die Randomisierung in Studie ALL-BFM 95 fand in der MR-Gruppe statt. Zum einen beim Protokoll M gegen MCA mit mittelhochdosiertem Cytarabin direkt nach jeder Hochdosis-MTX-Infusion und zum anderen in der Dauertherapie in der bei einem Zweig zusätzlich Dexamethason und Vincristin im 10-Wochen-Abstand eingeführt worden sind.

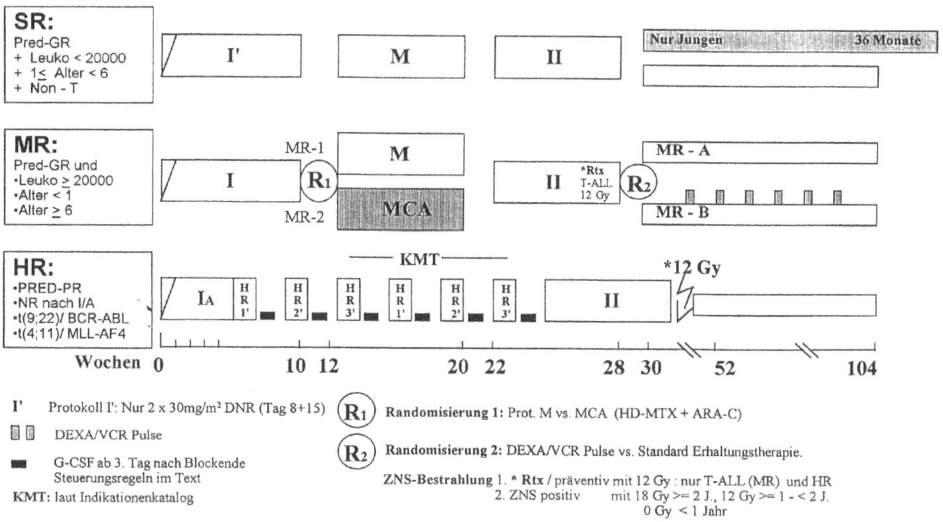

Abb. 70: Behandlungsplan der Studie ALL-BFM 95. SR: Standardrisikogruppe; MR: Mittlere Risikogruppe; HR: Hochrisikogruppe; Pred-GR = Prednison Good Response; PRED-PR = Prednison poor response; KMT = Knochenmarktransplantation.

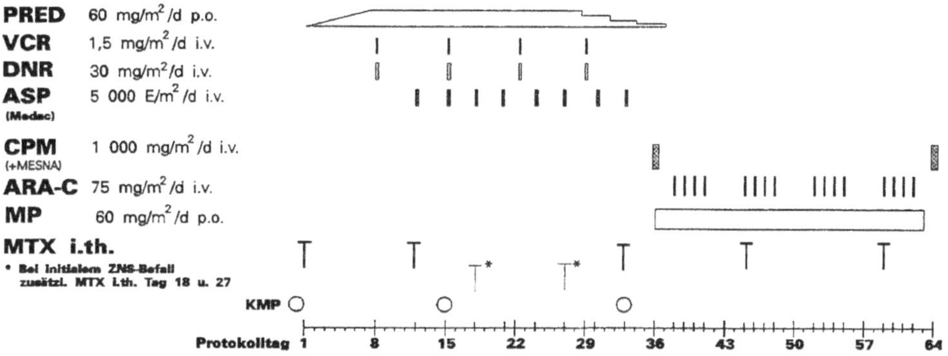

Abb. 71: Protokoll I der Studie ALL-BFM 95.

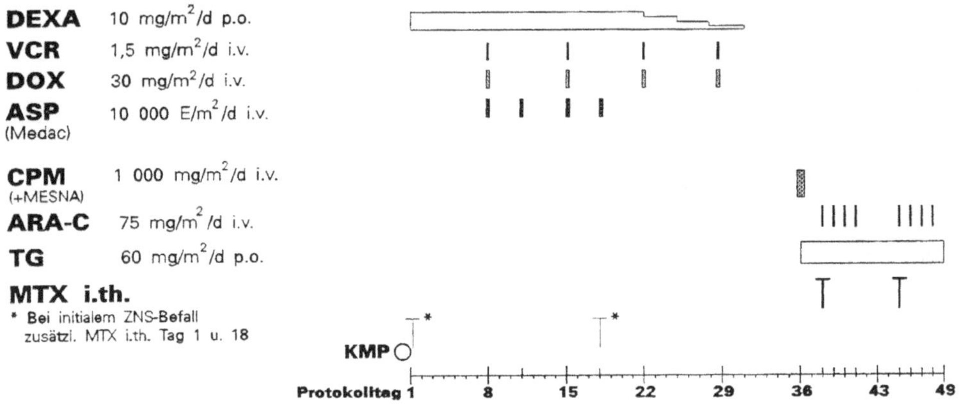

Abb. 72: Reinduktionstherapie (Protokoll II) der Studie ALL-BFM 95.

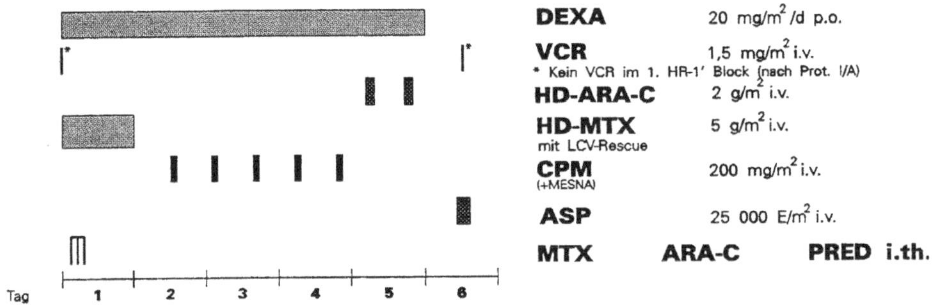

Abb. 73: Element HR-1 für Hochrisikopatienten der Studie ALL-BFM 95.

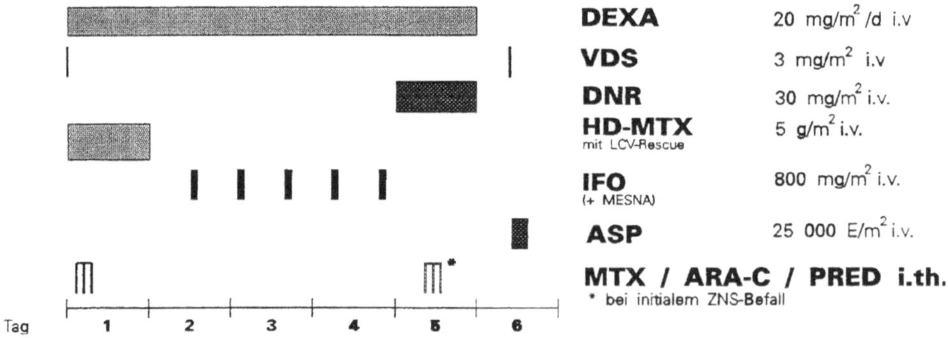

Abb. 74: Element HR-2 für Hochrisikopatienten der Studie ALL-BFM 95.

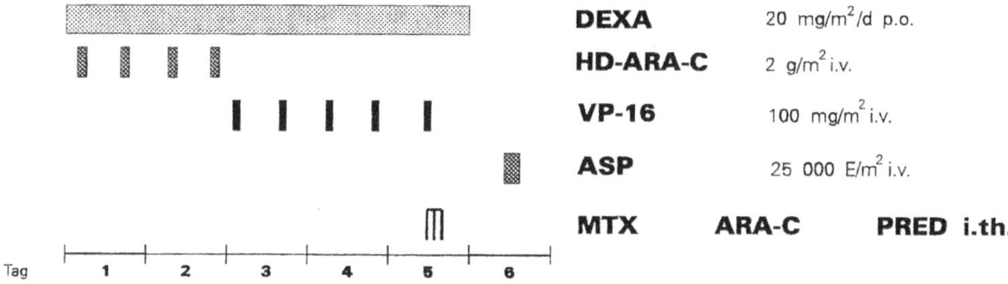

Abb. 75: Element HR-3 für Hochrisikopatienten der Studie ALL-BFM 95.

Ergebnisse der Studie im Hinblick auf verschiedene Kriterien zeigt Tabelle 34 auf Seite 307, die allgemeinen Ergebnisse sind in Tabelle 35 (Seite 308) zusammengefasst. 79,6 % betrug die Wahrscheinlichkeit eines ereignisfreien Überlebens und 87 % das Gesamt-6-Jahresüberleben. Beide Werte konnten also gegenüber der Vorgängerstudie ALL-BFM 90 verbessert werden (77,2 % bzw. 84,8 %). Betrachtet man das 6-Jahres-ereignisfreie-Überleben nach den einzelnen Risikogruppen, ergibt sich für die SR-Gruppe 89,5 %, für die MR-Gruppe 79,7 % und 49,2 % für die HR-Gruppe, die damit deutlich besser als in der letzten Studie abschnitt und von den Veränderungen in der Behandlungsstrategie profitieren konnte – hauptsächlich sicherlich von der Wiedereinführung der Reinduktion (Protokoll II). Dies alles resultierte in einer niedrigeren Rate von Rückfällen sowie einer geringeren Rate von Patienten, die nicht auf die Therapie angesprochen haben.

99,1 % der Patienten erreichten eine komplette Remission. Dies bedeutet, lediglich 20 Patienten kamen nicht in die komplette Remission, entweder durch Tod oder resistente Krankheit. 16 Patienten starben in der Phase von Protokoll Ia; davon fünf an leukämiebedingten Komplikationen und elf an therapiebedingten Komplikationen. 49 Patienten waren am 33. Protokolltag nicht in Remission, diese wurde aber von 45 Patienten am Beginn des 4. HR-Kurses erreicht. Vier Patienten erreichten keine komplette Remission und waren demnach Non-Responder, also Personen, die nicht auf die Behandlung ansprachen. 46 Patienten (2,1 %) starben in der Remission wegen therapiebedingten Komplikationen. Die höchste Rate war in der HR-Gruppe zu verzeichnen mit 22 Todesfällen (8,7 %), von diesen Todesfällen standen 13 in Zusammenhang mit Komplikationen nach Stammzelltransplantation. 24 der 46 verstorbenen Patienten waren in den Gruppen SR und MR, neun starben im Protokoll I, 11 im Protokoll II und vier während der Dauertherapie. Vier der neun Todesfälle in der HR-Gruppe standen im Zusammenhang mit den Hochdosisblöcken; zwei Patienten starben im Protokoll I und drei Patienten im Protokoll II.

Die Rückfallquote lag nach sechs Jahren bei 16,2 %, das Knochenmark war häufigster Ort eines Rezidivs. 1,8 % der Rezidive betrafen das ZNS, welches an 4,1 % aller Rezidive beteiligt war. Die längere Dauertherapie für Jungen hatte keinen signifikanten Vorteil gebracht. Zusammengefasst ermöglichte die Studie ALL-BFM 95 für ein Drittel der Patienten ein ereignisfreies Überleben von 90 % und von 80 % für die Hälfte der Patienten, dennoch geschahen 70 % der negativen Ereignisse in diesen Gruppen. Für zukünftige Entwicklungen stand deshalb die genaue Bestimmung des individuellen Rückfallrisikos an, um die Therapie noch genauer risikoadaptiert für alle Patienten durchführen zu können. Wir wissen viel über die Biologie der Erkrankung, aber es liegt noch etwas vor uns, wie Hansjörg Riehm sagt: „Trotz aller Bemühungen blieb bis heute unklar, welche Mechanismen für die dauerhafte Elimination oder Wiedergeburt der Neoplasie verantwortlich sind“ [150, S. S10].

9.4 Therapiestudie NHL-BFM 95

In der letzten NHL-BFM-Studie (Laufzeit vom 01.04.1995 bis 31.03.2001) [332] der 1990er-Jahre, wurde eine sehr wichtige, grundsätzliche Frage geprüft. Es ging um die Reduktion der Toxizität von Methotrexat (MTX). Diese zeigt sich durch massive Entzündungen der Mundschleimhaut. In der Studie NHL-BFM 95 galt es daher zu prüfen, ob sich bei B-NHL durch eine Reduktion der Infusionsdauer von 24 Stunden auf vier Stunden dieser unerwünschte Effekt verhindern oder zumindest abmildern ließ. 566 Patienten wurden in 84 Kliniken nach der Studie NHL-BFM 95 behandelt [332, S. 957]. Der Behandlungsplan ist in Tabelle 36 auf Seite 308 zusammengefasst. Die detailgenaue Darstellung zeigt Abbildung 76. So standen in der Studie NHL-BFM 95 zwei Aspekte im Vordergrund, die es durch Randomisierung zu prüfen galt. Einerseits, ob die Häufigkeit der Mundschleimhautenzündungen (Mukositis) durch eine Verkürzung der MTX-Infusionsdauer von 24 auf 4 Stunden gesenkt werden kann, ohne die Wahrscheinlichkeit des ereignisfreien Überlebens zu senken. Andererseits, ob für Patienten mit B-NHL von geringer Tumormasse (LDH < 500 U/l) die MTX-Dosis auf 1 g/m^2 gesenkt werden kann, ohne das ereignisfreie Überleben von 95 % welches sich in der Vorgängerstudie bei einer MTX-Dosis von 5 g/m^2 für diese Gruppe ergab, zu unterschreiten. Etwa 45 % der B-NHL Patienten gehören zur entsprechenden Gruppe, sodass hier für nahezu die Hälfte der Patienten mit B-NHL eine Reduktion der Therapieintensität durch Reduktion der Dosisintensität möglich erschien und deshalb geprüft werden konnte. Wie sich die einzelnen Elemente der Therapie zusammensetzen, ist in Tabelle 37 (Seite 309) und 38 (Seite 310) aufgelistet.

Über Randomisierung erfolgte die Zuordnung der Patienten zu einem Zweig, der eine intravenöse MTX-Gabe über 24 Stunden oder über vier Stunden vorsah. In den Kursen A und B betrug die MTX-Dosis 1 g/m^2 und 5 g/m^2 in den Kursen AA und BB. Die intrathekale MTX-Therapie erfolgte 24 Stunden nach Beginn der intravenösen

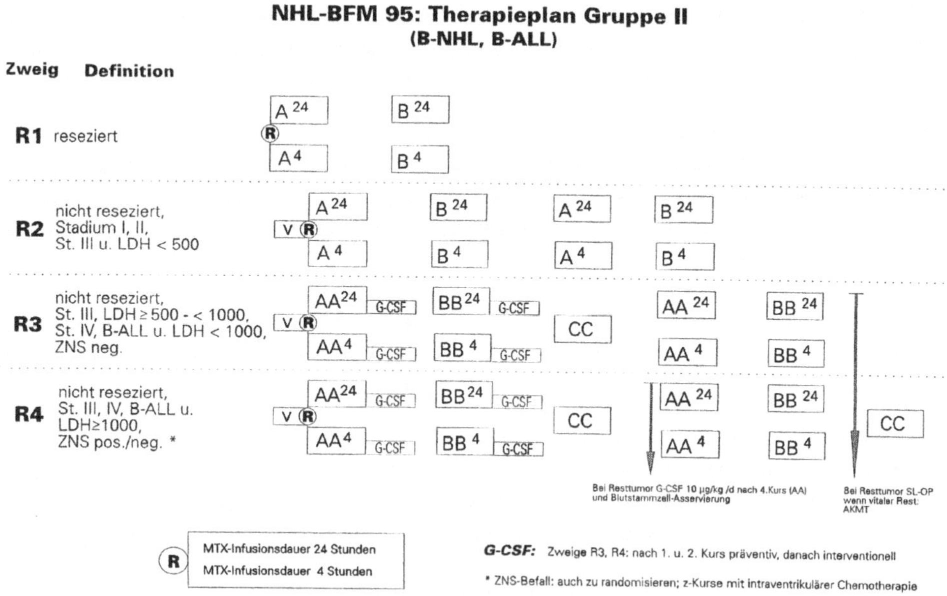

Abb. 76: Behandlungsplan der Studie NHL-BFM 95 für den Zweig B; Quelle: [238]

Behandlung mit MTX. In den Stunden 24, 42 und 48 wurde die MTX-Konzentration im Serum bestimmt. Folinsäure wurde mit 15 mg/m^2 in den Stunden 42, 48 und 54 verabreicht, in den Kursen AA und BB war die Folinsäure-Dosis zur 42. Stunde 30 mg/m^2.

Grundsätzlich hatten alle Patienten mit einer Verabreichung von MTX über vier Stunden eine geringere Mukositis als Patienten, welche MTX über 24 Stunden erhielten, wie Tabelle 39 auf Seite 310 zeigt. Dies war nicht anders zu erwarten, denn der Grad einer durch MTX bedingten Mundschleimhautentzündung ist davon abhängig, wie lange der MTX-Spiegel auf einem hohen Niveau gehalten wird. Schauen wir uns nun die Ergebnisse aufgeschlüsselt nach Behandlungsgruppen an (s. Tabelle 40, Seite 311). Dort fällt das schlechte Ergebnis für Patienten in den Gruppen R3 und R4 auf, die MTX über vier Stunden erhielten. Darüber hinaus zeigte sich ein deutlich höheres Risiko des Tumorzerfalls, sodass die Randomisierung an dieser Stelle gestoppt wurde. Folglich zeigt sich MTX für die Gruppen R3 und R4 nicht als ausreichend effektiv, wenn es nur vier Stunden anstatt 24 Stunden verabreicht wird. Der wesentliche Unterschied der Gruppen R3/R4 im Vergleich zu R1 und R2 liegt in einer höheren Tumormasse, aus der eine Vielzahl von Zellen resistent geworden sind. Die zytotoxische Wirkung von MTX ist zeitabhängig. Auf die resistenten Zellen übertragen bedeutet dies, dass diese doch gegen eine längere Gabe von MTX anfällig reagieren. Diese Reaktion kann durch die kurze

Gabe binnen vier Stunden nicht in ausreichendem Maße hervorgerufen werden. Dies belegt die wichtige Rolle von Hochdosis-Methotrexat in Infusionen über 24 Stunden im Rahmen der Therapie für fortgeschrittene B-Neoplasien. In den Gruppen R1 und R2 zeigte sich aber, dass die längere Gabe von MTX keinen Vorteil gegenüber den Infusionen über vier Stunden ergab. Diese Konsequenz wurde für die Konzeption der nachfolgenden Studie bedacht: 1 g/m^2 intravenös über vier Stunden bei den Risikogruppen R1 und R2 und 5 g/m^2 intravenös über 24 Stunden in den Risikogruppen R3 und R4 [241, S. 92].

Ferner zeigte sich in der Studie NHL-BFM 95 im Vergleich mit den beiden Vorgängerstudien NHL-BFM 86 und NHL-BFM 90, dass Patienten mit einem NHL in den ausgebreiteten Stadien III und IV, keinem ZNS-Befall und gutem Ansprechen auf die Therapie, keine prophylaktische Schädelbestrahlung benötigen, da mit dieser kein besseres Therapieergebnis erreicht werden konnte [30]. Die Studie NHL-BFM 95 war damit die erste randomisierte Studie, die den Einfluss von verschiedenen MTX-Therapiestrategien auf das Behandlungsergebnis und die Toxizität prüfte.

In den Studien NHL-BFM 90 und NHL-BFM 95 erhielten Patienten mit initialem ZNS-Befall statt intrathekaler eine intraventrikuläre Therapie über ein Ommaya-Reservoir, welches unter die Schädeldecke implantiert wurde. Dieses diente dann als direkter Injektionsweg. Wegen Komplikationen, die sich besonders in Infektionen zeigten, wurde in der Nachfolgestudie B-NHL BFM 04 auf die intraventrikuläre Therapie verzichtet und stattdessen eine intensivierte intrathekale Therapie durchgeführt [240, S. 11].

Maßgeblichen Anteil an der erfolgreichen Behandlung von Non-Hodgkin-Lymphomen im Kindesalter hat Professor Dr. med. Alfred Reiter. Er leitete die NHL-Studienzentrale seit 1990. In Hannover war er unter Professor Riehm Oberarzt, in Gießen wurde er Nachfolger von Professor Lampert als Leiter der Kinderonkologie. Ende 2011 erhielt Professor Reiter für sein Lebenswerk – klinische Forschungsarbeiten über die Non-Hodgkin-Lymphome – den SIOP-Europe Life Time Achievement Award, eine Auszeichnung der europäischen kinderonkologischen Fachgesellschaft [149, S. 121]. Im Oktober 2014 wurde er im Rahmen eines akademischen Festakts an der Universität Gießen in den Ruhestand verabschiedet.

Damit schließt dieses Kapitel über die aktive Zeit von Professor Riehm und seiner Arbeit an Studien zur akuten lymphoblastischen Leukämie und zu Non-Hodgkin-Lymphomen.

Teil IV

Von Professor Riehm gegebene Impulse

Kapitel 10

AML-BFM-Studien

Die akute myeloische Leukämie (AML) macht etwa 20 % der Leukämien im Kindesalter aus und tritt damit deutlich seltener als die akute lymphoblastische Leukämie (ALL) auf. Aus den USA erschien 1977 ein erster Bericht über ein polychemotherapeutisches Behandlungskonzept zur Erkrankung [91].

Bereits kurze Zeit nach Beginn des Westberliner Protokolls zur Behandlung der ALL erkannte Hansjörg Riehm, dass es nicht effektiv genug war, um Kinder mit AML in gleicher Weise profitieren zu lassen. Dieser Umstand motivierte Riehm dazu, auch hier eine Verbesserung zu erreichen und so entwickelte er ein spezielles Therapiekonzept für an akuter myeloischer Leukämie erkrankte Kinder. Damit behandelte er die Kinder am Kaiserin Auguste Victoria Haus in Westberlin bereits in den frühen 1970er-Jahren. In der Zeit von 1974 bis 1978 übernahm Günther Schellong am Universitätsklinikum Münster diese Therapiestrategie. 19 Kinder konnten in die Studie eingeschlossen werden, nach 4 $\frac{3}{4}$-Jahren betrug die Rate anhaltender kontinuierlicher Remission 76 % [270, S. 9] – wegen eines zusätzlichen Rezidivs nach 15 Monaten; zum Stichtag der Auswertung am 31.10.1978 betrug diese Rate 81 % [266, S. 108]. Diese ermutigenden Resultate veranlassten Hansjörg Riehm schließlich auch für die akute myeloische Leukämie eine kooperative, multizentrische Therapiestudie einzuführen. Sie begann ab dem 1. Dezember 1978. Für die Studienleitung schlug Riehm seinen Kollegen Günther Schellong vom Universitätsklinikum Münster vor, da er selbst bereits durch die Leitung und Weiterentwicklung der Studien zur ALL und zum Non-Hodgkin-Lymphom ausgelastet war. Für die AML-Studie übernahm Riehm unverändert das Behandlungskonzept, das er einige Jahre zuvor entwickelt hatte. Diese Therapie ist in Abbildung 77 auf Seite 138 dargestellt. Die Anfangstherapie besteht aus einer intensiven und prolongierten Induktions- und

Konsolidierungsphase von einer Dauer von acht bis zehn Wochen unter Einsatz von sieben Zytostatika und einer Schädelbestrahlung.

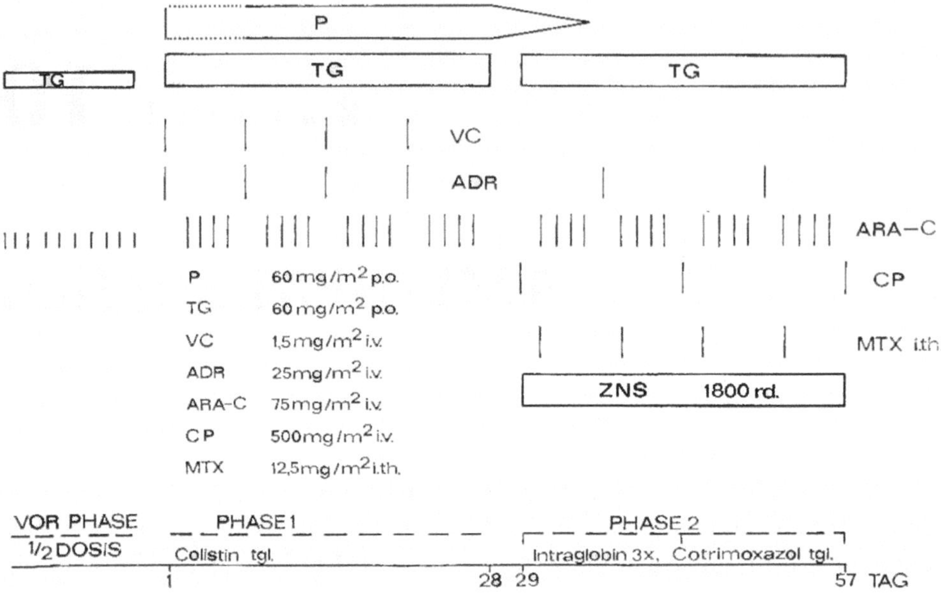

Abb. 77: Therapieplan AML-BFM 78; P=Prednison, T=Thioguanin, VC=Vincristin, ADR=Adriamycin, ARA-C=Cytosin-Arabinosid, CP=Cyclophosphamid, MTX=Methotrexat (i.th.).

Da damit eine identische Behandlung an mehreren Kliniken durchgeführt wurde, konnte nun auch bei der AML in wesentlich kürzerer Zeit eine höhere Patientenzahl rekrutiert werden. Der Therapieschwerpunkt lag bei der AML-Therapie auf den dort wirksameren Medikamenten (Cytarabin, Anthrazykline) [266, S. 105]. Die L-Asparaginase wurde aus dem Behandlungsplan gestrichen. Für die Frage, ob eine präventive ZNS-Behandlung bei den Kindern durchgeführt werden sollte, werteten die Studienautoren damals aktuelle Publikationen zur Thematik aus:

> Bei Kindern wurden höhere Raten an ZNS-Rezidiven angegeben, wenn keine ZNS-Prophylaxe durchgeführt wurde (...) Es erscheint demnach jetzt bei verbesserter Induktionstherapie und der damit verbundenen Erwartung langfristiger Remissionen zumindest bei kindlichen AML-Patienten notwendig, ebenso wie bei ALL eine ZNS-Prophylaxe durchzuführen. [270, S. 10–11]

Die Prophylaxe für das Zentralnervensystem bestand aus der Schädelbestrahlung sowie bei Primärbefall des Zentralnervensystems zusätzlich aus der Bestrahlung der Neuroachse. Auch die Erhaltungstherapie über zwei Jahre wurde vom ALL-Konzept übernommen. Aus den Überlegungen entstanden für diese erste Therapiestudie durchaus ambitionierte Ziele:

> Verlängerung der Remissionsdauer und Erzielung von Langzeitremissionen bei der kindlichen akuten myeloischen Leukämie (AML) durch Anwendung einer modifizierten Form des West-Berliner Therapie-Schemas für die kindliche ALL. [270, S. 2]

Im Münsteraner Patientenkollektiv zeigte sich eine gefürchtete Komplikation bei der AML: Todesfälle wegen Hirnblutungen in der Frühphase der Therapie. 17 % betrug diese Rate bei den in Münster vor Beginn der Studie AML-BFM 78 therapierten Kinder [266, S. 109]. Zwei Kinder starben bereits vor Beginn der Therapie an Hirnblutungen, bei elf weiteren Patienten traten innerhalb der ersten 12 Behandlungstage tödliche Blutungen auf; bei 12 davon waren Hirnblutungen die nachgewiesene Todesursache [36, S. 156]. Zum Stichtag wurden insgesamt 40 Rezidive erfasst, 29 davon im Knochenmark. Ein isoliertes Rezidiv im zentralen Nervensystem trat nur bei einem Kind auf. Das Risiko für ein Rezidiv ist bei der AML-Studie nicht erhöht, wenn die Patienten bei Diagnose hohe Leukozytenwerte haben. Bei der ALL ist dieser Parameter hingegen ein Risikofaktor. Patienten mit hoher Leukämiezellmasse (hohe Blastenzahl und/oder erhebliche Organvergrößerungen) erhielten eine Vorphase zur langsamen und schonenden Zytoreduktion mit Thioguanin (30 mg/m^2/Tag p.o.) sowie Cytosin-Arabinosid (40 mg/m^2/Tag i.v.).

Fast 80 % der Patienten kamen in Remission und das 5-Jahres-Überleben stieg auf 40 % [36] – von unter 10 % vor 1970. Dieses Ergebnis war durchaus eine Sensation, wenn auch etwas schlechter im Vergleich mit den Ergebnissen bei der ALL. Das war angesichts der Herausforderungen bei der AML aber auch nicht anders zu erwarten, denn die AML war verglichen mit der ALL von instabileren Remissionen geprägt. Daher entsprach das Ergebnis durchaus dem erhofften Niveau von Riehm. Somit war auch die AML nicht mehr eine unbedingt tödlich verlaufende Erkrankung.

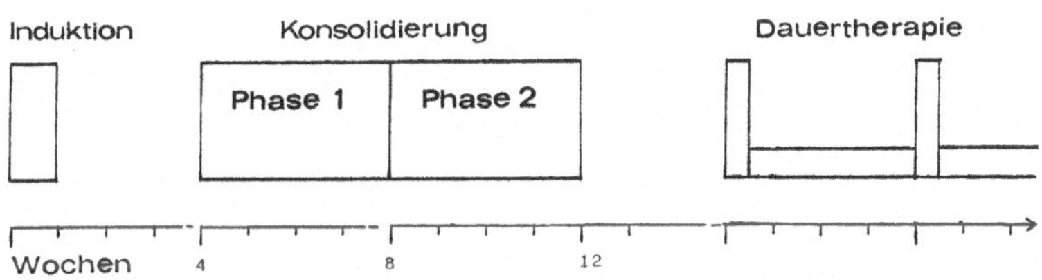

Abb. 78: Therapieplan AML-BFM 83.

Für die Folgestudie AML-BFM 83 entschied man sich zur grundsätzlichen Übernahme der bisherigen Therapiestrategie (s. Abbildung 80 auf Seite 140), stellte dieser aber nun eine spezielle Induktionstherapie vor, bestehend aus Cytarabin, Daunorubicin und Etoposid. Der Therapieplan der Studie AML-BFM 83 ist in Abbildung 78 gezeigt, die Strategie der Induktionstherapie in Abbildung 79. Die veränderte Induktionsbehandlung führte zu einer deutlichen Verbesserung des Therapieergebnisses [37].

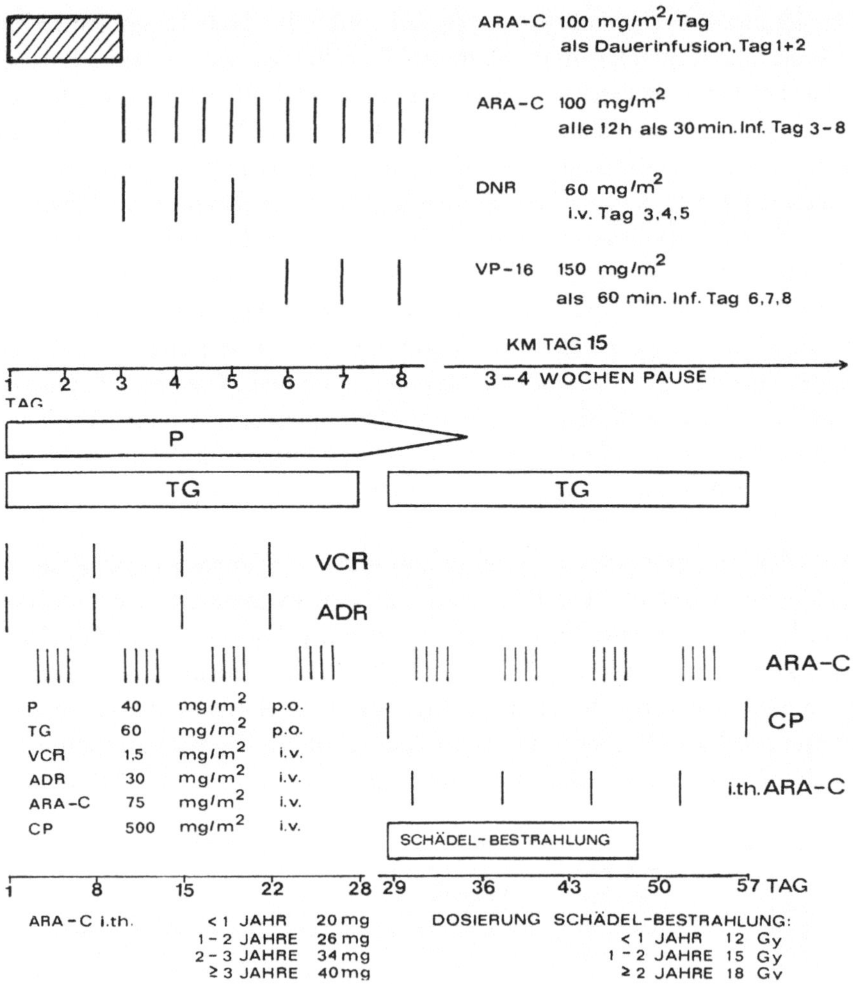

Abb. 80: Konsolidierungstherapie der Studie AML-BFM 83.

In der Studie AML-BFM 87 wurde randomisiert geprüft, ob auf die Strahlentherapie bei einem Teil der Patienten verzichtet werden kann – sofern kein ZNS-Befall vorliegt und die Leukozytenzahl im Bereich $<70.000/\mu l$ liegt [40, S. S82]. Anstelle der Strahlentherapie wurden zwei Kurse Hochdosis-Cytarabin mit Etoposid eingesetzt, alle Patienten erhielten zudem Cytarabin intrathekal. Das Behandlungskonzept zeigt Abbildung 81.

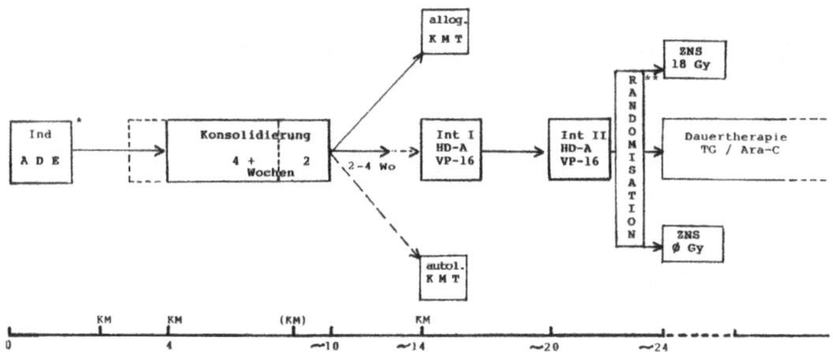

Abb. 81: Therapieplan AML-BFM 87.

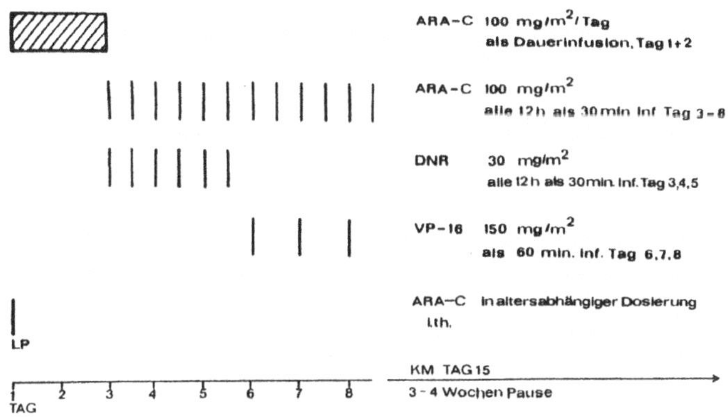

Abb. 82: Induktionstherapie der Studie AML-BFM 87.

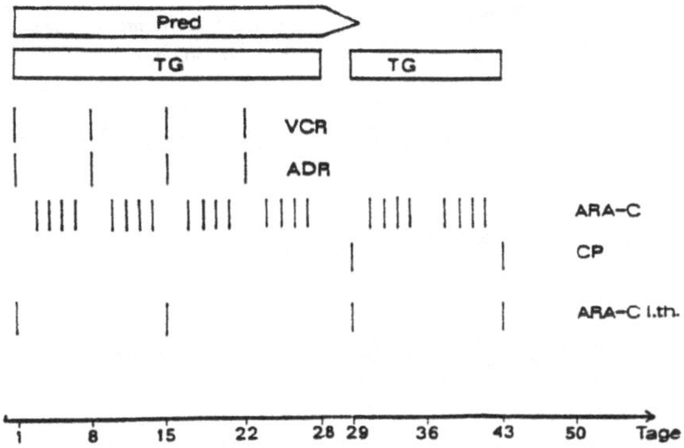

Abb. 83: Konsolidierungstherapie der Studie AML-BFM 87.

Das Resultat überraschte: Der Verzicht auf die Schädelbestrahlung führte im Knochenmark zu einer erhöhten Zahl von Rezidiven, aber *nicht* im Zentralnervensystem

[38]. Zum Themenkomplex der Strahlentherapie konnte in den Studien AML-BFM 98 und AML-BFM 2004 gezeigt werden, dass es keinen Unterschied macht, ob die Bestrahlung mit 12 Gy oder 18 Gy erfolgt. Inzwischen ist die Schädelbestrahlung durch eine intensivierte intrathekale Therapie bei ZNS-negativen AML-Patienten ersetzt.

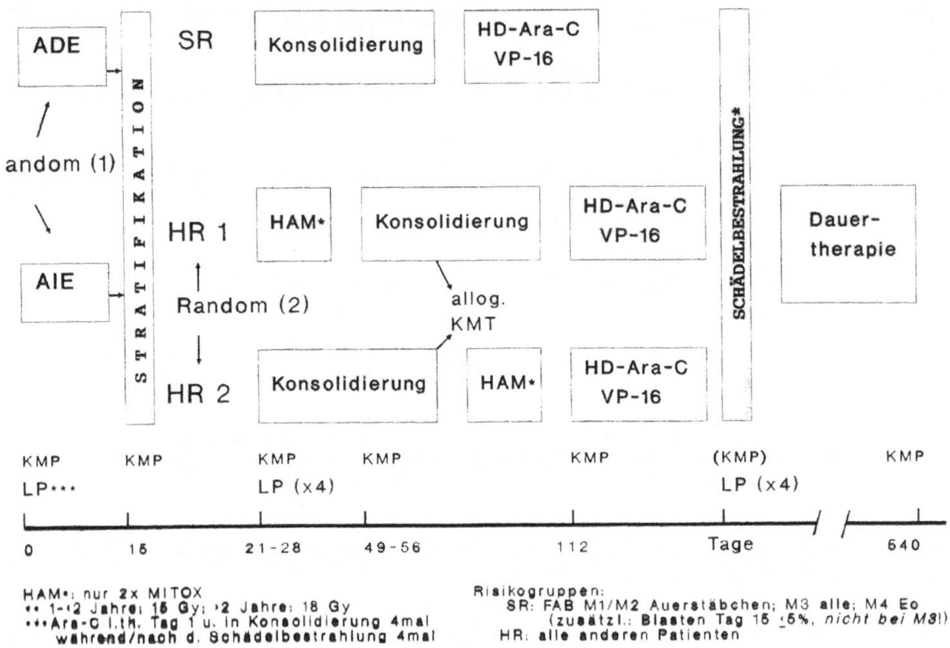

Abb. 84: Therapieplan AML-BFM 93.

Ziel der zwischenzeitlichen Studie AML-BFM 93 (Abbildung 84) war eine Verbesserung der Prognose für Hochrisikopatienten. Die Intensivierung mit Hochdosis Cytarabin/Mitoxantrone, Idarubicin und Mitoxantrone führte zu einer weiteren Verbesserung des Therapieergebnisses für genau diese Patientengruppe.

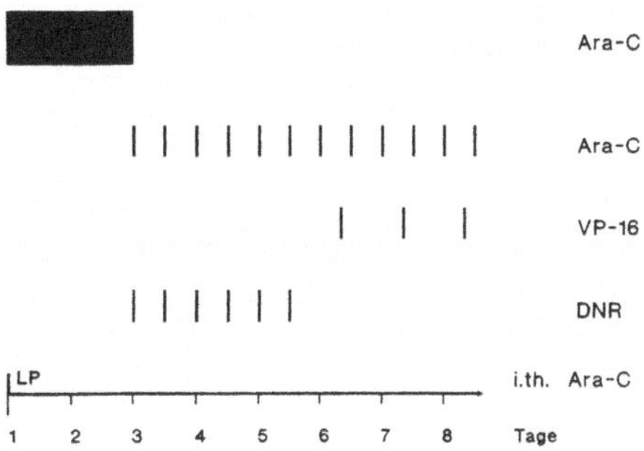

Abb. 85: Induktionstherapie ADE der Studie AML-BFM 93.

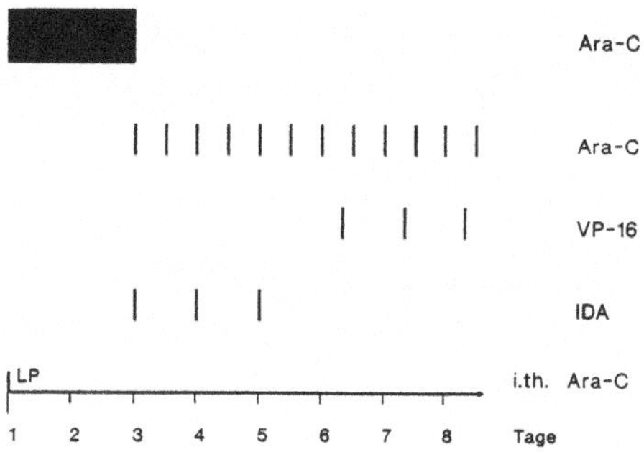

Abb. 86: Induktionstherapie AIE der Studie AML-BFM 93.

In Studie AML-BFM 98 wurden weitere Modifikationen erprobt. Der Ersatz der Konsolidierungsphase von sechs Wochen durch zwei kurze Zyklen einer Hochdosistherapie, bei unveränderter kumulativer Dosis der Anthrazykline, schien ein möglicher Ansatz zu sein. Sowohl Verträglichkeit als auch die Toxizität waren in den kurzen Therapiephasen besser als in der Behandlung über sechs Wochen. Abbildung 87 zeigt die Therapiestrategie.

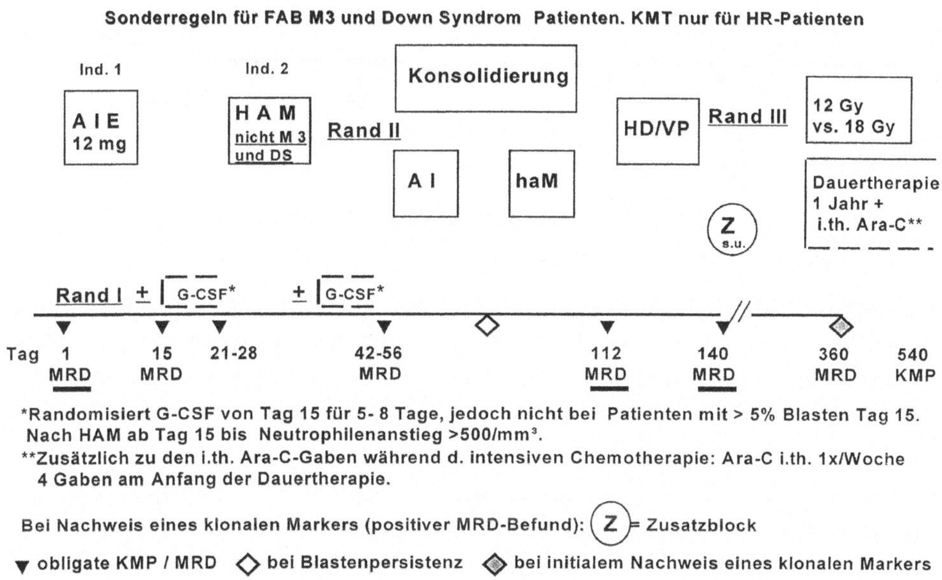

Abb. 87: Therapieplan AML-BFM 98.

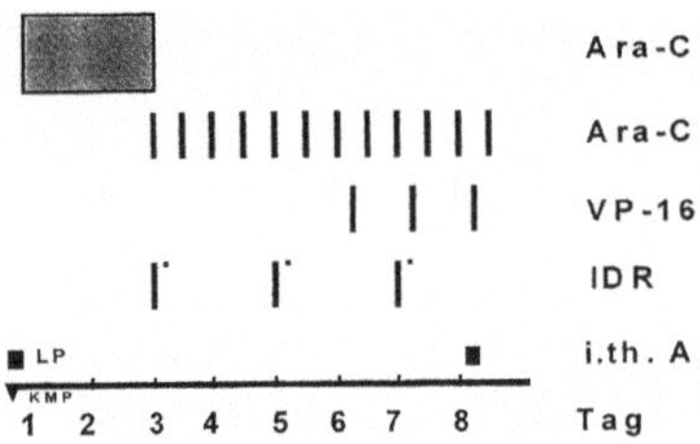

Abb. 88: Induktionstherapie AIE der Studie AML-BFM 98.

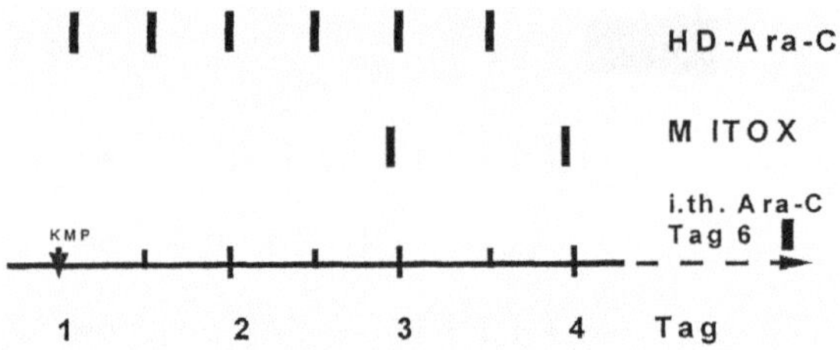

Abb. 89: Induktionstherapie HAM der Studie AML-BFM 98.

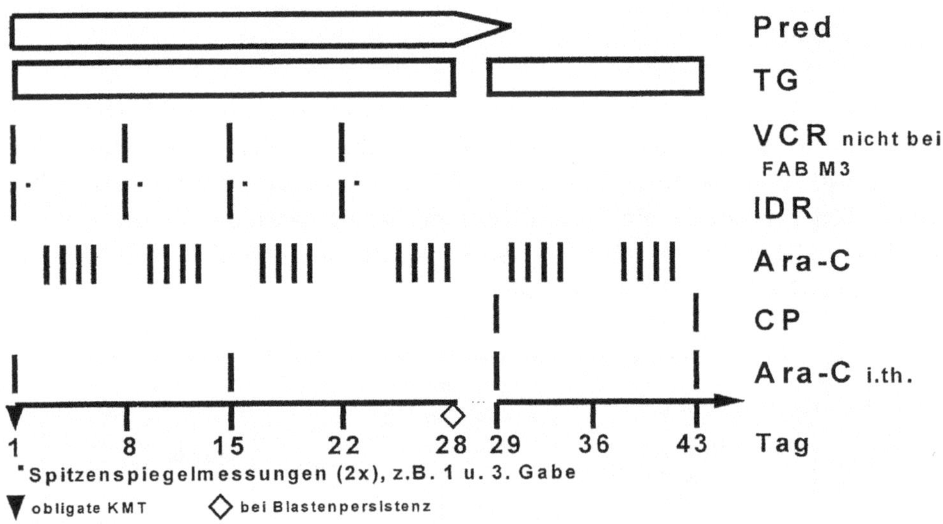

Abb. 90: Konsolidierungstherapie der Studie AML-BFM 98.

In der Studie AML-BFM 2004 sollte geprüft werden ob liposomales Daunorubicin weniger kardiotoxisch als Indarubicin ist. Die Anthrazyklindosis stieg insgesamt an. Eine Verschlechterung gegenüber der vorherigen Behandlungsstrategie war nicht erkennbar. Die Behandlung ist in Abbildung 91 dargestellt.

Die Prognose der AML konnte durch Studien der AML-BFM-Gruppe seit 1978 kontinuierlich verbessert werden. Das 10-Jahres-Überleben stieg von 42 % auf 76 % – das Ergebnis der ersten Studie von 1978 konnte zum Ende der Laufzeit bereits als Sensation gewertet werden. Die Verbesserungen im Laufe der Jahre sind Ergebnis einer Intensivierung der Anfangstherapie, ergänzt um eine effiziente Supportivtherapie. Dies ist umso bemerkenswerter, wenn man bedenkt, dass die Remissionsraten bei der AML deutlich niedriger waren als bei der ALL, bedingt unter anderem durch Blutungen und Komplikationen als Folge von Infektionen [260].

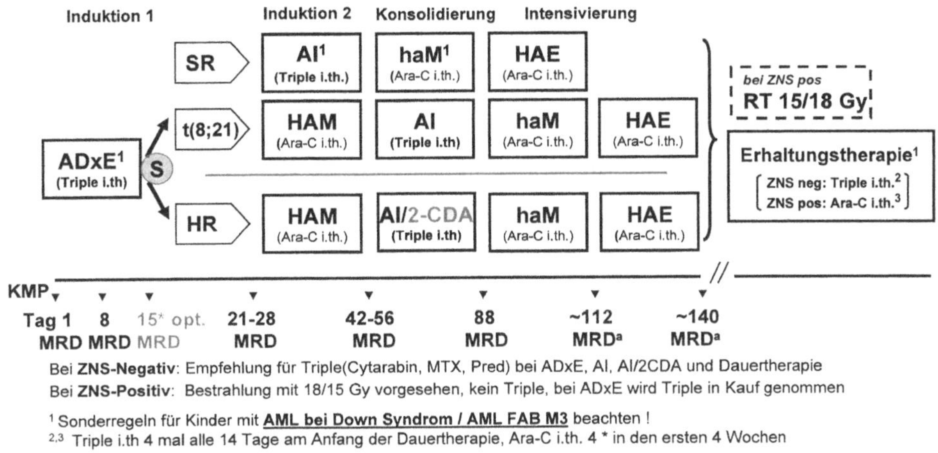

Abb. 91: Therapieplan AML-BFM 2004.

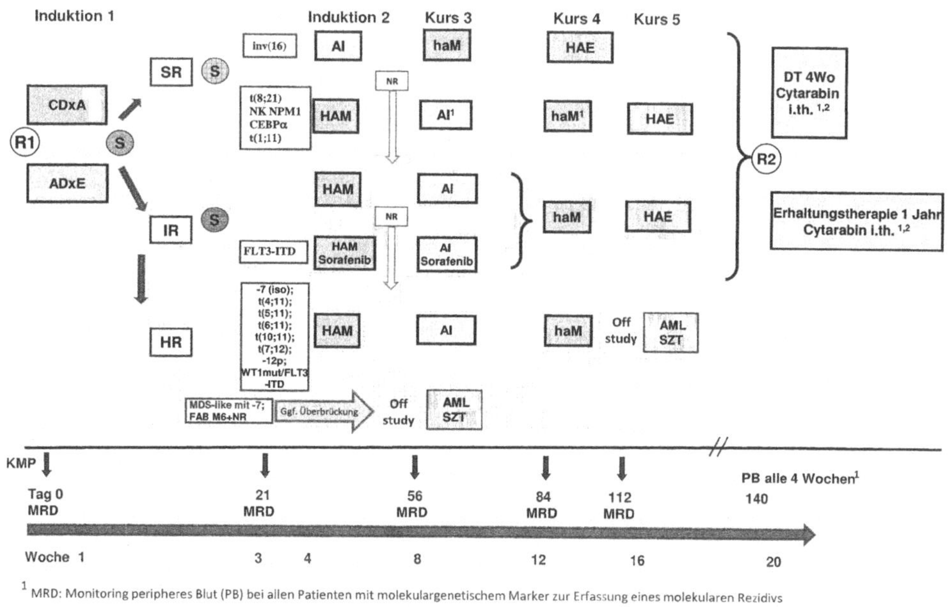

Abb. 92: Therapieplan AML-BFM 2012.

Bei einer Analyse der Jahre 1987 bis 2012 zeigen sich unterschiedliche Entwicklungen zwischen Gesamtüberleben und ereignisfreiem Überleben in verschiedenen Zeiträumen. Das 5-Jahres-Gesamtüberleben stieg kontinuierlich von 49 % (1987–1992) auf 76 % (2011–2012) [225, S. 2171]. Dagegen entwickelte sich das ereignisfreie Überleben lediglich von 41 % (1987–1992) auf 50 % nach Einführung von Hochdosis-Cytarabin/Mitoxantrone, danach blieb es stabil. Daraus ergibt sich eine zunehmende

Lücke zwischen ereignisfreiem Überleben und Gesamtüberleben. Diese lag im Zeitraum 1987–1992 bei 8 % und stieg auf 21 % im Zeitraum von 2011–2012. Für die Hochrisikogruppe stiegen beide Kennzahlen an, für Patienten mit Standardrisiko nur das Gesamtüberleben. Kinder unter zwei Jahren hatten einen Vorteil beim Gesamtüberleben und Patienten über 13 Jahre einen Vorteil bei ereignisfreiem Überleben und Gesamtüberleben. Die Therapiestrategie der letzten abgeschlossenen Studie AML-BFM 2012 ist in Abbildung 92 dargestellt.

Kapitel **11**

Therapiestudien zum Hodgkin-Lymphom

Die Krankheitsbezeichnung selbst geht auf den britischen Arzt Thomas Hodgkin zurück, der 1832 dazu einen Vortragstext veröffentlichte [130]. Der Vortrag war für die Medical and Chirurgical Society vorgesehen. Gemäß den Regularien war die Präsentation eines Vortrags aber nur für Mitglieder der Gesellschaft möglich. Hodgkin gehörte ihr aber nicht an. Sein Kollege Lee las deshalb den Text vor [195, S. 599]. Mehr als 140 Jahre sollten seit diesem Vortrag vergehen, bis in Deutschland die erste prospektive und multizentrische Therapiestudie zum Hodgkin Lymphom bei Kindern und Jugendlichen begann. 1978 war es soweit.

Das Hodgkin-Lymphom war bereits in den 1960er-Jahren kurativ therapierbar. Hansjörg Riehm weist auf eine Abgrenzung zwischen Leukämien und Non-Hodgkin-Lymphom einerseits und Morbus Hodgkin anderseits hin. Beim Morbus Hodgkin handele es sich um eine hybride Erkrankung, die nicht zu vergleichen sei mit einer Systemerkrankung wie der Leukämie [259]. Die Deutsche Arbeitsgemeinschaft für Leukämieforschung und -behandlung im Kindesalter e.V. (DAL) bildete auf Vorschlag von Hansjörg Riehm für den Morbus Hodgkin einen Therapieausschuss. Den Vorsitz übernahm Riehms Vorschlag entsprechend Günther Schellong vom Universitätsklinikum Münster. Am 3. Juni 1978 akzeptierte die Mitgliederversammlung der DAL das Konzept als multizentrische Therapiestudie. Ziele der Studie HD 78 waren [269, S. 1]:

1. Gewährleistung einer optimalen Heilungschance für einen möglichst großen Anteil der in der Bundesrepublik an Morbus Hodgkin erkrankten Kinder und Jugendlichen.

2. Erprobung der praktischen Durchführbarkeit eines Therapieplanes der die bewährten beiden Grundpfeiler der Hodgkin-Behandlung (Strahlen- und Chemotherapie) in einer den modernen Erkenntnissen entsprechenden neuen Kombination und Aufeinanderfolge zur Anwendung bringt, in einer multizentrischen kooperativen Studie.
3. Objektivierung der von verschiedenen Autoren aufgrund vorläufiger Ergebnisse geäußerten Vermutung, dass eine Reduktion der Gesamt-Strahlenmenge im Vergleich zu bisher üblichen Richtlinien ohne Einbußen im Therapieerfolg möglich ist, wenn Radio- und Chemotherapie kombiniert werden (...). Eine solche Minderung hat gerade im Kindesalter wegen der Risiken von Spätschäden (Wachstumsstörungen, karzinogene, germinative und genetische Schäden) eine besonders große Bedeutung.

Schon in dieser Studie zum Morbus Hodgkin gelang es, lückenlos alle Fälle in der Bundesrepublik aufzunehmen; was beispielhaft für die Zusammenarbeit von Chirurgie, Bestrahlung und Chemotherapie steht [170, S. 135]. Folgende Grundsätze standen bei der Gestaltung des Protokolls im Vordergrund [269, S. 2–3]:

1. Die diagnostische Laparatomie und Splenektomie ist ein fester Bestandteil der Diagnostik und Therapie. Ausnahmen gibt es bei Kindern unter 5 Jahren und im Stadium IV.
2. Sämtliche Patienten, auch diejenigen mit niedrigen Stadien erhalten initial eine Chemotherapie, bestehend aus Vincristin, Prednison, Procarbazin und Adriamycin. Ziele dieser Therapiephase sind Verkleinerung der Tumormassen, Verkleinerung bzw. Vernichtung von okkulten Mikroherden, Beseitigung von Allgemeinsymptomen. Adriamycin wird im Gegensatz zu Protokollen anderer Gruppen der Vorzug vor Cyclophosphamid und anderen Alkylanzien gegeben, da für diese Wirkstoffe bestimmte Spätfolgen beschrieben waren.
3. Die Strahlentherapie erfolgt nach Randomisierung in 2 Therapiearme unterschiedlich. Im ersten Arm beträgt die Strahlendosis 3600–4000 rd für alle Felder, im zweiten Arm wird diese Dosis lediglich auf die anfangs erkennbar befallenen Felder gegeben, die benachbarten Felder erhalten mit 1800–2000 rd, die Hälfte der Dosis.

Das Ziel der Studie war höchste Heilrate bei gleichzeitig geringster Therapiebelastung, prospektiv geprüft an einer Maximalzahl von Patienten. Eine prospektive Studie dient zur Überprüfung der Wirksamkeit einer Behandlungsmethode. Die Studien des Morbus Hodgkin stellen hier eine Besonderheit dar, weil bei ihnen bereits früh eine hohe Heilungsrate erreicht wurde.

Im Ergebnis konnte bereits diese erste multizentrische Therapiestudie zum Morbus Hodgkin bei 170 Patienten in 47 Kliniken ein Heilungsniveau von 90 % erreichen und das bei allen Tumorausbreitungsstadien. Sie konnte aber auch zeigen, dass die Bestrahlung von nicht befallenen Lymphknotenregionen keine günstigere Prognose bewirkt [22]. Kern dieser Behandlungsstrategie war die Kombinationschemotherapie bestehend aus Vincristin, Prednison, Procarbazin und Adriamycin. Dieser Block wurde, zweimal angewendet, der Bestrahlung vorangestellt. Diese Medikamentenkombination war so noch nie in der Hodgkintherapie eingesetzt worden und stellt eine Innovation dar. Abbildung 93 zeigt die Behandlungsstrategie der ersten Therapiestudie mit dem Namen HD 78 zum Morbus Hodgkin.

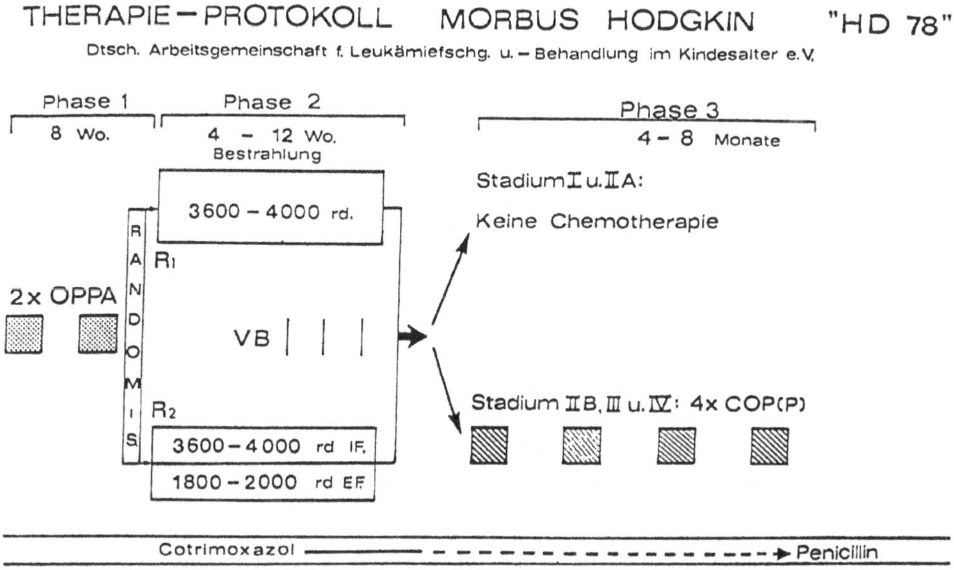

Abb. 93: Therapiekonzept der Studie HD 78; COPP: Cyclophosphamid, Vincristin (Oncovin), Procarbazin, Prednison; OPPA: Vincristin (Oncovin), Procarbazin, Prednison, Adriamycin; IF = involved Fields; EF = extended Fields.

Retrospektiv zeigte sich die Vorhersagbarkeit eines Milzbefalls durch zwei Befunde während der Bauchoperation. Die höckerige Veränderung der Milzoberfläche und/oder Vergrößerung der Lymphknoten am Milzhilus/Pankreasschwanz [271]. Es gab weitere Konsequenzen, die für zukünftige Studienplanungen identifiziert werden konnten.

Diese waren für die Nachfolgestudie HD 82 der Verzicht der Splenektomie (Entfernung der Milz) bei zwei Drittel der Patienten, der Verzicht auf die Bestrahlung nicht befallener Lymphknotenregionen, Reduzierung der Strahlendosis für das Tumorfeld und die vollständige Verabreichung der Chemotherapie in höheren Stadien vor der Bestrahlung, sodass nach der Strahlentherapie keine Chemotherapie mehr verabreicht wurde, wie Abbildung 94 (Seite 150) entnommen werden kann. So konnte in der Studie HD 82 eine Reduktion der diagnostischen und therapeutischen Maßnahmen in Abhängigkeit vom individuellen Krankheitsrisiko angegangen werden [272, S. 4]. Insgesamt konnten nur wenige Rezidive beobachtet werden. Alle drei ereigneten sich im ersten Jahr nach Therapiebeginn, sodass bereits ab dann keine Verschlechterung der Studienergebnisse zu erwarten war.

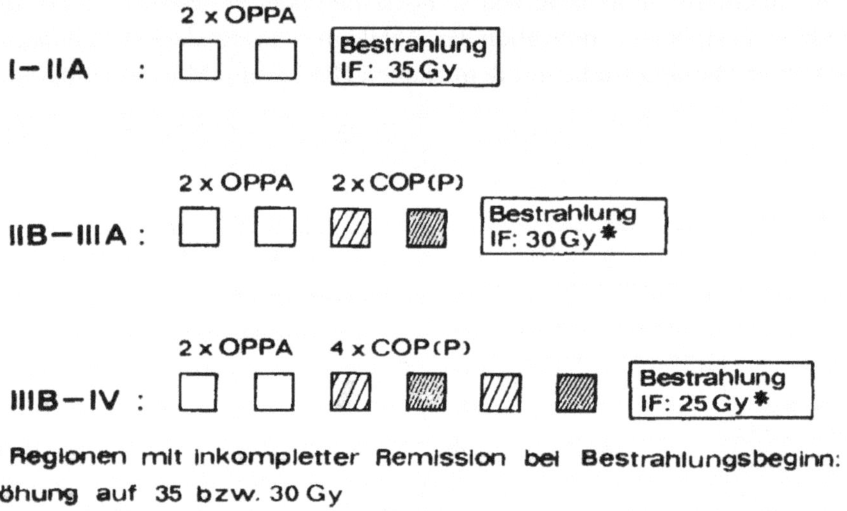

Abb. 94: Therapiekonzept der Studie HD 82; COPP: Cyclophosphamid, Vincristin (Oncovin), Procarbazin, Prednison; OPPA: Vincristin (Oncovin), Procarbazin, Prednison, Adriamycin.

Nach dreieinhalb Jahren Beobachtungszeit und 200 Patienten, die in 53 Kliniken behandelt wurden, lag das Heilniveau bei 96 %; nur 40 % der Kinder und Jugendlichen wurde die Milz entfernt [275]. Die behandelnden Ärzte gaben die Verträglichkeit der Therapie in der Studie HD 78 mit 73 % als gut, 22 % als mäßig und 4,2 % als schlecht an [272, S. 8]. Bei der Bestrahlungsdosis wurde eine Reduktion vorgenommen bei den befallenen Feldern und bei nicht nachweisbar befallenen Nachbargebieten auf die Bestrahlung gänzlich verzichtet. Folgende Ziele wurden in der Studie HD 82 geprüft [272, S. 15–16]:

1. Einschränkung der Indikation zur Splenektomie durch Anwendung einer aus der Analyse der vorangegangenen Studie entwickelten Entscheidungsstrategie bei der diagnostischen Laparotomie.
2. Stratifizierung der Behandlung in 3 Gruppen mit risikoangepasster Abstufung der Chemotherapie (2, 4 oder Zyklen) im Rahmen des in der vorangegangenen Studie HD 78 bewährten kombinierten Behandlungsverfahrens für alle Ausbreitungsstadien. Diese Unterteilung in 3 Stratifizierungsgruppen (anstelle von bisher 2 Gruppen) wurde möglich, weil auf eine Randomisierung verzichtet werden kann.

3. Differenzierung der Strahlendosis für befallene Regionen (involved fields) in Abhängigkeit vom Ausmaß der Chemotherapie: 3500 rad nach 2 Zyklen, 3000 rad nach 4 Zyklen, 2500 rad nach 6 Zyklen.
4. Verzicht auf die Bestrahlung nicht befallener Nachbarregionen (extended-field-irradiation) als logische Weiterentwicklung des Ansatzes der vorangegangenen Studie HD 78. Mit dieser Maßnahme soll geprüft werden, ob die gewählte Chemotherapie mögliche unerkannte Mikrofoci zu vernichten, sodass die Bestrahlung auf die nachweisbar betroffenen Regionen beschränkt werden kann.

In der folgenden Studie HD 85 hat man versucht, das Procarbazin wegen seiner fruchtschädigenden Wirkung bei männlichen Patienten aus der Hodgkin-Therapie zu eliminieren: ersatzlos aus den bisherigen OPPA-Zyklen und unter Austausch gegen Methotrexat in den bisherigen COPP-Zyklen [279]. Studienziele von HD 85 waren [274, S. 4]:

- Die Rollen der Splenektomie und der Staging-Laparotomie sollen im Zusammenhang mit einer grundsätzlich kombinierten Chemo-Radiotherapie neu bestimmt werden. Dabei wird eine erhebliche Frequenzminderung beider Maßnahmen angestrebt.
- Im Rahmen einer grundsätzlichen Kombination von Chemo- und Radiotherapie soll jede der beiden Therapiekomponenten in gegenseitiger Abstimmung so weit wie möglich reduziert werden, wobei das Ausmaß der Reduktion das individuelle Krankheitsrisiko zu berücksichtigen hat.

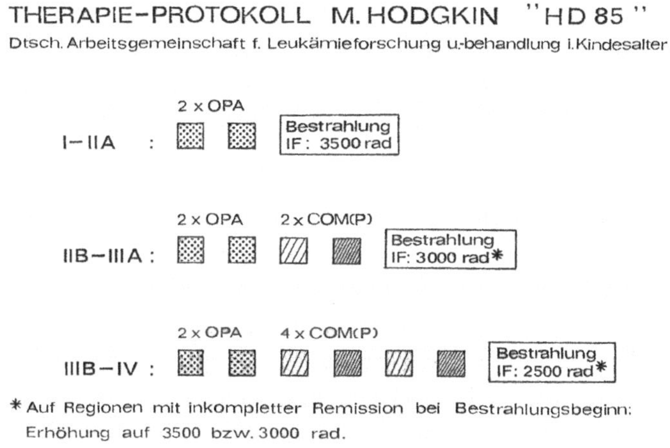

Abb. 95: Therapiekonzept der Studie HD 85; COMP: Cyclophosphamid, Vincristin (Oncovin), Methotrexat, Prednison; OPA: Vincristin (Oncovin), Prednison, Adriamycin.

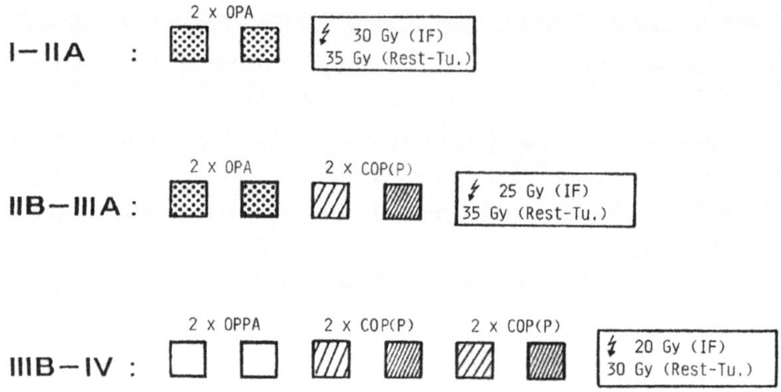

Abb. 96: Therapiekonzept der Studie HD 85 nach Modifizierung (dann HD 87 genannt); COPP: Cyclophosphamid, Vincristin (Oncovin), Procarbazin, Prednison; OPPA: Vincristin (Oncovin), Procarbazin, Prednison, Adriamycin.

Abbildung 95 auf Seite 151 zeigt die Therapiestrategie, welche für alle Patienten, deren Hodgkin-Diagnose ab dem 01.12.1986 gestellt worden ist, durch die Studienzentrale geändert wurde (Abbildung 96).Die COMP-Zyklen werden für die hohen Risikogruppen durch COPP ersetzt also Procarbazin in die Therapie eingeschlossen, aber auch in die OPA-Zyklen wurde wieder Procarbazin integriert, da die Zwischenergebnisse für ereignisfreies Überleben dieser Patientengruppen nach 22 Monaten nicht sehr ermutigend erschienen und deutlich hinter den Erwartungen und den Gewohnheiten aus den Vorstudien zurückblieben [276]. In der Abwägung von Therapieergebnis und Inkaufnahme von Spätfolgen entschied man hier für das Therapieergebnis [279]. Die Häufigkeit einer Schädigung der Spermatogenese durch Procarbazin ist dosisabhängig und wird zwischen 25 % und 60 % angegeben [279, S. 212]. Außerdem erwies sich Methotrexat als nicht ausreichender Ersatz für Procarbazin [279, S. 211] und die Studienfrage konnte so nicht erfüllt werden [274, S. 20].

An dieser Stelle sei noch ein Hinweis zur Präzision erlaubt: Der Verzicht auf Procarbazin führte in der Studie HD 85 zu negativen Auswirkungen auf das *ereignisfreie* Überleben, nicht jedoch auf das *Gesamtüberleben*; alle rezidivierten Patienten konnten in zweite Remission gebracht werden [21, S. 189]. Das zeigt sich beim Blick auf die statistische Auswertung: Das ereignisfreie Überleben betrug in Studie HD 78 87 %, in Studie HD 82 94 %, aber in Studie HD 85 nur 72 %; während die Gesamtüberlebensrate nach vier Jahren in Studie HD 85 bei 99 % lag [280, S. 191].

Nach dieser beschriebenen Modifikation wurde die Studie umbenannt in HD 87. Am Ende deren Laufzeit gelang es nachzuweisen, dass die Reduzierung der Strahlendosis von befallenen Feldern um 5 Gy keine negativen Auswirkungen auf das Therapieergebnis hat [281]. Die Behandlung des Morbus Hodgkin erfolgt unter

Berücksichtigung von Langzeitfolgen mit einem abgestuften Chemotherapieregime sowie einer über die verschiedenen Studien hinweg reduzierten Strahlentherapie – sowohl hinsichtlich der Dosis als auch hinsichtlich der Zahl der Strahlenfelder.

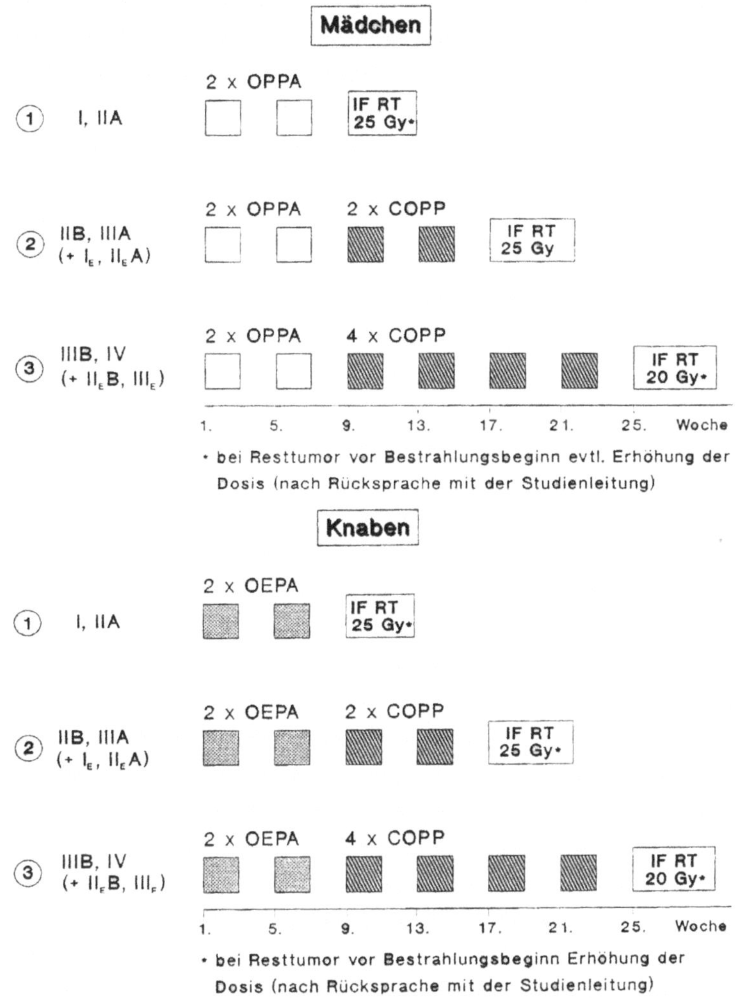

Abb. 97: Therapiekonzept der Studie DAL-HD 90; COPP: Cyclophosphamid, Vincristin (Oncovin), Procarbazin, Prednison; OPPA: Vincristin (Oncovin), Procarbazin, Prednison, Adriamycin; OEPA = Vincristin (Oncovin), Etoposid, Procarbazin, Adriamycin.

In der Studie DAL-HD-90 (Abbildung 97) gelang es mit einer modifizierten Therapie, das Procarbazin teilweise durch Etoposid zu ersetzen, ohne eine sich ergebende Verschlechterung des Therapieergebnisses [282]. Die Studienkommission zweifelte aber, ob die Kombination OEPA eine ausreichend intensive Wirkung auf den Morbus

Hodgkin hat; daher wurden für die Jungen die Therapieblöcke OPPA durch OEPA, aber COPP nicht durch COEP ersetzt [280, S. 25].

Das therapeutische Vorgehen beim Morbus Hodgkin verdeutlicht in besonderer Weise, wie Langzeitfolgen und Behandlungserfolg sorgfältig abgewogen zum Wohle der Patienten miteinander in Einklang gebracht werden können, einschließlich der Kontakterhaltung seitens der Studienleitung zur Information zu Spätfolgen. Diese Dinge auf hoch effektive Weise verknüpft zu haben, ist Verdienst von Günther Schellong, der die Integration dieses Kapitels in die Neuauflage des Buches leider nicht mehr erleben durfte [79].

Kapitel 12

Studien zum Medulloblastom

Auch zur Behandlung von Medulloblastomen, einer Art von Hirntumoren, hat Hansjörg Riehm den Grundstein gelegt. Dies ist nicht so bekannt, wie seine Verdienste in der Leukämie- und Lymphomtherapie. Darüber handelt dieses Kapitel.

Im Jahr 1978 entwickelte Hansjörg Riehm für Kinder mit einem Medulloblastom (Hirntumor der hinteren Schädelgrube) einen speziellen Therapieplan. Im gleichen Jahr begann er mit dessen Anwendung. Ein Medulloblastom wächst ausgeprägt invasiv und hat eine hohe Tendenz zur Metastasierung über den Liquor. Das von Riehm entwickelte Behandlungskonzept ist in Abbildung 98 dargestellt.

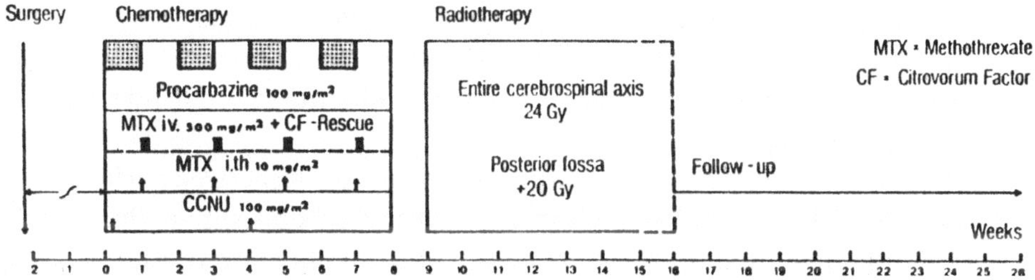

Abb. 98: Westberliner Therapiekonzept zur Behandlung von Medulloblastomen.

Ein Rezidivpatient, der bereits zuvor mit Chemotherapie behandelt worden war, verstarb an einer Sepsis sowie Blutungskomplikationen im Gefolge einer Knochenmarksaplasie. Bei der Autopsie ließ sich kein Tumor mehr nachweisen. Von den 6 primär behandelten Patienten wies einer bereits bei Diagnosestellung eine meningeale Tumordisseminierung auf. Dieser Patient

> rezidivierte nach 6 Monaten und verstarb. Die übrigen 5 Patienten befinden sich weiterhin in kontinuierlicher Erstremission mit Nachbeobachtungszeiten zwischen 53 und 68 Monaten (...) Sie weisen nur geringfügige neuromotorische und/oder psychointellektuelle Funktionsdefizite auf. Die Toxizität des verwandten Therapieregimes war – mit Ausnahme des therapiebedingten Todesfalles – insgesamt tolerabel; allerdings trat relativ häufig eine stärkere Myelodepression auf. [207, S. 16]

Die Erfahrungen von Riehm waren Anlass für die Gesellschaft für Pädiatrische Onkologie am 1. Januar 1980 eine multizentrische, prospektive Therapiestudie zum Medulloblastom zu beginnen, deren Rekrutierungsphase am 30.06.1983 endete und an der sich 31 Kliniken beteiligten. Folgende Überlegungen lagen dem Therapiekonzept zugrunde [206, S. 257–258]:

1. Eine Chemotherapie ist am wirksamsten, wenn sie gegenüber kleinen Resttumoren bzw. Mikrometastasen eingesetzt wird. Diese Situation ist beim Medulloblastom am ehesten in der unmittelbaren postoperativen Phase gegeben.
2. Kurz nach der Operation sind die physiologischen Schranken, welche die Wirksamkeit vieler Zytostatika im Bereich des Zentralnervensystems beeinträchtigen, durchbrochen.
3. Die postoperativen Umbauvorgänge gehen mit einer Neovaskularisation und damit erhöhter Medikamentenzufuhr zum Tumorgewebe einher, während andererseits die Bestrahlung zu einer reaktiven Fibrose mit Minderdurchblutung führt.
4. Gewisse Medikamente wie z.B. Methotrexat können vor einer Bestrahlung mit geringerem Risiko verabfolgt werden als nach einer solchen.
5. In der großen kooperativen Therapiestudie der Internationalen Gesellschaft für Pädiatrische Onkologie (SIOP) ergab der verspätete Beginn der Nachbestrahlung bei Protokollabweichlern keine Verschlechterung der Therapieergebnisse.
6. In Anbetracht der nicht unerheblichen Spätfolgen der bisherigen hochdosierten Nachbestrahlung bei Langzeitüberlebenden erscheint eine Reduktion der Bestrahlungsdosen insbesondere am Großhirn ein erstrebenswertes Ziel. Diese wird jedoch nur möglich sein, wenn die dadurch zu befürchtende Verschlechterung der Therapieergebnisse durch zusätzliche Chemotherapie ausgeglichen werden kann.

Das Therapieschema dieser ersten multizentrischen GPO-Studie zum Medulloblastom ist in Abbildung 99 dargestellt. 69 Patienten wurden in die Studie eingeschlossen, zwei starben therapiebedingt. Nach sechs Jahren lag die ereignisfreie Überlebensrate bei 46 %. [208, S. 190]

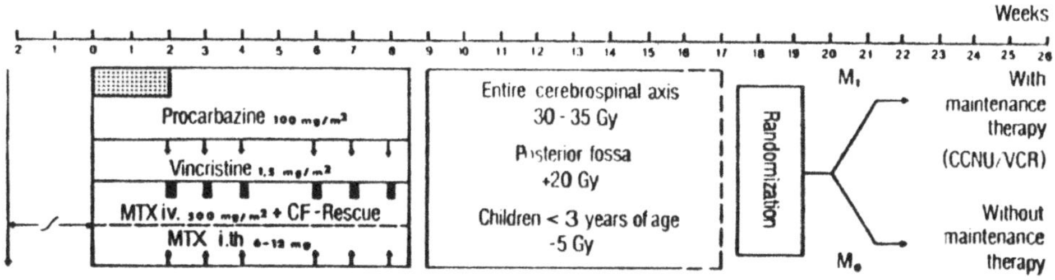

Abb. 99: Studie der Gesellschaft für Pädiatrische Onkologie zum Medulloblastom 1980.

Die Chemotherapie wurde in der Folgestudie 1984 angepasst. Zur Veranschaulichung dieser Entwicklung ist Abbildung 100, zum Schluss dieses Kapitels über die Initiierung der Medulloblastombehandlung durch Hansjörg Riehm, eingefügt.

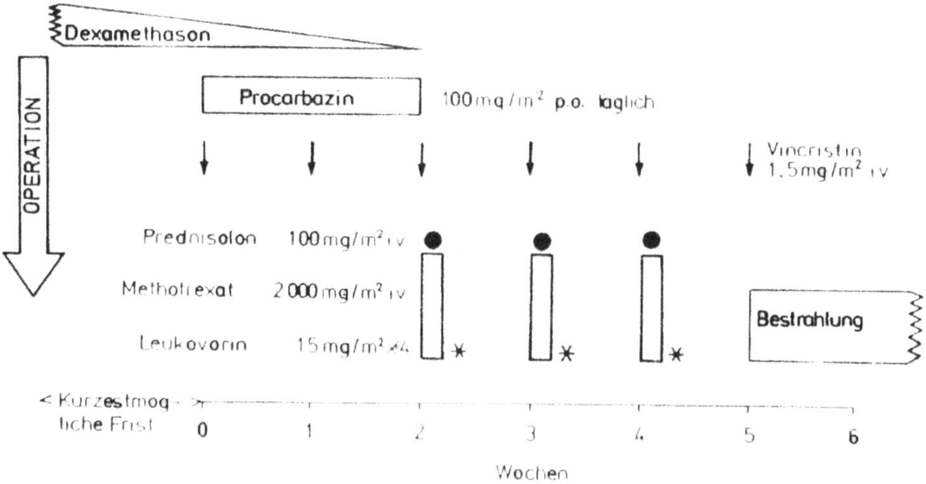

Abb. 100: Studie der Gesellschaft für Pädiatrische Onkologie zum Medulloblastom 1984.

Teil V

Weitere Studiengruppen

Kapitel 13

ALL-Studien

In diesem Kapitel werden weitere Studienreihen beschrieben, die sich mit der akuten lymphoblastischen Leukämie im Kindesalter befassen. Dies sind die Hamburger Studien und die Münchener Studien, aus denen die COALL-Studiengruppe entstanden ist.

13.1 Hamburger ALL-Studien

In den 1970er-Jahren begann neben der Berliner Gruppe um Hansjörg Riehm, in Hamburg eine Gruppe um Günter Landbeck mit der Entwicklung einer Studienreihe zur Behandlung der akuten lymphoblastischen Leukämie bei Kindern. Von diesen Hamburger Studien ausgehend entstand dann 1980 die COALL-Studiengruppe, eine Abkürzung für „cooperative Leukämiestudie“, an der sich mehrere Kliniken beteiligen sollten. An die Zahl der Kliniken wie sie zur BFM-Gruppe gehörten, konnte die COALL-Gruppe aber nie aufschließen. Hansjörg Riehm sah darin zwar von Anfang an keine Konkurrenz zu seiner BFM-Gruppe, hätte es aber begrüßt, wenn es 1975 eine Einigung auf ein einheitliches Behandlungsschema für Leukämien gegeben hätte [150, S. S12]. Im Ergebnis war die akute lymphoblastische Leukämie die einzige Erkrankung für die es kein einheitliches Therapieprotokoll gab. Ab 1971 wurden an der Hamburger Universitätskinderklinik Studienreihen zur Behandlung der akuten lymphoblastischen Leukämie bei Kindern durchgeführt. Basis der Studienreihe waren die Erkenntnisse des St. Jude Children's Research Hospital im Memphis (USA). Zwei Aspekte waren die Gründe für deren Erfolge [326, S. 134]:

- Eine effektive Behandlung des klinisch latenten Leukämiebefalls des Zentralnervensystem durch kraniospinale Bestrahlung im Frühstadium der Krankheit.
- Auf dem Nachweis längerer rückfallfreier Überlebenszeiten durch eine 3-Mittel-Dauertherapie in individueller Höchstdosierung, bestehend aus 6-Mercaptopurin (6-MP), Methotrexat (MTX) und Cyclophosphamid (CP).

Welche Medikamente in den einzelnen Protokollen zum Einsatz kamen, ist in Tabelle 41 auf Seite 311 zusammengefasst, die Resultate der einzelnen Studien in Tabelle 42 auf Seite 312. Isolierte Rezidive im Knochenmark bildeten sich zurück wie auch Kombinationsrezidive von Knochenmark und Zentralnervensystem, bei gleichzeitiger Steigerung der isolierten Rezidive im Zentralnervensystem [326, S. 137]. Ab Studie III/75 wurde mit Adriamycin und Asparaginase eine Therapieintensivierung erreicht, die sich auch in den Ergebnissen der Studie ablesen lässt.

Bereits nach kurzer Laufzeit der Studie IV/77 zeigte sich, dass es nicht möglich sein wird, das Ergebnis der Westberliner Studie zu erreichen und deshalb wurde die Studie wieder beendet [328, S. 140]. Dennoch zeigten sich in allen Hamburger ALL-Studien verbesserte Ergebnisse gegenüber der jeweiligen Vorgängerstudie. Hansjörg Riehm ging rückblickend auf einzelne Rückschläge in Therapiestudien anlässlich der Verabschiedung des Initiators der Hamburger Studien, Günter Landbeck, im Jahr 1990 darauf ein:

> (...) in der onkologischen Therapie, dem zweiten Schwerpunkt Ihrer Bemühungen, konnte nicht jeder Schritt in die richtige Richtung gehen, obwohl wir uns im Schulterschluss rechtschaffen darum bemüht haben, Irrwege zu meiden oder diese früh zu begreifen. [254, S. 196]

Als besonders schwerwiegende Komplikationen sind zerebrale Komplikationen in zwei Fällen zu nennen. Ein Patient erlitt einen Krampfanfall und fiel ins Koma, aus dem er nicht mehr gerettet werden konnten und ein anderer Patient hatte eine grobe Wesensveränderung und Intelligenzminderung infolge einer Zweitbestrahlung mit zusätzlichen intrathekalen Methotrexat-Gaben zu verzeichnen [324, S. 81]. Der Fall des ersten Patienten ereignete sich nach einjähriger Remission, beim zweiten Patienten zwei Wochen nach Erreichen einer zweiten Remission.

Ein Erreichen einer 5-Jahres Rate ereignisfreien Überlebens von 50 % konnte mit den ersten Studien nicht erreicht werden. Die enge Anlehnung der Studie an die am St. Jude Children's Hospital geübte Praxis war der Grund dafür, weil auch dort die Studienergebnisse nicht befriedigend waren. Gründe waren der Fortfall von zwei Behandlungsmaßnahmen, die getrennt betrachtet keinen Nutzen brachten, aber zusammengenommen jedoch unverzichtbar waren. Dies war die einwöchige Phase mit 6-Mercaptopurin, Methotrexat und Cyclophosphamid auf der einen Seite und die Gabe von Daunorubicin als drittem Mittel zusätzlich zu Vincristin und Prednison auf der anderen Seite [324, S. 84]. Bislang betrachtete man nur die Remissionsrate, auf die diese Präparate scheinbar keine Auswirkung hatten und woraufhin sie aus dem Behandlungsplan gestrichen wurden. Sie waren aber offensichtlich entscheidend für die Dauer der Remission. Auf diese Weise kann sehr gut gezeigt werden, welch wichtige Rolle die Remissionsqualität spielt. Ein Begriff, dessen Bedeutung auch Hansjörg Riehm erkannte und dadurch beschrieb, dass Remissionen länger anhielten [150, S. S9] und den Begriff der Therapiequalität mit der höheren Therapieintensität in Verbindung brachte [150, S. S10]. Die Hamburger Arbeitsgruppe lobt in ihrem Bericht von 1977 die Ergebnisse der Westberliner Studie, übt aber auch etwas Kritik, weil der Behandlungsplan nicht schrittweise aufbauend entwickelt wurde, sondern mit dem Ziel die maximal überhaupt möglich erscheinende Behandlungsintensität zu realisieren und daher hielt man es in Hamburg für notwendig, „Alternativen mit der Zielsetzung eines geringeren Risikos bei gleichem Erfolg zu entwickeln, damit eine Annäherung an die optimale, derzeit mögliche Behandlungsform erreicht wird" [324, S. 85]. Diese Aussage könnte bedeuten, dass sich eine grundsätzliche Einigung für ein Therapieschema bei akuten lymphoblastischen Leukämien nicht realisieren ließ, weil man offensichtlich davon überzeugt war, eine Alternative zur Strategie der Westberliner Studie und damit zur BFM-Gruppe aufzubauen. So entstand die COALL-Gruppe.

13.2 Münchener ALL-Studien

Am Dr. von Haunerschen Kinderspital in München lief vom 01.12.1976 bis 01.12.1979 eine Leukämiestudie in Kooperation mit 12 Kinderkliniken [87, S. 138 f.]. Leiter der Münchener Kinderonkologie war Professor Rainer Haas, Nachfolger Fritz Lamperts an der Klinik. Bereits am 3.2.1979 tagte ein Gremium der Fachgesellschaft über die bis dahin vorliegenden Ergebnisse der Studie. Moderiert wurde die Sitzung von Fritz Lampert, der damit nicht sehr glücklich war und festhielt: „Sie sollen moderieren, nicht kommentieren! zischelte mir Prof. Riehm aus Berlin, der mit am Vorstandstisch saß, zu" [176, S. 32]. 104 Patienten konnten in die Studie aufgenommen werden, die weitgehend auf den Erfahrungen der Therapiekonzepte des St. Jude Children Research Hospital basierte.

Initiiert wurde die Münchener Studie, weil die Autoren in der Intensivierung der Induktionstherapie bei der Leukämie die Gefahr sahen, dass ein großer Teil der Patienten mit geringem Risiko ein Rezidiv zu entwickeln eine zu starke Therapie erhielt, die möglicherweise auch unangemessen für den Erkrankungstyp unter Einbezug von Früh- und Spätfolgen war [87, S. 138]. Die Effektivität und Toxizität im Vergleich mit der früheren Memphis-VII-Studie zu überprüfen war das wichtigste Ziel der Münchener Studie. Wenn am Tag 29 durch Knochenmarkpunktion die Remission nachgewiesen werden konnte, erfolgte der zweite Teil der Behandlung, welcher als „Intensivphase" beschrieben ist und Medikamente enthält, die vorher nicht verabreicht worden sind. Schädelbestrahlung und intrathekale MTX-Gabe wurden unverändert aus der Memphis-Studie übernommen, ihr Beginn war 10 Tage nach Start der Behandlung mit Cyclophosphamid vorgesehen. Die Strahlendosen wurden altersabhängig abgestuft. So erhielten Kinder unter einem Jahr 15 Gy, Kinder zwischen ein und zwei Jahren 20 Gy und Kinder über zwei Jahre 24 Gy. In der Erhaltungstherapie gab es 6-Mercaptopurin mit 60 mg/m^2 täglich als Tablette und Methotrexat mit 30 mg/m^2 als Tablette einmal wöchentlich bis zu einer Dauer von 28 Monaten. Sind Patienten vorab für den Zweig Reinduktion randomisiert worden, dann erhielten sie alle drei Monate einmalig Vincristin 1,5 mg/m^2, Adriamycin 30 mg/m^2 (beides intravenös) sowie über sieben Tage Prednison mit 40 mg/m^2. Zeigte sich bei Patienten ein Rezidiv im Knochenmark, so wurden diese aus der Studie ausgeschlossen. Patienten mit einem Rezidiv im Zentralnervensystem blieben in der Studie und erhielten in diesem Fall über vier bis sechs Wochen intrathekale Methotrexat-Injektionen mit einer Dosis von 12 mg/m^2. Waren keine Leukämiezellen mehr im Liquor nachweisbar wurden die intrathekalen MTX-Injektionen noch sechs Wochen lang fortgesetzt. Ab März 1979 wurde eine Supportivtherapie in die Studie aufgenommen, weil sich Infektionen häuften.

93 der 104 Patienten erreichten eine Remission bis zum 29. Therapietag. Zwei Patienten sprachen nicht auf die Behandlung an (einer davon mit Trisomie 21), neun Patienten verstarben (davon acht an einer Blutvergiftung) während der Induktionstherapie und sieben Kinder verstarben in Remission. Sechs der acht Todesfälle während der Therapie traten vor Einführung einer prophylaktischen Antibiotikagabe (Supportivtherapie) auf. Danach traten noch zwei Fälle von Blutvergiftungen mit tödlichem Ausgang auf. Für die Remissionsdauer standen 86 Patienten zur Verfügung, von denen wiederum 40 durch Randomisierung einer zusätzlichen Reinduktion zugeführt wurden. 25 Patienten von diesen 86 erlitten ein Rezidiv im Knochenmark. Das früheste dieser Rezidive trat nach vier Monaten das späteste nach 39 Monaten auf. 14 der Patienten mit Knochenmarkrezidiv erhielten vorher keine Reinduktionstherapie, 11 Patienten erhielten sie. Ohne Reinduktionsbehandlung traten Rezidive im Mittel nach 15,4 Monaten auf, mit Reinduktionsbehandlung nach 13,1 Monaten. Zwei Patienten erlitten ein Rezidiv im Zentralnervensystem nach 12 bzw. 19 Monaten; bei Diagnosestellung hatten sie keinen ZNS-Befall. Die Ergebnisse sind in Tabelle 43 auf Seite 312 zusammengefasst.

23 Patienten hatten bei Diagnosestellung Leukozytenwerte über 25.000/μl. In dieser Gruppe traten 13 Rezidive, weshalb die Wahrscheinlichkeit einer Vollremission nach 36 Monaten bei 48 % lag. Dem standen 63 Patienten mit Leukozytenzahlen unter

25.000/μl gegenüber, von denen 14 ein Rezidiv erlitten. Daraus ergibt sich eine Remissionswahrscheinlichkeit von 75 % nach 36 Monaten. Insgesamt ergab sich eine Wahrscheinlichkeit rezidivfreien Überlebens von 60 % wie in der Analyse der nächsten Studie rückblickend festgestellt wurde [84, S. 207]. Für das Studienfazit sind drei Aspekte von Bedeutung [87, S. 143]:

1. Patienten mit einer Leukozytenzahl unter 25.000/μl haben eine gute Prognose, Patienten mit Leukozyten über 25.000/μl haben eine ungünstige Prognose.
2. Nach der Induktionstherapie der Studie 77-01 zeigte eine Reinduktion keinen Vorteil.
3. Die Anwendung des Protokolls 77-01 kann nur erfahrenen Zentren vorbehalten bleiben, weil erhebliche Toxizitäten zu erwarten sind.

Vom 01.12.1979 bis zum 31.12.1984 wurden in die Nachfolgestudie 77-02 149 Patienten aus acht Institutionen aufgenommen [84]. Merkmale der Studie waren: Nachdem die Remission erreicht wurde, erfolgte eine dreimalige Gabe von mittelhochdosiertem Methotrexat über 24 Stunden; Hochrisikopatienten erhielten anschließend einen zusätzlichen Therapieblock aus Hochdosis- Cyclophosphamid und Cytarabin. Eine weitere identifizierte Risikogruppe mit Leukozyten $> 50.000/\mu$l erhielt eine einmalige zusätzliche Reintensivierung bestehend aus VM-26 und Vindesin, die beide bis dahin noch nicht verabreicht wurden.

Die Schädelbestrahlung wurde erst in der Erhaltungstherapie durchgeführt und zwar in einer Dosis von 18 Gy für Patienten mit Standardrisiko und 24 Gy für Hochrisikopatienten. Alle Patienten mit Leukozyten $< 50.000/\mu$l erhielten in der Erhaltungstherapie (6-MP und MTX) keine Reintensivierung. Die intrathekalen MTX-Dosen wurden altersabhängig angepasst, da das Lebensalter besser mit dem Liquorraum korreliert als die Körperoberfläche. So entspricht bereits der Liquorraum eines drei Jahre alten Kindes dem eines Erwachsenen. Die intrathekalen MTX-Dosen waren bis unter einem Jahr 6 mg, zwischen einem und drei Jahren 8 mg und ab drei Jahren 12 mg. Bei neun von zehn Hochrisikopatienten traten Frührezidive auf, weshalb das Protokoll ab 1.11.1982 noch um eine weitere Therapieeinheit für Hochrisikopatienten ergänzt wurde.

Stichtag der Auswertung für die Studienergebnisse war der 1.11.1984. Im Überblick sind die Ergebnisse Tabelle 44 (Seite 312) zu entnehmen. In der Induktionsphase verstarben sieben Kinder, fünf Kinder während der Remissionstherapie (ein Kind starb an einem Verkehrsunfall, vier an Infekten). Von den vier ZNS-Rezidiven lag bei zwei Kindern bereits bei der Diagnose ein ZNS-Befall vor. Für alle Patienten ergibt sich eine Wahrscheinlichkeit für ein ereignisfreies Überleben von 68 %. Die intensive Induktionstherapie mit der die Remission erreicht wird, reduziert die anfängliche Leukämiezellmasse von 10^{12} auf 10^{10} Zellen. Daher kommt der Erhaltungstherapie eine entscheidende Rolle zu, weitere Leukämiezellen zu verdrängen. Hier sehen auch die Studienleiter der Münchener ALL-Studie 77-02 den Grund für die Verbesserung der Prognose gegenüber der ersten Studie, da MTX in mittelhoher Dosierung in der Erhaltungstherapie eingeführt worden ist [84, S. 213]. Zusammenfassend lässt sich festhalten, dass mit den Münchener Studien ALL-77-01 und ALL-77-02 das Ziel einer schrittweisen Therapieintensivierung verfolgt wurde [133, S. 3]. In der Studie 77-01 bestand die Induktionstherapie aus einer einmaligen Gabe mittelhochdosierten Methotrexats und den vier Mitteln Cyclophosphamid, Vincristin, ARA-C und Prednison. In der Studie 77-02 wurde die Therapie verstärkt mittels einer Induktionsbehandlung mit Vincristin, Adriamycin, Prednison und Asparaginase sowie drei mittelhochdosierten Methotrexatinfusionen zzgl. Asparaginase und kombiniert mit intrathekalem Methotrexat [133, S. 4]. Für Patienten mit hohem Risiko wurde die Therapie durch Cyclophosphamid und Cytarabin intensivert.

13.3 COALL-Studien

Die erste kooperative ALL-Studie entstand unmittelbar aus der Studie V/79, welche in diesem Kapitel bereits kurz thematisiert wurde. Der Ansatz bei Konzeption der Studie war, den an sich erfolgreichen Behandlungsplan der BFM-Gruppe in seiner Intensität zu entschärfen, um die therapiebedingte Sterblichkeit zu senken [134]. Grundlage dieser Überlegungen war die Studie BFM 76/79. Zur Realisierung dieses Schrittes nahm man die Asparaginase aus der Induktionstherapie heraus und stellte sie an das Ende der ersten Phase der Induktionstherapie. Diese Maßnahme betraf auch die Reinduktionsprotokolle. Die Modifizierungen sollten die Behandlung effektiver machen, sie durch geringere Therapiesterblichkeit leichter durchführbar und folglich für die betroffenen Kinder erträglicher machen. Gleichzeitig ist die Behandlungsdauer von Asparaginase auf drei Wochen verkürzt worden. Als 20 Patienten in der Hamburger Universitätsklinik nach diesem Studienprinzip therapiert worden sind, hat man sich entschlossen, weitere Kliniken zur Teilnahme an der Studie einzuladen [327, S. 155], sodass 19 Kliniken nach der COALL-80-Studie behandelten [328, S. 161].

Für die Stratifizierung war die Definition einer Risikogruppe nötig. Diese hat man durch Leukozytenzahlen $\geq 25.000/mm^3$ festgelegt. Beide Gruppen bekommen die erste Therapiephase über 78 Tage. Bis zu vier Wochen danach durchlaufen die Risikogruppe das Protokoll II und die Standardgruppe Protokoll III. Die Therapieelemente sind in den Abbildungen 101, 102 und 103 dargestellt.

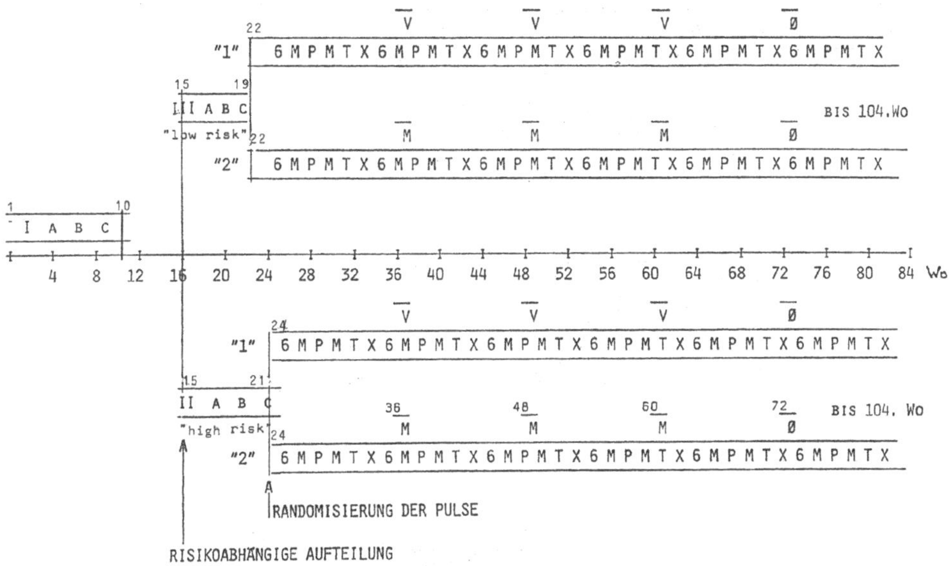

Abb. 101: Therapieübersicht der kooperativen Leukämiestudie COALL-80.

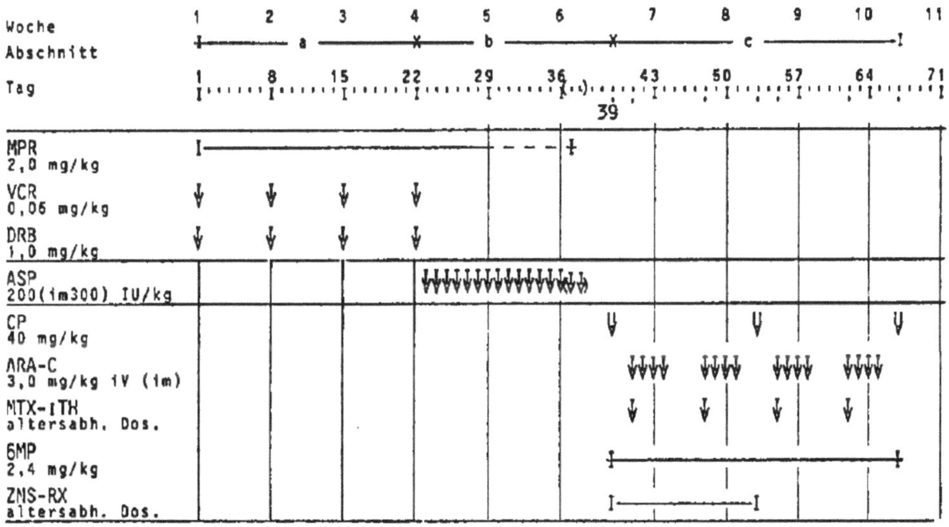

Abb. 102: Protokoll I der kooperativen Leukämiestudie COALL-80; MPR: Methylprednisolon; VCR: Vincristin; DRB: Daunorubicin; ASP: Asparaginase; CP: Cyclophosphamid; ARA-C: Cytarabin; MTX i-TH: intrathekales MTX; 6-MP: 6-Mercaptopurin; ZNS-RX: Bestrahlung des Zentralnervensystems.

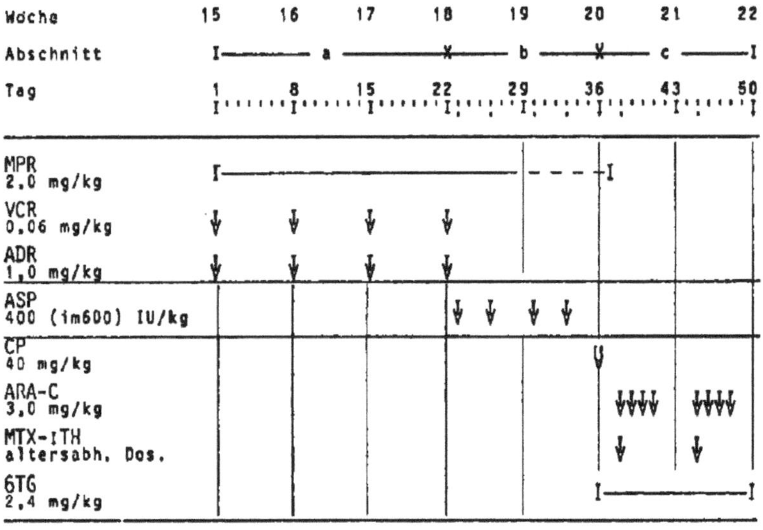

Abb. 103: Protokoll II der kooperativen Leukämiestudie COALL-80; MPR: Methylprednisoln; VCR: Vincristin; ADR: Adriamycin; ASP: Asparaginase; CP: Cyclophosphamid; ARA-C: Cytarabin; MTX i-TH: intrathekales MTX; 6-TG: 6-Thioguanin.

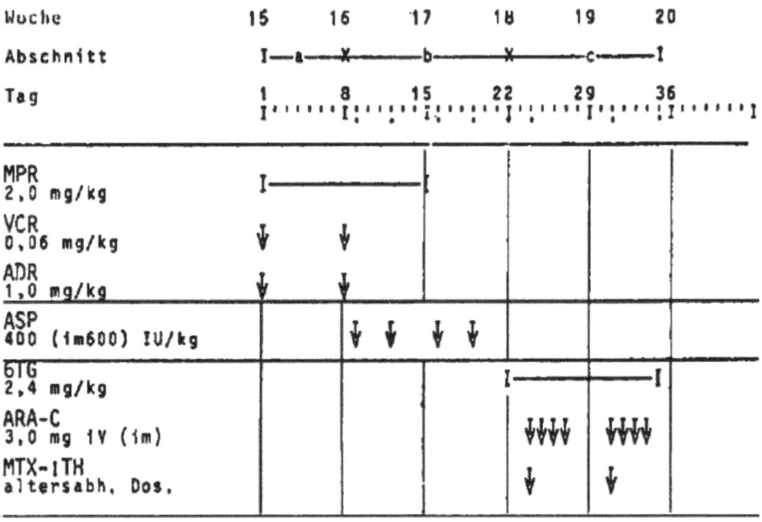

Abb. 104: Protokoll III der kooperativen Leukämiestudie COALL-80; MPR = Methylprednisolon; VCR: Vincristin; ADR: Adriamycin; ASP: Asparaginase; 6-TG: 6-Thioguanin; ARA-C: Cytarabin; MTX i-TH: intrathekales MTX.

Mit den Ergebnissen steht die erste Studie der COALL-Gruppe nicht hinter den Ergebnissen der BFM-Studiengruppe zurück (Tabelle 45, Seite 313). Es ist also durchaus möglich die Asparaginase aus der Induktionsbehandlung herauszunehmen und sie stattdessen unmittelbar danach zu verabreichen. Dies blieb fortan ein wesentliches Merkmal der COALL-Studien, während die BFM-Gruppe wegen ihren positiven Erfahrungen die Asparaginase weiterhin im Rahmen der Induktionsbehandlung unverändert beibehielt.

In der Studie COALL-82 teilte man die Patienten in eine Hochrisiko- und Niedrigrisiko-Gruppe ein. Grundlage dafür war die Zahl der weißen Blutkörperchen bei Diagnosestellung ($> 25.000/mm^3$). Patienten mit einem niedrigeren Risiko erhielten statt Cyclophosphamid mittelhochdosiertes Methotrexat, aber eine höhere Dosis Daunorubicin (36 statt $30\,mg/m^2$). Die Reinduktion war nicht mehr Bestandteil der Behandlung. Patienten mit hohem Risiko erfuhren eine Therapieintensivierung mit Hochdosis- Methotrexat. In der Reinduktion wurde anstatt Cyclophosphamid/Cytarabin die Kombination VM-26/Cytarabin verabreicht. Beide Gruppen erhielten die Bestrahlung nicht während, sondern nach der Induktionsphase und keine intrathekale Methotrexatgabe während der Bestrahlung. Keine Bestrahlung erhielten Patienten mit Leukozyten $< 3.000/mm^3$, sondern dafür sechs mal MTX intrathekal im ersten Jahr. In der Auswertung vom 1.1.1990 ergab sich bei 131 Patienten ein ereignisfreies Überleben von nur 50 % [137, S. 2]. Gründe waren:

- hohe Rate von ZNS-Rezidiven in beiden Zweigen (13 %), als Konsequenz aus dem Verzicht von intrathekalem MTX
- hohe Rate von KM-Rezidiven im Hochrisikozweig durch Verzicht auf Asparaginase in der Reinduktion
- die Leukovorin-Rescue beginnt bei einem Teil der Patienten mit niedrigem Risiko zu früh

Die Studie COALL-85 (205 Patienten an 20 Kliniken) war eine Vereinigung der bisherigen Teilnehmer der COALL-Gruppe und der Kliniken, die an der Münchener Studie ALL 77-02 teilnahmen. Die Risikoeinteilung erfolgte auf Basis der vorherigen Studie, allerdings wurden Patienten, die älter als zehn Jahre waren, auch in den Hochrisikozweig eingeordnet. Patienten mit einem geringen Risiko erhielten kein Cytarabin mehr. Für Hochrisikopatienten wurde ein neues Konzept entwickelt, das den Wechsel von nicht-kreuzresistenten Medikamentenkombinationen während der Intensivphase beinhaltete. Eine Randomisierung in zwei Gruppen (langsamer Wechsel = Übergang auf die nächste Medikamentenkombination nach vier bis sechs Wochen bzw. schneller Wechsel = Wechsel der Medikamente nach zwei bis drei Wochen) sollte prüfen, welche Kombination vorteilhafter war [135, S. 172]. Die Dosis nach dem Behandlungszeitraum war in beiden Gruppen identisch. Bei allen Patienten der Hochrisikogruppe wurde die Schädelbestrahlung durchgeführt, ebenso bei Patienten der Gruppe mit niedrigem Risiko sofern sie bestimmte Kriterien erfüllten (Leukozyten $> 5.000/mm^3$, Leber-/Milzgröße > 3 cm). Als Komplikationen während der Therapie traten Medikamentennebenwirkungen und Infektionen auf, besonders schwerwiegend waren ein Fall von Hirnblutung und Entzündung der Bauchspeicheldrüse [135, S. 174]. Die Beobachtungsdauer der Studie war zum Stichtag der ersten Auswertung vergleichsweise kurz. Ein Aspekt, der das Gesamtergebnis anfangs etwas zurückhaltender bewerten lassen sollte. Dennoch konnte es sicher als „vielversprechend“ [135, S. 175] bezeichnet werden. Tabelle 46 auf Seite 313 fasst die Studienergebnisse gruppiert nach den Studienarmen zusammen. In der Studie COALL-85 konnte zudem – wie schon durch die BFM-Gruppe für deren Studien – belegt werden, dass das initiale Therapieansprechen ein wichtiger prognostischer Faktor ist [136]. Die Studie zeigte, dass die Dosisintensität bei der Behandlung eine wichtige Rolle spielt [83].

In der Studie COALL-89 erfuhren Patienten mit niedrigem Risiko eine abermalige Therapieintensivierung, indem drei Therapieblöcke der Hochrisikogruppe dazu genommen wurden. Eine Zwischenauswertung im Februar 1990 zeigte für Patienten mit hohem Risiko ein deutlich geringeres ereignisfreies Überleben, mit der Konsequenz dass der Zweig geschlossen und seit 1.4.1990 nur noch der Zweig mit langsamen Medikamentenwechsel durchgeführt wurde. Schlussfolgerungen der COALL-Studien sind [137, S. 6]:

- Das Nachstellen der Asparaginase hinter die Induktion ist ohne Effektivitätsverlust möglich.
- Gleichzeitige intrathekale Methotrexatgaben bei der Schädelbestrahlung sind wichtig.
- Üppige Gaben von Folinsäure neutralisieren nicht nur die Methotrexatwirkung sondern begünstigen eventuell sogar Rezidive.
- Bei Low-Risk Patienten kann mit einer kurzen intensiven Therapie (...) ein 70 %iges ereignisfreies Überleben erreicht werden.
- Eine frühe Gabe von Folinsäure in einem solchen Methotrexat gewichteten Protokoll ist von einer hohen Rezidivrate gefolgt.
- Auf eine Schädelbestrahlung kann bei Patienten mit (...) Leukozyten unter $10.000/mm^3$ verzichtet werden.
- Der wechselnde Einsatz von sechs meist nicht-kreuzresistenten Zytostatikakombinationen bei High-Risk Patienten führt zu hohen rezidivfreien Überlebensraten, besonders bei Patienten mit hohen initialen Leukozytenzahlen. Ein Wechsel der Zytostatikakombinationen bereits nach einem Medikamentenblock ist nicht von Vorteil und für Patienten mit sehr hohen Leukozytenzahlen sogar von Nachteil.
- Das Erreichen der Vollremission nach 28 Tagen ist einer der wichtigsten prognostischen Parameter.

Im Verlauf der 1990er-Jahre konnte die COALL-Studiengruppe Parameter zur Zytostatika-Resistenz als Stratifizierungsmarker heranziehen und so Patienten mit schlechtem Therapieansprechen eine intensivierte Behandlung verabreichen oder bei schon vorher erfolgter Intensivierung eine Stammzelltransplantation durchführen [138]. Die Ergebnisse der COALL-Studien 82 bis 97 sind in Tabelle 47 auf Seite 314 zusammengefasst. Die auch bei den COALL-Studien verfeinerte Aufteilung in verschiedene Therapiegruppen verdeutlichen die Abbildungen 105 und 106 aus der COALL-Studie des Jahres 2009.

Ein Hinweis zum Schluss dieses Kapitels: Die Darstellung der COALL-Studien ist im Vergleich mit den Ausführungen zu den BFM-Studien in deutlich komprimierter Weise erfolgt, aber die Bedeutung der Studiengruppe parallel zur von Hansjörg Riehm geleiteten ALL-BFM-Gruppe wurde deutlich. Die Setzung von Schwerpunkten ist unvermeidlich.

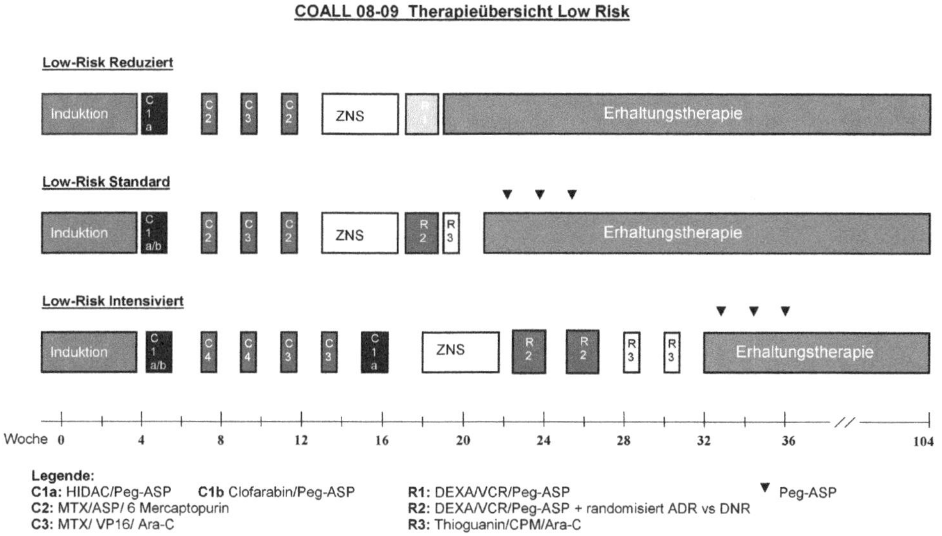

Abb. 105: Therapieübersicht der kooperativen Leukämiestudie COALL-08-09 für Low-Risk-Gruppe.

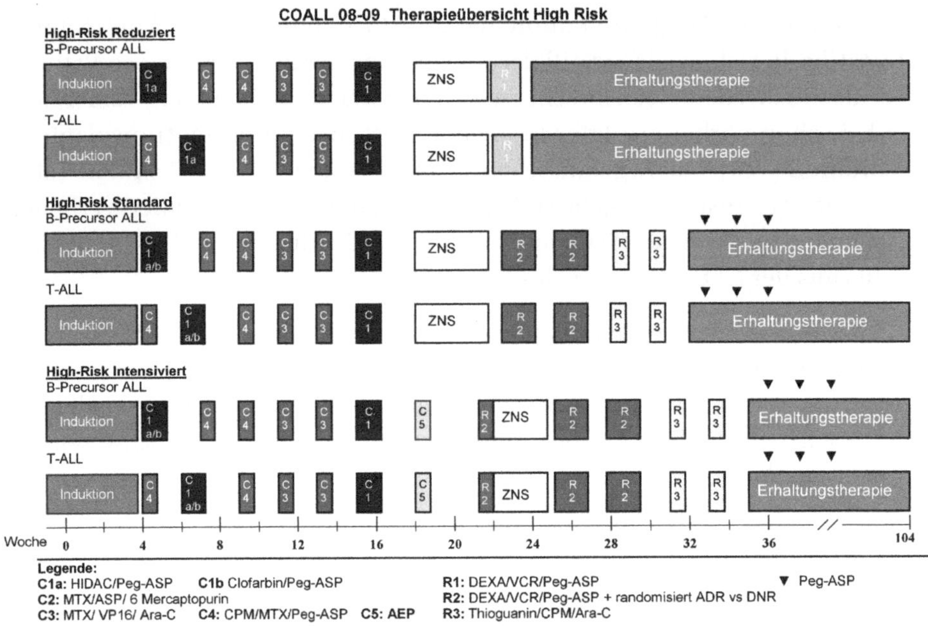

Abb. 106: Therapieübersicht der kooperativen Leukämiestudie COALL-08-09 für High-Risk-Gruppe.

Kapitel 14

ALL-Rezidivstudien der REZ-BFM-Gruppe

Erfolge bei der Behandlung von akuten lymphoblastischen Leukämien in den 1970er-Jahren waren auf die Ersterkrankung beschränkt. Kam es bei Kindern zu einem Rückfall der Erkrankung, standen eher experimentelle Behandlungen wie die Wiederholung der Ersttherapie oder autologe Knochenmarktransplantationen zur Verfügung [209]. Die Knochenmarktransplantation war damals ein relativ neues Therapieverfahren und mit erheblichen Problemen und Risiken behaftet [152, 153, 211], wenngleich in einem Tagungsbericht über eine erfolgreiche Knochenmarktransplantation vom 06.08.1975 aus der Kinderpoliklinik der Universität München berichtet wurde [8].

Im Falle von Krankheitsrückfällen wurden Mitte der 1970er-Jahre an unterschiedlichen Standorten uneinheitliche Behandlungskonzepte verfolgt, mit generell schlechter Prognose für die betroffenen Kinder. Berichte darüber liegen aus Hamburg [189], München [333], Freiburg [318] und Münster [85] vor. In Münster gab es die Besonderheit, dass die Kinder bei der Ersterkrankung zu dieser Zeit noch nicht nach dem Westberlier Protokoll behandelt wurden. Daher wurde dieses Protokoll dann bei Kindern mit Rückfall angewendet.

Bei einem Rezidiv in einem oder beiden Hoden empfahl die BFM-Gruppe eine erneute Chemotherapie mit Protokoll II und ließ so in einer Analyse von 29 betroffenen Kindern „für 70 % der Kinder ein Überleben ohne weiteres Rezidiv erwarten" mit begleitendem Hinweis, dass „Leukämiezellen im Hoden gleichsam überwintern und nach Therapieende zu einem lokalen Rezidiv mit nachfolgender systemischer

Aussaat führen können“ [62, S. 204]. Ein Hodenrezidiv sei daher immer als ein systemisches Rezidiv anzusehen und entsprechend zu behandeln.

Die Studienzentrale der ALL- und NHL-BFM-Gruppe befindet sich Anfang der 1980er-Jahre in Berlin. Der Arzt Günter Henze schaut sich mit seinem Mitarbeiter, dem Mathematiker Hans-Joachim Langermann, einige Ergebnisse der vorausgegangenen Studien an. Günter Henze fällt der noch immer nicht wesentlich kleiner gewordene Teil der Patienten auf, die ein Rezidiv erleiden, bei denen die Leukämie also zurückkehrt. Für Rezidivpatienten gibt es zu diesem Zeitpunkt keine einheitliche Strategie welche Behandlung sie nun erhalten sollen. Entweder man wiederholt die Erstbehandlung noch einmal oder man gibt die Kinder auf.

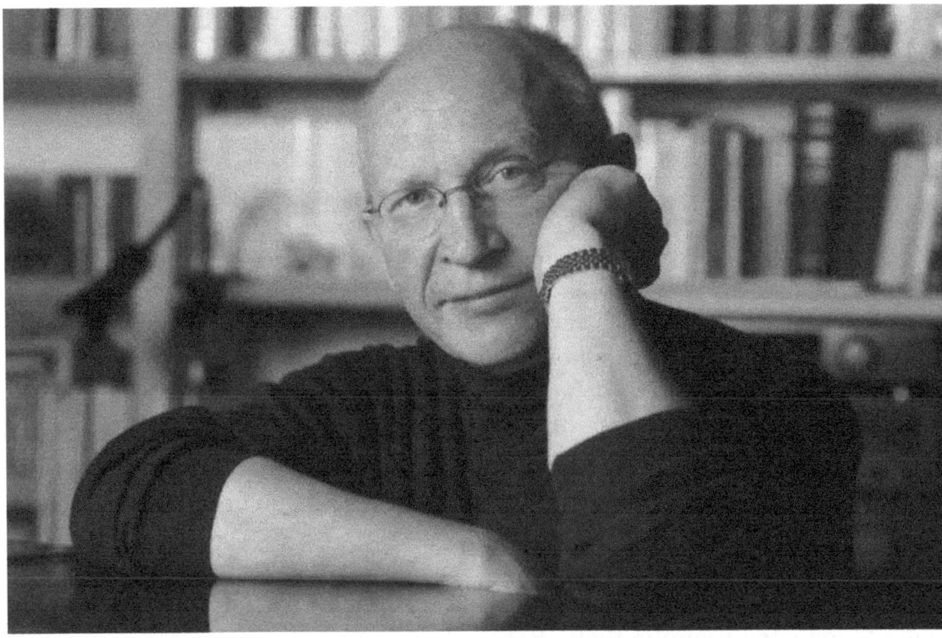

Abb. 107: Prof. Dr. med. Dr. h.c. Günter Henze.

Ein Aufgeben der Patienten ist für Günter Henze ausgeschlossen, schließlich ist die Leukämie doch eine heilbare Erkrankung. Die Wiederholung der Behandlung wäre allerdings problematisch, weil sie ja schon beim ersten Mal nicht ausgereicht hat; die Resistenzentwicklung ist wahrscheinlich. Darauf entwickelt Günter Henze den Plan, dass diese Patienten eine andere Therapiestrategie brauchen als sie bisher bekommen haben und entschließt sich diese Strategie in eigenen Therapieoptimierungsstudien für Leukämierezidive zu integrieren. Die Studienreihe „ALL-REZ BFM“ war damit entstanden und konnte erstmals 1983 starten. Bis zu seiner Emeritierung 2011 wird Günter Henze von nun an der Leiter dieser Studienreihe sein. Er ist einer der

Personen, die die Kinderonkologie maßgeblich geprägt haben und deshalb folgen nun einige Ausführungen zu Günter Henze:[1]

Günter Henze hat sein Medizinstudium an der Freien Universität in Berlin absolviert – überlegte aber ob er nicht besser Musik studieren sollte. Nicht auszudenken was der Kinderonkologie gefehlt hätte, wenn er sich für die Musik und gegen die Medizin entschieden hätte. 1972 promovierte Günter Henze zum Dr. med. und fing im selben Jahr als Assistent an der Kinderklinik des Städtischen Rudolf-Virchow-Krankenhauses an. 1976 wurde er Facharzt für Kinderheilkunde und arbeitete von 1977 bis 2011 in der pädiatrischen Onkologie und war damit über 30 Jahre in der gleichen Klinik und in der gleichen Stadt tätig. Besonders die Behandlung von leukämiekranken Kindern und solchen, die an einem Rezidiv erkrankten, stand im Mittelpunkt des Wirkens von Günter Henze. Günter Henze arbeitete in Berlin unter Hansjörg Riehm und wurde 1986 – nachdem Riehm 1984 nach Hannover gewechselt war – dessen Nachfolger als Leiter der pädiatrischen Onkologie-Hämatologie am Virchow-Klinikum, 1996 erfolgte die Anbindung dieser Klinik an die Charité Universitätsmedizin Berlin.

1980 bekam er gemeinsam mit Hans-Joachim Langermann den Preis der Kind-Philipp-Stiftung für Leukämieforschung für die Arbeit „Die Prognose der akuten lymphoblastischen Leukämie im Kindesalter in Abhängigkeit von Initialbefunden und Therapie. Eine Analyse von drei Therapiestudien." An der Freien Universität Berlin habilitierte sich Günter Henze 1982. Er hat maßgeblichen Anteil am risikoangepassten Therapiekonzept der ALL wie es seit 1976 Standard ist. Mit seiner Entwicklung der Behandlungsstrategie aus kurzen, intensiven, sich abwechselnden Blöcken für die B-ALL und B-Non-Hodgkin-Lymphome hat er diese Erkrankung erst heilbar gemacht. Damit verdanke auch ich übrigens mein Leben dieser Entwicklung von Günter Henze. Seit 1983 leitete er die multizentrischen Studien ALL-REZ BFM, welche in diesem Kapitel beschrieben werden. Damit wandte er sich einem Thema zu, das sehr wichtig war, aber anfangs nicht sonderlich viel Erfolg versprach, denn die Rezidive waren damals ein fast hoffnungsloses Leiden. Früh war sich Günter Henze im Klaren über die Notwendigkeit der Knochenmarktransplantation als einzige Möglichkeit nach einem Leukämierezidiv gewisse Risikopatienten tatsächlich heilen zu können. Daraus entstand ein Konzept welches Chemotherapie und Knochenmarktransplantation zusammenführte.

Von 1995 bis 2001 war Günter Henze Vorsitzender der Gesellschaft für Pädiatrische Onkologie und Hämatologie und zusätzlich war er Vorsitzender der SIOP, der internationalen Fachgesellschaft der pädiatrischen Onkologie (2008 fand der Weltkongress der SIOP in Berlin statt). In dieser Zeit kümmerte sich Günter Henze um die Beantragung des Kompetenznetzes für Pädiatrische Onkologie und

[1] Die biographischen Angaben sind nach [78, S. 1–3] modifiziert.

Hämatologie. Das Bundesforschunsministerium förderte in dessen Rahmen über einen begrenzten Zeitraum die Schaffung neuer Strukturen, die so dauerhaft in die Kinderonkologie etabliert werden konnten. Günter Henze engagierte und engagiert sich für die Zusammenarbeit mit Kinderonkologen aus Staaten der früheren Sowjetunion und führte das Behandlungsprotokoll Moskau-Berlin – ALL-MB – für die Patienten dort ein. 2008 erhielt er das Bundesverdienstkreuz und 2009 den Krebspreis der Deutschen Krebsgesellschaft.

In den Ausführungen zu den Leukämiestudien der BFM-Gruppe wurde bereits deutlich, dass ein nicht unerheblicher Teil der Patienten (etwa 20 %) einen Rückfall der Leukämie erleiden. Damit ist das Rezidiv der ALL eine häufige Diagnose, bei allen Erfolgen der Initialtherapie darf das nicht übersehen werden. Als die Therapieoptimierungsstudien für die Leukämie-Rezidive starteten, entsprach die Anzahl der Kinder welche ein Rezidiv ihrer ALL erlitten in etwa der Zahl der Kinder, die neu an einem Neuroblastom erkrankten [119, S. S73].

Als Ursachen für Rückfälle einer Leukämie führt die ALL-REZ-BFM-Gruppe um Günter Henze drei mögliche Gründe an [110]:

1. Die Existenz einer anatomischen Barriere, die Chemotherapeutika davon abhält, in ausreichender Konzentration in der Zielzelle ihre Wirkung zu entfalten.
2. Resistenzentwicklung gegen die eingesetzten Medikamente – entweder schon bestehend oder erst entstanden.
3. Zellen könnten sich in einer Art metabolischer Kapsel befinden, die sie vom Eintritt in den Zellzyklus abhält und damit für die Chemotherapie unangreifbar macht.

Der Prävention des Zentralnervensystems kommt bei der Therapie eines Leukämierückfalls weiterhin eine hohe Bedeutung zu, da es dort durchaus auch nach einem Rückfall im Knochenmark zu einem erneuten Rezidiv kommen kann [63].

14.1 Therapiestudie ALL-REZ BFM 83

Wegen der gerade beschriebenen Ausgangssituation hat Günter Henze im Jahr 1983 die erste Studie der BFM-Rezidivgruppe initiiert. Drei Ziele standen für diese erste Rezidivstudie ALL-REZ BFM 83 im Vordergrund [108, S. 4]:

- den Versuch zu unternehmen, Kinder mit ALL-Rezidiv nach einem vorgegebenen Plan einheitlich zu behandeln,
- die bis dahin unbefriedigenden Behandlungsergebnisse bei Rezidivpatienten mit Hilfe einer neu konzipierten, intensiven Polychemotherapie zu verbessern,

- anhand der Rezidivpatienten neue prognostische Faktoren zu ermitteln, die auch bei der Erstbehandlung zu berücksichtigen wären.

Die Therapie sollte sowohl dem Zeitpunkt des Rezidivs als auch dem Ort des Rezidivs angepasst werden, außerdem eine umfangreiche Diagnostik wegen des Rezidivs durchgeführt werden. In die Studie ALL-REZ BFM 83 wurden von Juni 1983 bis August 1985 insgesamt 159 Kinder und Jugendliche mit einem ALL-Rezidiv aufgenommen. 91 Patienten hatten ein Erstrezidiv, 22 Patienten ein Zweit- bzw. Mehrfachrezidiv, 46 erfüllten nicht die Kriterien zur Studienaufnahme und wurden nicht exakt nach dieser behandelt. Von 91 Patienten waren 59 Jungen und 32 Mädchen. Die Behandlungspläne sind in den Abbildungen 108 bis 110 dargestellt. 77 der 91 Patienten erreichten mit der Behandlung eine 2. Remission. Dies entspricht einer Rate von 84,6 %. Deutlich unterschiedlich schnitten die Gruppen isoliert für sich betrachtet ab. Die späten Rezidive hatten eine Remissionsrate von 94,7 % (36 von 38 Patienten), die frühen Rezidive 77,4 % (41 von 53 Patienten). Von diesen 12 Patienten mit Frührezidiv, die keine 2. Remission erreichten, verstarben sechs an der Toxizität der Induktionsbehandlung, die anderen sechs sprachen nicht auf die Therapie an. Schauen wir uns nun nur die Rezidive mit Knochenmarkbeteiligung an. Generell hatten Patienten mit einem Knochenmarkrezidiv eine Wahrscheinlichkeit von 25 % vier Jahre ereignisfrei überleben zu können [111, S. S18].

Ein solches Resultat war durchaus lobenswert, denn alle Patienten hatten ja bereits eine intensive Ersttherapie erhalten, die nicht ausreichte um alle Leukämiezellen auszumerzen, die ihnen die Möglichkeit bot, sich auf die Behandlung einstellen zu können und so eine Resistenzentwicklung entstehen zu lassen. Für Patienten mit einem späten Knochenmarkrezidiv war die Wahrscheinlichkeit eines 3-Jahres-ereignisfreien Überlebens mit 4 % deutlich schlechter [111, S. S19]. Grundidee der Rezidivbehandlung war die erneute Anwendung einer kurzen, aber intensiven Polychemotherapie mit Substanzen, die sich bei der ALL als wirksam erwiesen hatten. Die in den aggressiven E-Block gesetzten Erwartungen bei Patienten mit frühem KM-Rezidiv haben sich nicht erfüllt, die Toxizität dieses Blocks war bedenklich hoch und das Ergebnis sowohl bezüglich der Remissionsrate als auch der Dauer der zweiten Komplettremission unbefriedigend [109].

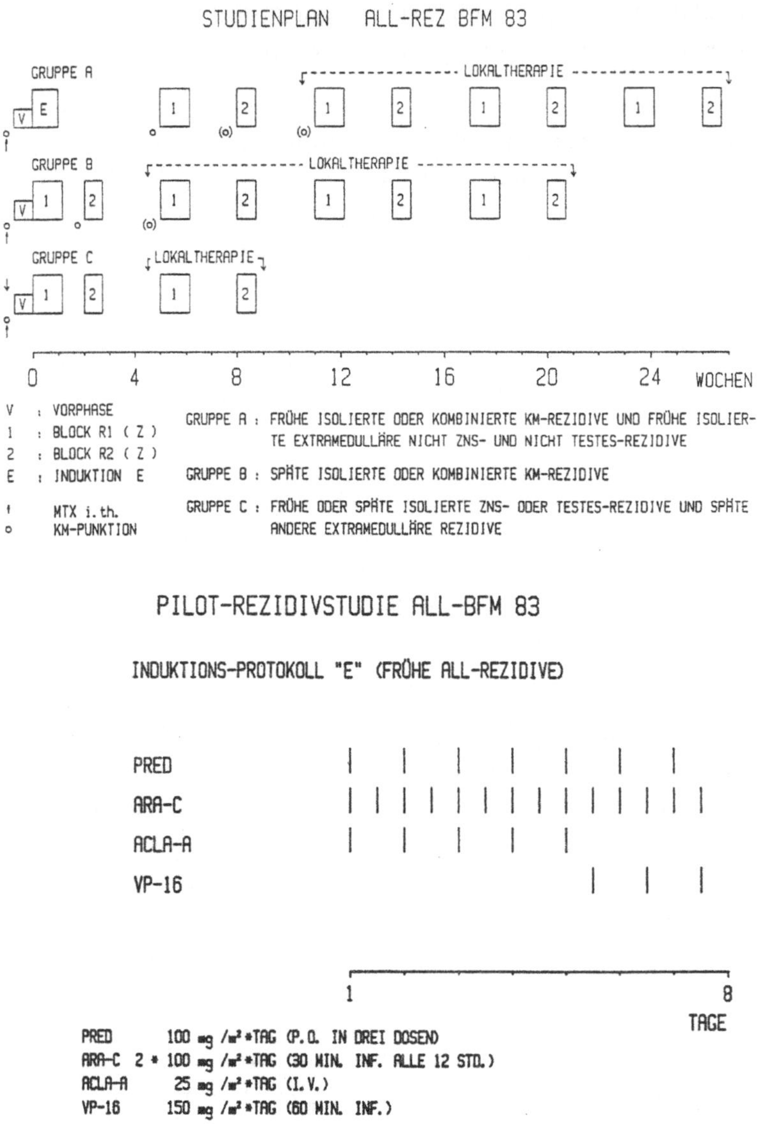

Abb. 108: Therapieplan und Induktionstherapie ALL-REZ BFM 83.

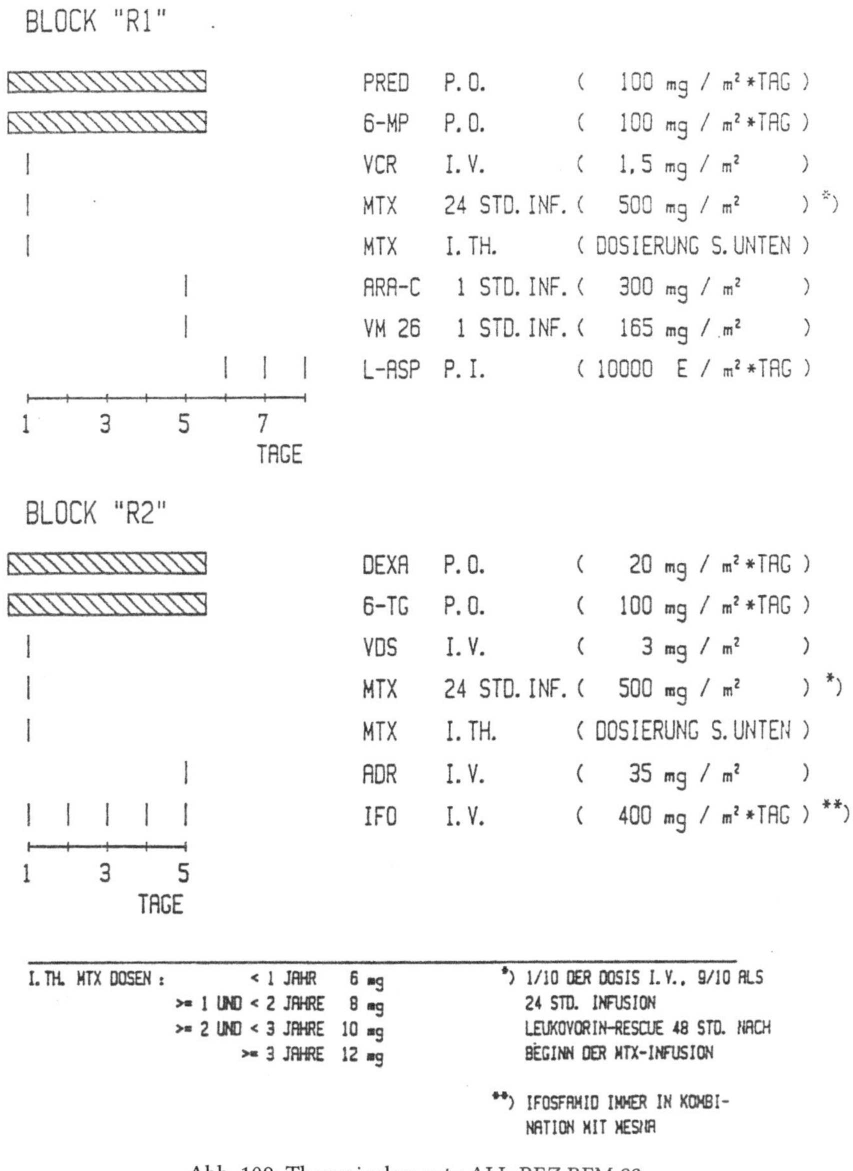

Abb. 109: Therapieelemente ALL-REZ BFM 83.

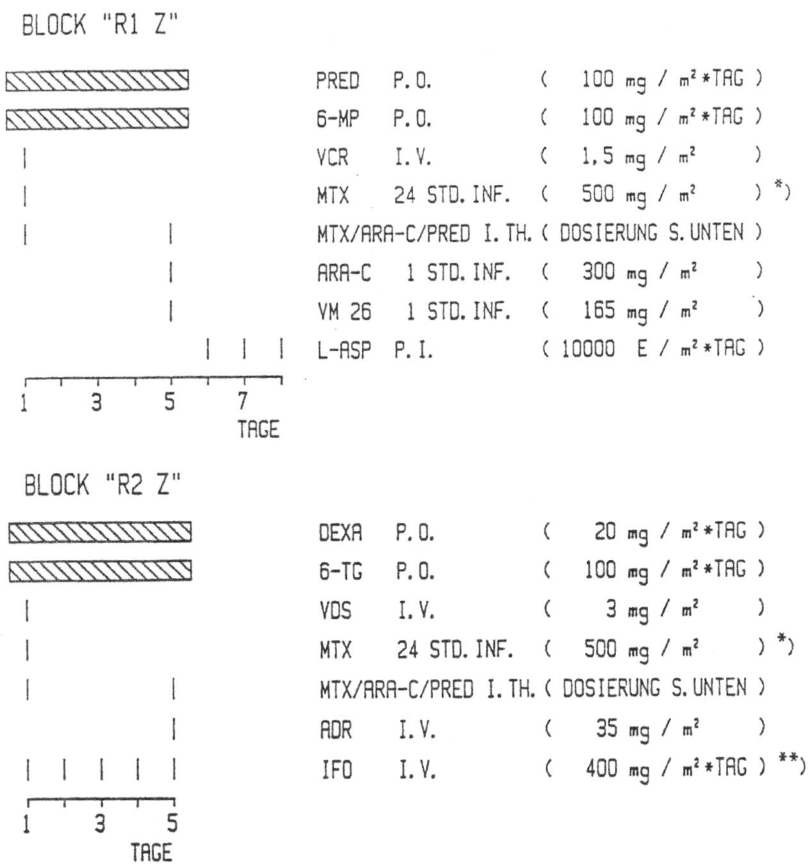

I.TH. DOSEN :

	MTX	ARA-C	PRED
< 1 JAHR	6	16	4 mg
>= 1 UND < 2 JAHRE	8	20	6 mg
>= 2 UND < 3 JAHRE	10	26	8 mg
>= 3 JAHRE	12	30	10 mg

*) 1/10 DER DOSIS I.V., 9/10 ALS 24 STD. INFUSION LEUKOVORIN-RESCUE 48 STD. NACH BEGINN DER MTX-INFUSION

**) IFOSFAMID IMMER IN KOMBINATION MIT MESNA

Abb. 110: Therapieelemente ALL-REZ BFM 83 mit ZNS-Rezidiv.

14.2 Therapiestudie ALL-REZ BFM 85

Der aggressive E-Block als Induktionstherapie hatte sich nicht bewähren können, zeigten sich doch eine Vielzahl von toxizitätsbedingten Problemen. Für die Studie ALL-REZ BFM 85 wurde eine neue Induktionsbehandlung konzipiert. In diese wurden Methotrexat und Cytarabin – jeweils in Hochdosis – integriert. Die Behandlung war für 22 Tage vorgesehen, mit einer Therapiepause von Tag 9 bis 14. Methotrexat kam in der ersten Hälfte zum Einsatz, Cytarabin in der zweiten Hälfte (jeweils zum Beginn). Flankiert wurden beide Phasen zum Beginn und Ende von jeweils einer Gabe Vincristin, sowie in der Mitte von zwei Gaben Asparaginase. Eine Randomisierung erfolgte bzgl. der MTX-Dosierung: entweder Hochdosis-MTX mit hoher Folinsäuredosis oder mittelhochdosiertes MTX mit niedriger Folinsäuredosis. Im Zweig mit mittelhochdosiertem MTX (1 g/m^2) über 36 Stunden waren zwei Gaben Folinsäure vorgesehen, im Zweig mit Hochdosis-MTX (12 g/m^2 in vier Stunden) musste Folinsäure 12 Mal verabreicht werden.

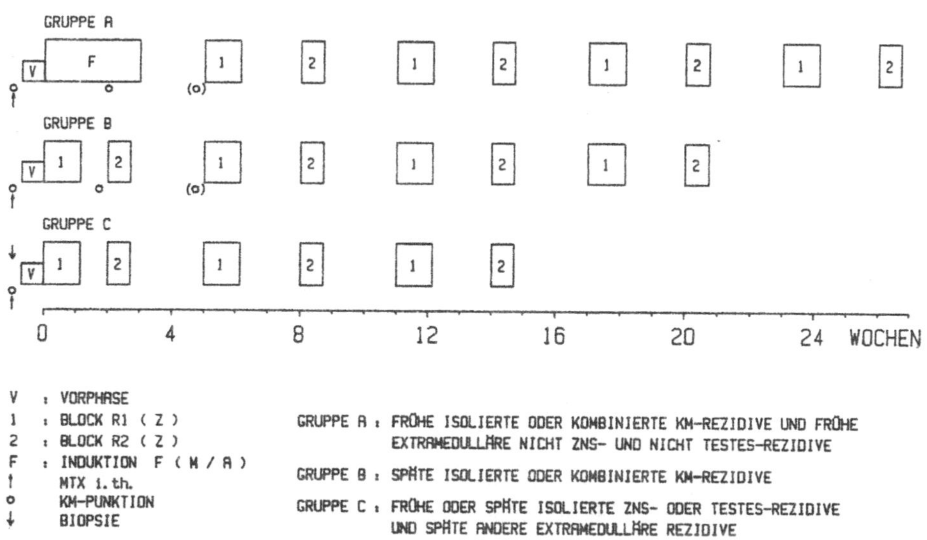

Abb. 111: Behandlungsplan in der Studie ALL-REZ BFM 85; P = Vorphase mit Prednison; F = Induktionstherapie für frühe Knochenmarkrezidive; R1 und R2 = Polychemotherapiekurse; o = Knochenmarkpunktion; ↓ = Biopsie; ↑ = Lumbalpunktion mit intrathekal MTX.

Schauen wir uns die Studie ALL-REZ BFM 85 etwas genauer an [114]. Die Behandlungsstrategie war an den Typ des jeweiligen Rezidivs angepasst und unterschied zwischen frühem und späten Knochenmarkrezidiv aber auch zwischen einem isolierten Rückfall außerhalb des Knochenmarks (genaue Informationen zur Rezidivverteilung sind Tabelle 48 auf Seite 314 zu entnehmen). Der Behandlungsplan ist Abbildung 111 zu entnehmen.

Die meisten Kinder erlitten ihr Rezidiv früh, d. h. innerhalb der ersten sechs Monate nach Therapieende. Mehrheitlich war das Knochenmark betroffen, genauer in 112 von 130 Rezidiven. 79 Kinder hatten ein isoliertes Rezidiv im Knochenmark. Dazu mussten mehr als 25 % Blasten im Knochenmark nachgewiesen werden, im Zentralnervensystem oder den Hoden durften keine Leukämiezellen nachgewiesen werden. Die Beteiligung des Knochenmarks am Rezidiv im Zentralnervensystem oder in den Hoden wurde durch Nachweis im Liquor und durch Biopsie der Hoden festgelegt, bei einem Blastenanteil von weniger als 5 % Blasten im Knochenmark. Leukämiezellen unter 5 % im Knochenmark aber nachgewiesen im Körper bedeuteten ein extramedulläres Rezidiv, also eines, welches außerhalb des Knochenmarks abläuft. Wie in Abbildung 111 zu erkennen ist, wurden die Patienten zu drei Zweigen zugeordnet, abhängig davon welcher Ausbreitungsgrad das ALL-Rezidiv erreicht hatte. In die Gruppe A kamen Kinder mit einem frühen isolierten oder kombinierten Knochenmarkrezidiv. In die Gruppe B kamen Patienten mit einem späten isolierten oder kombinierten Knochenmarkrezidiv und in die Gruppe C schließlich jene Kinder, die ein Rezidiv außerhalb des Knochenmarks hatten (unabhängig vom Zeitpunkt). Welche Präparate in den einzelnen Kursen verabreicht wurden, kann aus Tabelle 49 auf Seite 315 gelesen werden.

Alle Patienten erhielten eine Vorphase mit Prednison (2 mg/kg pro Tag) um die Leukämiezellmasse etwas zu verringern und um den Zustand des Patienten zu stabilisieren. Kernelemente der Behandlung waren die abwechselnde polychemotherapeutische Kurse R1 und R2. Kinder mit einem frühen Rezidiv erhielten vorab noch das Induktionsprotokoll F. Alle Kinder hatten als Erstbehandlung eine Behandlung nach BFM- oder CoALL-Gruppe erhalten, also Zytostatika in verschiedenen Dosen und Kombinationen zu unterschiedlichen Zeitpunkten. Nun war in der Rezidiv-Behandlung beabsichtigt, die Resistenz der Leukämiezellen (die ja bei der Initialbehandlung auftrat, sonst wäre es nicht zum Rezidiv gekommen) durch noch aggressivere kurzzeitige Chemotherapieblöcke – einschließlich Hochdosistherapie – zu verhindern. Dazu wurden neu entwickelte Medikamentenkombinationen verwendet, die zu unterschiedlichen Zeitpunkten während der Zellteilung wirken. Alle Kinder mit Knochenmarkbeteiligung erhielten acht Kurse der R-Blöcke, Patienten mit einem Rückfall ohne Knochenmarkbeteiligung erhielten sechs dieser Kurse. ZNS-Rückfälle wurden mit ZNS-Bestrahlung zum Ende der Intensivtherapie ergänzend behandelt, bei einem Hodenrezidiv wurden auch diese in die Bestrahlung mit einbezogen. War ein Hoden von Leukämiezellen befallen, wurde dieser operativ entfernt, der verbliebene mit 18 Gy bestrahlt. Anhand einer vorher entnommenen Probe wurde festgestellt ob auch hier Leukämiezellen nachweisbar waren. In diesem Fall wurde auch der zweite Hoden entfernt oder aber alternativ mit 24 Gy bestrahlt.

Eine Randomisierung erfolgte in der Studie ALL-REZ BFM 85 in der MTX-Behandlung wie bereits weiter oben beschrieben in der Therapieintensität: MTX in einer Dosis von 12 g/m^2 über vier Stunden mit 12 Dosen Folinsäure begonnen 24 Stunden 15 mg/m^2 alle sechs Stunden begonnen ab Stunde 24 nach MTX-Infusion (HDMTX) oder in einer Dosis von 1 g/m^2 über 36 Stunden mit zwei Gaben von Folinsäure zu den Stunden 48 und 54 (IDMTX). Im August 1986 hat man die Randomisierung beendet, weil die Resultate mit Hochdosis-Methotrexat nicht besser waren als jene, die mit mittelhochdosiertem Methotrexat erzielt werden konnten. Dies bezog sich sowohl auf die Remissionsraten als auch auf die Remissionsdauer [114, S. 1168]. Knochenmarktransplantationen wurden nur dann durchgeführt, wenn es einen Spender innerhalb der Familie gab.

Die Behandlungsergebnisse sind in Tabelle 50 (Seite 315) gelistet. Zwar erreichten 92 % (119 von 130) der Kinder erneut eine Remission. Zum Zeitpunkt der Analyse vom 1.4.1991 waren jedoch 39 Patienten in anhaltender Remission. 71 Kinder erlitten erneut ein Rezidiv, woran 63 verstorben sind. Damit betrug die Wahrscheinlichkeit eines ereignisfreien Überlebens von sechs Jahren 31 %. In der Gruppe A – also jene mit frühem Knochenmarkrezidiv – haben sechs Kinder nicht auf die Therapie angesprochen. Vier dieser Kinder waren über 10 Jahre alt, drei hatten eine erste Remission von weniger als 18 Monaten Dauer. Bei fünf der sechs Patienten war das Knochenmark der einzige Ort des Rezidivs, bei einem war das Zentralnervensystem zusätzlich befallen. Drei Patienten verstarben an toxischen Nebenwirkungen, davon zwei während der Chemotherapie an Multiorganversagen fünf bzw. acht Wochen nach Therapiebeginn und einer 31 Tage nach der Knochenmarktransplantation. Insgesamt durchliefen 9 Patienten der Gruppe eine A eine Knochenmarktransplantation, sechs von ihnen lebten krankheitsfrei vier Jahre nach Transplantation bei einer medianen Beobachtungszeit von 59 Monaten. 37 von 52 Kindern, die eine zweite Remission erreichten, erlitten erneut ein Rezidiv. Alle diese Rezidive traten bis auf 2 Fälle während den ersten beiden Jahren auf. Die Wahrscheinlichkeit eines ereignisfreien Überlebens für sechs Jahre lag bei 18 %. In Gruppe B (späte Knochenmarkrezidive) erreichten 49 der 53 Patienten eine zweite Remission (92 %). Zwei Patienten sprachen gar nicht auf die Therapie an, ein weiterer verstarb während den ersten 28 Tagen an einer bakteriellen Infektion, die Nierenversagen hervorrief. Ein anderer Patient verstarb ebenfalls an einer bakteriellen Infektion.

Während der 2. Remission starben zwei weitere Patienten (Infektion, Komplikationen 3,5 Jahre nach Stammzelltransplantation). Sieben Patienten in dieser Gruppe erhielten eine Knochenmarktransplantation. Drei Kinder befanden sich 47, 54 und 62 Monate in zweiter anhaltender Komplettremission. 29 Kinder erlitten aus

Gruppe B einen zweiten Rückfall. Die Wahrscheinlichkeit ereignisfreien Überlebens für die Gruppe mit späteren Knochenmarkrezidiven lag bei 30 %. Es bestätigte sich die Annahme einer schlechteren Prognose für frühe Knochenmarkrezidive. In der Gruppe C erreichten alle 18 Patienten eine zweite Remission und es gab keine therapiebedingten Todesfälle. Vier Kinder erlitten einen zweiten Rückfall während der Chemotherapie. Ein Patient bekam nach einem Rezidiv im Zentralnervensystem eine Knochenmarktransplantation. 9 Monate später erlitt er erneut ein Rezidiv der Leukämie – nun in den Hoden. Schließlich verstarb er dann an dem insgesamt 3. Rezidiv. In der Gruppe C lag das ereignisfreie Überleben bei 72 %.

Schaut man sich die Rezidive und die Orte ihres Auftretens an (Tabelle 51, Seite 316), fällt auf, dass das ZNS (kombiniert und allein) nach der zweithäufigste Ort des 2. Rezidivs war. Das bezog sich nicht nur auf die Patienten mit kombinierten, sondern auch auf die Kinder mit isoliertem Knochenmarkbefall. 101 Patienten, die eine zweite Remission erreichten, hatten einen Befall des Knochenmarks. 19 hatten ein zweites Rezidiv im ZNS, bei 13 Kindern war das ZNS nicht am ersten Rückfall beteiligt. Aus der Studie lässt sich deutlich der Schluss ziehen, dass es möglich ist, bei einer Vielzahl von Patienten eine 2. Remission zu erzielen, die aber in vielen Fällen nicht zu einer anhaltenden Komplettremission wird.

Allerdings zeigt sich auch, dass die Kinder trotz der intensiven Initialtherapie auf die Zytostatika ansprechen, welche sie in der Erstbehandlung schon erhalten haben – in einer anderen Reihenfolge. Wegen der hohen Zahl von erreichten Remissionen entschloss sich die REZ-BFM-Gruppe diese Therapiestrategie als Erstbehandlung für Hochrisikopatienten einzusetzen. Die Strategie wurde im Kapitel zur Studie ALL-BFM 90 beschrieben. Die Ursachen eines Leukämie-Rezidivs wurden Anfang der 1990er-Jahre durch die REZ-BFM-Gruppe auf zwei Optionen beschränkt. Entweder sind sie Resultat einer nicht ausreichenden Primärtherapie oder sie sind eine eigene biologische Entität [114, S. 1171]. Bei der MTX-Behandlung zeigte sich weder für die Hochdosis- noch für mittelhochdosierte Therapie ein Vorteil.

Die Studie ALL-REZ BFM 85 war in mehrfacher Hinsicht ein Erfolg. Nachdem die Vorstudie für Kinder mit einem frühen Knochenmarkrezidiv schlechte Ergebnisse lieferte, wurde eine völlig neue Induktionstherapie konzipiert. So konnten Toxizität und frühe Todesfälle reduziert werden und gleichzeitig erhöhte sich die Rate von Remissionen. Eine erhöhte Toxizität bedeutet eben nicht auch höhere Remissionsraten. Die REZ-BFM-Gruppe zeigte, dass auch bei Kinder mit einem Leukämierückfall in akzeptabler Zahl eine zweite Remission erreicht werden konnte [110, S. 155].

14.3 Therapiestudie ALL-REZ BFM 87

Bis zur ersten Rezidiv-Studie der BFM-Gruppe galt ein Rückfall der ALL als meistens unheilbar. Einige Kinder konnten durchaus mit der Wiederholung der Erstbehandlung von ihrem Rezidiv geheilt werden, aber dies schien kein wirklich sicherer Weg zu sein. Die Leukämiezellen haben eine intensive Behandlung bereits einmal überstanden.

Der Studienzentrale von Professor Henze war bewusst, dass die Ergebnisse der gerade beschriebenen Studien ALL-REZ BFM 83 und ALL-REZ BFM 85 verbesserungswürdig waren erschienen. Deshalb begann am 1. April 1987 die Studie ALL-REZ BFM 87 und lief bis zum 30. April 1990 [53]. In dieser Zeit wurden 207 Kinder mit einem Rückfall der akuten lymphoblastischen Leukämie in dieser Studie behandelt. 183 Patienten konnten in der Studie ausgewertet werden (Protokollpatienten). Von diesen Patienten hatten 56 einen frühen Rückfall im Knochenmark (Gruppe A), 101 einen späten Rückfall im Knochenmark (Gruppe B) und 26 Kinder hatten einen Rückfall außerhalb des Knochenmarks (Gruppe C). 24 Patienten wurden nach einem anderen Therapieschema behandelt und daher nicht in die Auswertung einbezogen.

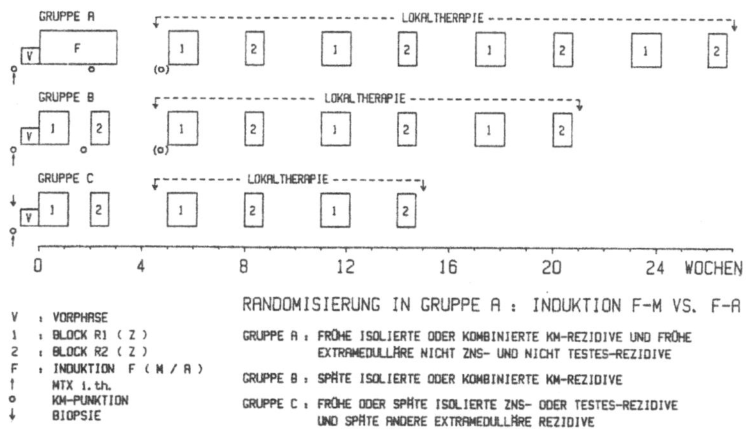

Abb. 112: Behandlungsplan in der Studie ALL-REZ BFM 87.

Die Therapie war im Wesentlichen unverändert aus der Vorgängerstudie übernommen, die einzelnen Elemente sind in den Abbildungen 113 bis 115 dargestellt. Einziger Unterschied war die Randomisierung in der Induktionstherapie F hinsichtlich der Gabe von MTX und ARA-C. Einmal wurde Methotrexat (MTX) am Tag 1 und Cytarabin (ARA-C) am Tag 15 verabreicht und im anderen Zweig war es umgekehrt.

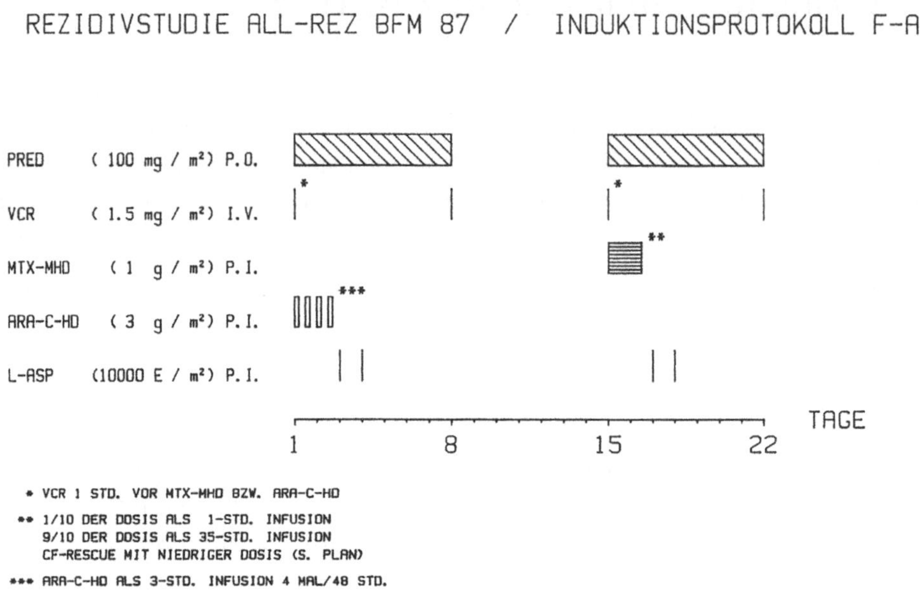

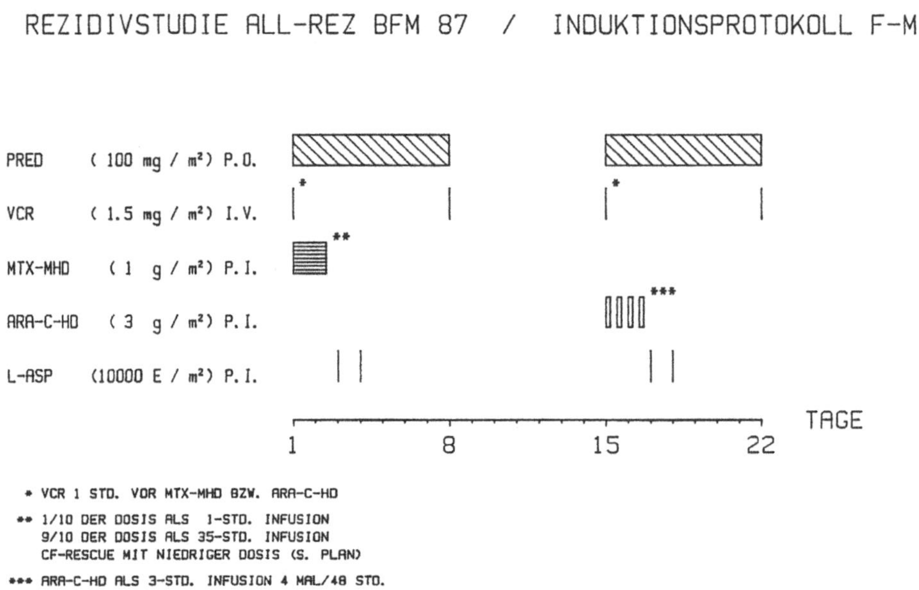

Abb. 113: Induktionstherapie in der Studie ALL-REZ BFM 87.

ALL-REZ BFM 87 / BLOCK R1

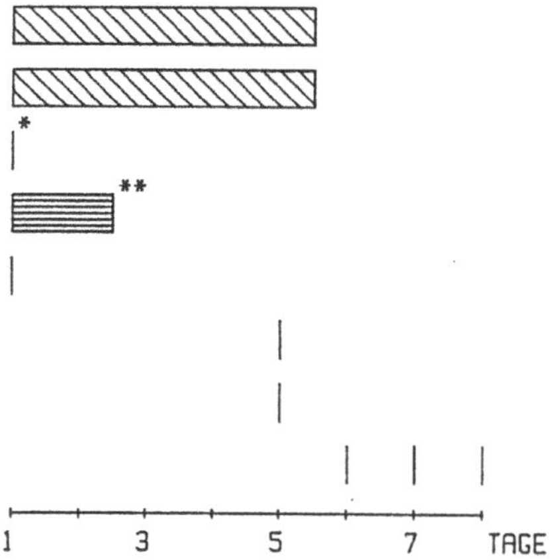

PRED	P.O.	100 mg / m² / TAG
6-MP	P.O.	100 mg / m² / TAG
VCR	I.V.	1.5 mg / m²
MTX-MHD	INF.	1 g / m²
MTX	I.TH.	ALTERSABH.
ARA-C	INF.	300 mg / m²
VM-26	INF .	165 mg / m²
L-ASP	INF.	10.000 E / m² / TAG

I.TH. DOSEN :

	MTX	
< 1 JAHR	6	mg
>= 1 UND < 2 JAHRE	8	mg
>= 2 UND < 3 JAHRE	10	mg
>= 3 JAHRE	12	mg

* VCR 1 STD. VOR MTX-MHD

** 1/10 DER DOSIS ALS 1-STD. INFUSION
9/10 DER DOSIS ALS 35-STD. INFUSION
CF-RESCUE MIT NIEDRIGER DOSIS (S. PLAN)

ALL-REZ BFM 87 / BLOCK R1-Z

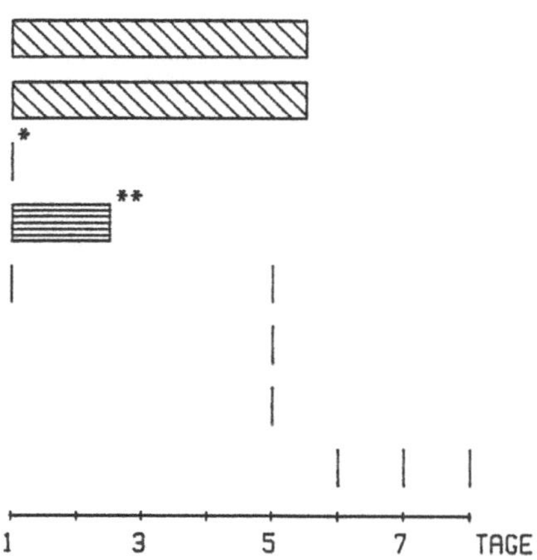

PRED	P.O.	100 mg / m² / TAG
6-MP	P.O.	100 mg / m² / TAG
VCR	I.V.	1.5 mg / m²
MTX-MHD	INF.	1 g / m²
MTX/ARA-C/PRED	I.TH.	ALTERSABH.
ARA-C	INF.	300 mg / m²
VM-26	INF .	165 mg / m²
L-ASP	INF.	10.000 E / m² / TAG

I.TH. DOSEN :

	MTX	ARA-C	PRED	
< 1 JAHR	6	16	4	mg
>= 1 UND < 2 JAHRE	8	20	6	mg
>= 2 UND < 3 JAHRE	10	26	8	mg
>= 3 JAHRE	12	30	10	mg

* VCR 1 STD. VOR MTX-MHD

** 1/10 DER DOSIS ALS 1-STD. INFUSION
9/10 DER DOSIS ALS 35-STD. INFUSION
CF-RESCUE MIT NIEDRIGER DOSIS (S. PLAN)

Abb. 114: Block R1 der Studie ALL-REZ BFM 87.

ALL-REZ BFM 87 / BLOCK R2

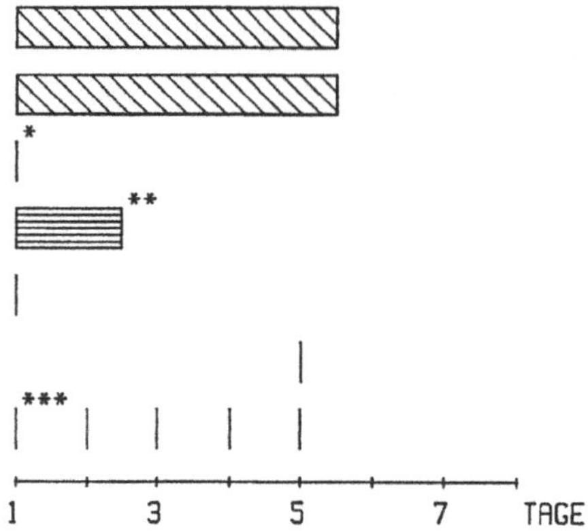

DEXA	P.O.	20 mg / m² / TAG
6-TG	P.O.	100 mg / m² / TAG
VDS	I.V.	3 mg / m²
MTX-MHD	INF.	1 g / m²
MTX	I.TH.	ALTERSABH.
DNR	I.V.	50 mg / m²
IFO	I.V.	400 mg / m² / TAG

I.TH. DOSEN:

	MTX	
< 1 JAHR	6	mg
>= 1 UND < 2 JAHRE	8	mg
>= 2 UND < 3 JAHRE	10	mg
>= 3 JAHRE	12	mg

* VDS 1 STD. VOR MTX-MHD

** 1/10 DER DOSIS ALS 1-STD. INFUSION
9/10 DER DOSIS ALS 35-STD. INFUSION
CF-RESCUE MIT NIEDRIGER DOSIS (S. PLAN)

*** IFOSFAMID IMMER IN KOMBINATION MIT MESNA

ALL-REZ BFM 87 / BLOCK R2-Z

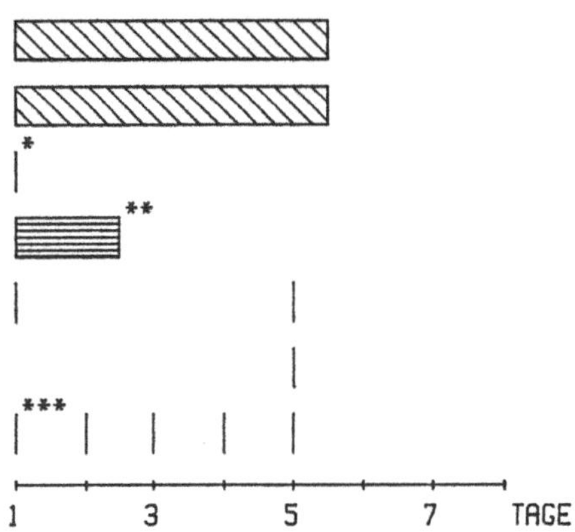

DEXA	P.O.	20 mg / m² / TAG
6-TG	P.O.	100 mg / m² / TAG
VDS	I.V.	3 mg / m²
MTX-MHD	INF.	1 g / m²
MTX/ARA-C/PRED	I.TH.	ALTERSABH.
DNR	I.V.	50 mg / m²
IFO	I.V.	400 mg / m² / TAG

I.TH. DOSEN:

	MTX	ARA-C	PRED	
< 1 JAHR	6	16	4	mg
>= 1 UND < 2 JAHRE	8	20	6	mg
>= 2 UND < 3 JAHRE	10	26	8	mg
>= 3 JAHRE	12	30	10	mg

* VDS 1 STD. VOR MTX-MHD

** 1/10 DER DOSIS ALS 1-STD. INFUSION
9/10 DER DOSIS ALS 35-STD. INFUSION
CF-RESCUE MIT NIEDRIGER DOSIS (S. PLAN)

*** IFOSFAMID IMMER IN KOMBINATION MIT MESNA

Abb. 115: Block R2 der Studie ALL-REZ BFM 87.

Von allen Patienten trat bei 87 % eine Remission ein. 63 von 203 Patienten (30 %) befinden sich nach median 15,7 Jahren in einer (zweiten) anhaltenden Komplettremission. Von den 180 Kindern, die eine Komplettremission erreichten, bekamen 106 erneut ein Rezidiv. Von diesen wiederum verstarben 93 Kinder, 13 befinden sich in 3. anhaltender Komplettremission. Die Hälfte dieser Rezidive traten innerhalb von 14 Monaten nach Diagnose des ersten Rezidivs auf. Der späteste Rückfall wurde nach 5,8 Jahren festgestellt. Das Knochenmark war in 83 % der Fälle betroffen, sechs Rückfälle (6 %) bzw. 12 Rückfälle (11 %) zeigten sich als kombinierte oder isolierte Rezidive. Zehn Patienten starben während der zweiten Remission an therapiebedingten Komplikationen, vier davon nach Stammzelltransplantation. Die Wahrscheinlichkeit des ereignisfreien Überlebens betrug in Studie ALL-REZ BFM 87 30 % [53, S. 7946].

Schauen wir uns die einzelnen Gruppen etwas genauer an. In der Gruppe A sprachen 11 Kinder (20 %) nicht auf die Therapie an. Vier Kinder (7 %) starben während der Induktionstherapie. 41 Patienten erreichten eine zweite Komplettremission, was einer Remissionsrate von 73 % entspricht. Von den vier Todesfällen in der Induktionstherapie ereigneten sich zwei nach Stammzelltransplantation. Zwei Patienten starben an einer Infektion mit Herzversagen. 13 Kinder bekamen eine Stammzelltransplantation, zehn davon von einem Geschwister, drei von einem Fremdspender. Zwei Kinder, die eine Fremdspende erhielten, verstarben im Zusammenhang mit der Behandlung. Drei Kinder bekamen nachfolgend ein Rezidiv (zwei nach Fremdspende, einer nach Spende durch ein Geschwister). Acht Kinder befinden sich 14 Jahre nach Transplantation in krankheitsfreiem Zustand. 26 der 41 Kinder, die in Gruppe A eine zweite Remission erreichten, bekamen ein erneutes Krankheitsrezidiv. 17 im ersten Jahr, sieben im zweiten Jahr und im Jahr nach Behandlungsbeginn. Die Wahrscheinlichkeit für ereignisfreies Überleben betrug 18 %.

In der Gruppe B erreichten 96 von 101 Patienten eine zweite Komplettremission (96 %). Ein Kind sprach nicht auf die Therapie an, vier Kinder verstarben innerhalb den ersten 28 Therapietagen (vier an massiven Blutungen, ein Patient an einer Infektion, einer an Herzversagen). 12 Patienten bekamen eine Stammzelltransplantation von einem Fremdspender. Zehn sind krankheitsfrei, zwei bekamen ein Rezidiv und starben; einer im ersten Jahr, der andere 3,5 Jahre nach Behandlungsbeginn. Zwei Kinder verstarben in der Komplettremission wegen toxischen Nebenwirkungen (Hirnblutung, Multiorganversagen). 50 Patienten (50 %) bekamen einen weiteren Rückfall, die Wahrscheinlichkeit des ereignisfreien Überlebens betrug 44 %.

In Gruppe C erreichten alle 26 Patienten eine Remission, aber 17 davon rezidivierten. 15 nach der Chemotherapie, zwei nach Stammzelltransplantation. 9 Kinder sind in anhaltender Komplettremission. Für diese Gruppe betrug die Wahrscheinlichkeit des ereignisfreien Überlebens 35 %. Damit ist klar, dass die Gruppe A prognostisch mit Abstand das schlechteste Ergebnis erzielte. Zwischen den beiden randomisierten Gruppen zeigten sich keine Unterschiede hinsichtlich der Remissionen und des ereignisfreien Überlebens [53, S. 7948]. In der Analyse zeigten sich 37 % der Kinder frei von Krankheitssymptomatik 15 Jahre nach Ende der Studie. Diese Gruppe kann definitiv als geheilt angesehen werden.

Es wiederholten sich in der Studie ALL-REZ BFM 87 die Ergebnisse aus der Vorgängerstudie hinsichtlich der Raten von Zweitremission und Wahrscheinlichkeit eines ereignisfreien Überlebens.

Eine Mehrheit von 87 % der Kinder erreichte eine zweite Remission, die jedoch nur bei 30 % erhalten werden konnte. Das größte Problem für Kinder in der zweiten Remission war ein erneuter Rückfall mit Knochenmarkbeteiligung. Die verlängerte Therapie im Zweig A vermochte auch in dieser Studie nicht die hohe Rate an Knochenmarkrezidiven zu verhindern. Die Konsequenz war das schlechte Abschneiden der Gruppe A verglichen mit den anderen beiden Gruppen. Die Wiedereinführung der Schädelbestrahlung hatte zu einem Rückgang der ZNS-Rezidive geführt. Als prognostische Kriterien ließen sich der Zeitpunkt des Rückfalls und der Immunphänotyp identifizieren. Der Ort des Rückfalls hatte keine prognostische Relevanz in diesem Sinne. Kombinierte Rückfälle mit Knochenmarkbeteiligung waren erstaunlicherweise mit einer höheren Wahrscheinlichkeit ereignisfrei Überleben zu können assoziiert, als isolierte Knochenmarkrezidive. Dies erklärt die REZ-BFM-Gruppe mit der Theorie, dass kombinierte Knochenmarkrezidive in dem anderen beteiligten Organ entstehen, in welchem die Leukämiezellen die Erstbehandlung überlebt haben könnten, weil sie durch die Blut-Hirn/Hoden-Schranke geschützt waren und daher sensitiver auf die Chemotherapie ansprechen als Zellklone, die direkt dem Knochenmark entstammen [53, S. 7949].

Die Studie ALL-REZ BFM 87 zeigt für eine Gruppe von Patienten eine gute Chance für das Erreichen einer zweiten Remission mittels Chemo- und Strahlentherapie. Allerdings existiert für 27 % der Patienten, welche einer Risikogruppe zugeordnet werden konnten (frühes Knochenmarkrezidiv oder T-Zell ALL), kein erfolgsversprechendes Therapiekonzept.

14.4 Therapiestudie ALL-REZ BFM 90

In die Folgestudie ALL-REZ BFM 90 wurden 527 Patienten mit einem Rezidiv der akuten lymphoblastischen Leukämie (ALL) aufgenommen [304]. Die Studie lief von 1990 bis 1995, 80 Kliniken nahmen an ihr teil. Die Studie bestand aus den jeweils fünftägigen Behandlungselementen R1, R2 und dem neuen Block R3 mit

Dexamethason, L-Asparaginase, 3fach Intrathekaltherapie, Hochdosis Cytarabin und Etoposid. Die frühere Induktion mit Protokoll F wurde nicht mehr angewendet. Die Einteilung der Patienten erfolgte wie bislang in die Gruppen A, B und C nach den bekannten Kriterien (Gruppe A = frühes Knochenmarkrezidiv, Gruppe B = spätes Knochenmarkrezidiv, Gruppe C = extramedulläres Rezidiv).

Die Gruppen A und B erhielten die identische Therapiestrategie R1, R2 (dazwischen eine Woche Pause), dann zwei Wochen Pause, dann R3, wieder zwei Wochen Pause, dann zwei Durchgänge R1 bis R3 mit einer Pause von jeweils zwei Wochen zwischen den Blöcken (insgesamt also neun Blöcke). Dann folgte die Schädelbestrahlung und eine Erhaltungstherapie über 24 Monate. Gruppe C erhielt den gleichen Ablauf allerdings insgesamt sechs Blöcke. Auch hier folgte die Schädelbestrahlung aber die Erhaltungstherapie dauerte 12 Monate. Die Behandlung kann Abbildung 116 entnommen werden, die Therapieelemente sind in den Abbildungen 116 bis 119 gezeigt. Die Einteilung der Therapiegruppen ist etwas geändert: Patienten mit einem frühen (Gruppe A) und späten Knochenmarkrezidiv (Gruppe B) werden identisch behandelt. Patienten mit einem Rezidiv außerhalb des Knochenmarks bilden die Gruppe C. So gibt es drei Gruppen von Patienten, aber zwei Behandlungspfade. In die Gruppe A wurden 126, in die Gruppe B 183 und in die Gruppe 64 Patienten eingeschlossen. In allen Gruppen erreichte eine Mehrheit die zweite Komplettremission, 105 Patienten (83 %) in Gruppe A, 172 Patienten (94 %) und alle 64 Patienten (100 %) in Gruppe C. Die meisten Stammzelltransplantationen wurden bei Patienten in Gruppe A (45 bzw. 43 %), gefolgt von Gruppe B (30 bzw. 17 %) und schließlich in Gruppe C bei drei Patienten (5 %) durchgeführt.

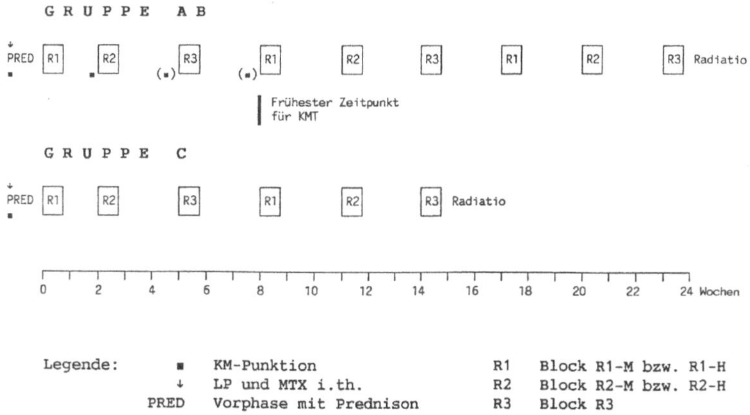

Abb. 116: Behandlungsplan in der Studie ALL-REZ BFM 90.

Die Wahrscheinlichkeit, ereignisfrei zu überleben, betrug für Gruppe A 17 %, für Gruppe B 43 % und für Gruppe C 54 %. Damit schnitt Gruppe A wieder deutlich schlechter als die beiden anderen Gruppen ab. Prognostisch relevant waren Zeitpunkt und Ort des Rezidivs sowie der Immunphänotyp. Insgesamt ließ sich mit der Behandlung nach der Studie ALL-REZ BFM 90 ein Drittel der Patienten dauerhaft heilen [304, S. 2344]. Die Therapie basierte auf abwechselnden, kurzen, aber intensiven Chemotherapieblöcken um die Resistenz der Leukämiezellen zu überwinden.

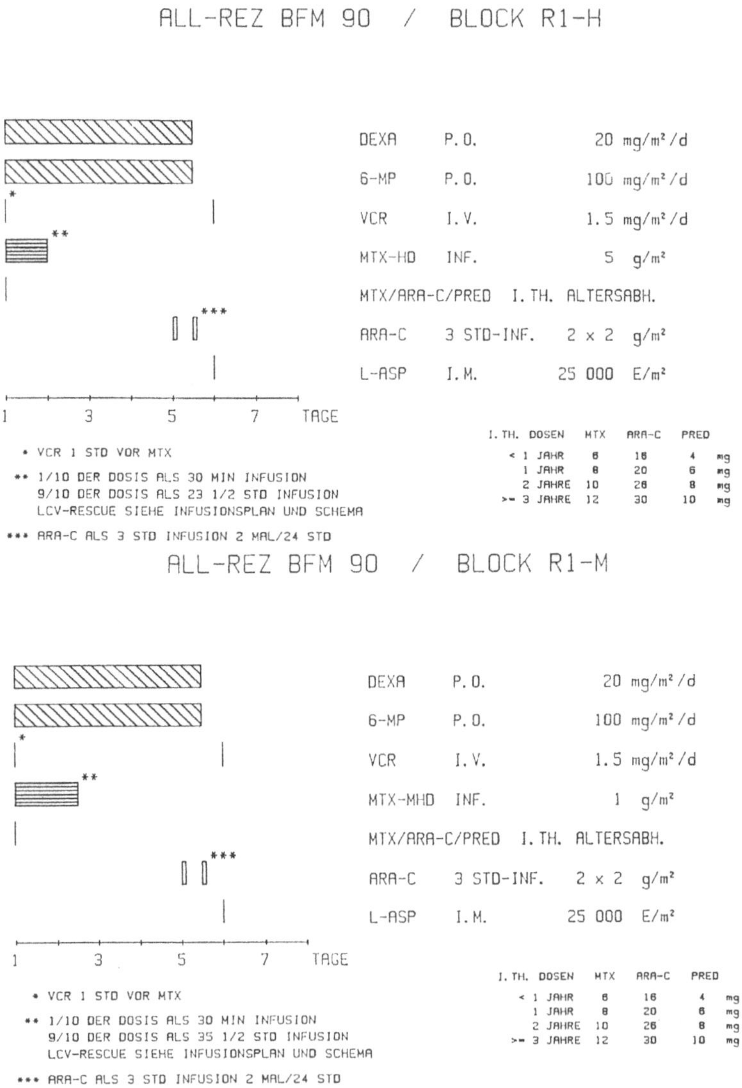

Abb. 117: Block R1 der Studie ALL-REZ BFM 90.

ALL-REZ BFM 90 / BLOCK R2-H

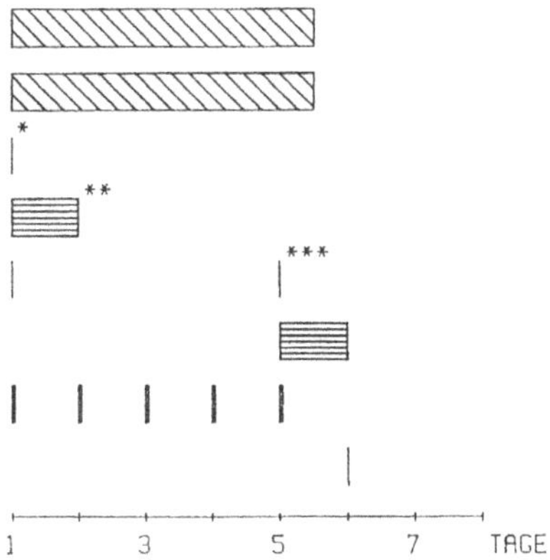

DEXA	P.O.	20 mg/m²/d
6-TG	P.O.	100 mg/m²/d
VDS	I.V.	3 mg/m²
MTX-HD	INF.	5 g/m²
MTX/ARA-C/PRED	I.TH.	ALTERSABH.
DNR	24 STD-INF.	50 mg/m²
IFO	1 STD-INF.	400 mg/m²/d
L-ASP	I.M.	25 000 E/m²

I.TH. DOSEN	MTX	ARA-C	PRED	
< 1 JAHR	6	16	4	mg
1 JAHR	8	20	6	mg
2 JAHRE	10	26	8	mg
>= 3 JAHRE	12	30	10	mg

* VDS 1 STD VOR MTX

** 1/10 DER DOSIS ALS 30 MIN INFUSION
9/10 DER DOSIS ALS 23 1/2 STD INFUSION
LCV-RESCUE SIEHE INFUSIONSPLAN UND SCHEMA

*** AM TAG 5 NUR BEI ZNS-BETEILIGUNG

ALL-REZ BFM 90 / BLOCK R2-M

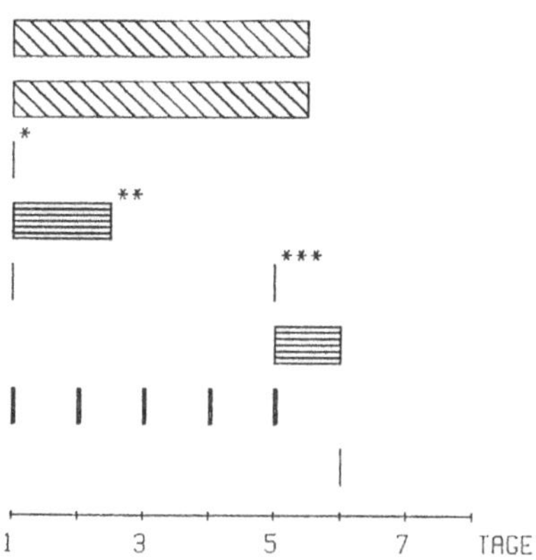

DEXA	P.O.	20 mg/m²/d
6-TG	P.O.	100 mg/m²/d
VDS	I.V.	3 mg/m²
MTX-MHD	INF.	1 g/m²
MTX/ARA-C/PRED	I.TH.	ALTERSABH.
DNR	24 STD-INF.	50 mg/m²
IFO	1 STD-INF.	400 mg/m²/d
L-ASP	I.M.	25 000 E/m²

I.TH. DOSEN	MTX	ARA-C	PRED	
< 1 JAHR	6	16	4	mg
1 JAHR	8	20	6	mg
2 JAHRE	10	26	8	mg
>= 3 JAHRE	12	30	10	mg

* VDS 1 STD VOR MTX

** 1/10 DER DOSIS ALS 30 MIN INFUSION
9/10 DER DOSIS ALS 35 1/2 STD INFUSION
LCV-RESCUE SIEHE INFUSIONSPLAN UND SCHEMA

*** AM TAG 5 NUR BEI ZNS-BETEILIGUNG

Abb. 118: Block R2 der Studie ALL-REZ BFM 90.

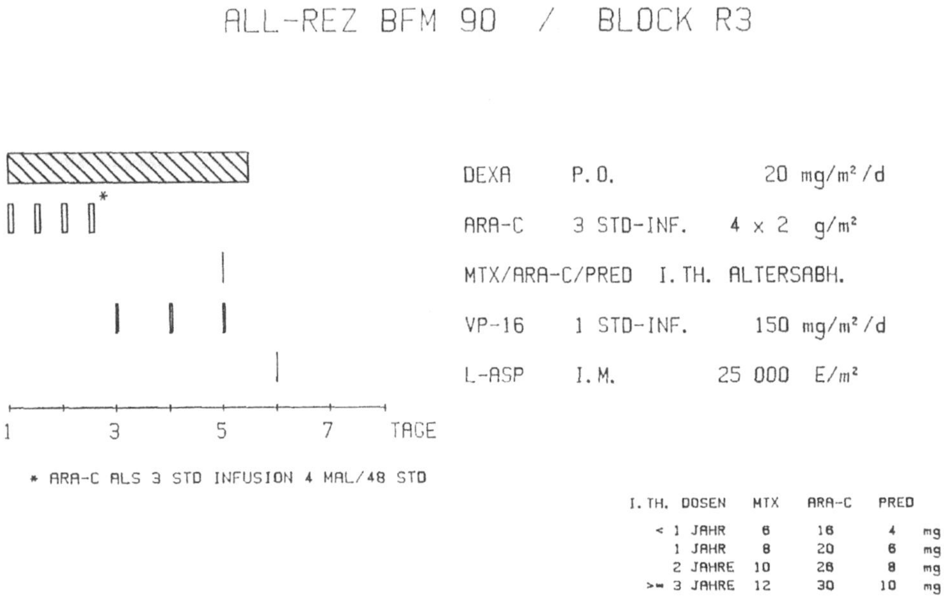

Abb. 119: Block R3 der Studie ALL-REZ BFM 90.

Aufgrund der Studienergebnisse entschied sich die ALL-REZ BFM-Gruppe, das Therapieelement R3 in weiteren Studien nicht mehr zu verwenden, aber die in dieser Studie modifizierte Behandlung im R1-Kurs weiter zu nutzen. Dieses Element wurde dahingehend verändert, dass Prednison durch Dexamethason ersetzt wurde und die Dosierung von Cytarabin und Teniposid erhöht wurde. Diesen höheren Dosen standen Reduzierungen von Daunorubicin sowie eine Verringerung der MTX-Gaben gegenüber.

14.5 Therapiestudie ALL-REZ BFM 95/96

Eine Folge aus den bisherigen Studienergebnissen ist ein neues System der Stratifizierung in die Gruppen S1 bis S4 zur individuellen Therapieintensität (Tabelle 52 auf Seite 316, Abbildung 120 auf Seite 195). Dabei ist die Gruppe S2 eine mit mittlerem Risiko. In der Studie ALL-REZ BFM 95/96 wurde mit dieser neuen Stratifizierung gleichzeitig die MRD (minimal residual disease) eingeführt. Dies bedeutet minimale Resterkrankung und beschreibt eine molekulardiagnostische Methode mit der eine Leukämiezelle unter 10.000 bis 1.000.000 Normalzellen identifiziert werden kann.

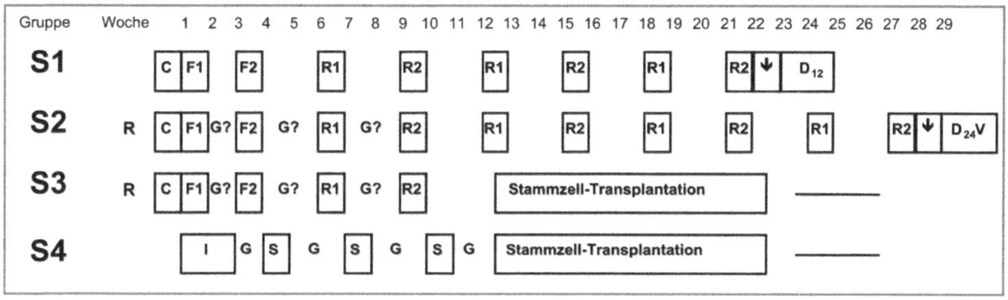

C, zytoreduktive Phase; D_{12}, Dauertherapie 12 Monate; $D_{24}V$, Dauertherapie 24 Monate mit VP16 Reinduktionen; R, Randomisation; ↓, Strahlentherapie; R1 / R2 / F1 / F2, Polychemotherapie-Blöcke

Abb. 120: Behandlungsplan in der Studie ALL-REZ BFM 95/96.

14.6 Therapiestudie ALL-REZ BFM 2002

In der Studie ALL-REZ BFM 2002 führte man mit der am Tag 36 durchgeführten Analyse des Knochenmarks eine Untersuchung mittels MRD durch. Für Patienten mit einer MRD $\geq 10^{-3}$ ergab sich eine Wahrscheinlichkeit für ein ereignisfreies Überleben von 18 %, für Patienten mit einer MRD $< 10^{-3}$ dagegen von 76 %, in der Studie ALL-REZ BFM 2002 betrugen diese Werte 67 % bzw. 63 % [118]. Basis der neuen Einteilung in die S-Gruppen waren die prognostischen Faktoren Zeitpunkt, Ort und Immunphänotyp des Rezidivs. Fasst man die Ergebnisse der Rezidivstudien 83 bis 90 zusammen, so betrug das ereignisfreie Überleben 29 %, für die Studie ALL-REZ BFM 95/96 39 % und für die Studie ALL-REZ BFM 2002 47 % [118]. In der Behandlung von Rezidiven der ALL kommt in einigen Fällen der Stammzelltransplantation eine wichtige Rolle zu. Bei frühem Knochenmarkrezidiv und bei Rezidiven der T-ALL ist sie unbedingt einzusetzen [45, S. 2783]. Dieser Umstand ist bereits 1991 durch die BFM- und COALL-Gruppe in Kooperation nachgewiesen worden, allerdings war es damals schwieriger, eine Stammzelltransplantation durchzuführen. Ziele der Studie ALL-REZ BFM 2002 waren [117, S. 25]:

- Klärung im prospektiv randomisierten Vergleich, ob eine Blocktherapie (R-Blöcke) oder eine kontinuierliche Chemotherapie (Protokoll II-IDA) als Konsolidierungstherapie geeigneter zum Erhalt einer kompletten Remission sowie zur Reduktion von minimaler residueller Tumorlast ist. Vergleich der Toxizität beider Strategien. Zielgrößen sind hier die Wahrscheinlichkeit ereignisfreien und absoluten Überlebens, Therapietodesraten sowie Toxizitätsraten nach modifizierten WHO-Kriterien, darüber hinaus die Raten der MRD-Niveaus zu den vorgegebenen Punktionsterminen.

- Klärung im historischen Vergleich, ob sich durch Stratifizierung der Gruppe S2 gemäß dem MRD-Befund nach dem 2. Therapieelement (F2) in einen Zweig mit bzw. ohne allogene Stammzelltransplantation von einem HLA-identischen unverwandten Spender das ereignisfreie Überleben der Gesamtgruppe bzw. der Untergruppen verbessern lässt. Zielgrößen sind hier die Wahrscheinlichkeit ereignisfreien und absoluten Überlebens, sowie Therapietodesraten.
- Klärung im historischen Vergleich, ob sich durch Vereinheitlichung der Induktionstherapie mittels Vorgabe kürzerer Blockintervalle die Remissionsrate verbessern lässt. Zielgrößen sind hier die Wahrscheinlichkeit ereignisfreien und absoluten Überlebens, sowie die Dauer der Blockintervalle.
- Verbesserung der Remissionsrate der Strategiegruppe S4 durch eine modifizierte Induktions-/Konsolidierungstherapie.
- Vereinheitlichung der Asparaginase-Therapie mit routinemäßigem Monitoring der Asparaginase-Aktivität.

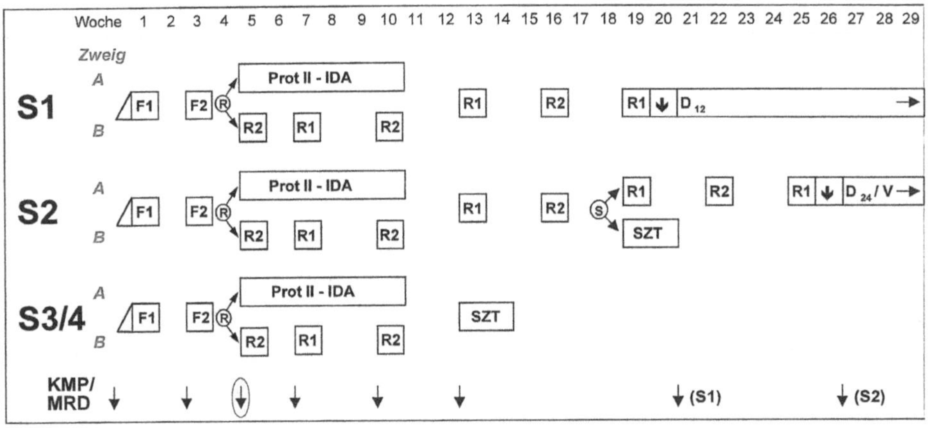

D12/D24, 12/24 Monate Dauertherapie; Ⓡ, Randomisierung; Ⓢ, Stratifizierung; V, VP16-Reinduktionspulse; ↓, lokale Strahlentherapie; ⓘ, KMP-Zeitpunkt für die Postremissions-Stratifizierung in S2; SZT, Stammzelltransplantation; KMP, Knochenmarkpunktion; MRD, minimal residual disease; Chemotherapieblöcke: F1, F2, R2, R1, Protokoll II-IDA.

Abb. 121: Behandlungsplan in der Studie ALL-REZ BFM 2002.

Mit Hilfe klonspezifischer DNA-Sequenzen können Leukämiezellen unterhalb der zytologischen Nachweisgrenze bis zu einer Sensitivität von 10^{-4}–10^{-5} nachgewiesen werden. Somit lässt sich die Dynamik des Therapie-Ansprechens um zwei bis drei Zehnerpotenzen unterhalb der zytologischen Nachweisgrenze weiter verfolgen. MRD kann durch PCR-basierte Quantifizierung klonspezifischer T-Zell Rezeptor Gamma/Delta oder Immunglobulin-Schwerketten Rearrangements gemessen werden oder durch die Detektion aberranter Antigenkombinationen auf der Zelloberfläche der Blasten mit Durchflusszytometrie. Patienten der mittleren Risikogruppe S2 mit Knochenmarkbefall und guter MRD-Reduktion hatten nach der Induktionschemotherapie ein erkrankungsfreies Überleben von über 70 %, Patienten mit schlechter MRD-Reduktion („MRD poor response", $> 10^{-3}$ nach der ALL-REZ BFM F1/2 Induktion) dagegen eine Rate von unter 20 %. Auf diesen Ergebnissen basiert die Zuteilung von Patienten mit intermediärem Risiko zur allogenen Stammzelltransplantation nach der Konsolidierungstherapie. In der Studie ALL-REZ BFM 2002 konnte gezeigt werden, dass Patienten mit MRD poor response der Gruppe S2 durch korrekte Zuordnung zur Stammzelltransplantation eine Rate erkrankungsfreien Überlebens von >60 % haben [49]. Das MRD-Niveau nach der Induktion kann als sensitiver Parameter für das Ansprechen auf die Therapie gewertet werden [50]. Es stellte sich heraus, dass MRD vor Stammzelltransplantation der einzige unabhängige Prädiktor für ein Folgerezidiv nach Stammzelltransplantation ist. Bei Patienten mit isoliertem ZNS-Rezidiv wurde eine submikroskopische Knochenmarkbeteiligung zum Rezidivdiagnosezeitpunkt mit einer höheren Rate an Folgerezidiven assoziiert.

Insgesamt führte die Therapiestrategie der Studie ALL-REZ BFM 2002 zu einer deutlichen Verbesserung des ereignisfreien Überlebens im Vergleich zu allen Vorläuferstudien, sodass sich für die Gruppen S1 und S2 Raten des ereignisfreien Überlebens von 65 % zeigten. In den Gruppen S3 und S4 lagen diese Raten bei 30 %. Beim Vergleich der Konsolidierungsstrategien zeigten sich keine Unterschiede im Gesamtüberleben und ereignisfreien Überleben, jedoch war die kumulative Inzidenz von Rezidiven in der mit R-Blöcken behandelten Gruppe tendenziell höher. Protokoll II-IDA zeigte höhere hämatologische Toxizität, die R-Blöcke einer höhere Rate an Mukositis. Es wurde entschieden, Protokoll II-IDA als weitere Konsolidierungstherapie zu empfehlen, wie es dann 2012 in der Registerstudie umgesetzt wurde (Abbildung 122). In der Einteilung zu den Risikogruppen gab es die Anpassung, dass die sehr frühen extramedullären Rezidive in die S4-Gruppe eingeordnet werden. Dies ist auch in der Registerstudie 2012 so beibehalten worden (Tabelle 53 auf Seite 316). Des Weiteren konnte gezeigt werden, dass die Stratifizierung der Gruppe S2 gemäß des MRD-Befunds nach dem 2. Therapieelement (F2) in einen Zweig mit bzw. ohne allogene Stammzelltransplantation von einem HLA-identischen unverwandten Spender das ereignisfreie Überleben der Gesamtgruppe bzw. der Untergruppen verbessern ließ (60–70 %).

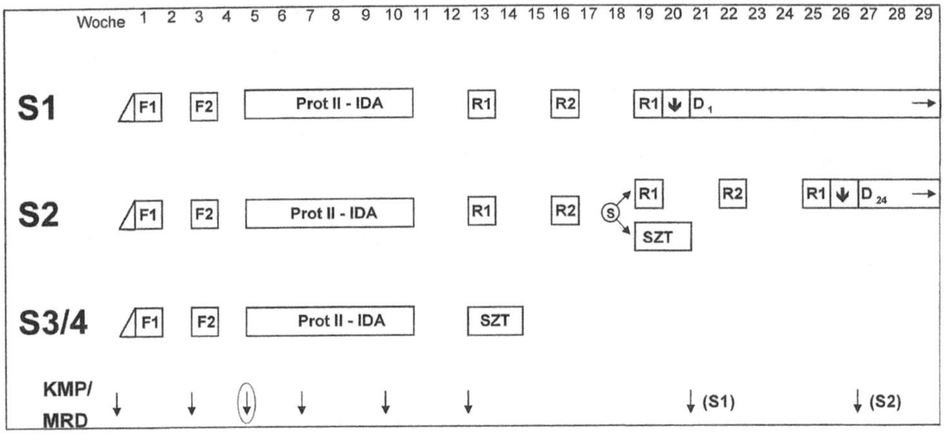

D12/D24, 12/24 Monate Dauertherapie; Ⓢ, Stratifizierung; ↓, lokale Strahlentherapie; ↓ (circled), KMP-Zeitpunkt für die Postremissions-Stratifizierung in S2; SZT, Stammzelltransplantation; KMP, Knochenmarkpunktion; MRD, minimal residual disease; Chemotherapieblöcke: F1, F2, Protokoll II-IDA, R1, R2.

Abb. 122: Behandlungsplan der Registerstudie ALL-REZ BFM.

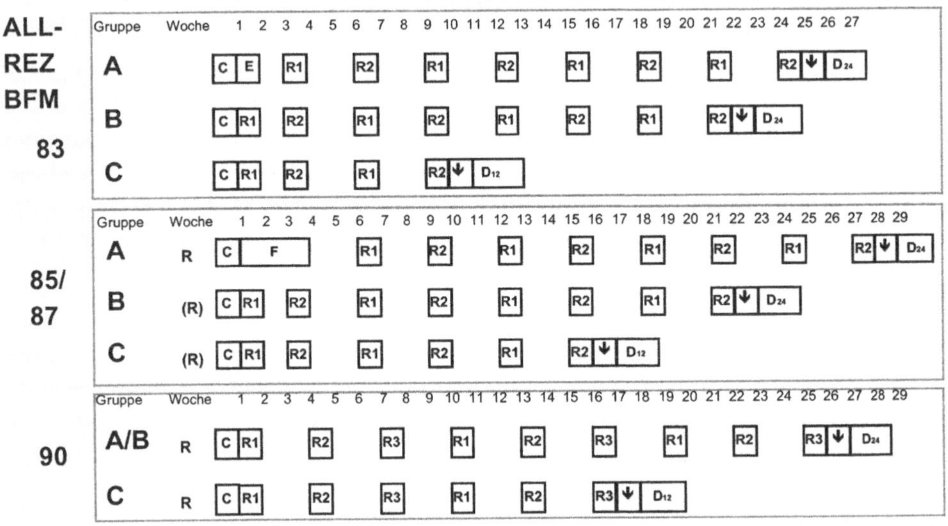

C, zytoreduktive Vorphase; D $_{24/12}$, Dauertherapie 24 / 12 Monate; R, Randomisation; ↓, Strahlentherapie; E / R1 / R2 / R3 / F (= F1 / F2), Polychemotherapie-Blöcke.

Abb. 123: Zusammenfassende Darstellung der Therapiestrategien in den Studien ALL-REZ BFM 1983 bis 1990 zu Rezidiven der akuten lymphoblastischen Leukämie.

Teil VI

Weitere Aspekte

Kapitel 15

Finanzierung der pädiatrischen Onkologie

Die pädiatrische Onkologie erfuhr bereits sehr früh eine Welle der Solidarität von betroffenen Eltern. Es wäre nicht auszudenken wo wir heute in der Behandlung krebskranker Kinder stehen würden, wenn es diese Solidarität nicht gegeben hätte – und nicht mehr geben würde. Dieses Kapitel beleuchtet Aspekte zu Finanzierungsfragen im Bereich der Kinderkrebsmedizin und stellt einige der Förderer vor.

Im März 1971 erkrankte Philipp, der jüngste Sohn von Dr. Walter Reiners und seiner Frau Maria, im Alter von 13 Jahren an akuter lymphoblastischer Leukämie. Eine große Bedeutung hatte für Walter Reiners die Arbeitsgemeinschaft für Leukämie-Forschung und -Behandlung (DAL), die er mit einem großzügigen Geldbetrag unterstützte und auf diese Weise Kongressbesuche deutscher Ärzte im europäischen und außereuropäischen Ausland ermöglichte [122, S. 96]. Sich von nun an vor Ort über neue Erkenntnisse informieren zu können, verkürzte die Phase zwischen Erkenntnis und Publikation neuer wissenschaftlicher Ergebnisse erheblich. Gerade während der dynamischen Entwicklung in der Leukämiebehandlung Anfang der 1970er-Jahre war dies ein erheblicher Vorteil. Nach vier Wochen erreichte Philipp Reiners die Remission. In seiner Behandlung war die prophylaktische Bestrahlung des Zentralnervensystems noch nicht vorgesehen. Eine nachgeholte Bestrahlung konnte der Familie Reiners später nicht empfohlen werden. Weitere Widerstände im Ärztekreis sorgten für eine endgültige Verwerfung dieses Therapieansatzes im Falle von Philipp; ihm ging es ja zum damaligen Zeitpunkt gut, eine Behandlung schien unnötig. Im November 1971 erlitt Philipp ein Rezidiv seiner Leukämie und wurde nun mit der prophylaktischen Bestrahlung behandelt, allerdings hielt die Remission nun nur sehr kurz an. Bereits im Frühjahr 1972 erfolgte das nächste Rezidiv und diesmal sollte sich Philipp nicht mehr erholen. Am 2. Mai 1972 verstarb er im Alter von 14 Jahren [123].

Um anderen Eltern dieses Leid zu ersparen, gründete Walter Reiners im Herbst 1972 die Kind-Philipp-Stiftung. Absicht bei der Stiftungsgründung war es, „in die Grundlagen der Leukämie als Krankheit und daraus in die Möglichkeiten einer nicht nur bessernden, sondern heilenden Therapie einzudringen" [123, S. 143]. Im Herbst 1972 begann die Stiftung mit ihrer Arbeit, den Namen schlug der behandelnde Arzt des verstorbenen Philipp vor.

Die ersten zehn Jahre der Stiftung begleiteten entscheidende Fortschritte der Medizin dieser Zeit. Anfang der 1970er-Jahre ließen sich zwar Remissionen erreichen, aber eine Heilung war selten. Anfang der 1980er-Jahre betrug die Heilungsquote 50-70 %. Bis 1982 wurden 42 Forschungsprojekte finanziell unterstützt, im einzelnen auf folgenden Gebieten [123, S. 144]:

- Untersuchungen an Leukämiezellen, morphologische, zytochemische, immunologische und andere zellphysiologische Untersuchungen;
- statistische Untersuchungen zur Leukämiehäufigkeit
- Untersuchungen zur Klassifizierung der malignen Lymphome (...);
- Therapiestudienreihen;
- Untersuchungen zur Knochenmarktransplantationen.

Zum 20-jährigen Bestehen waren 60 wissenschaftliche Vorhaben unterstützt [125, S. 197]. Walters Reiners starb am 28. Januar 1980. Er verfügte vorher, dass der Stiftungsbeirat von dem Arzt geführt werden sollte, der seinen Sohn Philipp behandelte.

In jedem Jahr schreibt die Stiftung den Kind-Philipp-Preis für die beste Arbeit deutschsprachiger Autoren zur Erforschung von Leukämien und Krebs bei Kindern aus. Ein Gutachtergremium der Gesellschaft für Pädiatrische Onkologie und Hämatologie (GPOH) wählt den Preisträger aus. Ebenfalls jährlich finden die Kind-Philipp-Expertentagungen statt auf denen Wissenschaftler aus verschiedenen Nationen im kleinen Kreis über Probleme bei der Krankheitsbekämpfung und neue Forschungsansätze diskutieren. Eine weitere wichtige Veranstaltung für das hohe Niveau der pädiatrischen Onkologie in Deutschland sind die Kind-Philipp-Jahrestagungen über Forschungsaktivitäten und -projekte, deren Ergebnisse als Zusammenfassung in der Fachzeitschrift „Klinische Pädiatrie" erscheinen. Seit 1996 werden außerdem pro Jahr drei Stipendien für Studenten vergeben, die auf dem Gebiet der pädiatrischen Onkologie eine Doktorarbeit verfassen wollen. Die Kind-Philipp-Stiftung vergibt dazu pro Jahr bis zu 10 Reisestipendien, damit

Nachwuchswissenschaftler auf internationalen Kongressen ihre Arbeiten vorstellen können.

Die Deutsche Krebshilfe wurde am 25. September 1974 von Dr. Mildred Scheel, der Frau des damaligen Bundespräsidenten, gegründet. Sie fördert Projekte zur Verbesserung der Diagnose, Therapie, Nachsorge und Selbsthilfe. Die Deutsche Krebshilfe wird ausschließlich aus Spenden und Zuwendungen finanziert. Im Jahr 2022 lagen die Einnahmen bei 165 Mio. Euro, davon wurden mit 8,8 Mio Euro Kinderkrebsprojekte unterstützt. Forschung und Krankenversorgung in der Kinderonkologie hat die Deutsche Krebshilfe seit jeher unterstützt. Von 1974 bis 2010 flossen insgesamt 120,5 Mio. Euro in Kinderkrebsprojekte. Die Durchführung der Therapieoptimierungsstudien wäre ohne die Deutsche Krebshilfe undenkbar.

Die Deutsche Leukämie-Forschungshilfe (DLFH) entstand 1973 in Mönchengladbach und wurde von John und Erika MacDonald gegründet, deren Kind an Leukämie erkrankt war und zu dieser Zeit behandelt wurde. Die DLFH war seit 1973 auch im Beirat der DAL vertreten. Durch Sammlungen in Schulkassen, Kirchen, auf Bazaren sowie durch Spenden von Firmen und Einzelpersonen konnte ein hoher Betrag gesammelt werden. Zugleich schlossen sich an allen größeren Behandlungseinrichtungen Eltern in Initiativen zusammen und sammelten so gemeinsam Geld für die Versorgung der krebskranken Kinder am jeweiligen Standort. Sie sind in der DLFH als Dachverband organisiert. Aus diesem wurde 1995 die Deutsche Kinderkrebsstiftung heraus gegründet. Sie fördert patientennahe und klinische Forschungsprojekte, im Schwerpunkt besonders das Behandlungsnetzwerk für Hirntumore. Die Beratung und Information von betroffenen Familien gehört auch zu den Aufgaben, wie auch die Unterstützung durch den Sozialfonds in finanziellen Notlagen. 2003 eröffnete das Waldpiraten-Camp, welches aus Mitteln der Kinderkrebsstiftung und DLFH-Elterngruppen finanziert wurde und das erste Feriencamp für krebskranke Kinder und Jugendliche ist. Die Deutsche Kinderkrebsstiftung hat seit 1995 rund 115 Millionen Euro für die Forschung in der Kinderonkologie bereitgestellt.

Am 15. November 1995 wurde die Deutsche José Carreras Leukämie-Stiftung des spanischen Tenors in München ins Leben gerufen, nachdem er 1987 selber an Leukämie erkrankt und geheilt werden konnte. In Spanien gab es die Stiftung seit 1988. Die Carreras Stiftung engagiert sich in vielfältigen Projekten der Kinderonkologie, wie Transplantationseinheiten, Nachsorgestationen oder Tageskliniken. Die wichtigste Aktion der Carreras Stiftung ist die alljährlich in der Vorweihnachtszeit stattfindende Spendengala, die im Fernsehen übertragen wird. Hier werden auch wichtige Projekte der Stiftung vorgestellt.

1990 gründete Madeleine Schickedanz die Madeleine Schickedanz-KinderKrebs-Stiftung, als ihre Tochter Carolin von ihrer Leukämie geheilt war. Schwerpunkt sind

Projekte zu Vorbeugung, Früherkennung, Therapien, Nachsorge und Betreuung von betroffenen Familien. Förderungen werden finanziert aus Spenden, Zinserträgen oder Benefizkonzerten.

Die Tour der Hoffnung wurde 1983 durch den Leiter der Gießener Kinderonkologie, Professor Fritz Lampert, ins Leben gerufen. Es handelt sich um eine seitdem jährlich mit wechselndem Streckenverlauf stattfindende Radtour, auf deren Weg Spenden gesammelt werden. Im Laufe der Jahrzehnte konnte so ein mittlerer zweistelliger Millionenbetrag an Spenden erzielt werden.

Die Versorgung von krebskranken Kindern erfordert eine komplexe Infrastruktur. 1983 sprach Hansjörg Riehm in einem Vortrag über die Rahmenbedingungen der Kinderkrebsstation am Kaiserin Auguste Victoria Haus in Berlin [248, S. 311–312]:

> Die Krankenstation hat eine Kapazität von 18 Betten. Durchschnittlich werden 15 Kinder von 15 überwiegend sehr erfahrenen Kinderkrankenschwestern, 3 Ärzten, einer Kindergärtnerin und Spieltherapeutin, einer Psychologin und einer Seelsorgerin betreut. Alle denkbaren medizinischen Hilfen und Spezialmethoden stehen diesen Kindern zur Verfügung, eine unabdingbare Voraussetzung für das Gelingen der Heilbehandlung. Diese ist bei den meisten Krebskrankheiten sehr kompliziert, belastend, auch traumatisierend; die Steuerung der Therapie erfordert sehr viel Erfahrung, Fingerspitzengefühl, Intuition. Die psychische Stabilität/Stabilisierung des Patienten ist eine Grundbedingung für die Durchführbarkeit der Behandlung während der entscheidenden Phasen. Das kindgerechte Biotop umfasst selbstverständlich die wichtigsten Bezugspersonen des Patienten, seine Eltern. Diese müssen von den auf dieser Station Tätigen in vergleichbarer Weise betreut werden, da deren psychische Stabilität für das Kind außerordentlich hilfreich ist.

Diese Beschreibung verdeutlicht den nötigen Aufwand, der entsprechende finanzielle Ressourcen erfordert.

Spenden für die Regelversorgung

Ursprungsidee für die Gründung der Fördervereine in den 1970er-Jahren war die Verbesserung der Patientenversorgung und die Finanzierung von klinischer Forschung. So werden Stellen für Musik- und Kunsttherapeuten finanziert. Der hohe finanzielle Druck, dem kinderonkologische Zentren ausgesetzt sind, führt dazu, dass selbst die klinische Grundversorgung mit einem großen Anteil von Spendenmitteln querfinanziert wird. Dies umfasst Stellen für ärztliches Personal, Pflegepersonal, psychosoziale Betreuung und Dokumentation von Therapieoptimierungsstudien. All diese Stelle sind laut Kinderonkologie-Richtlinie des Gemeinsamen Bundesausschusses (G-BA) Bestandteil der Regelversorgung.

In einer Befragung von Ende 2021, an der elf kinderonkologische Zentren teilnahmen, zeigte sich, dass diese Zentren durchschnittlich 710.000 Euro an Spendenmitteln erhielten (Spanne von 110.000 bis 2.200.000 Euro). Insgesamt wird geschätzt, dass die Fördervereine jährlich 34 Millionen Euro an die pädiatrisch-onkologischen Kliniken überweisen. Bei der Bewertung ob das Geld für die Regelversorgung eingesetzt wird oder für eine darüber hinausgehende Verbesserung der Versorgung ergibt sich ein eindeutiges Bild. Die elf Zentren setzen durchschnittlich 340.000 Euro der Spendenmittel für die klinische Regelversorgung ein, die nach der Richtlinie des G-BA zur Kinderonkologie eigentlich von der gesetzlichen Krankenversicherung bezahlt werden müsste. Es kann geschätzt werden, dass jährlich rund 17 Millionen Euro an Spendenmitteln für die Regelversorgung in der Kinderonkologie ausgegeben werden [47]. Ist die Sicherstellung der Versorgung von krebskranken Kindern Aufgabe von freiwillig geleisteten Spenden von Privatleuten? Bereits in einem Artikel aus dem Jahre 1991 wurden Anforderungen und Realität kritisch gegenübergestellt [81].

Wie würde die Versorgung von krebskranken Kindern in Deutschland ohne diese seit vielen Jahren fließenden Spenden aussehen? Vielleicht würden Beschreibungen gebraucht wie sie früher von Patienten in der DDR über die Kliniken zu Krebsbehandlungen festgehalten wurden [129, S. 262]. Literarisch verarbeitet hat seine Erfahrungen während der Krebsbehandlung in einer Klinik im Russland der 1950er-Jahre der Schriftsteller Alexander Solschenizyn [300, 301]. Obwohl sein zweibändiges Buch ein Roman ist, reichte dies für ein Verkaufs- und Verbreitungsverbot in Russland und in der DDR. Der Staatsapparat versuchte auf diese Weise unliebsame Wahrheiten zu unterdrücken.

Diese Beispiele sind deshalb erwähnt, weil es immer noch schlechter gehen kann. Dies darf aber kein Grund sein, gegenwärtige Verhältnisse nicht zu verändern. Die finanzielle Situation der pädiatrischen Onkologie würde ohne Spenden in unserem Land kollabieren. Diese Art von System ist seit Jahrzehnten etabliert. Politische Entscheidungsträger haben sich damit längst abgefunden, reagieren zwar bestürzt wenn sie davon erfahren, aber beschränken ihre Hilfe in der Regel auf tröstende Worte und auf einen Verweis an eine andere politische Ebene. So wird das Thema ungelöst im Föderalismus zerrieben zwischen Bund, Ländern und Kommunen mit Beteiligung etwaiger Verbände – seit Jahrzehnten. So schrieb Petra Kelly bereits im Jahr 1986:

> Wie leichtfertig werden von der „Öffentlichen Hand" beträchtliche Geldsummen – nicht selten für sehr fragwürdige Zwecke – zur Verfügung gestellt! Wie oft verhalten sich die politischen Entscheidungsträger meist schwerfäl-

> lig, knauserig bis ablehnend, wenn es um ganzheitliche Lebensinteressen von Menschengruppen geht. Wie niedrig deren Grundbedürfnisse in der Werteskala der Entscheidungsträger in unserem Lande angesiedelt sind, ist abzulesen an den Zuständen in vielen Pflegeheimen, psychiatrischen Kliniken, Altenheimen und den Kinderkrebsstationen. [145, S. 16]

Auch die Worte von Professor Udo Bode, dem ehemaligen Leiter der Kinderonkologie am Universitätsklinikum Bonn, klingen gewissermaßen zeitlos. Gesagt hat er sie auch 1986:

> Zum Teil ist es natürlich sehr schwierig, große Veränderungen durchzuführen. Das liegt nicht unbedingt an irgendwelchen Bürokraten, das liegt einfach an der unflexiblen Struktur des öffentlichen Dienstes. [19, S. 136]

Mitte der 1980er-Jahre herrschte auf den Kinderkrebsstationen durchaus Notstand. Medizinischer Fortschritt und Stellenschlüssel haben sich nicht im Gleichschritt entwickelt. Die Berechungsgrundlage für die Zahl von Pflegekräften bemaß sich noch aus einer Zeit, als die Kinder größtenteils starben. Passend zu dieser Situation war 1984 in der „Zeit“ zu lesen:

> Schuld an der unhaltbaren Personalsituation, die noch auf einem Berechnungsschlüssel des Jahres 1969 beruht, hat niemand – oder haben viele. Da Universitätskliniken von verschiedenen Trägern finanziert werden, fühlt sich für die notwendige Aufstockung der Planstellen keiner zuständig. Die Krankenkassen zahlen, je nach Vereinbarung mit der jeweiligen Klinik, einen Pflegesatz, der um so knapper bemessen wird, als man alles ausklammert, was in den Bereich Forschung und Lehre fallen könnte. Denn dafür sind die Kultus- bzw. Wissenschaftsministerien der Länder zuständig. Die wiederum halten vor allem die aufwendige psychologische Betreuung der krebskranken Kinder nicht für ihre Sache. Ein bisschen fühlt sich für Personalkosten manchmal (bei Modelleinrichtungen zum Beispiel) die Bundesanstalt für Arbeit zuständig: im Rahmen sogenannter Arbeitsbeschaffungsmaßnahmen (ABM). Und gar nicht zuständig ist groteskerweise das Bundesministerium für Gesundheit. Dass diese Gesetzeslage dem heutigen Stand der Medizin mit ihren veränderten Anforderungen nicht mehr gerecht werden kann, ist offensichtlich. [334]

Zur gleichen Zeit äußerte sich Fritz Lampert:

> Und bei uns, im Zuge dieses Wohlstandes, entstehen riesige Hotelkomplexe von Kliniken, riesige Arbeitszimmer für Klinikchefs – und was gemacht wird, ist oft hohl. Es kommt eben auf die echte Effizienz und auf die echte Forschungsarbeit an, und man muss unterscheiden, was ist wichtig und was nebensächlich, wo steckt Geist dahinter und wo nicht. [23, S.70–71]

Eine nachhaltige Finanzierung der pädiatrischen Onkologie, die dem Aufwand der dort Beschäftigten gerecht wird, ist wohl in einem hoch entwickelten Wohlstandsland wie Deutschland, nahezu unmöglich. Dies verwundert. Denn laut Statistischem Bundesamt betrugen die Gesundheitsausgaben in Deutschland im Jahr 2022 497,7 Milliarden Euro, also 1,36 Milliarden Euro täglich. Angesichts der Tatsache, dass gefühlt alle Akteure im Gesundheitswesen beklagen, bei ihnen komme zu wenig Geld an, fragt man sich als Beitragszahler, wo diese Geldmenge eigentlich bleibt und was im Detail mit ihr bezahlt wird.

Kapitel 16

Weiterführung der Therapiestudien

Nachdem wir in vorherigen Teilen des Buches die Therapiestudien kennenlernten, die Hansjörg Riehm in seiner aktiven Zeit auf den Weg brachte und weiterentwickelte, werden in diesem Kapitel solche Therapiestudien skizziert, die sich danach anschlossen. In der Studie ALL-BFM 2000 wurde erstmals eine Stratifizierung nach MRD vorgenommen. Für die Prognoseabschätzung erwies sich dieser Parameter allen anderen als überlegen. Andere biologische oder klinische Charakteristika können das Therapieansprechen nicht so zuverlässig voraussagen.

In den früheren Therapiestudien hat man die komplette Remission aufgrund von mikroskopischen Untersuchungen festgestellt. Erreichten etwa 98 % der Kinder und Jugendlichen mit akuter lymphoblastischer Leukämie die komplette Remission, waren bei diesen im Mikroskop wenig bis keine Leukämiezellen mehr erkennbar. Die intensive Induktionsbehandlung wird in ihrer zweiten Phase also erst in der Zeit durchgeführt, wenn die Leukämie nicht mehr erkennbar war. Es gibt drei Verfahren zur MRD-Diagnostik. Diese erlauben die Identifikation von einer Leukämiezelle unter 10.000 bis einer Million Normalzellen, was einer 100-fach bzw. 10.000-fach verbesserten Sensitivität im Vergleich zum mikroskopischen Bild entspricht [11, S. 653]:

- Immunphänotypisierung mittels Durchflusszytometrie und Mehrfachmarkierung zum Nachweis leukämiespezifischer Immunophänotypen.
- PCR-Analyse von Fusionsprodukten leukämiespezifischer Chromosomentranslokationen.

- PCR-Analyse von klonspezifischen Verknüpfungsregionen von Immunglobulin und T-Zell-Rezeptor (am weitesten verbreitet).

Die letzte Methode ist am weitesten verbreitet. In der zum Zeitpunkt der Textabfassung laufenden Studie ist die Stratifizierung nach MRD noch einmal verfeinert (s. Abbildung 134, Seite 272). Durch veränderte Therapieelemente sollen Kinder, die schlecht oder langsamer auf die Behandlung ansprechen, unmittelbar von der verbesserten Diagnostik profitieren.

In der gleichen Studie erfuhr die Induktionstherapie eine Anpassung. Entweder wurde traditionell Prednison verabreicht (Abbildung 124, Seite 210) oder stattdessen Dexamethason (Abbildung 125, Seite 211), das bislang nur in der Reinduktionstherapie auf dem Plan stand. Die Inzidenz von Rückfällen betrug in der Dexamethason-Gruppe 11 % und in der Prednison-Gruppe 18 %; die Toxizität – gemessen als Tod in Remission – war in der Dexamethason-Gruppe mit 2 % höher als in der Prednison-Gruppe mit 0,5 % [287].

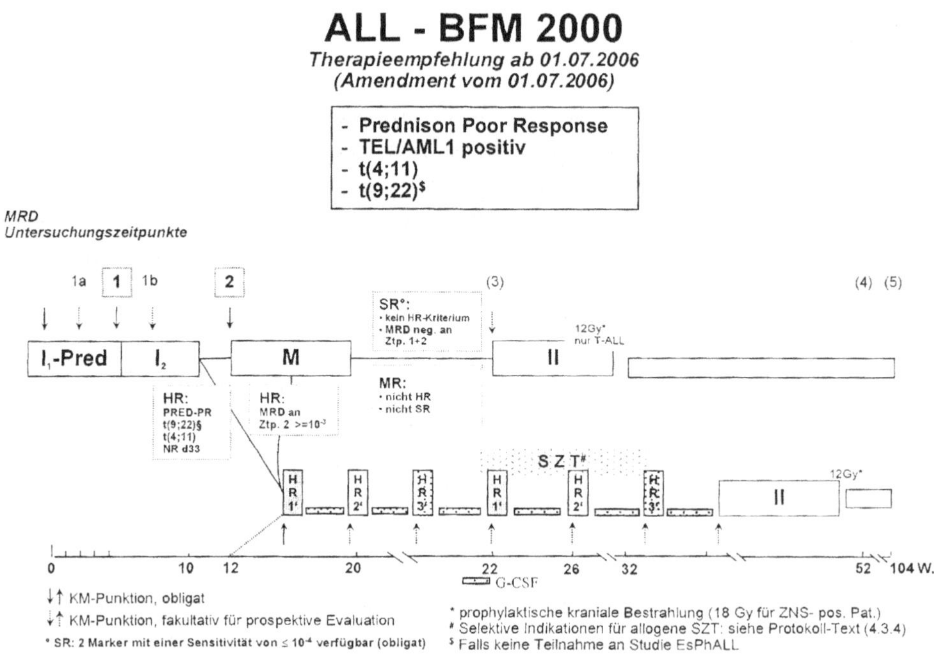

Abb. 124: Behandlungsplan der Studie ALL-BFM 2000 mit Prednison-Induktion. SR: Standardrisikogruppe; MR: Mittlere Risikogruppe; HR: Hochrisikogruppe; PRED-PR = Prednison poor response; KMT = Knochenmarktransplantation.

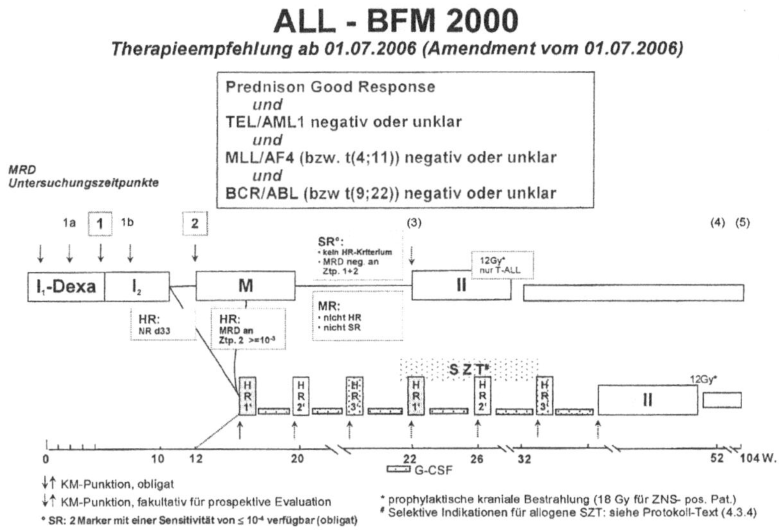

Abb. 125: Behandlungsplan der Studie ALL-BFM 2000 mit Dexamethason-Induktion. SR: Standardrisikogruppe; MR: Mittlere Risikogruppe; HR: Hochrisikogruppe; KMT = Knochenmarktransplantation.

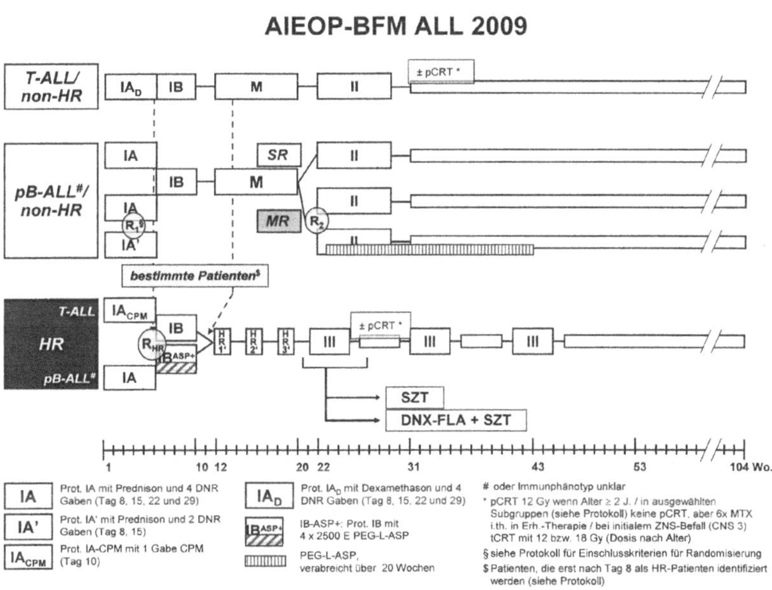

Abb. 126: Behandlungsplan der Studie ALL-BFM 2009. SR: Standardrisikogruppe; MR: Mittlere Risikogruppe; HR: Hochrisikogruppe; Pred-GR = Prednison Good Response; PRED-PR = Prednison poor response; KMT = Knochenmarktransplantation.

In der Studie AIEOP-BFM 2009 hat man die Erkenntnisse zu einer angepassten Induktionstherapie weiter genutzt. So erhielten Kinder mit T-ALL aus der Nicht-Risikogruppe Dexamethason statt Prednison in der Induktion. Für Patienten mit T-ALL in der Hochrisikogruppe wurde randomisiert geprüft, ob eine zusätzliche Gabe von Cyclophosphamid in der Induktionstherapie vorteilhaft ist. Das Therapieschema der Studie ist in Abbildung 126 auf Seite 211 dargestellt.

Bei den B-Non-Hodgkin-Lymphomen wurden im Wesentlichen die Erkenntnisse aus der optimalen Dauer zur Verabreichung von Methotrexat in Weiterentwicklungen der Studien berücksichtigt. Dies zeigen die Abbildungen 127 und 129.

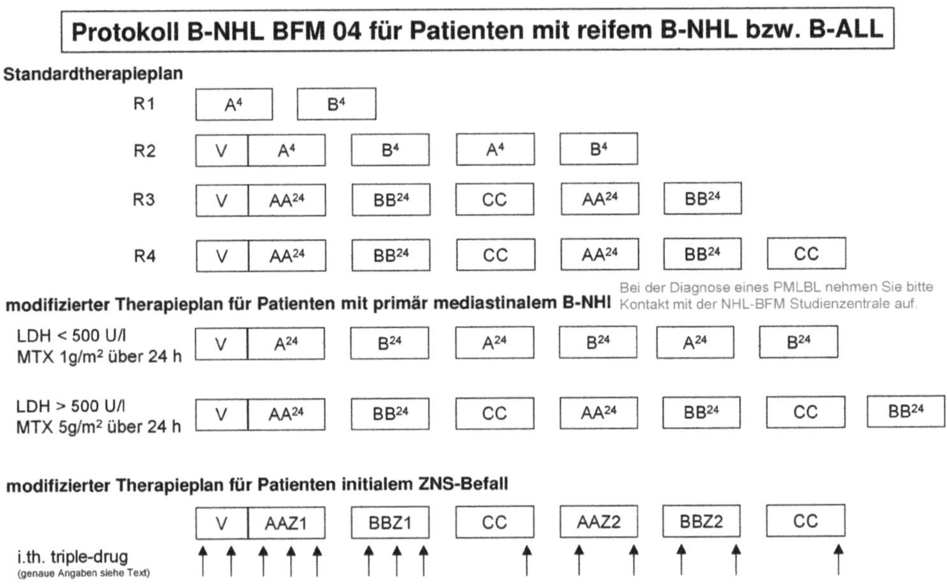

Abb. 127: Therapiekonzept der Studie B-NHL BFM 04 für B-NHL und B-ALL.

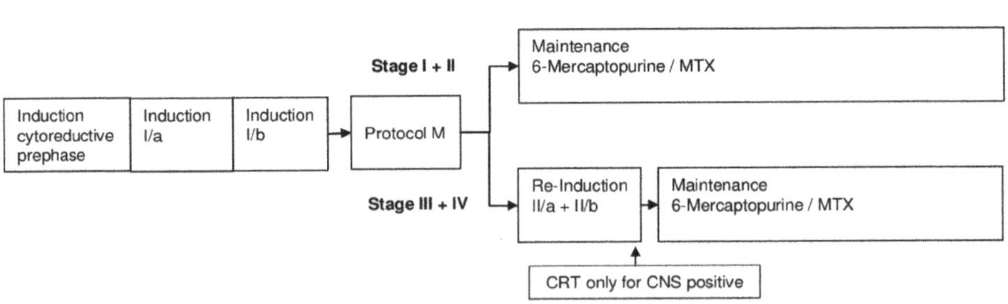

Abb. 128: Therapiekonzept der Studie NHL-BFM Registry 2012.

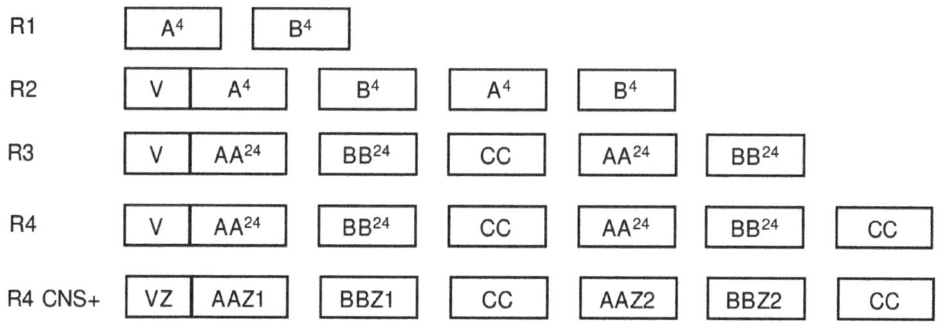

Abb. 129: Therapiekonzept der Studie NHL-BFM Registry 2012 für B-NHL.

Kapitel 17

Chemotherapie

Um den Wirkmechanismus einer Chemotherapie besser verstehen zu können, ist es sinnvoll sich kurz mit der Zellbiologie zu befassen. Eine Zelle ist die kleinste Einheit unseres Körpers, aber sie ist ein hoch komplexes Gebilde. Mit Ausnahme der roten Blutkörperchen enthält jede Zelle einen Zellkern. Im Zellkern ist das vollständige Erbmaterial des Menschen enthalten, die Desoxyribunukleinsäure, besser bekannt unter ihrem Kürzel DNS oder DNA.

Die DNA ist in Chromosomen organisiert. Der Mensch besitzt 46 Chromosomen (angeordnet in 23 Paaren), jedes dieser Chromosomen enthält Gene. Darunter versteht man Proteine (Eiweiße) die den Bauplan für einen Teil unseres Körpers enthalten. Bei einer Zellteilung muss die komplette DNA aus dem Zellkern fehlerfrei kopiert werden. Sollten bei diesem Kopiervorgang dennoch Fehler passieren, gibt es verschiedene Mechanismen der Zelle um den Fehler zu korrigieren. Hierbei handelt es sich um eine wirkliche Meisterleistung unserer Zellen, denn bei jeder Zellteilung müssen Millionen von Informationen korrekt verdoppelt werden. Dieser Vorgang findet ständig in unserem Körper statt, denn irgendwo stirbt immer eine Zelle ab, die erneuert werden muss. Allerdings gehen bei diesem Kopiervorgang auch einige Informationen verloren, weshalb wir im Alter nicht mehr so jung aussehen, wie es viele gerne hätten.

Nimmt man die DNA-Fäden der 23 Chromosomen-Paare einer einzigen Zelle zusammen, haben diese eine Länge von zwei Metern. Diese zwei Meter langen Fäden sind im Zellkern zusammengerollt, der wiederum nur ein Volumen von einem Millionstel Kubikmillimeter hat. Dies entspricht einem Würfel mit einer Kantenlänge von 0,000001 mm und doch passt ein zwei Meter langer Faden hinein. Hieraus wird ersichtlich wie dünn die DNA-Fäden sind.

DNA ist ein langes Kettenmolekül aus vielen Bausteinen, welche man Nukleotide nennt. Jedes Nukleotid besteht aus den drei Teilen Phosphorsäure, Desoxyribose (Zucker) und einer Base. Bei der Base handelt es sich um ein Purin, entweder Adenin, Guanin, Thymin oder Cytosin. DNA kommt als schraubenförmige Doppelhelix vor. Dabei liegen sich immer 2 Basen gegenüber: Adenin und Thymin, sowie Cytosin und Guanin. Die berühmte Doppelhelixstruktur der DNA wurde erstmals 1953 von Watson und Crick veröffentlicht [317].

Zytostatika greifen in die Struktur der Doppelhelix ein, sodass die Zelle keine Teilung mehr durchführen kann. So erklärt sich auch der aus dem Griechischen stammende Begriff (Cyto=Zelle, statik=anhalten). Tumorzellen haben eine erhöhte Zellteilungsrate und eine verminderte Reparaturfähigkeit, aus beiden Eigenschaften resultiert eine höhere Empfindlichkeit gegen Zytostatika. Mit dem erhöhten Stoffwechsel haben wir bereits ein Merkmal einer Krebszelle erfasst. Sie haben darüber hinaus weitere Eigenschaften, die sie von gesunden Zellen unterscheiden. Diese sind [4, S. 1548]:

1. Sie missachten die externen und internen Signale zur Regulation der Zellteilung.
2. Sie neigen dazu, Selbstmord durch Apoptose zu vermeiden.
3. Sie umgehen programmierte Beschränkungen der Zellteilung, indem sie Alterung und Differenzierung vermeiden.
4. Sie sind genetisch instabil.
5. Sie verlassen ihr Heimatgewebe.
6. Sie überleben und vermehren sich an fremden Stellen (metastasieren).

Der Kinderarzt und Krebsforscher Fritz Lampert hat sich intensiv mit dem Zusammenhang zwischen den Eigenschaften der Chromosomen und der Leukämie beschäftigt. Bereits 1967 führte er Chromosomenuntersuchungen im Knochenmark von Leukämiepatienten durch und schrieb:

> Eine Beziehung zwischen DNS-Gehalt bzw. Chromosomenzahl der Leukämiezellen und der chemotherapeutisch erzielten Überlebenszeit konnte aufgestellt werden. [157, S. 763]

An anderer Stelle beschrieb Lampert, dass der erhöhte DNS-Gehalt der Grund für den Behandlungserfolg mit der Chemotherapie ist:

> Aus diesen cytologisch-klinischen Befunden bei der akuten Leukämie im Kindesalter kann man den Schluß ziehen, daß maligne Zellen mit erhöhtem DNS-Gehalt leichter durch Chemotherapie vernichtet werden können. [161, S. 110]

Auf Grundlage dieser Untersuchungen konnte Fritz Lampert auch wichtige Schlüsse für die Rezidiventwicklung und die Therapiestrategie bei der Leukämie aufstellen:

> Das Rezidiv entwickelt sich also aus den von der Therapie verschonten, im Körper noch vorhandenen Leukämiezellen. (...) Eine einzige chromosomal veränderte, lebensfähige Zelle kann Ausgangspunkt einer malignen Zellpopulation sein. Das Ziel der Chemotherapie muss also die völlige Vernichtung aller im Körper vorhandenen Leukämiezellen sein. [157, S. 767]

Bei weiteren Untersuchungen entdeckte Fritz Lampert eine Verklumpung bei einigen Chromosomen in Leukämiezellen, weil diese optisch stark aneinanderheften zu scheinen:

> Durch Verklebungen könnte bei dem Auseinanderziehen der Chromosomen in der Anaphase ein Chromosomenschenkel abreißen und daraus eine Zelle mit einem Chromosomenstück zuviel und eine andere, später untergehende, Zelle mit einem Chromosomenstück zu wenig entstehen. [159, S. 887]

Fritz Lampert führte auch Analysen zum Gewicht des Zellkerns von gesunden Lymphozyten und von Leukämiezellen durch. Im Ruhezustand hatten die gesunden Lymphozytenkerne ein Gewicht mit Werten zwischen „40 und 60 $\times 10^{-12}$g“ [160, S. 44]. Das Gewicht der Zellkerne von Zellen der akuten lymphoblastischen Leukämie lag deutlich höher und ließ sich gruppieren mit „100, 150, 80, 90, 100 $\times 10^{-12}$g“ [160, S. 45]. Eine Volumenzunahme des Zellkerns war aber nicht zu beobachten, was im Zusammenhang mit den gemessenen Gewichtsdaten auf den erhöhten Zellumsatz von Leukämiezellen schließen lässt.

Über morphologische Veränderungen von Blutzellen im Knochenmark nach einer Behandlung mit Chemotherapie veröffentlichte Fritz Lampert Mitte der 1960er-Jahre zwei Artikel, in denen er optische Abweichungen vom normalen Bild dokumentierte [156, 158].

Später konnte Fritz Lampert zeigen, dass der individuelle Behandlungserfolg bei der akuten lymphoblastischen Leukämie auch abhängig von der vorliegenden chromosomalen Veränderung ist [172]. Die Bedeutung der Zelle für das Grundverständnis zur Entwicklung neuer Therapiestrategien hat Fritz Lampert schon im Jahr 1968 publiziert: „Im Mittelpunkt der Leukämieforschung und -therapie steht die erkrankte Zelle, die Leukämiezelle“ [160, S. 32].

Für die multizentrischen Leukämietherapiestudien in Deutschland richtete Fritz Lampert im Jahr 1984 in Gießen ein Chromosomenlabor ein. Bereits in den ersten sechs Jahren konnten Leukämiekaryotypen von über 1.000 Patienten erstellt werden [173]. Bei den meisten Kindern (20–30 %) liegen mehr als 50 Chromosomen vor, sie bilden die größte Gruppe innerhalb der Patienten mit akuter lymphoblastischer

Leukämie und aberrantem Chromosomensatz. Am häufigsten findet man ein oder mehrere zusätzliche Exemplare von Chromosom 21, neben überzähligen Chromosomen 4, 6, 10, 14, 17, 18 und X. In einer Analyse von Harbott lag der Anteil von hyperdiploiden Chromosomen bei 21,8 %; 38,5 % hatten einen normalen Karyotyp [95, S. 11]. Bei der akuten myeloischen Leukämie findet sich nur selten eine Hyperdiploidie mit Chromosomenzahlen über 50.

Dass es Fritz Lampert war, der erstmals überhaupt die Hyperdiploidie bei Leukämiezellen im Jahr 1967 beschrieb [157] wurde in einem ausführlichen Übersichtsartikel [88] noch im Jahr 2022 einleitend herausgestellt. Zytologie und molekulargenetische Analysen von Leukämiezellen haben das Verständnis zur Entstehung der Erkrankung erhöht, durch den Nachweis einer Korrelation zwischen chromosomalen Abnormalitäten und der Entartung der leukämischen Zellen [94, S. 451].

Ein weiteres Beispiel für die Rolle von Genen – auch bei Lymphomen – ist das Gen *BCL2*. Im Jahr 1985 fand der amerikanische Onkologe und Krebsforscher Stanley Korsmeyer heraus, dass dieses Gen bei Lymphom-Patienten viele Mutationen aufwies. Die Aktivierung von *BCL2* in einer Zelle bewirkt, dass die Zelle in Folge blockierter Todeskaskade pathologisch nicht mehr in der Lage abzusterben [196, S. 264].

Auf die Bedeutung der Leukämie als Systemerkrankung wurde bereits hingewiesen. Im Gegensatz zu einem Tumor, der ein Organ befallen hat (z.B. beim Brustkrebs), kann man Leukämie nicht operativ behandeln. Dies liegt auf der Hand, ist doch wegen der Systematik des Blutkreislaufs der ganze Körper befallen. Die Behandlung einer Leukämie erfolgt stattdessen primär mit Chemotherapie, je nach Stadium der Leukämie um Strahlentherapie und Stammzelltransplantation ergänzt.

Noch immer hat die Chemotherapie viele Kritiker und nicht wenige versuchen ihren – schon seit Jahrzehnten nachgewiesenen – Nutzen zu bezweifeln. Geschieht dies auch noch öffentlich, können Angehörige und Betroffene stark verunsichert werden. Aus diesem Grund muss klar gesagt werden: Die guten Heilungschancen bei der Behandlung von Leukämien im Kindesalter sind der Chemotherapie zu zuschreiben. Wer etwas anderes behauptet, streut den Leuten Sand in die Augen. Gewiss sind therapiebedingte Todesfälle zu verzeichnen – früher deutlich mehr als heute. Für die überwältigende Mehrheit der Kinder bietet die Chemotherapie aber die Chance auf Heilung. Durch Vitamine jedenfalls wird kein Kind die Leukämie los. So sagte Fritz Lampert im Jahr 1983:

> Und wenn man glaubt, man könne mit ein paar Pflanzenmitteln und irgendwelchen Wundertees, mit irgendwelchen merkwürdigen hypnotischen oder angeblichen Erdstrahlen irgend etwas erreichen, dann kann man leider nur den Kopf schütteln. Bei dieser Kraft der Krebszellen lässt sich der Teufel nur

> mit dem Beelzebub austreiben. Mit den stärksten Zellgiften, die es gibt, muss man da reinhauen. Und die Kunst des Arztes besteht darin, bis zur höchsten Grenze zu gehen ohne den Patienten selbst zu töten. Es zählt eben nur, die Krebszellen umzubringen. [23, S. 74]

Weiter erklärte Fritz Lampert unter Verweis auf die Verantwortung von Medien:

> Da muss man die Boulevard-Presse anschuldigen, die plötzlich aus Sensationslust Krebsbehandlungen mit Petroleum oder Béres-Tropfen anpreist, sodass Eltern plötzlich ihren Verstand verlieren und zu diesen Wunderheilern fahren. Das habe ich selbst erlebt. (...) Ich erinnere mich, dass Eltern in ein Kloster gefahren sind und Heilwasser auf die Blutflecken am Körper bringen ließen, möglichst noch von einem Mönch. Das hat überhaupt nichts gebracht. [23, S. 102–10]

Die bei der Leukämiebehandlung eingesetzten wirksamen Präparate werden unter dem Begriff Zytostatika zusammengefasst. Sie hemmen das Zellwachstum oder blockieren die Zellteilung. Beides hat den Zelltod zur Folge. Da bösartige Zellen eine höhere Stoffwechselaktivität (Zellumsatz) aufweisen als gesunde Zellen, reagieren gerade sie besonders empfindlich auf Zytostatika. Hier liegt im Umkehrschluss auch der Grund für die unerwünschten Wirkungen. Denn Zytostatika unterscheiden nicht zwischen gutartigen und bösartigen Zellen, sondern wirken auf alle Zellen. Da es im menschlichen Körper eine Reihe von Zellen gibt, die eine hohe Teilungsfrequenz haben, zeigen sich bei ihnen viele Nebenwirkungen. Hauptsächlich sind Zellen der Haarwurzeln, der Mundschleimhaut und des Magen-Darm-Traktes betroffen. Direkt oder Stunden nach der Therapie können auftreten:

- Fieber
- Übelkeit
- Erbrechen
- Allergien
- Zellzerfallsyndrom

Das Zellzerfallsyndrom (auch Tumor-Lyse-Syndrom) war früher eine gefürchtete Komplikation, die man seit Beginn der 1980er-Jahre mit einer speziellen Vorphase der Therapie zu verhindern versucht. Beim Zerfall von Blasten werden einige Substanzen freigesetzt, welche alle über die Nieren ausgeschieden werden. Dies sind die Purin-Abbauprodukte Xanthin, Hypoxanthin und Harnsäure, sowie darüber hinaus Kalium und Phosphat. Werden am Anfang der Therapie zu viele Zellen auf einmal zerstört, besteht die Gefahr, dass die dann große Menge dieser Abbauprodukte die Nieren verstopft. Der Patient muss in der Situation sofort dialysiert werden um dem Nierenversagen entgegen zu wirken. Reaktionen nach Tagen und Wochen beziehen sich auf teilungsaktive Gewebe.

- Starke Infektanfälligkeit durch Abnahme der Leukozyten (Immunsuppression)
- Erhöhte Blutungsneigung durch Abnahme der Thrombozyten Blutarmut (Anämie) durch Abnahme der roten Blutkörperchen (Erythrozyten)
- Schmerzhafte Schädigungen der Schleimhäute
- Haarausfall
- Fertilitätsstörungen

Der Haarausfall (Alopezie) ist sicherlich die von der Bevölkerung am meisten mit einer Chemotherapie verbundene Nebenwirkung. Für Betroffene und deren Familien ist es wichtig zu verinnerlichen, dass der therapiebedingte Haarausfall eine vorübergehende Erscheinung ist. Nach Beendigung der Behandlung setzt das Haarwachstum wieder ein.

Bei proliferierenden Zellen sind verschiedene Zellzyklusphasen zu unterscheiden. Als G_1 (Gap_1) bezeichnet man die Phase zwischen Abschluss der Mitose (Zellteilung) und Beginn der DNA-Synthese. In der S-Phase findet die DNA-Synthese statt und in der G_2-Phase wird die DNA-Verdopplung überprüft. Die eigentliche Mitose findet in der M-Phase statt. Nach erfolgter Mitose können die Zellen erneut in den Zellzyklus eintreten, in die Ruhe-Phase (G_0) gelangen oder durch terminale Differenzierung die Fähigkeit zur Zellteilung verlieren. Aus der G_0-Phase können die Zellen erneut in den Zellzyklus eintreten. Alle Zytostatika wirken vorzugsweise auf proliferierende Zellen. Alkylantien und zytostatische Antibiotika sind phasenunspezifisch wirksam. In der S-Phase wirken besonders die Antimetaboliten (6-Mercaptopurin, Methotrexat, Ara-C). Vinca-Alkaloide (Vincristin) wirken bevorzugt in der M-Phase. Viele Zytostatika führen zur Elimination von Tumorzellen, indem sie den programmierten Zelltod – die Apoptose – auslösen. Geschädigte oder gestörte Zellen werden so beseitigt.

Bei der Behandlung mit Chemotherapie kann eine Resistenzentwicklung des Tumors eintreten. Das heißt die Krebszellen werden im Laufe der Behandlung unempfindlich gegen die Zytostatika. Für diesen Wirkungsverlust gibt es verschiedene Ursachen [3, S. 902]:

- Die optimale Dosis kann wegen des Allgemeinzustandes nicht gegeben werden, da die unerwünschten Wirkungen zu hoch sind.
- Eine pharmakokinetische Resistenz tritt ein, wenn die vom Tumor betroffenen Körperregionen nicht durch das Medikament erreicht werden können. Bei Leukämien betrifft dies das zentrale Nervensystem durch schlechte Liquorgängigkeit vieler Zytostatika.
- Weiterhin gibt es spezifische zelluläre Resistenzmechanismen, die die Folge von Mutationen und/oder Selektion von resistenten Tumorzellen darstellen. Hierzu zählen Hemmung der zellulären Aufnahme, verstärkte Inaktivierung des Zytostatikums, verminderte Aktivierung des Zytostatikums, verstärkte

DNA-Reparatur, Veränderung des zellulären Zielsubstrats (Bindung des Zytostatikums wird gehemmt), Überexpression des Zielproteins und verstärkter Zytostatikatransport aus der Zelle.

Jeder Patient erhält eine individuelle Dosis der Chemotherapie entsprechend der Angabe im Therapieprotokoll. Die Dosierung erfolgte anfangs nach Gewicht, später nach der Körperoberfläche gemäß folgender Formel:

$$\text{KOF}(m^2) = \sqrt{\frac{\text{Gewicht (kg)} \times \text{Länge (cm)}}{3600}}$$

Liegt beim Patient eine Einschränkung der Nieren- oder Leberfunktion (Nieren- bzw. Leberinsuffizienz) vor, muss eine Dosisanpassung erfolgen, weil Nieren und Leber für das Ausscheiden bzw. den Abbau der Substanzen im Körper zuständig sind. Das Maß der Dosierung ist somit nicht nur für die Wirkung, sondern auch für das Ausmaß an Nebenwirkungen verantwortlich, da eine Einschränkung der Funktionen von Leber oder Niere zu einer erheblichen Toxizitätssteigerung führt. Eine engmaschige Kontrolle der Nierenfunktion ist unumgänglich. Die Dosierungen der intrathekalen Injektionen werden altersabhängig angepasst, weil man nach den ersten Protokollen feststellte, dass das Volumen des Zentralnervensystems eher mit dem Alter korreliert als mit der Größe der Körperoberfläche. So würden ältere Kinder eine Dosis erhalten, die potenziell zu niedrig ist, um eine optimale therapeutische Wirkung zu entfalten.

Antimetaboliten

Unter diesem Begriff werden Tumortherapeutika zusammengefasst, die als falsche Stoffwechselbausteine die Synthese von DNA und RNA hemmen. Tumorzellen weisen grundsätzlich die gleichen Stoffwechselwege wie normale Zellen auf, doch es gibt quantitative Unterschiede, die bei Tumorzellen eine höhere Sensitivivät gegenüber Antimetaboliten auslösen. Die meisten beeinflussen die Synthese von Nukleotiden und Nukleinsäuren. Deshalb gehören Antimetaboliten zu den phasenspezifischen Mitteln der Tumortherapie und wirken bevorzugt in der S-Phase der Zellteilung.

Bekanntester Vertreter ist sicherlich Methotrexat (MTX), das seit 1948 verwendet wird. Diese Geschichte war bereits in Kapitel 4 ab Seite 25 enthalten. Damals war es allerdings noch der Vorgänger Aminopterin. Das heute bekannte Methotrexat kam Ende der 1950er-Jahre auf den Markt und versprach geringere Nebenwirkungen.

> Leukämische Zellen haben einen wesentlich höheren Bedarf an Folsäure als normale Leukozyten. In dieser Differenz liegt die therapeutische Anwendungsmöglichkeit der Folsäureantagonisten, indem man durch geeignete Dosierung so viel Folsäure „neutralisiert", daß der Rest zwar für die normalen – nicht aber für den erhöhten Bedarf der Leukosezellen ausreicht. [214, S. 108]

Folsäure ist wichtig für die Synthese der DNA-Bestandteile Guanin, Adenin und Thymin [3, S. 917]. Solche biochemischen Reaktionen werden durch das Fehlen der Folsäure gehemmt und folglich fällt der Nachschub an Bausteinen für die DNA aus [14, S. 373]. Bei hohen Dosierungen muss die Gabe von Methotrexat von verschiedenen Maßnahmen flankiert sein. Da bei der Leukämie- und Lymphomtherapie eine Dosis von bis zu 5 g/m^2 (Hochdosis-MTX) verabreicht wird, besteht die Gefahr einer Kristallbildung in den Nierentubuli. Zur Vermeidung wird ausreichend Flüssigkeit in zusätzlichen Infusionen gegeben. Ergänzend sorgt Allopurinol für eine Alkalisierung des Urins, sodass dieser einen pH-Wert >7 hat, damit die ernsthafte Komplikation von Ausscheidungsverzögerungen des MTX vermieden werden [186].

Damit gesunde Zellen so wenig wie möglich durch MTX geschädigt werden, ist nach einer gewissen Zeit die sogenannte Folinsäure-Rescue durchzuführen. Dazu gibt man Folinsäure (Leukovorin), welche die MTX-Wirkung bei gesunden Zellen blockieren soll. Nur durch die Gabe von Folinsäure kann eine hochdosierte Behandlung mit Methotrexat überhaupt überlebt werden und wäre sonst tödlich [80, 142]. In den Behandlungsprotokollen ist der Zeitpunkt der Verabreichung exakt festgelegt. MTX hat eine Reihe von unerwünschten Wirkungen [15, S. 94–98]. Diese reichen von Kopfschmerzen und Sehstörungen über Schwindel bis hin zu Krampfanfällen und Erbrechen. Besonders belastend ist die Mukositis. Darunter versteht man Schleimhautentzündungen. Diese können an verschiedenen Stellen lokalisiert sein, besonders im Mund und im Magen-Darm-Trakt. Die Mukositis kann im Mund so ausgeprägt sein, dass eine Nahrungsaufnahme vorübergehend nicht mehr möglich ist.

Ebenfalls bewährt in der Behandlung von Leukämien und Lymphomen sind 6-Mercaptopurin (6-MP), 6-Thioguanin (6-TG) und Cytarabin (Ara C). Alle drei werden als falscher Baustein in die DNA eingesetzt und verhindern so die DNA-Synthese. Die Moleküle sind so exakt nachgebaut, dass die Zelle diese Fälschung glücklicherweise gar nicht erkennt und so die Wirkung ermöglicht wird. 6-MP wurde 1951 von Gertrude Elion (1918–1999) entwickelt [54], 1988 erhielt sie dafür den Nobelpreis für Medizin [55]. Sie war zu diesem Zeitpunkt die fünfte Frau, die einen Nobelpreis erhalten hat.

Bei der Einführung von 6-MP gab es aber das gleiche Problem mit dem es Sidney Farber bei seinem Wirkstoff zu tun hatte. Es ließen sich zwar Remissionen erreichen, aber sie hielten nur wenige Wochen an [27].

Mitosehemmer

Eine sehr wichtige Medikamentengruppe in der Behandlung von Leukämien sind Vinca-Alkaloide. Dazu gehören Vincristin bzw. Vinblastin. Die Herstellerfirma war ursprünglich auf der Suche nach einem neuen Mittel gegen die Zuckerkrankheit. Vincristin ist ein Alkaloid der Vinca rosea, einer Variante des Immergrüns (rosafarbene Catharante bzw. Madagaskar-Immergrün). Völker in Westindien sollen diese Pflanze zur Behandlung des Diabetes mellitus verwendet haben [217, S. 1208]. Noble, Beet und Cotts konnten zwar keinen Effekt von Extrakten aus Vinca rosea auf den Blutzuckerspiegel nachweisen, stattdessen aber ein starker Abfall der Leukozyten über mehrere Tage beobachten [213]. Aus den Extrakten konnten unter anderem Leukocristin und Leukoblastin gewonnen werden. So entstanden die Bezeichnungen Vincristin und Vinblastin. Die Isolierung der Alkaloide war sehr aufwendig, 500 Kilogramm der oberirdischen Pflanzenteile sind nötig um daraus ein Gramm Vincristin zu erhalten [175, S. 170]. Die Wirkung auf Zellen lässt sich so beschreiben:

> Die Vinca-Alkaloide hatten die Proteine in den Spindelfasern, an denen die Chromosomen bei der Teilung in die Tochterzellen gezogen werden, zerstört. [175, S. 170]

Seit 1962 werden die Präparate erfolgreich in der Behandlung von Leukämien und Lymphomen bei Kindern und Jugendlichen eingesetzt. Die Tatsache, dass ein natürlicher Stoff in der Lage ist, Leukämiezellen zu bekämpfen, wurde 1963 mit einem ausführlichen Artikel gewürdigt [141]. Dennoch können Vinca-Alkaloide in höheren Dosierungen zu schweren Nervenschäden führen, die sich glücklicherweise in den meisten Fällen wieder zurückbilden.

Alkylantien

Zum bekanntesten Vertreter der Wirkstoffklasse gehört Cyclophosphamid. Die Hintergründe seiner Entdeckung sind auf Ereignisse in den beiden Weltkriegen zurückzuführen.

In der Zeit des Ersten Weltkriegs lag der Ausgangspunkt, der später zur Chemotherapie mit Stickstofflostpräparaten führen wird. Wir schauen auf ein Ereignis in der Nähe der belgischen Stadt Ypern.

> Dort blies das deutsche Pionierregiment 35 erstmals am 22. April 1915 aus fast 6000 Stahlflaschen das giftige Chlorgas ab, das sich in einer gelb-weißen Wolke auf die britisch-französischen Stellungen bewegte und dort über 1000 Mann umbrachte. [175, S. 171]

Der Entwickler auf deutscher Seite dieses für den tödlichen Einsatz bestimmten Giftgases war Prof. Fritz Haber, eigentlich Kriegsgegner. Seine Frau wurde mit diesem Umstand nicht fertig und nahm sich am 2. Mai 1915 mit der Pistole ihres Mannes im Garten des Hauses in Berlin-Dahlem das Leben. Vier Jahre später wusste man wie die Lost-Präparate (Erfinder *Lo*mmel und *St*einkopf) auf das Knochenmark wirkten. Edward und Helen Krumbhaar beschrieben dies in ihrer damaligen Veröffentlichung [155].

Im Zweiten Weltkrieg, wurde abermals mit brutaler Deutlichkeit die Wirkung von Senfgas vor Augen geführt. Am 2. Dezember 1943 griffen deutsche Bomber die im Hafen der italienischen Stadt Bari liegenden Schiffe der Alliierten an. 19 der 30 Schiffe wurden versenkt, eines davon hatte 100 Tonnen Bomben Senfgas geladen [175, S. 172]. 1.000 Seeleute kamen wegen des Giftgasgemisches an der Wasseroberfläche um, andere starben innerhalb weniger Wochen. Alle hatten eine Gemeinsamkeit: In ihrem Knochenmark waren die weißen Blutkörperchen verschwunden und die Strukturen des Knochenmarks waren angegriffen [195, S. 134].

Im Jahr 1946 nutzten Louis Goodman und Alfred Gilman diesen Effekt um eine neue Idee zur Leukämiebehandlung zu realisieren. Sie veränderten das Senfgas leicht und brachten es in eine flüssige Form. Damit konnte es unter Umgehung der Atemwege direkt in die Blutbahn verabreicht werden. In der Tat zeigte sich ein positiver Effekt, denn bei der Behandlung mit diesem Senfgas bei einem Lymphompatienten bildete sich die Schwellung des Lymphknotens zurück – allerdings nur für die kurze Zeit bis zum Krankheitsrückfall. Für die historische Einordnung ist es nicht unerheblich, dass es sich nicht um die „Geburtsstunde der Chemotherapie“ handelt [314]. Vielmehr hat das Giftgas eine bestimmte Wirkung entfacht, die sich für die Krebsbekämpfung als nützlich erweisen sollte. So wurde die Gruppe der Alkylantien entdeckt, als eine von mehreren Wirkstoffgruppen.

Cyclophosphamid ist bei Verabreichung inaktiv und wird erst in der Leber durch Hydroxylierung zu 4-Hydroxycyclophosphamid aktiviert [3, S. 907]. Übelkeit, Erbrechen und Mukositis sind die häufigsten Nebenwirkungen. Ebenso tritt kann die Zahl der weißen Blutkörperchen vermindert sein. Dies ist auch bei Ifosfamid der Fall. Diese Substanz unterscheidet sich durch die Anordnung der Chlorethylgruppen. Hierdurch entstehen andere Vernetzungsprodukte als beim Cyclophosphamid. Ifosfamid muss ebenfalls in der Leber aktiviert werden.

Etoposid und Teniposid

Beide hemmen die Topoisomerase II. Es wird einerseits die Enzymaktivität gehemmt und andererseits die Bindung an DNA-Spaltstellen stabilisiert, sodass

DNA-Strangbrüche nicht repariert werden können. Anschließend wird der programmierte Zelltod (Apoptose) ausgelöst. Bei Etoposid und Teniposid handelt es sich um ein Glykosidderivat des Podophyllotoxins. Die Aufnahme in das Zentralnervensystem liegt zwischen 1 und 10 % [3, S. 936].

Anthrazykline

Zur Behandlung von Leukämien und Lymphomen kommen besonders Doxorubicin und Daunorubicin zum Einsatz. Anthrazykline binden als planare Moleküle in DNA-Stränge und schieben sich zwischen die Basen (Interkalation). So werden DNA- und RNA-Synthese gestört. Außerdem hemmen Anthrazykline die Topoisomerase II, indem sie einen ternären Komplex mit dem Enzym und DNA bilden. DNA-Strangbrüche sind die Folge. Darüber hinaus führen Anthrazykline zur Bildung von Radikalen, die DNA-Schäden hervorrufen und so ebenfalls Strangbrüche verursachen.

Asparaginase

Die Zellen der akuten lymphoblastischen Leukämie zeichnen sich durch das Fehlen eines Enzyms aus: Asparaginsynthetase. Im Normalfall beschleunigt es die Reaktion von Asparaginsäure zu Asparagin. Dieser Stoff ist für Zellen essenziell, da er für die Synthese lebensnotwendiger Zellbestandteile zuständig ist. Weil nun das Enzym bei den Leukämiezellen fehlt, können diese Asparagin nicht selbst herstellen und müssen es zwingend von außen zugeführt bekommen [3, S. 941]. Die während der Chemotherapie gegebene Asparaginase wandelt das freie Asparagin, das sich die Leukämiezellen zu nutze machen möchten, in Asparaginsäure und Ammoniak um. So können die bösartigen Zellen nicht mehr an Asparagin gelangen und gehen unweigerlich dem Zelltod entgegen. Gesunde Zellen werden von diesem Vorgang nicht beeinträchtigt. Dennoch ist Asparaginase ein Präparat mit hohem Nebenwirkungspotenzial. Hier ist die Bauchspeicheldrüse zu nennen, die sich entzünden kann (Pankreatitis) oder zu wenig Insulin produziert. Daraus kann sich eine diabetische Stoffwechselentgleisung ergeben [34]. Mögliche Folgen sind Blutungen (auch intrakranielle), Gerinnungsstörungen und Thrombosen. Exantheme, Fieber, Ödeme oder anaphylaktische Reaktionen können ebenfalls auftreten. Zu Haarausfall oder Mukositis kommt es nicht.

Glukokortikoide

Diese Gruppe unterdrückt die Wirkung des Immunsystems. Dazu zählt auch die Fähigkeit, in unreifen Lymphozyten den Zelltod auszulösen. Besonders die Wirkstoffe Prednison und Dexamethason werden bei der Leukämie im Kindesalter eingesetzt. Das Ansprechen der Patienten auf Glukokortikoide hat prognostischen Charakter, wie noch im weiteren Verlauf des Buches deutlich wird.

Procarbazin und Darcabazin

Beide Wirkstoffe gehören zu den methylierenden Substanzen und werden in der Therapie des Hodgkin-Lymphoms eingesetzt. Die Aktivierung erfolgt durch CYP-Enzyme in der Leber. Procarbazin führt in der Therapie von Jungen zu (späterer) Unfruchtbarkeit. Diese massive Nebenwirkung tritt bei Dacarbazin nicht auf [3, S. 912–913].

Das log-kill Prinzip

In diesem Kapitel wurden Wirkprinzipien der Chemotherapie beschrieben. Wir haben gesehen, dass es zwar Medikamente gibt, die Leukämiezellen vorübergehend vernichten können. Aber nach kurzer Zeit kam es zu Rückfällen, weil die Leukämiezellen resistent gegen die eingesetzten Medikamente wurden. Die Gabe eines Medikaments reicht also nicht aus, es müssen mehrere sein, die gleichzeitig verabreicht werden, um zu verhindern, dass die Leukämiezellen resistent gegen die Chemotherapie werden.

Die Verabreichung von Zytostatika vernichtet prozentual eine bestimmte Anzahl von Leukämiezellen, aber natürlich nicht alle auf einmal. Deshalb erfolgt die Therapie schubweise, damit die Masse der Leukämiezellen schrittweise immer weiter reduziert wird. Selbstverständlich müssen auch Pausen in die Therapieplanung eingearbeitet werden, damit dem Knochenmark die Möglichkeit gegeben wird, sich regenerieren zu können. Diese Pausen sind unabdingbar um das Leben der Patienten nicht zu gefährden. Eine Heilung ist dann möglich, wenn im Rahmen der Therapiezyklen mehr Zellen vernichtet werden, als durch vorherige Vermehrung neu entstanden sind.

Das Behandlungsprinzip wird nun verdeutlicht. Nehmen wir an, bei Diagnosestellung der Leukämie liegt eine Masse von 10^{12} bösartigen Zellen vor. Diese Masse entspricht etwa einem Kilogramm. Erstes Ziel der Chemotherapie ist die Remission, dann ist der Tumor nicht mehr klinisch erkennbar und umfasst in diesem Zustand weniger als 10^9 Zellen (1 g). Die Dauer einer Remission ist davon abhängig, wie lange die Therapie dauert und mit welcher Geschwindigkeit sich die bösartigen Zellen vermehren.

Erst wenn weniger als 10^4 bösartige Zellen vorhanden sind, kann die körpereigene Abwehr diese vernichten. Dies entspricht einer Reduktion der ursprünglichen Masse an Leukämiezellen von 99,999 %. Wie kommt diese Zahl zustande? Bei einer Reduktion um eine log-Stufe werden 90 % der Zellen abgetötet, bei zwei log-Stufen 99 %, bei drei log-Stufen 99,9 %, bei vier log-Stufen 99,99 % usw.

Ein Therapiezyklus mit Zytostatika vernichtet prozentual eine bestimmte Menge von bösartigen Zellen. Dieser Prozentsatz ist immer identisch und zwar unabhängig davon ob beispielsweise 50, 1000 oder 10 Millionen Zellen vorhanden sind. Eine Reduktion der Tumormasse um 90 % vernichtet natürlich bei einer großen Zahl von entarteten Zellen mehr von diesen, als wenn sie in geringer Zahl vorliegen. Da gerade am Anfang die Masse an Leukämiezellen sehr hoch ist, liegt hier auch genau der Grund, weshalb die Leukämietherapie erst dann erfolgreich wurde, als sie in ihrer Anfangsphase intensiviert wurde. Zum besseren Verständnis ist das beschriebene Prinzip in Abbildung 130 dargestellt.

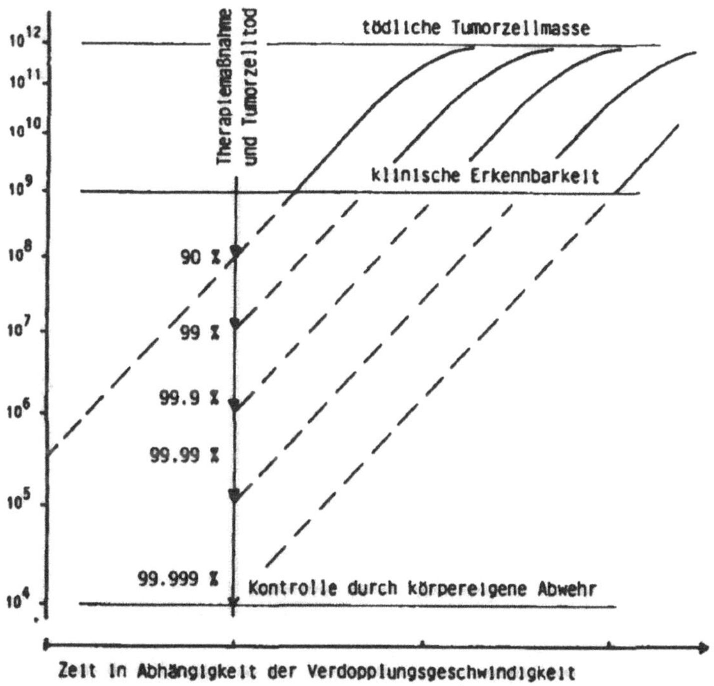

Abb. 130: Einfluss der Chemotherapie auf Krebszellen.

Kapitel 18

Spätfolgen der Therapie

Intensive Chemotherapiekonzepte, wie sie in diesem Buch vorgestellt wurden, retten das Leben der von Krankheit betroffenen Kinder, können aber ihrerseits Folgeerkrankungen auslösen. Auch dieses Thema gehört zur Geschichte der Leukämie- und Lymphombehandlung. Es geht aber nicht darum Kritik zu üben, denn die Therapien entsprachen immer dem Stand des Wissens und waren primär lebensrettend. Professor Heribert Jürgens, ehemaliger Direktor der Klinik für Pädiatrische Hämatologie und Onkologie am Universitätsklinikum Münster, sagt dazu:

> Und das sind aber Risiken, die man im Augenblick einfach als Preis bezahlen muss für die Chance überhaupt Spätfolgen erleben zu können, weil man ja lebt. [295]

In den USA erschien bereits im Jahr 1975 eine Publikation, in der die Frage nach Überlebensqualität als Konsequnz möglicher Nebenwirkungen der Therapie erörtert wird [297]. Die Autoren begründen ihre Ausführungen mit den gestiegenen Überlebensraten von 50 % und der damit einhergehenden größer werdenden Gruppe von Personen, die eine intensive Chemotherapie überlebt hat. Konkret wird das Problem der Leukoenzephalopathie beschrieben, das bei acht von 20 Kindern auftrat und nicht mit der ursprünglichen Erkrankung in Verbindung steht. Man sieht es als entscheidend an, therapiebedingte Langzeitfolgen zu minimieren und gleichzeitig die Effektivität der Leukämietherapie weiter zu verbessern. Für Patienten und Ärzte sei ein längeres Überleben wenig zufriedenstellend, wenn es nicht von zufriedenstellender Qualität sei. Es folgt der wichtige Hinweis, dass der wichtigste negative Einflussfaktor auf die Lebensqualität die Leukämie selbst ist.

Hansjörg Riehm veröffentlichte 1980 einen Artikel zu Nebenwirkungen im neurologischen Bereich während der Behandlung einer akuten lymphoblastischen Leukämie. Krampfanfälle, Polyneuropathien, Veränderungen in der Zusammensetzung der Rückenmarkflüssigkeit (Liquor) und Enzephalopathien (Einschränkungen von Gehirnfunktionen) werden ebenso genannt wie die Problematik, dass bestimmte Probleme über das Therapieeende hinaus andauern könnten und so im Sinne von Spätfolgen die Lebensqualität der Kinder nachhaltig beeinträchtigen können [93]. Riehm geht ausgewogen auf die Neurotoxizität von Methotrexat ein bei gleichzeitigem Hinweis auf den Stellenwert des Medikaments für die erfolgreiche Behandlung [93, S. 12]. Wenige Jahre später konnte Riehm in einer Analyse belegen, dass Strahlentherapie zu feinmotorischen Störungen führen kann, die in Intensität dosisabhängig sind und mit dem Abstand zur Behandlung rückläufig sind. Solche psychomotorischen Störungen sollten mit gleicher Achtsamkeit beobachtet werden, wie kognitive Veränderungen. Die Studie deuten auf „eine massive Zunahme der psychomorischen Störungen unmittelbar nach der Induktionstherapie und auf einen Rückgang dieser massiven Symptome bereits gegen Ende der Erhaltungstherapie hin“ [96, S. 196].

Eine Untersuchung aus Mainz wies Anfang der 1980er-Jahre auf den Stellenwert von neurologischen und neuropsychologischen Untersuchungen über das Ende der Leukämiebehandlung hinaus hin [316]. Dass gerade das Nervensystem anfällig für Nebenwirkungen von Strahlen- und Chemotherapie ist, wurde auch in einer Zusammenfassung aus der Universitätskinderklinik Bonn herausgearbeitet [17]. Im Jahr 1989 riefen die Vorstände der kinderonkologischen Fachgesellschaften DAL und GPO auf Vorschlag von Professor Dr. med. Jörn-Dirk Beck, damals Leiter der Kinderonkologie am Universitätsklinikum Erlangen, eine Arbeitsgruppe ins Leben, die sich speziell mit möglichen Spätfolgen nach Krebserkrankungen bei Kindern und Jugendlichen befassen sollte.

Auch wenn Professor Beck hier gewisse Widerstände in seiner Kollegenschaft überwinden musste, sah er hier ein ganz wesentliches Feld im Bereich der Kinderonkologie. Die Studiengruppe nannte sich im späteren Verlauf LESS, eine Abkürzung für Late Effects Surveillance System (Spätfolgenüberwachungssystem). Beck bewies mit dieser Entscheidung geradezu visionäre Kompetenz, denn die immer besser werdenden Behandlungsresultate führten zu einer stetig wachsenden Gruppe der Überlebenden einer Krebserkrankung im Kindes- oder Jugendalter. Doch wie geht es solchen ehemaligen Krebspatienten? Sind sie tatsächlich gesund oder werden sie von Problemen im Alltag geplagt, die nicht im Zusammenhang mit der früheren Erkrankung betrachtet? Aus diesem Grund sollten alle in der Nachsorge erfassten Erkrankungen in den Behandlungseinrichtungen gesammelt und an die Studiengruppe nach Erlangen weitergeleitet werden. Dort hat man dann den Überblick für ganz Deutschland und erkennt sofort, ob es bei einer bestimmten Krebserkrankung bei Kindern zu einer gehäuften Zahl von bestimmten Erkrankungen kommt. Gleichzeitig sind die unerwünschten Wirkungen der bei der Behandlung eingesetzten Zytostatika ja bekannt, woraus sich direkt diejenigen Organe ergeben, die einer engmaschigen Nachsorge bedurften. Seit dem Jahr 2013 befindet sich die LESS-Studienzentrale unter Leitung von Professor Dr. med. Thorsten Langer in Lübeck. Fragen zur Lebensqualität werden federführend am Universitätsklinikum Bonn von Dr. med. Gabriele Calaminus bearbeitet.

Diese Nachsorge endet übrigens nicht mit der direkten Nachsorge im Anschluss an die Behandlung, sondern sollte idealerweise lebenslang fortgeführt werden. Bereits 1995 konnte die Arbeitsgemeinschaft für Spätfolgen ihre ersten Empfehlungen vorlegen [7]. Im Prinzip kann die Nachsorge in zwei Phasen eingeteilt werden. In einer ersten Phase geht es vor allem darum ein Krankheitsrezidiv möglichst früh zu erkennen (besonders im ersten Jahr nach Behandlungsabschluss), während es in der zweiten Phase mehr darum geht, Spätfolgen der Behandlung frühzeitig zu erkennen. Allerdings kann man nie ausschließen, dass die Erkrankung auch noch viele Jahre später wieder auftritt. Wenn nicht zu viel Zeit seit der Ersterkrankung vergangen ist, spricht man noch von einem Rezidiv (Rückfall). Liegt aber eine große oder sehr große Zeitspanne zwischen der Ersterkrankung und dem Wiederauftreten der gleichen oder einer anderen Krebserkrankung, nennt man diese Zweitneoplasie. Tritt im kurzen Abstand zur Erstdiagnose eine andere Krebserkrankung auf, handelt es sich unabhängig vom vergangenen Zeitraum um eine Zweitneoplasie. Welche Spätfolgen nach einer Behandlung auftreten, richtet sich nicht nur nach der Erkrankung, sondern besonders nach Therapie und Dosierung.

Dies ist ein ganz wesentlicher Aspekt, den es unbedingt zu beachten gilt. Wie wir in diesem Buch anhand von Leukämien und Lymphomen gesehen haben, verfolgten die verantwortlichen Akteure das Ziel, die Behandlung bei immer mehr dem individuellen Risiko anzupassen, also Patienten nicht unnötig mehr Therapie zu verabreichen als sie brauchen, um ihre Erkrankung zu überwinden. Hieraus ergibt sich aber auch für die Patienten, deren Erkrankung schon sehr lange zurückliegt eine wichtige Konsequenz im Hinblick auf Spätfolgen. Denn sie erhielten in ihrer Behandlung z.B. immer die Strahlentherapie, die später für immer mehr Patienten aus dem Plan herausgenommen wurde. Somit haben Patienten nach Strahlentherapie ganz andere Spätfolgen (z.B. Funktionsstörungen von Schilddrüse, Nebennieren und Keimdrüsen, sowie Gedächtnisprobleme) zu erwarten als jene, die nicht bestrahlt wurden. Die Chemotherapie spielt eine große Rolle bei Spätfolgen, sind durch sie besonders Knochen, Herz und Nieren möglichen Langzeitschäden ausgesetzt. Allerdings ist auch hier die individuelle Dosis und damit wieder die Therapie entscheidend, ob und in welchem Ausmaß Folgeerkrankungen auftreten können.

Nach Hodgkin-Lymphomen sind besonders Zweitneoplasien, Herzerkrankungen, Einschränkungen der Lungenfunktion, Fruchtbarkeitsstörungen, Funktionsstörungen der Schilddrüse sowie das Erschöpfungssyndrom (Fatigue) als Spätfolgen bekannt [98, S. 219–221]. Für Patientinnen, die im Kindes- und Jugendalter (ab 9 Jahren) an einem Hodgkin Lymphom erkrankten und eine Strahlentherapie erhielten, besteht im jungen Erwachsenenalter ein erhöhtes Brustkrebsrisiko, das mit der früheren Radiotherapie und dem Alter bei Therapie (Pubertätsphase) assoziiert ist. Aufgrund dieser Ergebnisse wurde in Deutschland zusammen mit dem Konsortium familiärer Brust- und Eierstockkrebs ein strukturiertes Brustkrebs-Screening-Projekt für diese neue Hochrisikogruppe etabliert. Im Alter von 25–45 Jahren ist das Risiko, an Brustkrebs zu erkranken, 24-fach so hoch wie in der altersentsprechenden Normalbevölkerung ohne Hodgkinerkrankung in der Kindheit [283].

Da Spätfolgen auch hier von den verabreichten Medikamenten und ihren Dosierungen abhängig sind und Non-Hodgkin-Lymphome sowie Leukämien mit den gleichen Substanzen behandelt werden, gibt es dort ähnliche Risiken. Diese Spätfolgen stehen in Zusammenhang mit der Therapie [181, S. 211]:

- Prednison/Dexamethason: verringerte Knochendichte, Osteonekrosen, Trübung der Augenlinsen (Katarakt)
- Vincristin: Polyneuropathie, Sensibilitätsstörungen
- Daunorubicin/Doxorubicin: akute myeloische Leukämie (Zweitneoplasie), Kardiotoxizität
- Cyclophosphamid/Ifosfamid: Unfruchtbarkeit, akute myeloische Leukämie (Zweitneoplasie)
- Cytarabin: neurokognitive Einschränkungen, reduzierter Intelligenzquotient
- Methotrexat: verringerte Knochendichte, neurokognitive Einschränkungen, verringerter Intelligenzquotient
- 6-Mercaptopurin/6-Thioguanin: Leberfunktionsstörungen

Spezielle Nachsorgeangebote sind elementar, um Spätfolgen oder andere Komplikationen rechtzeitig zu erkennen. Dabei werden das Risikoprofil bestimmt, ein konkreter (Langzeit-)Nachsorgeplan entwickelt und die Abstände zwischen den Terminen festgelegt.

Im Sinne des ganzheitlichen Behandlungsansatzes gilt es, *körperliche* und *psychische* Spätfolgen zu erkennen. Dies ist nicht zu unterschätzen, ist es doch gerade in unserer Gesellschaft nicht leicht über mentale Probleme zu sprechen. Im Mittelpunkt der Bemühungen steht eine Verbesserung der Lebensquantität und Lebensqualität der Betroffenen Langzeitüberlebenden [51].

Wegen der engen Verwandtschaft beider Erkrankungen ist das Spektrum von Spätfolgen bei B-ALL und B-NHL sowie ALL und NHL identisch. Inzwischen gibt es international abgestimmte Leitlinien zur Nachsorge von Krebserkrankungen im Kindesalter, die in regelmäßigen Abstand an neue Erkenntnisse angepasst und aktualisiert werden [76]. Auch spezielle Strukturen zur Durchführung der Langzeitnachsorge an den kinderonkologischen Zentren in Kooperation mit der internistischen Medizin werden inzwischen aufgebaut.

Teil VII

Epilog

Kapitel 19

Erfahrungsbericht des Autors

Berichte über das eigene Erlebte sind immer Momentaufnahmen, die prinzipiell stetig fortgeschrieben werden könnten, weil jede Geschichte durch konkreten Alltag eine individuelle Fortsetzung findet. Ein stark komprimierter Erfahrungsbericht findet sich an anderer Stelle [199].

Der Tag an dem alles anders wurde

Am 10. Juli 1989 wurde ich durch meine damalige Kinderärztin in die Kinderklinik Leverkusen überwiesen. Sie wollte den Grund einer starken Schwellung an meiner linken Halsseite im Übergang zur Schulter herausfinden lassen. Anatomisch wird die Stelle als Supraclaviculargrube bezeichnet. Bereits seit Ende Mai hat meine Mutter darauf gedrängt, endlich der Ursache dieser Schwellung auf den Grund zu gehen, weil nach den Sommerferien meine Einschulung bevorstand.

Beunruhigend war die kontinuierliche Größenzunahme der Schwellung. Eine Röntgenuntersuchung des Brustkorbs am 6. Juni 1989 war unauffällig, brachte also auch keine Klarheit, woher eine solche sichtbare Veränderung an meinem Hals kommen könnte. Es schien zweifellos festzustehen, dass es sich um einen geschwollenen Lymphknoten handelt. Nun wollte die Kinderärztin Klarheit haben und sie schickte mich in die Ambulanz der Kinderklinik in Leverkusen. Somit konnte die von meiner Mutter erhoffte Klärung schon bald erfolgen. Dieser Termin fand am Dienstag, 11.07.1989 statt und sehr schnell fiel die Entscheidung, dass ich im Krankenhaus bleiben musste um – so die Ärztin in der Ambulanz – „das Unmögliche auszuschließen“. Ich war sehr traurig, als ich hörte im Krankenhaus bleiben zu müssen, aber ich weiß auch noch genau, wie wenig überrascht ich war.

Bei der körperlichen Untersuchung fielen auch an der rechten Halsseite tastbare Lymphknoten auf, wenn auch insgesamt weniger ausgeprägt als an der anderen Seite. Für den nächsten Tag wurden einige Untersuchungen angesetzt. Die Blutkontrolle zeigte keine Werte außerhalb der Norm, eine Ultraschalluntersuchung vom Bauchraum zeigte lediglich eine leicht vergrößerte Leber und eine Röntgenaufnahme des Brustkorbs war unauffällig – wie ja schon einen Monat zuvor. Daher entschieden sich die Ärzte am Donnerstag, dem 13. Juli 1989, eine Probe des geschwollenen Lymphknotens zu entnehmen. Gleichzeitig war eine Knochenmarkpunktion vorgesehen.

Nun wurde ich also genau einen Monat und fünf Tage vor meinem 7. Geburtstag zum ersten Mal in meinem Leben in einen Operationssaal geschoben. Etwas, das ich bis dahin nur aus der „Schwarzwaldklinik" kannte. Als ich von meinem Zimmer in den OP geschoben wurde, starrte ich die ganze Zeit nur an die Decke, an der lauter bunte Rohre entlang führten. Meine Mutter begleitete mich auf diesem Weg, der mir wie eine Ewigkeit vorkam und um unendlich viele Ecken führte. Im Vorraum zum OP angekommen, zeigte mir ein Arzt ein anderes Team, das gerade ein Kind operierte. „So wie da, stehen wir gleich auch um dich herum. Das merkst du aber nicht, weil du die ganze Zeit schlafen wirst." Danach suchte er eine Vene im Arm, in die er die Narkose spritzen konnte.

Am Freitag, dem 14. Juli 1989 wurden meine Eltern bei ihrem Besuch sofort ins Arztzimmer zum Gespräch gebeten. Es galt jetzt das Ergebnis der gestrigen OP zu besprechen. Irgendwann kam meine Mutter zu mir ins Zimmer zurück und ich sah sie weinen. Dann nahm sie mich mit ins Arztzimmer, indem mein Vater noch saß. Der Arzt bat mich direkt neben ihm Platz zu nehmen. Meine Mutter setzte sich und weinte immer noch. Sofort war mir klar, dass irgendetwas mit mir nicht stimmt, denn vorher hatte ich sie noch nie weinen sehen. Dann sagte der Arzt: „Christian, du hast eine schlimme Krankheit, die wir hier nicht behandeln können. Dafür musst du in ein anderes Krankenhaus. Die Krankheit nennt man Krebs."

Nun mussten wir uns also schnell auf den Weg in die Kinderklinik des Universitätsklinikums Düsseldorf machen, denn dort sollte ich weiterbehandelt werden. Die Ärzte aus Leverkusen haben im Vorfeld dieses Gesprächs schon Kontakt mit der Düsseldorfer Klinik aufgenommen, weil es genau die Verdachtsdiagnose gab, die sich am Ende bestätigte.

Somit verging von der Überweisung durch meine Hausärztin in die Kinderklinik Leverkusen bis zur niederschmetternden Diagnose Non-Hodgkin-Lymphom gerade einmal eine Arbeitswoche. Ich bin ahnungslos in die Ambulanz der Leverkusener Kinderklinik gefahren und gar nicht mehr nach Hause gekommen, stattdessen befand ich mich nun auf einer Kinderkrebsstation. In Düsseldorf am Freitag Nachmittag angekommen, führte uns eine Schwester über die Station und zeigte uns die wichtigsten Einrichtungen. Diese Station sollte nun für viele Monate eine Art „zweites Zuhause“ werden.

Ich erinnere mich noch daran, als ich auf der Station erstmals ein anderes Kind ohne Haare gesehen habe. Zunächst habe ich mich gewundert, aber als ich feststellte, dass alle Kinder dort so ausgesehen haben, wurde ich wiederum ruhiger. Als dann noch die Schwester sagte: „So siehst du auch bald aus, Christian“, war ich *ganz* ruhig. Die Oberärztin schickte uns über das Wochenende nach Hause. Die Behandlung sollte dann am Montag beginnen. Ein Versprechen, das sich nicht halten ließ. Noch am selben Abend rief die Oberärztin bei uns an. Ich hob den Hörer ab: „Christian, du musst schon morgen ins Krankenhaus kommen, wir wollen früher mit der Behandlung anfangen“, waren die Worte am anderen Ende der Leitung und mein Kampf gegen das Non-Hodgkin-Lymphom sollte damit beginnen.

Behandlungsbeginn auf der Kinderkrebsstation

Der 18. Juli 1989 – mein 4. Behandlungstag – begann symptomatisch für jemand, dessen Kindheit vor wenigen Tagen durch eine Krebsdiagnose eine Wendung erfuhr: mit Erbrechen morgens um 8 Uhr. Über den Tag wurde es nicht besser, deshalb wurde um 17 Uhr in meine Akte notiert: „Patient ist moralisch unten, im Keller, stark aufgewühlt, bricht ständig. Gespräch mit Psychologin dringend notwendig.“ Wohlgemerkt: nach vier Tagen und das bei dem noch vor mir liegenden Weg. Die starke Übelkeit und das häufige Erbrechen waren für mich eine völlig neue Erfahrung und eine schlichte Überforderung. Denn mit sieben Jahren befindet man sich eigentlich nicht in einer solchen Situation. Das Personal hat mit dem Vorschlag die Psychologin zu kontaktieren schnell versucht einzugreifen, da ich ja erst am Therapieanfang stand – genauer erst in der Vorphase, in der nur zwei Medikamente verabreicht werden.

Die aus mehreren Medikamenten bestehende Chemotherapie hatte zu diesem Zeitpunkt noch nicht begonnen, doch bereits jetzt zeigten sich heftige Begleiterscheinungen. Lichtblick an diesem Tag: Die Fäden nach der Lymphknotenprobenentnahme in Leverkusen wurden mir gezogen. Am 19. Juli 1989 wurde dann um 8 Uhr in der Akte vermerkt, dass ich zu nichts Lust habe. Kein Wunder nach dem vorherigen Tag. Im Nachhinein wirkt dieser Eintrag auf mich, wie ein Vorwurf, auch wenn er keiner ist. Zu was soll man Lust haben, wenn man den ganzen Tag im Bett liegt und sich übergeben muss? Wer auch immer das geschrieben hat, würde sicherlich auch zu nichts Lust haben.

Die scharfsinnigen Beobachtungen am frühen Morgen gingen unverändert weiter. So am 21. Juli 1989: „scheint sehr skeptisch und zurückhaltend“. In der Tat war ich skeptisch, weil ich mich schon nach wenigen Tagen gefragt habe, wie ich diese Tortur über Monate durchstehen soll. Die nächste schlechte Nachricht: Mein Arm in dem der Venenzugang (die Braunüle) für die Infusionen lag, war um den Bereich des Schlauches stark geschwollen. Das lag daran, weil der Schlauch aus der Vene gerutscht ist und nun die Flüssigkeit nicht mehr in die Blutbahn sondern in das umliegende Gewebe fließt. In der Medizin nennt man das ein Paravasat – es sollte eines der am häufigsten Wörter werden, die ich in der Klinik hörte. Weil um die Austrittsstelle des Schlauches am Arm ein Verband gewickelt ist, fällt eine Schwellung erst dann auf, wenn diese neben dem Verband sichtbar ist. So hatte ich wieder eine neue Erfahrung gemacht. Lösung des Problems war ein neuer Venenzugang, aber dies wurde mit fortschreitender Behandlungsdauer und stetig schlechter werdenden Venen immer schwieriger. Erfolgreiche Versuche habe ich ebenso wie Fehlversuche nie gezählt, ich hätte den Überblick verloren. Ich glaube, es tat irgendwann auch nicht mehr weh, weil ich einfach keinen Schmerz mehr empfinden wollte. Bei einigen Medikamenten ist ein Paravasat durchaus gefährlich, weil das umliegende Gewebe absterben kann. Zur Beruhigung besorgter Eltern: Da heute nahezu alle Kinder einen dauerhaften Venenkatheter erhalten, ist die Problematik von Paravasaten zurückgegangen. In meinem Fall ging man von einer kurzen Behandlungszeit aus und verzichtete auf den Venenkatheter, den es aber damals auch schon gab [18].

Knochenmarkpunktion – gegen meinen Wunsch: ohne Betäubung

Am Anfang des Kapitels habe ich beschrieben, wie eine Knochenmarkpunktion in der Leverkusener Kinderklinik durchgeführt wurde, als ich durch die Vollnarkose nichts davon mitbekommen habe. Am 22. Juli 1989 wurde in Düsseldorf erneut mein Knochenmark punktiert, allerdings bei vollem Bewusstsein und ohne lokale Betäubung! Ich frage mich bis heute, ob der Arzt dies bei sich selbst auch so machen lassen würde.

Die zusätzliche Punktion war nötig, weil aufgrund des in Leverkusen entnommenen Knochenmarks keine Eindeutigkeit hinsichtlich des genauen Typs eines Non-Hodgkin-Lymphoms bestand. Die Diagnose muss aber eindeutig sein, weil die Therapie genau maßgeschneidert ist. Der Arzt bat mich, meine Hose auszuziehen, auf die Untersuchungsliege zu kommen, mich seitlich hinzulegen und die Beine anzuwinkeln. Er erklärte mir kurz das Prozedere, auch dass es „etwas schmerzhaft“ werden könnte, aber eine Betäubung nicht nötig sei.

Welches Kind hat so viel Vorstellungsvermögen, dass in den nächsten Minuten eine Nadel in den Knochen gestochen wird? In der Regel schaffen es Kinderonkologen, auch schwierige Dinge so zu erklären, dass sie die Kinder verstehen können.

Dies setzt allerdings ein gutes Einfühlungsvermögen voraus. Das ist in dieser medizinischen Disziplin meiner Meinung nach wertvoller als es jede denkbare Note in einem Examen sein kann.

Durch die liegende Position auf der Seite mit angezogenen Beinen kommt der hintere Beckenkamm besser zum Vorschein und die Ärzte können leichter punktieren. Als die Nadel meinen Knochen durchbohrte, spürte ich einen kurzen, aber sehr heftigen Schmerz, den ich in dieser Intensität nie zuvor (zum Glück) und nie wieder danach (vielen Dank) spürte. Natürlich weinte ich sofort. Das nun folgende Vorschieben der dicken Nadel (wie dick diese Nadeln wirklich sind, hatte ich erst 20 Jahre später gesehen) ging dagegen fast unmerklich vor sich. Nun folgte aber etwas Schlimmes, was ich glücklicherweise auch nur einmal erleben musste.

Der Arzt zog jetzt an der aufgesetzten Spritze (aspirieren), um etwas Substanz aus dem Knochenmark in die Spritze zu bekommen. Dabei gab es einen nicht enden

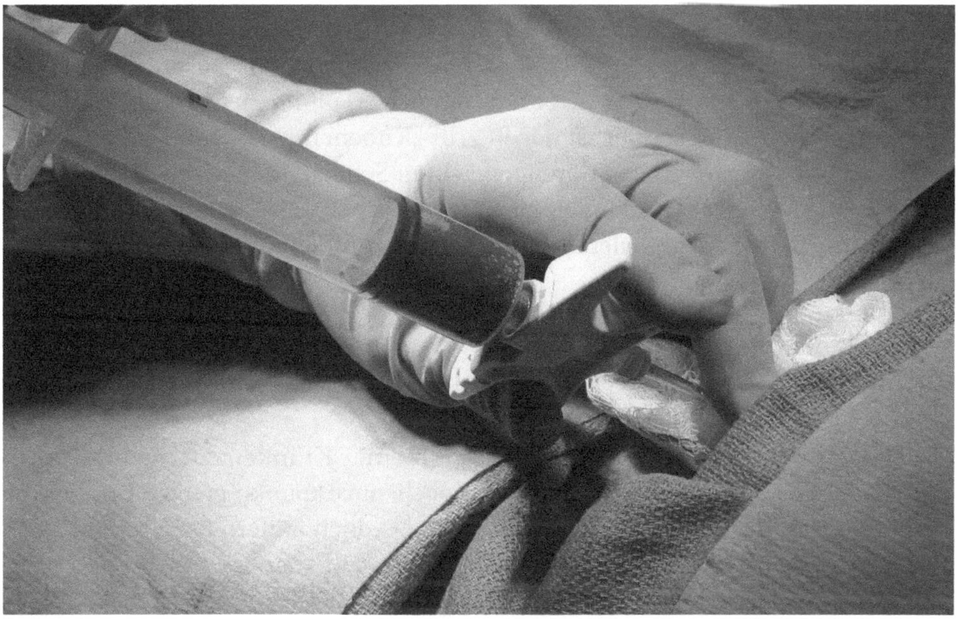

Abb. 131: Punktion des Knochenmarks.

wollenden derartigen Vernichtungsschmerz, dass ich das Gefühl hatte, innerlich ausgesaugt zu werden. All das geschah immer ohne Vorwarnung, ich schrie fast aggressiv vor Schmerz, aber statt aufzuhören zog der Arzt immer weiter an der Spritze – das kann nicht gut gelingen, wenn man den Patienten nicht betäubt und der Arzt so die auch für ihn nicht einfache Punktion zusätzlich komplizierter macht. Inzwischen habe ich ihn beschimpft, weil ich mich von ihm belogen gefühlt habe.

Als nach einer gefühlten Endlosigkeit alles überstanden war und die Punktionsstelle mit einem dicken Verband abgeklebt wurde, fühlte ich mich sehr erleichtert, aber nicht etwa, weil die Punktion vorüber war – ich war hinterher vom Schmerz betäubt – sondern deshalb, weil der Arzt endlich aus dem Zimmer verschwunden war. Ich habe in meiner ganzen Zeit in der Therapiephase, weder stationär noch ambulant, und auch in der Nachsorge nie wieder etwas mit ihm zu tun gehabt. Ihm war wohl klar, dass ich nach diesem Ereignis nicht viel von ihm halte. Ich musste feststellen, dass diese Prozedur zu einer nachhaltigen Traumatisierung geführt hat. Nichts aus der Zeit meiner Behandlung ist mir in derart schlechter Erinnerung geblieben, wie diese absolut misslungene Knochenmarkpunktion.

Mir steht es nicht zu, die medizinische Kompetenz dieses Arztes anzuzweifeln, aber ich denke die Zwischenmenschlichkeit spielt im Arzt-Patienten-Verhältnis eine wichtige Rolle. Deshalb erlaube ich mir an dieser Stelle die Bemerkung, dass es für einen Kinderonkologen völlig unangemessen war, seinen Patienten in dieser Situation unangekündigt dem Aspirationsschmerz auszusetzen. Selbst in Lehrbüchern für die „erwachsene" Medizin wird angemerkt, dass die Patienten vor der Aspiration auf den starken Schmerz hinzuweisen sind. Eine solche negative Erfahrung mit einem Arzt hat sich im weiteren Verlauf meiner Krebsbehandlung *nicht* wiederholt, aber seither ist der Begriff „Knochenmarkpunktion" ein Wort, bei dem ich reflexartig an den durchgemachten Schmerz denke und noch immer ein blitzartiges Zucken durch meinen ganzen Körper spüre. Zur Beruhigung der Eltern heute betroffener Kinder: Diese Eingriffe werden immer unter Vollnarkose durchgeführt.

Auf und ab – und die erste Lumbalpunktion

Etwas schmunzeln musste ich beim Lesen meiner Krankenakte mehr als drei Jahrzehnte später. Dort wurde am Tag der Knochenmarkpunktion um 8 Uhr notiert: „Christian ist guter Dinge." Wie schnell sich das doch ändern kann ... Übrigens auch in die andere Richtung (24. Juli 1989, 8 Uhr: „Christian geht es gut und er ist lebhafter geworden") und wieder zurück (25. Juli 1989, 8 Uhr: „Christian hat nicht so gut geschlafen, heute ist ein schlimmer Tag"). Diese Stimmungsschwankungen sind aber normal und ich denke alle, die schon einmal eine solche Therapie mitgemacht haben, finden sich in den Aussagen wieder.

Einige Tage fangen positiv an und hören auch ebenso auf. So wurde am 26. Juli 1989 morgens eingetragen „Ihm geht es gut" und abends um 21 Uhr: „Spielt ganz vertieft." Am 27. Juli 1989 erhielt ich zum ersten Mal Methotrexat (MTX). Und zwar um 14:45 Uhr für eine Stunde 40 ml und ab 15:45 Uhr für 23 Stunden 180 ml. Es schien mir nicht viel ausgemacht zu haben, denn um 21 Uhr habe ich noch ferngesehen. Im Behandlungsverlauf verdanke ich diesem Medikament allerdings starke Nebenwirkungen.

Am 1. August 1989 stand die erste Lumbalpunktion an. Dabei wird mit einer langen Nadel zwischen zwei Wirbeln im Lendenwirbelbereich in den Rückenmarkskanal gestochen, um etwas Hirnwasser (Liquor) zu entnehmen und Medikamente zu spritzen. Damit dies optimal gelingt, ist es günstig wenn der Patient sich hinsetzt und einen „Katzenbuckel" macht. Hier bestand auch die Möglichkeit einer Betäubung, aber ich hielt dies für unsinnig, da ich die Betäubungsspritze in jedem Fall gespürt hätte und so ist es mit dem „richtigen" Pieks direkt erledigt. Also verzichtete ich auf die Betäubung wie bei den übrigen Lumbalpunktionen auch – immerhin insgesamt 24.

Der Schmerz war auch auszuhalten, allerdings wurde vorher die Einstichstelle mit Eisspray betäubt. Diese Kälte war fast unangenehmer als der Einstich – manche Fingernägel von Ärztinnen haben beim Abtasten der Punktionsstelle übrigens auch mehr geschmerzt als die Punktionsnadel selbst. Dass ich bei der ersten Lumbalpunktion geweint habe, weiß ich noch genau. Danach nicht mehr.

Falls der Eindruck entstanden sein sollte, eine Lumbalpunktion wäre für mich mit der Zeit zu einer erträglichen Routine geworden, ist dies nicht richtig. Jede dieser Punktionen war eine Qual, die nicht weh tat. Aber das Gefühl war einfach unerträglich.

Alle Lumbalpunktionen sind bis auf eine einzige Ausnahme beim ersten Versuch geglückt. Trotzdem ging es für mich nur darum, diese Prozeduren zu überstehen, im wahrsten Wortsinn den Rücken hinzuhalten. Für meine Mutter muss dies ebenfalls eine starke Belastung gewesen sein, denn sie hat bei jeder einzelnen Lumbalpunktion zugesehen und mich dabei festgehalten. Wenn man sich vorstellt, dass sich die dabei gespritzten Medikamente im Rückenmark und bis ins Gehirn verteilen, macht dies wohl eher nachdenklich.

Zwar erlaubte eine Intensivierung dieser Behandlungsmethode den Wegfall der Schädelbestrahlung, aber setzt das Gehirn einer direkten Medikamenteneinwirkung aus. Noch heute ist es mir nicht möglich mit der Hand an der Stelle über die Wirbelsäule zu streichen, an der ich die Lumbalpunktionen erhalten habe. Noch immer denke ich dann, eine solche Punktion würde mir bevorstehen und der ganze Körper zieht sich innerlich zusammen. So wie damals bei jeder einzelnen Punktion. Ich würde mir wünschen, dem ärztlichen Personal wäre es bewusst, dass es sich vordergründig um Prozeduren von wenigen Sekunden handeln mag, tatsächlich aber um potenziell lebenslang traumatisierende Erfahrungen. Es ist jedenfalls nicht so ganz einfach zu erklären, wenn man im dichten Körperkontakt mit der ersten

Freundin zusammenzuckt, nur weil sie lediglich den Lendenwirbelbereich berührt hat.

Einmal pro Woche stand die Visite vom Professor auf dem Plan. An gewisse grundsätzlich freudige Erwartungen kann ich mich noch erinnern, denn wirklich schlechte Nachrichten gab es nie zu hören. An einzelne Visiten erinnere ich mich nicht mehr, aber an den Dialog aus der ersten Visite.
Er fragte mich: „Wie geht es dir, Christian?"
„Mich stören die vielen Tabletten, die ich schlucken muss. Ich habe vorher noch nie Tabletten genommen."
„Im Tablettenschlucken musst du Weltmeister werden", war seine Antwort.
Diesen Satz habe ich nie vergessen und zu dem Zeitpunkt, als Professor Göbel ihn zu mir sagte – es war am Anfang der Therapie –, habe ich gar nicht damit gerechnet, dass der Satz überhaupt mal zutreffen sollte. Rückblickend steht fest: Der Satz war richtig.

Geburtstag auf der Kinderkrebsstation – Nebenwirkungen schlagen zu

Am 18. August 1989 hatte ich das wenig schöne Vergnügen, meinen 7. Geburtstag im Krankenhaus erleben zu dürfen. Alle waren bemüht, mir einen schönen Tag zu bereiten. Für mich war klar: Das passt alles nicht zusammen, ich gehöre nicht in dieses Krankenbett. Meine Vorstellung von Kindheit und die Wirklichkeit mit der ich mich auseinandersetzen musste, konnten nicht weiter voneinander entfernt sein.

Systematisch für dieses Empfinden sind die Eintragungen in der Krankenakte. Denn es ist zwar vermerkt, dass es mir gut ging (ebenso am 19. und 20. August), doch schon am 21. August wurde aufgeschrieben, dass es mir nicht gut ging und ich nicht gesprochen habe, mit Wiederholung am 22. August. Dieses Mal ist der Satz in der Akte sogar rot unterstrichen. Ich war einfach mit den Nerven runter und die ganzen Sprüche um das Krankenbett gingen mir nur noch gegen den Strich.

Ende August/Anfang September war meine Mundschleimhaut durch die Chemotherapie stark in Mitleidenschaft gezogen. Die festgehaltenen Aussagen „Ihm tut der Mund sehr weh" sind allerdings eher untertrieben. Der Mund tat derart weh, dass allein die Atemluft schon ausreichte, um Schmerzen auszulösen. Essen war in dieser Zeit natürlich unmöglich, weshalb die Nahrung über die Infusion verabreicht wurde.

Zur Besserung dieser Problematik gab es in der Klinik eine tintenartige Lösung (jedenfalls was die Farbe anging) mit der die Mundschleimhaut eingepinselt werden musste – und zwar mit Hilfe eines großen Wattestäbchens. Das war wiederum völlig unsinnig, da schon die Berührung durch die feinen Haare des Wattestäbchens nicht auszuhalten war. Ein Zeichen dafür, dass sich der oder die Erfinder dieser Lösung nicht wirklich vorstellen konnten, wie es den Patienten geht. Selbst wenn ich durchhielt, bis die Pinselei abgeschlossen war, gab es kein gutes Ergebnis: Die Lösung wirkte überhaupt nicht – aber eine blau eingepinselte Backentasche hat immerhin was Lustiges.

Anstrengende Behandlungstage

Am 4. September 1989 war mal wieder mein Venenzugang verstopft oder verrutscht. Jedenfalls floss wieder einiges an Medikamenten neben das Blutgefäß und der Zugang musste mir um 20 Uhr gezogen werden. Abends war das manchmal von Vorteil, dann konnte man sich auf eine Nacht ohne Infusionsschlauch freuen, weil der neue Zugang meistens erst am nächsten Tag gelegt wurde. In diesem Fall kam es anders: Um 22 Uhr brauchte ich eine Blutkonserve und dementsprechend gab es direkt den neuen Venenzugang – schade. Alles in allem war der September ein Monat, indem mal nicht notiert worden ist, dass ich zu wenig sprechen würde. Ein nicht lange andauernder Zustand, denn am 7. Oktober 1989 hieß es: ist nicht sonderlich gesprächig.

„Siebenter Oktober
Semperoper, »Fidelio«, Regie Christine Mielitz, nach dem Gefangenenchor am Ende des ersten Akts stand das Publikum auf und klatschte minutenlang.
Die Demo zog in Richtung Dimitroffbrücke, schwenkte, abgedrängt von Polizei und Stasileuten, auf die Uferstraße der Altstädter Elbseite. Wer verhaftet wird, ruft laut seinen Namen. Keine Gewalt.“ [306, S. 61]

Einen Tag später ging es mir laut Akte aber wieder gut. Am 22. Oktober 1989 hatte ich dann den Eintrag „wortkarg wie immer, aber keine Schmerzen geäußert“ in die Akte bekommen. Ich weiß noch, dass es mir an die Substanz ging, den Oktober nahezu komplett im Krankenhaus verbracht haben zu müssen. Doch drei Tage später sollte ich endlich entlassen werden, was mir vorher bekannt vor. Deshalb habe ich keine Lust mehr auf diese Atmosphäre um mich herum gehabt. Und dann, endlich, am 25. Oktober 1989 wurde um 14 Uhr ganz groß „Entlassung“ notiert. Doch Komplikationen machten meine Freude zunichte und ich musste bereits einen Tag später wieder aufgenommen werden – Eintrag 27. Oktober 1989: hat schlechte Laune, am 28. Oktober 1989: geht's gut. So schnell kann es gehen. Am 31. Oktober 1989 konnte ich um 11:30 Uhr erstmal aus dem Krankenhaus entlassen werden, mein Patenonkel holte meine Mutter und mich direkt vor der Klinik ab. Die Bank auf der wir auf ihn warteten, steht 35 Jahre später immer noch an gleicher Stelle (Abbildung 132). Nun ging es vorerst nach Hause.

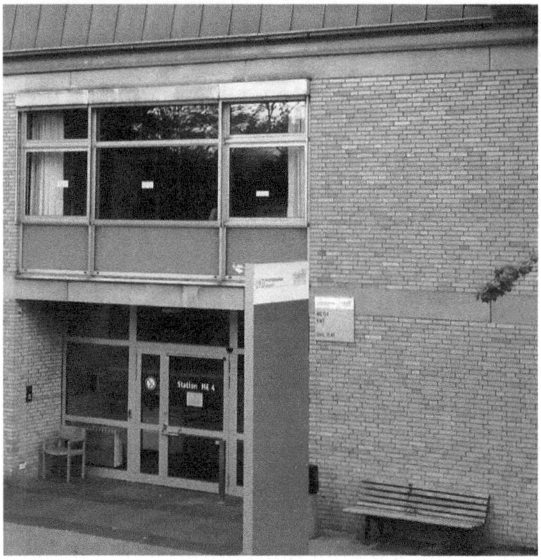

Abb. 132: Die Bank, auf der der Autor dieses Buches 1989 gesessen hat, steht auch noch 35 Jahre später an gleicher Stelle vor der damaligen Kinderklinik.

Nach Hochdosis-Methotrexat: Essen unmöglich

Eine bleibende Erinnerung aus meiner Behandlungszeit betrifft eine Nebenwirkung von Methotrexat. Ich sollte zu Beginn eines neuen Therapieblocks stationär aufgenommen werden und hatte zwei kleine Schokoriegel dabei. Als der Arzt in mein Zimmer kam, um mir den Venenzugang zu legen, sagte er: „Iss, solange du noch kannst." Er sah nämlich wie ich den ersten Riegel gerade gegessen hatte. Zu diesem Zeitpunkt hatte ich schon einige Erfahrungen mit kaputtem Mund nach MTX-Infusion gemacht.

Allerdings hatte ich nie darauf geachtet wie schnell das alles geht. Das sollte ich nun erleben. Jedenfalls bekam ich die Infusionsflasche mit dem stets gelb leuchtenden MTX angeschlossen und nach etwas mehr als einer halben Stunde wollte ich den zweiten Schokoriegel zu mir nehmen. Es war schlicht unmöglich. Mein Mund tat so weh, dass ich nur noch Schmerzen und gar keinen Geschmack mehr wahrnahm. Der Schokoriegel war übrigens von glatter Schokolade ummantelt, also noch nicht mal von einer rauen Oberfläche umgeben. So musste ich nach einem Bissen aufhören zu essen, weinte kräftig vor Schmerz und Enttäuschung und gab meiner Mutter den restlichen Riegel, damit sie ihn essen konnte. Ich glaube, sie war genau so überrascht wie ich, als wir feststellten, wie schnell ein Mittel der Chemotherapie seine Wirkung – und Nebenwirkung – entfalten kann.

Martinsumzug im Rollstuhl

Am 7. November 1989 ging es um 13:30 Uhr für mich wieder auf der Station weiter. Es war erneut ein Beginn der Achterbahnfahrt meiner Stimmung.

Im gleichen Monat fand der Martinsumzug mit den Patienten der Kinderklinik innerhalb des Klinikgeländes statt. Ich benutzte die Laterne (eine Biene), die mein Vater im Jahr zuvor – 1988 – für mich gebastelt hat. Natürlich war ich sehr traurig, erinnerte mich diese Laterne aber auch der ganze Martinszug an das Vorjahr, als meine Welt noch in Ordnung war. Jetzt war ich auch noch zu schwach um mich auf den Beinen halten zu können und mein Vater musste mich im Rollstuhl schieben. Dazu hat es noch in Strömen geregnet (eine Plastiktüte schützte meine Laterne) – es passte alles zusammen.

Rückblickend war das alles wie ein Vorher-Nachher-Szenario. Eine Situation, die mich an die Zeit vor der Krankheit erinnerte, aus der ich einen Gegenstand (die Laterne) mitnehmen konnte und ich selber war nicht einmal mehr in der Lage diese kurze Strecke zu gehen. Es wurde ganz deutlich, wie sehr sich mein Leben geändert hat und wie schwer es werden würde, dieses frühere Leben zurück zu bekommen – wenn überhaupt.

Am Anfang meiner Therapie war ich fest davon überzeugt, genau in dieses frühere Leben zurückkehren zu können, doch an diesem Martinsumzug hatte ich erstmals Zweifel, ob es eine solche Rückkehr für mich geben würde. Ich fühlte mich wie in einer neuen Welt und als ob die andere Welt für mich nicht mehr erreichbar wäre. Das Ende der Behandlung schien greifbar und ich war froh, dieses einigermaßen zufriedenstellend erreicht zu haben.

„... aber dann auf einmal ... schlugen die Uhren, schlugen den 9. November, »Deutschland einig Vaterland«, schlugen ans Brandenburger Tor:" [305, S. 973] Die Mauer fiel.

Therapieende – oder doch nicht?

Anfang Dezember 1989 war das geplante Ende meiner Chemotherapie gekommen. Es war jedoch nicht ganz zu Ende, sondern mir sollte ein weiteres Protokoll verabreicht werden, das Reinduktionsprotokoll (über welches in diesem Buch unter dem Namen Protokoll II berichtet wird). Die Besonderheit war daran, dass das Protokoll II nur bei Nicht-B-Non-Hodgkin-Lymphomen verabreicht wird. Die Ärzte aus Düsseldorf, Professor Göbel und Professor Jürgens, sprachen darüber am Rande einer wissenschaftlichen Veranstaltung in Bonn, mit dem Leiter der Behandlungsstudie Professor Riehm und seinem Kollegen Dr. Reiter aus Hannover.

Weil die Oberfläche der Gewebeprobe meines Lymphknotens im Sommer nicht nur reife B-Marker zeigte, sondern auch unreife Vorläuferzellen, entschied sich die Studienleitung für eine zweigleisige Therapiestrategie. Hier zeigt sich übrigens der Vorteil von Therapieoptimierungsstudien. Die Studienleitung kann auf alle Fälle blicken und auf der Basis dieses Überblicks ist sie in der Lage, Empfehlungen abzugeben, wenn ein Abweichen von der Behandlung angeraten ist.

Für mich war alles ein ganz großer Schock. Professor Jürgens und Frau Dr. Janßen teilten meinen Eltern und mir die Entscheidung mit, eine ergänzende Behandlung durchführen zu wollen, ohne zu wissen, ob es tatsächlich nötig ist. Das Motto war: sicher ist sicher. Wir saßen im Zimmer von Professor Jürgens und ich fühlte mich, als ob alles über mir zusammenbrach.

Doch für mich fühlte sich dies nun genau so an. Wie ein Rückfall, als wenn alles Leid und der ganze Schmerz in den letzten Monaten keinen Sinn gehabt haben. Ich konnte nicht mehr und hatte das Gefühl in ein unendlich tiefes Loch zu fallen. Nur noch weinen, den Tränen freien Lauf lassen. Krampfhaft hielt ich mich am weißen Kittel von Professor Jürgens fest. Seine Worte sollten Mut machen, aber sie konnten nicht ausgleichen, was er mir gerade, im übertragenden Sinne, angetan hatte.

Weiter kämpfen – Protokoll II: Reinduktionsbehandlung

Das Protokoll begann am 27. Dezember 1989. Das Weihnachtsfest konnte ich also noch einigermaßen in Ruhe genießen. Am besagten Tag wurde mein Knochenmark kontrolliert, also drohte wieder ein so schrecklicher Vorgang wie bereits gegen Anfang dieses Kapitels beschrieben. Weil ich dies noch allzu gut in Erinnerung hatte, bestand ich auf einen ganz bestimmten Arzt, Herrn Dr. Müschenich. Tatsächlich kam er in das Behandlungszimmer und erklärte sich sofort bereit, die Knochenmarkpunktion durchzuführen.

Ich fragte geprägt von der nachhaltigen Traumatisierung von der vorherigen Knochenmarkpunktion: „Aber mit Betäubung", und schob ein vorsichtiges „oder?" hinterher. „Natürlich bekommst du eine Betäubung. Das geht nicht ohne." Um nicht meine schlechten Erinnerungen aufzufrischen, sparte ich mir den Hinweis, dass ich das aus eigener Erfahrung nur zu gut nachvollziehen könnte. Danach folgte das schon bekannte Prozedere. Zuerst die Jeans ausziehen, dann seitlich auf die Liege hinlegen und die Beine anziehen. Als erstes bekam ich eine ordentliche Dosis Eisspray auf die Einstichstelle gesprüht, dann folge die Betäubungsspritze. Dabei wird der komplette Stichkanal der eigentlichen Punktionsnadel betäubt, weshalb man mit der Nadel der Betäubungsspritze mehrere Male bis zum (aber nicht in den) Knochen vordringt.

Und dann folgte die Glanzleistung von Dr. Müschenich. Und es war genau so wie ich es mir erhofft hatte. Nicht nur, dass ich den Einstich und das Vorschieben der Nadel nicht spürte. Ich merkte noch nicht einmal etwas von dem so schmerzhaften Ansaugen des Knochenmarks in die Spritze. So war der Beginn des neuen Behandlungsprotokolls deutlich besser als im Sommer, aber was in den nächsten Wochen folgte, sollte alles bisherige in den Schatten stellen.

Die erste Chemotherapie im Protokoll II bekam ich bei stationärer Aufnahme am 6. Januar 1990. Bei einer Kontrolle am Nachmittag zeigte sich plötzlich ein Blutzuckerwert von 687 mg/dl (normal etwa: 120 mg/dl). Dies deutete sich bereits an, weil ich einen nicht zu stillenden Durst hatte. Bei Insulinmangel senkt der Körper den Blutzuckerspiegel, indem er ihn rauszuspülen versucht (deshalb auch ein starker Harndrang). Folge dieses massiven Flüssigkeitsverlustes wiederum ist das ständige Bedürfnis neue Flüssigkeit aufnehmen zu müssen.

So bekam ich jetzt auch noch zusätzlich Insulin per Infusion. Um Mitternacht hatte sich der Blutzuckerspiegel zwar normalisiert, aber in den nächsten Tagen bzw. Wochen ging es mit ihm rauf und runter. War er morgens um 4 Uhr noch normal bei 86 mg/dl, lag er um 8 Uhr bereits bei 200 mg/dl, nachmittags bei 440 mg/dl und abends wieder bei 115 mg/dl. Grund für die Entgleisung des Blutzuckers war mit großer Wahrscheinlichkeit die im Behandlungsprotokoll vorgesehene Umstellung auf das Präparat Dexamethason.

Ein weiteres, immer ernster werdendes, Problem war der bereits langen Zeit der Gesamttherapie geschuldet. Meine Venen sind durch die Chemotherapie regelrecht kaputt gegangen. Also war es fast unmöglich, bei mir noch eine Stelle für einen Venenzugang zu finden. Inzwischen war man schon auf die Füße ausgewichen, aber auch dort wurde es immer komplizierter einen Zugang zu legen. Für mich waren die Fehlversuche nicht mehr wirklich mit Schmerzen verbunden, ich hatte mich daran gewöhnt. Mir taten die Ärztinnen und Ärzte leid, für die solche Situationen ja auch herausfordernd sind.

An einem Tag war es derart schwierig, dass sich die Ärztin nach drei Fehlversuchen gezwungen sah, Hilfe zu holen: „Hier kann nur noch Professor Jürgens helfen." Ich befand mich auf der Untersuchungsliege und es dauerte keine Minute bis die Tür aufging und Professor Jürgens hereinkam. Er ging direkt auf mich zu: „Wieso findet man bei dir keine Vene mehr? Da sind doch noch ganz viele." In diesem Moment machte er eine Art Streichbewegung über meinen Kopf ohne ihn zu berühren. Das war alles. Meine Mutter war auch im Raum und fragte: „Bleibt das jetzt so?" Professor Jürgens antwortete: „Im Prinzip ja, aber er bekommt noch einen Verband drum."

Was war geschehen? Professor Jürgens hatte mir den Venenzugang in den Kopf gesetzt, etwas oberhalb der Stirn. Die Vorstellung mag unangenehm sein, war es aber zu keinem Zeitpunkt. Die Infusionen waren nicht unangenehmer als sonst und auch für das Setzen der Braunüle kann ich Professor Jürgens nur ein Riesenlob aussprechen. Er hat es völlig schmerzfrei durchgeführt. Wirklich toll gemacht! Aus dieser Zeit stammt das Foto in Abbildung 133.

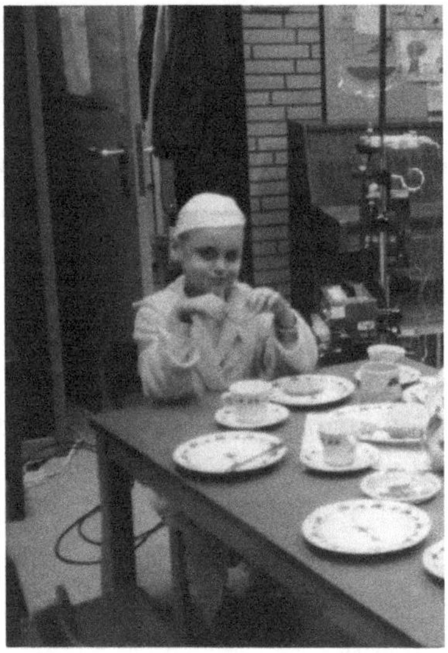

Abb. 133: Der Autor dieses Buches Anfang Januar 1990 auf der Station KC11 des Universitätsklinikums Düsseldorf.

Am 17. Januar 1990 erlebte ich die nächste unangenehme Überraschung. Ich hatte gerade um 9:30 Uhr mein Bett verlassen und wollte etwas auf dem Flur auf und ab laufen. Nach den ersten Schritten fiel ich plötzlich um, nur erklären konnte ich mir das nicht. Meine Mutter fragte ebenso überrascht: „Was machst du?"

Die Frage war sehr berechtigt. Ich stand vom Boden auf, bewegte mich etwas näher zur Wand und wollte weitergehen. Ich setzte den Fuß vor den anderen – und fiel wieder hin. „Ich habe keine Kontrolle mehr in meinen Beinen", sagte ich meiner Mutter, die sofort eine Schwester verständigte. Nun konnte ich auch nicht mehr vom Boden aufstehen, lediglich dem Hilfsgeländer an der Flurwand war es zu verdanken, dass ich es irgendwie schaffte. An ihm konnte ich mich hochziehen, abstützen und festhalten.

Eine der Krankenschwestern wurde auf die Situation aufmerksam und brachte sofort einen Rollstuhl. Anschließend wurde eine neurologische Untersuchung veranlasst. Ergebnis: Polyneuropathie. Eine Erkrankung der Nerven und in dem Fall eine Nebenwirkung des Medikamentes Vincristin. Reflexe an den Beinen konnten nicht mehr ausgelöst werden, lediglich kalt und warm konnte ich unterscheiden. Solange dieser Zustand anhielt, konnte ich natürlich nicht das Krankenhaus verlassen. Erst am 27. Januar 1990 wurde ich entlassen doch an diesem Tag sollten die schlimmsten Komplikationen während der Behandlungszeit auftreten.

Vormittags Fröhlichkeit, abends Lebensgefahr

Gerade erst morgens entlassen, bekam ich abends Fieber und phantasierte über irgendwelche wirren Dinge. Also führte der Weg wieder zurück ins Krankenhaus. Ich habe die Fahrt über im Auto hinten gelegen und hatte nur noch gehofft im Krankenhaus anzukommen – noch nie habe ich mir gewünscht dorthin zu fahren, aber jetzt konnte es nicht schnell genug gehen.

Mein Herz raste derart, dass ich glaubte, es würde mir jeden Moment herausspringen. Zum ersten Mal in der Therapie glaubte ich zu sterben. Wenige Wochen vor dem Ende der stationären Behandlung sollte es so zu Ende gehen? Ich dachte an andere Kinder, die nicht mehr am Leben waren. Ob es auch so passiert ist? Mir ging es von Sekunde zu Sekunde schlechter und meine Mutter hatte Angst, dass ich im Auto einschlafen würde. Ich hatte aber gar kein Bedürfnis zu schlafen, sondern wollte wach im Krankenhaus ankommen, um dann dort zu schlafen. Ehrlicherweise glaube ich allerdings, dass wenn ich im Auto eingeschlafen wäre, ich nicht mehr wach geworden wäre.

An der Pforte gab es eine kurze Diskussion, weil man uns im privaten PKW keine Einfahrt gewähren wollte. Nach einer gefühlten Ewigkeit konnten wir dann doch passieren. Für mich war klar, dass die Situation mehr als bedrohlich ist und es an dieser Stelle hätte zu Ende sein können. Dem Tod näher zu sein als dem Leben – es gab keinen Zweifel am Ernst der Lage. Gesagt habe ich das nicht. Gedacht haben es wahrscheinlich ohnehin alle, da muss das Unaussprechliche nicht auch noch gesagt werden.

Dann ging alles ganz schnell: Der Aufnahmebefund um 21 Uhr war ein Puls von 180 Schlägen pro Minute, ein Blutdruck von 120/55 mmHg, eine Körpertemperatur von 39,5 °C und ein Blutzucker von 373 mg/dl, Diagnose: Sepsis (Blutvergiftung). Außerdem war der Anteil des Blutfarbstoffes viel zu gering. Völlig blass wurde ich an einen Monitor angeschlossen, damit mein Herzschlag überwacht werden konnte.

Um 21:30 Uhr erhielt ich über eine Notfallbestellung eine Bluttransfusion. Um 22 Uhr wurden Pulsfrequenzen zwischen 150 und 225 Schlägen pro Minute festgehalten, der Blutzuckerspiegel lag bei 225 mg/dl. Um 23 Uhr war die Körpertemperatur bei 37,6 °C angelangt, der Blutdruck bei 122/72 mmHg. Der rote Blutfarbstoff hatte sich ebenfalls erfreulich entwickelt, nach Erhalt einer weiteren Blutkonserve in der Nacht. Am frühen Morgen des 28. Januar 1990 fiel mein Blutdruck in den Bereich von 90/42 mmHg, erholte sich aber zügig, der Blutzucker war wieder in den Normbereich gelangt.

Ich war gut orientiert und ansprechbar mit dem Preis, dass sich um meine Augen Blutergüsse gebildet hatten und mein Bauch wie aufgeblasen erschien (Bauchumfang 63 cm). Außerdem erschien ein Netz von Venen auf meiner Bauchdecke wie gezeichnet, also: Mukositis mit Fokus Darm. Der Bauchumfang stieg im Tagesverlauf auf 65 cm und begann sich am Abend zurück zu bilden. Es ging langsam nach diesem Absturz ins Tal wieder bergauf, auch meine Reflexe waren wieder auslösbar. Aber es war knapp, mehr als knapp. Ich hatte in dieser Nacht mehr als einen Schutzengel.

Ende der stationären Behandlung

Mit diesem Erlebnis brach dann der Februar und damit der letzte Monat mit stationärer Chemotherapie an. Hier ist mir besonders ein Ereignis vom 5.2.1990 in Erinnerung geblieben. An diesem Tag bekam ich ein Medikament aus der Gruppe der Anthrazykline. Während der Gabe dieses Medikaments war ich an einem Monitor angeschlossen zur Überwachung meiner Herzfunktion, da es manchmal zu Komplikationen kommt. Plötzlich schoss ein starker Schmerz in meine Herzgegend. Er war so stark, dass ich mich gar nicht dazu äußern konnte. Wenn ich sprechen wollte, verstärkte sich der Schmerz und wenn ich atmen wollte, verstärkte er sich ebenfalls. Innerlich geriet ich in Panik, meine Mutter verständigte den Arzt und die Infusion wurde abgebrochen, auf eine weitere Verabreichung verzichtete man.

Sonst verlief der Monat ruhig was therapiebedingte Komplikationen anging, aber ich kam über Wochen wieder nicht nach Hause. Sieht man mal vom kurzen Intermezzo am 27. Januar ab, dann war ich seit dem 6. Januar permanent im Krankenhaus.

Für den 22. Februar war meine Entlassung und damit auch das Ende vom Protokoll II vorgesehen. Am Abend vorher um 23 Uhr habe ich dem Personal noch ein besonderes „Geschenk" zu meinem Abschied gemacht. Ich habe derart erbrochen, dass mein Bett vollständig neu bezogen werden musste. Das hat sogar einen Eintrag in die Akte gebracht …

Unterhaltungsprogramm

Was ich mir aber in der ganzen Zeit meiner stationären Behandlung nie entgehen ließ, war dienstags um kurz nach 19 Uhr RTL einzuschalten. Das war die Zeit zu der „Knight Rider". Diese Sendung gehörte zu einem festen Ritual für nahezu alle

Jungen auf der Station. Mir ging es an Dienstagen auch nie so schlecht, dass es nicht möglich gewesen wäre „Knight Rider“ zu sehen. Der Empfang von RTL war allerdings nur möglich, weil eine Gabel an die Antenne angeschlossen wurde. So war das noch Ende der 1980er-Jahre.

Nachsorge – Rezidivvermeidung oder Auseinandersetzung mit dem Tod

Mit dem Ende der stationären Behandlung begann die Phase der Nachsorge, die noch in sehr engmaschigen Abständen durchgeführt wurde. So soll ein Rückfall möglichst frühzeitig erkannt werden. Ein Rückfall eines B-NHL ist allerdings eine sehr schwierige Situation, die sich nur selten kurativ behandeln lässt. Das war meinen Eltern und mir durchaus bewusst.

Meine Mutter und ich hatten oft im Krankenhaus darüber gesprochen, dass wir ein Fest feiern würden, wenn die Behandlung abgeschlossen ist. Wir haben dieses Fest geplant und doch fand es niemals statt. Faktisch war die Nachsorge für mich eine Auseinandersetzung mit dem Tod, denn jeder Termin war in gewisser Weise mit dem Risiko verbunden, die Diagnose eines Rückfalls zu bekommen. Diese Rahmenbedingungen sollte man übrigens beachten, wenn es darum geht, die Rückkehr in das alte Leben nach der Therapie nur als allzu leicht einzuschätzen. Einen Knopf für den Weg zurück gibt es nicht. Die Auseinandersetzung mit einer potenziell lebensbedrohlichen Krankheit kann nicht spurlos an einem Kind vorübergehen. In meiner Krankenakte sind 27 Nachsorgetermine protokolliert. Wer kann sich denn vorstellen, wie es als *Kind* ist, derart oft Arzttermine wahrnehmen zu müssen, bei denen potenziell die Diagnose eines Krebsrückfalls gestellt wird? Weder ärztliches Personal, Pflegepersonal, Lehrkräfte, Eltern, Familie, geschweige denn gleichaltrige Kinder oder „Freunde“, die nur das normale Leben kennen, haben den Hauch einer Ahnung, wie es ist, wenn man als Kind bzw. Jugendlicher mit solchen Hintergedanken zu Arztterminen fahren muss. Vor diesem Hintergrund bin ich mir nicht sicher, ob der Satz, „Christian ist ein sehr ernstes Kind“ eine Verhöhnung sein soll oder eher Unwissenheit der Person, die ihn ausspricht.

Eine große Herausforderung waren drei Ereignisse, die einzeln für sich genommen schon schwierig gewesen wären, aber durch das schnelle Auftreten innerhalb weniger Monate entstand eine erhebliche Belastung. Das erste dieser Ereignisse geschah im Oktober 1991. Bei einem der Nachsorgetermine habe ich erfahren, dass Professor Jürgens das Universitätsklinikum Düsseldorf verlassen hat und nach Münster gewechselt ist. Damit brach mein wichtigster Pfeiler für Stabilität in der Klinik weg. Erst vor wenigen Monaten endete meine Dauertherapie, sodass ich keine weiteren Medikamente mehr nehmen musste. Doch es begann eine Zeit der

Unsicherheit: Ist es tatsächlich der richtige Zeitpunkt um die Chemotherapie zu beenden? Sind alle bösartigen Zellen vernichtet? Angesichts dieser Unsicherheit und Ängste war der Wechsel von Professor Jürgens an eine andere Klinik zu einer für mich äußerst ungünstigen Zeit erfolgt. Die zweite Herausforderung ereignete sich nur wenige Wochen später. Eine Patientin zu der ich über die Zeit einen sehr guten Kontakt aufbauen konnte, war gestorben. Nach dem Aufstehen am 3. November 1991 informierte mich meine Mutter. Für mich war das unvorstellbar – erneut brach ein Pfeiler weg. Das dritte Ereignis passierte dann im ersten Quartal 1992. Meine Vertrauensperson aus dem psychosozialen Dienst hatte die Klinik ebenfalls verlassen. Der nächste Pfeiler für Stabilität brach weg und ich fühlte mich von nun an völlig allein.

Ich möchte noch einige Ausführungen zum weiteren Verlauf der Nachsorge machen. Im Sommer des Jahres 1990 konnte ich zum Schuljahresbeginn regulär am Unterricht teilnehmen. Die einzige Einschränkung war, dass ich die ersten Wochen während der Pausen nicht auf den Schulhof durfte und im Klassenraum bleiben musste. Ich konnte mir jemanden aussuchen, der oder die mit mir in der Klasse bleibt. Das war jedoch gar nicht nötig, weil es immer Freiwillige gab. Generell muss ich sagen, dass die Klasse hervorragend auf mich vorbereitet war.

Entscheidend dafür war sicherlich der Besuch der Mitarbeiterin vom psychologischen Dienst der Kinderkrebsstation in Düsseldorf, die der Klasse ausführlich geschildert hat, was mit mir los war und weshalb ich ein ganzes Jahr nicht in der Schule sein konnte. Eine informierte Klasse wäre über die gesamte Schullaufbahn nötig gewesen.

Weiterführende Schule – langsamer Absturz ins Elend

Als ich im Sommer 1993 auf die weiterführende Schule gewechselt habe, hielt die neue Klassenlehrerin es nicht für nötig, die Klasse über meine zurückliegende Erkrankung zu informieren. Ich sei ja schließlich gesund. Dass noch nicht einmal die 5-Jahresgrenze nach Diagnose erreicht war, störte sie überhaupt nicht. Hier traf wohl Unerfahrenheit auf Ignoranz und Desinteresse. Woher sie die Kompetenz hatte, als Lehrerin beurteilen zu können, ob ich gesund war, ist zwar nicht zu erklären. Aber es entspricht durchaus dem Zustand dieser Schule, weil sich die Lehrkräfte dort für allwissend hielten.

Die Nachsorgeuntersuchungen fanden jetzt nicht mehr in so engem Abstand statt, sodass sie immer in die Ferien gelegt werden konnten. In der Grundschule war das noch anders, meine Mutter holte mich dann immer zur ersten Pause ab. Meine neue Klasse bekam dagegen von meinen Terminen in der Düsseldorfer Ambulanz nichts mit. Einige Monate später bekam ich Probleme mit den Atemwegen, begleitet von heftigen Hustenanfällen.

Eine vorübergehende Erscheinung, die mich aber lange daran hinderte, im Sportunterricht mitzumachen. Auch nicht bei meiner Lieblingssportart, dem Schwimmen. Als ich dann nach langer Zeit mitmachen konnte und alle erstaunt feststellten, dass ich ein sehr guter Schwimmer war, wunderten sich natürlich meine Mitschüler weshalb ich all die vergangenen Monate bei dieser Sportart nicht mitgemacht habe. Irgendwann hat dann jemand aus meiner Grundschulklasse (den ich damals durchaus als meinen besten Freund bezeichnet hätte), der mit mir auf die gleiche Schule gewechselt war, einigen anderen über meine Vergangenheit erzählt.

Ausgerechnet ein Schüler, den ich von allen am wenigsten leiden konnte, kam auf mich zu und sagte ganz vorsichtig mit Angst in den Augen: „Der (…) erzählt großen Mist. Der meinte du hast Krebs." Ganz trocken antwortete ich: „Ich habe nicht Krebs, ich *hatte* Krebs." Er ganz erschrocken: „Dann hättest du ja sterben können." „Stimmt", antwortete ich und ließ ihn stehen. Ich wusste genau, dass auch andere aus meiner Klasse davon erfahren haben und war als ich an dem Tag Zuhause ankam, völlig fertig und weinte bitterlich. Meine Mutter rief bei meinem Freund an und sagte ihm, was er mit seinem Gerede angerichtet hat. Dass er die anderen angelogen und so getan hat, als wäre ich noch krank, ist zwar dreist, aber viel schlimmer wog die Tatsache, dass sich die Klasse jetzt natürlich fragte: Warum hat der uns das nie selber gesagt?

Spuren der Krebserkrankung

Der Startschuss war jedenfalls gefallen: Ab diesem Tag begann schrittweise meine Isolation in der Klasse, immer mehr zogen sich von mir zurück, ich war irgendwann nahezu auf mich alleine gestellt. Dieser Prozess dauerte durchaus einige Zeit, aber er ließ sich von Anfang an nicht aufhalten. Ich habe die Klasse von meiner Seite nicht über meine frühere Krankheit informiert und damit die Kontrolle über meine persönlichste Angelegenheit verloren.

Dies geschah nur deshalb, weil ich mich auf meine Klassenlehrerin verlassen habe, die dagegen war, die anderen zu informieren. Daher mein Rat an alle: Geht offen mit der Erkrankung um, auch wenn sie einige Jahre zurückliegt. Hört nicht auf Lehrer, sondern informiert die Klasse. Lehrer wissen nicht alles und haben in so einer Sache keinerlei Ratschläge zu erteilen! Das waren meine Worte in der Vorauflage. Für den Schulbereich würde ich das unverändert so sagen und befürworten.

Was die Offenheit am Arbeitsplatz angeht, bin ich aufgrund einer eigenen negativen Erfahrung skeptischer.

Die Krebserkrankung lässt einen auch geistig reifen. Ich bin mit fast sieben Jahren erkrankt, aber ich bin mit einem reiferen geistigen Alter in die Schule zurückgekehrt, als mein biologisches Alter aussagt. In der Grundschule mag das noch nicht so auffallen, aber in der Jugendzeit wird es natürlich zum Problem, wenn man mit dem Rest der Klasse nichts anfangen kann und sich eher bei älteren Leuten wohlfühlt. Damit meine ich jetzt nicht Menschen im Seniorenalter, sondern solche, die beispielsweise zwei Jahre älter sind. Ich wusste, in einer Klasse im höheren Jahrgang wäre ich besser aufgehoben gewesen. Somit war ich in der ohnehin nicht leichten Phase der Pubertät zwischen zwei Fronten isoliert. Mit der einen Gruppe konnte ich nichts anfangen und zu der anderen Gruppe konnte ich nicht vordringen. Damit war ein unaufhaltsamer Entfremdungsprozess vorprogrammiert. Ich halte dies für die aus heutiger Sicht möglichste Erklärung wie ich der Klasse zum Opfer wurde. Es war nicht auszuhalten und weltfremd über Jahre hinweg mit einem regelrechten Clown in einem Raum zu sitzen, der über jede Kleinigkeit lachte, über die kein Mensch mit Verstand lachen würde. Wäre ich in einer Klasse gewesen, die zwei Jahrgänge über mir war, wäre mir der Alltag leicht gefallen und ich hätte mit sehr hoher Wahrscheinlichkeit nie Probleme gehabt.

Das Leben war nicht mehr lebenswert

Somit musste ich zwei Flanken im Auge behalten. Auf der einen Seite stand der Kampf gegen meine Ausgrenzung in der Klasse (der irgendwann verloren war) und auf der anderen Seite waren meine Eltern, denen ich krampfhaft eine heile Welt vorgespielt habe. Ich fand weder Vertrauen noch Kraft, mit ihnen über meine Lage zu sprechen.

Ich will nicht verschweigen, dass auch hier durchaus eine gewisse Distanzierung einsetzte. Insbesondere zwischen meiner Mutter und mir entwickelte sich eine für mich deutlich wahrnehmbare Barriere. Irgendwann machte es keinen Sinn mehr, über Probleme sprechen zu wollen, weil meine Mutter durch Erzählungen der Lehrer auf Elternsprechtagen auf deren Seite gezogen wurde. Hinterfragt hat sie leider nichts. Wer hätte mir jetzt noch helfen können, wenn meine eigene Familie nicht auf meiner Seite war?

Das Gefühl, dass etwas mit mir nicht in Ordnung ist, durchzog mich seit Mitte der 1990er-Jahre. Dazu gehörte auch Angst vor einem Rückfall oder einer anderen Krebserkrankung. Für solche Gedanken war aber kein Platz, sie durften schlicht nicht sein, schließlich war „ja alles vorbei". Sinnvoll wäre gewesen, wenn ich mit den Ärzten hätte alleine sprechen können, insbesondere bei den späten Nachsorgeterminen, die nur noch einmal im Jahr stattfanden. Leider fühlte ich mich in Anwesenheit meiner Mutter nicht wirklich wohl, denn ich konnte nicht so offen gegenüber den Ärzten sein, wie ich es gerne gewesen und wie es nötig gewesen wäre. Wenn sich die Tür zum Untersuchungsraum öffnete, fühlte ich mich wie auf einer Bühne, um den Ärzten etwas vorzumachen. Mir kam es so vor, als würden bei diesen Terminen nur Ansprüche an mich (viele Freunde, sehr gut in der Schule, fröhlich, unternehmungslustig) formuliert, die ich nie erfüllt habe. Ich fühlte mich dabei unverstanden und vorgeführt. Jedoch bin ich mir ebenso sicher, dass meine Mutter nie akzeptiert hätte, wenn ich bei Nachsorgeterminen alleine sein wollte.

Der gefühlte – vermittelte, aber nicht ausgesprochene – Anspruch war, nach dem Krankenhaus ein Leben zu führen, als hätte es die Krebserkrankung nicht gegeben. Diesem Anspruch habe ich nicht entsprochen. Gewiss war dies nicht böse gemeint, sondern ein Versuch, mich möglichst alles vergessen zu lassen und vielleicht ignorieren zu können. Was andere ohne vorherige Krebserkrankung schafften, hatte ich auch nach Krebserkrankung zu schaffen. Die Zensuren mussten auf dem Niveau sein, wie bei anderen. In allem immer im Vergleich zu stehen und in einer Rechtfertigungsposition zu sein, ermüdet und belastet gleichermaßen stark.

Mich haben die Rahmenbedingungen in der Schule in ein Loch gestoßen aus dem ich nicht mehr herauskam. Ich saß zwar in der Klasse, würde aber nicht sagen, dass ich wirklich da war. Ich machte ab Mitte der 1990er-Jahre nicht mehr im Unterricht mit, sagte nur das Nötigste. Das konnten die Lehrer dann auf Elternsprechtagen halbjährlich so schön gegen mich verwenden, aber den Grund haben sie nie hinterfragt. Sie haben auch nie den Anschein erweckt, einen Hintergrund erfragen zu wollen. Da war es viel einfacher für sie, mich als zu dumm darzustellen. Leider hatten sie meine Mutter auf ihrer Seite. Sie zog aus dem Umstand, dass Lehrer eine andere Version der Ereignisse schildern als ich, den Schluss, ich würde nicht die Wahrheit sagen. Doch meine Erlebnisse sind kein Einzelfall, wie eine Veröffentlichung aus dem Jahr 1995 zeigt, in der eine Schülerin nach Krebserkrankung berichtet, ihr Französischlehrer habe verlangt, das Verb „mourir" (sterben) zu konjugieren, da dies zu ihrer Situation passe [90, S. 181].

Die Chemotherapie war ein Ritt durch die Hölle und zurück. Ein Weg, der gegangen werden musste, um zu überleben. Aber die Schulzeit auf der weiterführenden Schule war noch schlimmer. Ich war jahrelang in einem für mich unerträglichen Alltag voller Demütigungen gefangen. Dieser Weg war *nicht* alternativlos, man hätte mich nur aus dieser Welt befreien müssen. Aber mehrere Versuche die Schule zu wechseln scheiterten.

Stattdessen konnte einer meiner Mitschüler, dessen Mutter auf meiner damaligen Schule selber Lehrerin war, problemlos die Schule wechseln, obwohl er hervorragende Noten hatte. Es spielt eben sehr wohl eine Rolle aus welchem Elternhaus man kommt, auch wenn wir aus dem politischen Raum seit Jahren das Gegenteil erzählt bekommen.

Die Lehrer haben allesamt weggesehen, stattdessen noch ordentlich auf mich Druck ausgeübt und sich mit meiner Klasse gegen mich verbündet. Wenn Schüler und Lehrer gemeinsam einen Block gegen einen einzigen Menschen bilden, wie soll man sich da wehren? Meine Kräfte waren am Ende, meinen Eltern konnte ich von diesen Dingen nie erzählen, da ich sie nicht auf meiner Seite wähnte. Stattdessen habe ich nahezu jeden Abend im Bett gefühlte Stunden geweint. Niemand sah es und wusste es. Hier konnte ich mal ich selber sein ohne mich verstellen zu müssen. Oft bereute ich in diesen Stunden, meine Krebserkrankung überlebt zu haben.

Manche sagen: „Alles ist jetzt vorbei – denk' nicht mehr so oft daran!"
Alles vorbei?
Angst beim Warten aufs Blutbild,
Angst vor dem Besuch in der Poli,
grenzenlose Erleichterung, wenn alles in Ordnung ist.
Angst vor möglichen Spätschäden,
Angst vor einem Rückfall
und davor, dass mir dann vielleicht niemand mehr helfen kann;
Angst davor, deshalb sterben zu müssen.
Angst vor den Gedanken!
Immer wieder.

Mit vielen nicht mehr zurechtkommen,
über alte Freunde enttäuscht sein,
Schwierigkeiten mit Gleichaltrigen haben,
deren Probleme nicht mehr verstehen,
sich selbst manchmal unverstanden fühlen.
Selbstbewusster und reifer geworden sein,
anderen Menschen deshalb helfen und Mut machen können.

Dieses Gedicht stammt von Ulrike Thuselt, die es mit 18 Jahren schrieb [90, S. 184]. Ein Rückblick auf meine Schulzeit bleibt wahrscheinlich zeitlebens eine mit schweren Belastungen verbundene Erinnerungskaskade. Ich weiß nicht mehr, wie oft ich in meiner Schulzeit an Selbstmord gedacht habe. Irgendwann habe ich aufgehört zu zählen. Die bereits während der Chemotherapie genutzte Fähigkeit, meine Gefühle regelrecht abzuschalten, war die einzige Möglichkeit meinen Tagesablauf zu bewältigen oder so zu tun, als würde ich ihn bewältigen können. Einen Sinn sah ich für mein Leben über Jahre nicht mehr. Ich weiß auch rückblickend gar nicht mehr, ob ich mich jemals über etwas gefreut habe, oder zumindest Freude empfunden habe, seit ich am 22. Februar 1990 die kinderonkologische Station der Düsseldorfer Uniklinik verlassen habe.

Gleis 3 erhält Einfahrt: InterCityExpress 924 Hildegard von Bingen. Von Frankfurt nach Berlin Ostbahnhof. Über Düsseldorf, Duisburg, Essen, Bochum, Dortmund, Hamm, Bielefeld, Hannover, Berlin Zoologischer Garten. Ankunft neun Uhr, Abfahrt neun Uhr neun. Die Wagen der ersten Klasse halten im Abschnitt A und B. Fahrscheine des Verkehrsverbundes gelten nicht in diesem Zug. Nächster Halt Düsseldorf, Vorsicht bei der Einfahrt.
So hört sich die Bahnsteigansage im Kölner Hauptbahnhof an. Mir bereitet es ein großes Vergnügen, diesen Zug zu beobachten. Mir vorzustellen, wie er in Frankfurt abfährt und dann ab Mainz bei Sonnenschein bis Bonn am Rhein entlangfährt bevor er in Köln ankommt. Und um dreizehn Uhr fünfunddreißig an Gleis 1 am Bahnhof Zoo in Berlin einfährt. Berlin kannte ich damals noch nicht. Der ICE wirkt am Bahnsteig wie eine andere Welt, die für mich verborgen bleiben sollte. Seine Türen trennten mich von dieser Welt im Zug.
Ich habe mir gewünscht, Berlin einmal kennenzulernen und mit einem solchen Zug dorthin zu fahren. Aber in mir aufkeimende Verzweiflungen sind derart stark, dass Gedanken an ein Ende Überhand nehmen; an ein Ende, das ich bestimme. ICE 924 fährt gegen neun Uhr zwanzig mit zweihundert Stundenkilometern durch den Bahnhof in Leverkusen. Das kann doch eine Möglichkeit sein. Nur einfach so? Wäre nicht gut. Ein Schreiben sollte doch gefunden werden so kurz vor dem offiziellen Ende meiner Schulzeit. So wäre es ein anderes Ende – das absolute Ende.[1]

Persönliche Bilanz der Erlebnisse während meiner Schulzeit ist, dass sie mich die Realität aus den Augen verlieren ließ und mich in eine immer tiefere Depression stürzte. Erst lange danach, ab der zweiten Jahreshälfte 2013, ist es mir dank professioneller Hilfe gelungen, diesen Teil meiner Vergangenheit aufzuarbeiten.

Wer nach Krebserkrankung als Kind im schulischen Umfeld nicht verstanden wird, hat keine Chance, ein gutes Leben im Übergang zum Erwachsenenalter – und danach – zu führen.

Beruf oder Berufung – eine Lebensaufgabe

Im späteren Verlauf hatte ich das große Glück, dank der administrativen Unterstützung einer großen Universität, als Gasthörer das Medizinstudium zu absolvieren. Nachdem es durch das nicht vorhandene Abitur oder einer alternativen Hochschulzulassung unmöglich war, das Studium regulär zu besuchen, erlaubte mir der Gasthörerstatus das gesamte Curriculum zu durchlaufen und mir zu beweisen, dass

[1]Diese Passage stammt aus einem noch unveröffentlichten Roman des Autors.

ich das Studium hätte schaffen können. Denn ich durfte alle Klausuren mitschreiben und habe mich auch mit viel Fleiß und Akribie darauf vorbereitet. Ich empfand dies aber auch als Verpflichtung angesichts dessen, was mir die Universität damit ermöglichte.

Mir ist bewusst, dass gerade die deutsche Gesellschaft sehr auf Qualifikationen in Papierform fokussiert ist. Viele mögen sich vor diesem Hintergrund nach dem Sinn eines jahrelangen Gasthörerstudiums fragen. Ich habe mir aber bewiesen, dass ich das Studienziel erreicht hätte, obwohl dies formell betrachtet gar nicht nötig war. Für mich zeigt ein Gasthörernachweis über die Regelstudienzeit hinsichtlich Disziplin, Fleiß und Zielstrebigkeit jedenfalls mehr aus, als es eine Examensurkunde in Bezug auf diese Punkte nach Überschreiten der Regelstudienzeit tut. Obwohl der Student das Studium regulär abschließen konnte und dann Arzt ist und als solcher arbeiten darf.

Anschließend absolvierte ich ein Fernstudium im Studiengang Journalismus. Meinen beruflichen Einstieg fand ich im Jahr 2014 in die Arbeitsgruppe für Spätfolgen von Krebserkrankungen im Kindesalter bei Professor Dr. med. Thorsten Langer am Universitätsklinikum Schleswig-Holstein in Lübeck.

> *Sie standen wieder da. Es war neun Uhr fünf. Seit drei Minuten standen sie wieder da, ich hatte es sofort gemerkt. Ich hatte einen Ruck gespürt, den Ausschlag eines Zeigers in mir, der nachzitterte. Ein Blick, beinahe überflüssig, bestätigte es. [331, S. 14]*

Ich konnte in einer sehr schönen Stadt wohnen und erlebte einen ebenso interessanten wie lehrreichen Abschnitt meines Lebens. Im Laufe der Jahre dort konnte ich meinen Horizont stark erweitern.

> *Was an diesem Tag passieren wird, war schon vorher abgesprochen. Eine reine Inszenierung, wie schon an der lächerlich kurzen Zeit zwischen Einladung und Showdown erkennbar. Aber wenn hier eine Art Vorhang aufgehen sollte, dann wollte ich wenigstens derjenige sein, der ihn aufgehen lässt.*[2]

Im Jahr 2018 wechselte ich zur Gert und Susanna Mayer Stiftung nach Wuppertal und hatte eine gute Zeit. Doch externe Umstände erfordern nun eine Neuorientierung. Außerdem bin ich über die internationale Kinderkrebsorganisation SIOP an verschiedenen länderübergreifenden Arbeitsgruppen und Projekten beteiligt. Am Ende fand ich für meinen Weg also doch die richtige Richtung. Dies lag auch daran, dass im richtigen Moment Leute zu mir Vertrauen gefasst und mir eine Chance gegeben haben. Diese Erfahrung war mir früher unbekannt.

[2] Diese Passage stammt aus einem noch unveröffentlichten Roman des Autors.

Beobachterrolle – Krebserkrankung meiner Mutter

Als im Juni 2015 bei meiner Mutter Krebs festgestellt wurde, fand ich mich unfreiwillig in einer Rolle wieder, auf die ich ebenso gerne verzichtet hätte, als selbst die Diagnose zu bekommen: als indirekt Betroffener. Aufgrund der Entfernung zwischen unseren Wohnorten war es nicht immer möglich, zu jeder Zeit bei ihr zu sein. In Therapiepausen war ich häufig zu Besuch, in kritischen Phasen immer. Der Verdacht stand einige Tage länger im Raum bevor die eigentliche Diagnose gestellt wurde. Für meine Mutter schien schon festzustehen, denn sie versuchte mich bereits am Vorabend telefonisch auf die Gewissheit vorzubereiten. „Das ist Krebs." Ihre Worte klingen noch in meinem Ohr.

Und es war tatsächlich Krebs. Krebs der Eierstöcke. Der Arzt führte das entscheidende Gespräch auf eine bemerkenswerte Weise. „Das ist kein Grund den Kopf in den Sand zu stecken, denn hier neben Ihrem Bett steht ja das beste Beispiel dafür, dass man solche Krankheiten auch überleben kann." Dabei zeigte er auf mich. Meine Mutter sah mich an und nickte auf eine Art, die ausdrückte, dass sie die Herausforderung annimmt und meistert. Nach kurzer Besprechung des Therapieplans – Chemotherapie, Operation, Chemotherapie – wurden die Nebenwirkungen thematisiert. Der Arzt erklärte: „Sie werden durch die Chemotherapie Ihre Haare verlieren." Dann kamen meiner Mutter die Tränen. Der Haarverlust als äußeres Merkmal der Krebserkrankung und eine sie optisch ausdrückende Gewissheit an Offensichtlichkeit. Das war zu viel. Doch Haare wachsen auch wieder, ein toter Mensch kehrt dagegen nicht mehr zurück.

Was in diesem Gespräch nicht erwähnt wurde und ich erst einige Tage später durch Recherche in Studienergebnissen lesen konnte: Die Behandlung des Eierstockkrebs ist ein „Alles-oder-Nichts-Geschehen". Entweder die Therapie gelingt beim ersten Versuch und die Patientin kann mittels Operation und Chemotherapie geheilt werden oder die Therapie gelingt nicht und es kommt zu einem Rückfall. Eine Heilung ist dann ausgeschlossen. Es gibt in dieser Situation noch Behandlungsoptionen, die darauf ausgerichtet sind, die Krankheit unter Kontrolle zu bringen und über einen nicht näher abschätzbaren Zeitraum stabil zu halten. Doch eine Heilung ist dann nicht mehr möglich. Daher gilt es, den Rückfall unbedingt zu vermeiden. Leider kommt es bei einem sehr hohen Anteil der betroffenen Frauen zu einem Rückfall. Über all diese Beobachtungen habe ich mit niemandem gesprochen. Dennoch fragte ich mich immer wieder und tue es immer noch, wie der Arzt meiner Mutter bei der eindeutigen Datenlage einen solchen Optimismus verbreiten konnte.

Zunächst sah es nach erfolgreicher Operation und Chemotherapie tatsächlich positiv aus und meiner Mutter ging es schrittweise wieder gut. Mit der Diagnose des Rückfalls im Februar 2017, der sich auch für mich anfühlte, als ob mir der

Boden unter den Füßen weggerissen würde, gab es dann aber keine Hoffnung mehr auf Heilung und ihr Zustand verschlechterte sich sukzessive, auch deshalb, weil der Körper für die nötige Therapie keine Reserven mehr mobilisieren konnte. Ich hätte es nicht für möglich gehalten, dass wir als Familie noch einmal gegen die heimtückischen Krankheit werden kämpfen müssen. Dabei handelt es sich selbstverständlich um Verdrängung, weil es keine Sicherheit vor Krebs gibt, nur weil man ihn mal hatte. Noch weniger hätte ich gedacht, dass diese Krankheit mir mal meine Mutter nehmen wird. Doch die Wirklichkeit ist real und kann nicht wie ein Theaterstück oder Film geändert werden. Leider ... Ich denke an die Worte des Schriftstellers und Träger des Deutschen Buchpreises, Uwe Tellkamp, bei einer literarischen Veranstaltung: „Alltag aber ist nicht plotgetrieben, sondern Alltag ist gekennzeichnet durch Wiederkehr."

Für nicht wenige scheint es eine Selbstverständlichkeit zu sein, dass ein krebskranker Mensch in einer medizinischen Notfallsituation nicht versorgt wird, weil die Betroffene „sowieso gestorben" wäre. So etwas wörtlich und noch häufiger sinngemäß zu hören, macht mich fassungslos. Dies zu Ende gedacht, lässt mich am Menschenbild dieser Personen mehr als zweifeln. Ebenso hat die Kommunikation zwischen Ärzten, Betroffenem und den Angehörigen eine entscheidende Bedeutung. So hat die Klinik, welche die Krebstherapie meiner Mutter vom ersten Tag an durchführte, eine Verlegung in ein anderes Krankenhaus angesetzt, ohne dass dort aber angeblich vorher abgesprochene Details bekannt waren. Dieser Plan konnte nicht aufgehen. Meine Schlussfolgerung: Auf keinen Fall einer Verlegung in ein anderes Krankenhaus zustimmen, auch dann nicht, wenn dort eine Prozedur durchgeführt werden muss, zu der das Stammkrankenhaus angeblich nicht in der Lage ist. Meine Empfehlung: Eine Krebsbehandlung möglichst in einer Universitätsklinik durchführen zu lassen. Krebskranke Kinder dürfen nur in spezialisierten Zentren behandelt werden, krebskranke Erwachsene hingegen dürfen prinzipiell von allen zugelassenen Ärzten ihre Behandlung bekommen – unabhängig davon ob der Arzt Erfahrung auf dem Gebiet der Krebsmedizin hat oder nicht. Diese Regelung scheint dann doch sehr fragwürdig zu sein.

Statt eines Fazits

Dieses Kapitel ist weder Anklage noch Abrechnung. Es ist mein Erfahrungsbericht. Er ist keinesfalls eine Art verspäteter Rache. Warum auch? Nach Jahrzehnten sind Geschehnisse nicht mehr abzuändern. Sie bleiben für die Ewigkeit. Ich bin durchaus stolz auf das später Erreichte, auch ohne Hochglanzzeugnis einer Universität in der Tasche. Lebensentwürfe sind immer verschieden, doch das Resultat ist wichtig. Sich zu freuen und glücklich zu sein. Ist das nicht entscheidend? Wer sich im Spiegel nicht selbst ins Gesicht sehen kann, hat definitiv etwas falsch gemacht. Manche Zeitgenossen (und Zeitgenossinnen) sollten jedoch wegen ihrer Überheblichkeit und Abgehobenheit wirklich nichts im Spiegel erkennen können. Bei der Durchsicht meiner Krankenakte für dieses Buch, sagte mir Frau Dr. Janßen: „Bei dir hatten wir eine ganze Menge Glück. Das war alles nicht so selbstverständlich und hätte auch anders ausgehen können." Gehört das Glück nicht irgendwie dazu?

> *Dass es kein Unglück gibt außer dem, nicht zu leben. Und am Ende keine Verzweiflung außer der, nicht gelebt zu haben. [331, S. 93]*

Und dann: Im Sommer 2023 klopfte ganz unerwartet das Glück bei mir an. Von weit weg, aus Mexiko. Nie hätte ich das für möglich gehalten, doch es ist passiert. Mein Glück hat einen Namen: Nadia. Leider hat meine Mutter das nicht mehr erlebt – oder sie hat doch geholfen, dass es so – genau so – geschehen ist. Alles wurde also gut. So wie es meine Mutter wenige Wochen vor ihrem Tod voraussagte: „Ich weiß, dass bei dir alles gut wird."

Kapitel 20

Leukämietherapie in der Zukunft

In diesem Buch haben wir eine faszinierende Geschichte der Medizin kennengelernt. Hier ist das Wort „Geschichte" durchaus doppeldeutig. Denn zum einen wurde eine Geschichte erzählt und zum anderen wurde Geschichte – historisch – geschrieben. An deren Anfang stand eine stets tödlich verlaufende Krankheit bis sich Mitte der 1960er-Jahre Kinderärzte in Deutschland zusammengetan haben, weil sie sich nicht mehr mit diesem Umstand abfinden wollten. Die Leukämie wurde erst behandelbar, indem die Überlebenszeiten verlängert werden konnten und danach wurde sie heilbar.

In den 1950er-Jahren stand zuerst „das Verlassen der Monotherapie (...) zugunsten der Anwendung mehrerer Zytostatika in zunächst zyklischem Wechsel und später gleichzeitiger Anwendung mit dem Ziel, eine Resistenzentwicklung der Leukämie hintanzuhalten" [328, S. 161] im Mittelpunkt der Bemühungen.

Der Hämatologe Wolf Zuelzer[1] wies 1949 den umgekehrten Zusammenhang zwischen der Anzahl der weißen Blutkörperchen und dem Dauer des Überlebens bei 38 Kindern mit Leukämie nach [336]. Bei einer Gesamtgruppe von 175 Patienten erzielte er bei einigen ein Überleben von bis zu fünf Jahren durch „zyklische Kombinationstherapie" [337]. 1965 veröffentlichte Burchenal einen Artikel über Langzeitüberlebende nach Leukämie [28]. Gasser berichtete von elf Patienten mit einer Überlebenszeit von zehn bis 28 Jahren, nach einer 1952 durchgeführten „modifizierten Monotherapie" für zwei bis zehn Jahre [75].

[1] Wolf Zuelzer wurde 1909 in Berlin geboren. Aufgrund seiner jüdischen Abstammung musste er sein Medizinstudium in Berlin abbrechen und beendete es 1935 in Prag, bevor er anschließend in die USA emigrierte, wie sein Vater ein Jahr zuvor.

Solch lange Remissionen waren eher zufällig als die Regel. Denn die meisten Kinder erlitten Rezidive, bei denen das Gehirn mit Leukämiezellen befallen war. Diese Entwicklung stand einer Heilung im Wege. Die Antwort darauf war der zweite Meilenstein: Die Bestrahlung des zentralen Nervensystems um dort ansässige Leukämiezellen zu vernichten wie von Donald Pinkel ab Mitte der 1960er-Jahre eingeführt, einschließlich der Behandlung mit intrathekal verabreichtem Methotrexat [132, 221, 222]. Diese Entwicklung zusammen mit dem dritten Meilenstein – der Intensivierung der Polychemotherapie während der Induktionsbehandlung – ermöglichte schließlich so stabile und langfristige Remissionen, dass von einer Heilung der leukämiekranken Kinder auszugehen war [244]. Dazu beigetragen hat auch die kontinuierliche Erfahrung im Umgang mit der intensiven Therapie und der ergänzenden Supportivtherapie um die – in Kauf zu nehmenden – Nebenwirkungen zu behandeln. Eine Supportivtherapie bei der intensiven Chemotherapie beinhaltet die ständige Verfügbarkeit folgender Elemente [58, S. 10]:

- Ersatz von Blut- und Plasmabestandteilen
- Infektionsprophylaxe
- Kurzfristige intensive Sepsistherapie bei Verdacht oder Vorliegen einer Infektion
- Ernährung (z.B. parenteral, Sondennahrung)
- Schmerztherapie
- Zentraler Venenkatheter, ggfs. als Verweilkatheter

Die klinische Überwachung und Pflege umfasst folgende Bereiche [58, S. 10]:

- Permanente Kontrolle der Chemotherapieapplikation
- Sorgfältige Bilanzierung
- Prävention des Zelllyse-Syndroms insbesondere bei initialer Hyperleukozytose und/oder Hepatosplenomegalie
- Antiemetische Prophylaxe und Therapie
- Kontrolle und Pflege zentralvenöser Kathetersysteme
- Haut- und Schleimhautpflege

Die guten Chancen, eine akute lymphoblastische Leukämie im Kindesalter überleben zu können, basieren im Wesentlichen auf:

- Maximal tolerable Dosen aller Chemotherapeutika zu einem frühen Behandlungszeitpunkt
- Späte Therapieintensivierung und Verstärkung der Remissionsinduktionstherapie
- Effektive Prävention vor Rezidiven im Zentralnervensystem

Therapiestudien der ALL-BFM-Gruppe wurden im Buch ausführlich beschrieben. Die Ergebnisse zu Studien der akuten lymphoblastischen Leukämie sind in Tabelle 54 auf Seite 317 zusammengefasst. Insgesamt wurden in den ALL-Studien der BFM-Gruppe in den 1980er- und 1990er-Jahren 6.609 Kinder und Jugendliche unter 18 Jahren eingeschlossen; in Studie 81 lag die 10 Jahres-Wahrscheinlichkeit des ereignisfreien Überlebens bereits bei 65 % und in der Studie 95 lag dieser Wert bei 78 % (10 Jahres-Wahrscheinlichkeit des Gesamtüberlebens 77 % bzw. 85 %) [289, S. S62]. Wesentliche Erkenntnisse dieser Studien waren [289, S. S62]:

- Die präventive Schädelbestrahlung konnte bei T-ALL und Hochrisiko-ALL in der Dosis auf 12 Gy reduziert werden, bei allen anderen Patienten ganz weggelassen werden.
- Die Reinduktionstherapie ist selbst bei Niedrigrisiko-ALL unverzichtbar.
- Eine um 6 Monate (von 24 auf 18 Monate) verkürzte Erhaltungstherapie führt zu einem Anstieg von Rezidiven. Dagegen ist das Überleben bei 24 oder 36 Monaten Dauertherapie gleich.
- Das verzögerte Ansprechen auf eine 7-tägige Prednisonvorphase ist ein ungünstiger Prognosefaktor.
- Eine dosisintensivierte Induktionstherapie führt zu einem signifikant besseren Therapieergebnis.
- Die Daunorubicin-Dosis konnte bei Niedrigrisiko-Patienten sicher gesenkt werden.
- Mit einer Intensivierung der Konsolidierungselemente ließ sich bei Hochrisikopatienten ein erheblich besseres Therapieergebnis erreichen.

Die Prognose bzw. das ereignisfreie Überleben ist klar altersabhängig mit ungünstiger Prognose im Säuglingsalter, besten Ergebnissen im Kleinkind- und Vorschulalter und dann wieder sinkendem ereignisfreien Überleben bei steigendem Alter [191].

In der Zeit als es bereits gelang, die ALL erfolgreich behandeln zu können, gab es gegen die aggressive Form der B-ALL noch kein therapeutisches Mittel. Das bei der ALL so erfolgreiche Behandlungsschema schien hier wirkungslos zu sein. Seit 1981 setzt die BFM-Gruppe ein speziell für die Therapie der B-ALL entwickeltes Behandlungskonzept ein. Es besteht aus zwei verschiedenen jeweils über fünf Tage dauernde Therapieblöcke, die je nach Stadium der Erkrankung mehrfach durchgeführt werden. Damit war es möglich die bis dato als unheilbar geltende B-ALL doch zu heilen. Bereits in der ersten B-ALL-Studie 1981 überlebten 50 % der Kinder ihre Krankheit. Dies wurde von der Studienleitung als „eine kleine Sensation“ [247, S. 2] beschrieben. Dabei blieb es aber nicht. In den Folgestudien BFM 86, 90 und 95 wurden 1.008 Patienten mit einer B-ALL bzw. einem B-NHL, welches nach dem gleichen Therapieschema behandelt wird, eingeschlossen. Ihr ereignisfreies Überleben für fünf Jahre betrug 87 % [29, S. 41]. In Tabelle 55 auf

Seite 317 sind die Wahrscheinlichkeiten für 5-Jahres-Überleben bei B-ALL bzw. B-NHL nach Altersgruppen zusammengefasst.

Im Jahr 1975 führte die BFM-Gruppe die erste Studie zur Behandlung von Non-Hodgkin-Lymphomen (NHL) bei Kindern durch. Von 1975 bis 2001 wurden sechs solcher multizentrischen Studien durchgeführt mit insgesamt 2190 Patienten. In der ersten Studie betrug die Wahrscheinlichkeit fünf Jahre ereignisfrei überleben zu können 60 % und stieg auf 84 % in der Studie NHL-BFM 95; das Gesamtüberleben verbesserte sich von 65 % auf 89 % [241, S. S87]. Eine wesentliche Rolle bei der Diagnose von Lymphomen kommt der Pathologie zu.

> Die Diagnose von Lymphomen bei Kindern und Jugendlichen ist eine Herausforderung für Pathologen. Für die Diagnostik ist spezielles Wissen über die Eigenschaften dieser Lymphome, das alterstypische Erkrankungsspektrum (...) notwendig. [146, S. 188]

Entscheidend für den zunehmenden Behandlungserfolg waren Erkenntnisse zu biologischen Besonderheiten, die dazu führten, jedem Subtyp eines NHL eine speziell darauf abgestimmte Therapie zukommen zu lassen. Eine Strahlentherapie ist nahezu vollständig von einer ZNS-wirksamen Chemotherapie verdrängt worden. Am Beispiel der B-NHL konnte die Schlüsselstellung von Methotrexat in der Therapie dargestellt und die optimale Dosis und Verabreichungsform in Abhängigkeit des Risikos herausgefunden werden [332]. Vier Aspekte standen für die Behandlungsstudien der NHL im Vordergrund [241, S. S88]:

- Kooperative multizentrische Therapiestudien und zentrale Qualitätskontrolle.
- Klassifzierung der NHL in biologische Subgruppen mit daran angepassten Behandlungen.
- Innerhalb der Subgruppen erfolgt eine weitere Anpassung der Behandlungsintensität an das Rückfallrisiko.
- Translationale Forschung.

Die wichtigsten Ergebnisse der BFM-Studien zu Non-Hodgkin-Lymphomen seit 1975 bis in die 1990er-Jahre sind in Tabelle 56 (Seite 317) zusammengestellt.

Auch an anderen Parametern lässt sich eine deutliche Verbesserung erkennen. Die Rate von Patienten, die nicht auf die NHL-Therapie ansprachen oder einen Rückfall erlitten, sank von 32 % in der 1. Studie NHL-BFM 75 auf 9 % und 12 % in den Studie NHL-BFM 90 und NHL-BFM 95, bei gleichzeitig gesunkener Rate der therapiebedingten Todesfälle von 6 % auf 2 % [241, S. S88]. Laut einer Analyse der BFM-Gruppe haben 6 % der Kinder bei Diagnose mit einem Non-Hodgkin-Lymphom einen nachgewiesenen Befall des Zentralnerversystems, der Einfluss auf das Therapieergebnis ist vom Subtyp der Erkrankung abhängig [265].

Seit 1983 führt die BFM-Gruppe auch Therapiestudien durch für Kinder mit einem Rückfall der akuten lymphoblastischen Leukämie. Durch diese Studien gab es für die Rezidive der ALL, die nicht selten auftraten, ein einheitliches Behandlungskonzept. Diese Behandlung ist auch auf das Risiko der Patienten angepasst. Anfangs unterschied man drei Gruppen von Patienten. Solche mit einem frühen Rezidiv im Knochenmark, mit einem späten Rezidiv im Knochenmark und solche mit einem Rezidiv, welches an anderer Stelle lokalisiert war. Durch Auswertung der bis dahin vorliegenden Ergebnisse, werden die Patienten seit 1995 in vier Gruppen eingeteilt. Die Gruppe S1 für solche mit einem späten Rezidiv außerhalb des Knochenmarks, die Gruppen S3/4 (Hochrisiko) mit frühem und sehr frühem Vorläufer-B-Zell- und jede Art von T-Zell-Rezidiv (jeweils im Knochenmark) und die Gruppe S2 mit mittlerem Risiko für alle anderen Rezidive [119, S. S74]. Diese Gruppen erzielen unterschiedliche Ergebnisse. Für die Gruppe S1 beträgt die Wahrscheinlichkeit ereignisfrei zu überleben 75 %, für S2 38 %, für S3 2 % und für S4 4 % [119, S. S75]. Hier sind also noch Herausforderungen zu bewältigen. Eine weitere wichtige Erkenntnis im Zuge der Rezidivbehandlung der akuten lymphoblastischen Leukämien war die Erkenntnis, dass MTX-Infusionen mit 5 g/m^2 über 24 Stunden nicht effektiver sind, als MTX-Infusionen mit 1 g/m^2 über 36 Stunden. Die Kinder können also einer geringeren Toxizität ausgesetzt werden.

Im Mittelpunkt aller fachkundigen Bemühungen stehen die betroffenen kleinen Patienten. Die Betreuung umfasst aber die gesamte Familie während der Akutphase [144, 329] bis hin zur familienorientierten Nachsorge und Rehabilitation [26]. Auch eine ambulante palliativmedizinische Versorgung wird an vielen Standorten angeboten [139, 228].

Ein Begriff, der im Zusammenhang von zukünftiger Krebstherapie häufig genannt wird, ist die Immuntherapie. Wer die Berichterstattung in der Krebsmedizin verfolgt, könnte meinen, es handelt sich um ein relativ neues Verfahren. Tatsächlich aber wird die Immuntherapie bei Leukämie schon in einer Publikation aus dem Jahr 1965 erwähnt [190].

Krebsimpfstoffe können das patienteneigene Immunsystem gezielt gegen Tumorzellen richten, indem sie Anti-Tumor-Immunantworten auslösen oder verstärken [263]. In den meisten Fällen werden solche therapeutischen Vorgehensweisen eher mit soliden Tumoren in Verbindung gebracht. Doch auch im Bereich der hämatologischen Neoplasien gibt es ermutigende Resultate. So zum Beispiel bei erwachsenen Patienten mit akuter myeloischer Leukämie [187, 188]. Dabei ist jedoch zu beachten, dass die Patienten mit anderen Therapien schon in Remission gebracht wurden, bevor sie den Impfstoff erhielten.

In diesem Buch wurde beschrieben, welch langer Weg nötig war, um die Leukämie im ersten Erfolgsschritt vorübergehend verdrängen zu können, also eine Remission zu erreichen. 100 Jahre vergingen von Virchows Entdeckung bis Sidney Farbers Behandlung mit der kurze Remissionen erzielt werden konnten. Aber nur 25 Jahre dauerte es von da an, bis Kindern wirklich eine Heilung ermöglicht werden konnte. Die damals von Hansjörg Riehm entwickelte Induktionstherapie ist nach wie vor in modifizierter Form das Behandlungselement um Kinder mit akuter lymphoblastischer Leukämie in Remission zu bringen [290].

Die enthaltenen Medikamente stammen entsprechend entweder aus den 1950er-Jahren (Methotrexat, Steroide und 6-Mercaptopurin) oder aus den 1960er-Jahren (Vincristin, Cyclophosphamid, Cytosin Arabinosid, Daunorubicin und Adriamycin) [169]. Man kann also von einer lang angewandten Therapie sprechen, deren Nutzen mehr als eindeutig belegt ist. Gleichzeitig zeigt dieser Umstand wenig therapeutische Innovationen (einschließlich wenig neue Medikamente), wobei dies mit dem Risiko verbunden wäre, den historisch eingeschlagenen Weg zu verlassen und damit möglicherweise die Prognose der Kinder zu verschlechtern.

Potenzial zur Verbesserung liegt in der Diagnostik des Befalls des Zentralnervensystems. Liegt dieser zum Zeitpunkt der Diagnose nicht vor, erfolgt eine prophylaktische Behandlung des Zentralnervensystems, weil man sonst einen späteren Befall vermutet. Liegt dagegen ein Befall des Zentralnervensystems schon bei Diagnose der Leukämie vor, erfolgt eine zusätzliche Behandlung. Ob das morphologische Kriterium von mehr als fünf Zellen im Liquor unbedingt ein präzises Kriterium ist, kann hinterfragt werden. Der Grenzwert ist gewissermaßen willkürlich festgelegt und basiert im Wesentlichen auf einer seit langem geübten Praxis. Der Nachweis von Blasten im Liquor hängt nicht zuletzt von der entnommenen Menge bei der Punktion ab. Es kann nicht ausgeschlossen werden, dass Kinder wegen dieser Umstände mehr Therapie erhalten, als sie eigentlich benötigen. Dies bezieht sich sowohl auf die Art der Behandlung, als auch auf die damit verbundene Intensität, wie Dosierung oder Anzahl intrathekaler Injektionen. Somit wird die prophylaktische Therapie nur deshalb angewendet, weil es keine exakte Methode zur Diagnose eines Befalls des Zentralnervensystems mit Leukämiezellen gibt. Hier besteht die Möglichkeit das Risiko für Spätfolgen zu reduzieren, da seit geraumer Zeit bekannt, dass intrathekal verabreichtes Methotrexat ebenfalls kognitive Einschränkungen herbeiführen kann. Genau diese Therapieoption aber wurde immer mehr aufgewertet, um im Gegenzug die Strahlentherapie zu reduzieren oder ganz darauf zu verzichten.

Wir haben gesehen, dass die Leukämie biologisch betrachtet eine sehr komplexe Erkrankung ist. In ihrer Dosierung daran angepasste Therapiekonzepte sollen diesem Umstand Rechnung tragen und jedem Patienten genau so viel Behandlung zukommen lassen, wie er braucht, um seine Erkrankung zu überstehen. Diese optimierte Initialtherapie schränkt gleichzeitig die Möglichkeiten für die Behandlung bei einem Rezidiv der Leukämie ein. Denn wenn man schon viele Zytostatika in hochdosierter

Form erhalten hat, gibt es kaum noch verbleibende Kombinationen, die für eine Rezidivtherapie übrig bleiben. Obwohl es durch eine eigene Therapiestudienreihe für Rezidive der ALL auch auf diesem Gebiet beachtliche Erfolge zu verzeichnen gibt, muss man doch eingestehen, für gewisse Subgruppen der Rezidive keine erfolgversprechende Therapie anbieten zu können.

Rezidive der B-ALL bzw. des B-NHL sind beispielsweise mit einer schlechten Prognose assoziiert. Das generell sehr früh auftretende Therapieversagen deutet auf eine hohe Resistenz gegen Chemotherapie hin. Diese bestand entweder schon seit Beginn oder hat sich während der Rezidivtherapie schnell entwickelt. Mit den derzeitigen Möglichkeiten der Chemotherapie lässt sich diese Resistenz meistens nicht überwinden, sodass die betroffenen Kinder trotz optionaler Stammzelltransplantation nur eine sehr geringe Überlebenschance haben. Einer Untersuchung zufolge beträgt das Gesamtüberleben der Patienten mit einem B-NHL-Rückfall lediglich 14 %; in diese Gruppe gehörten nur Patienten, die in der Rezidivbehandlung eine allogene Stammzelltransplantation erhielten [31].

Ein Projekt unter Federführung der NHL-BFM-Studienzentrale untersuchte die molekularen Eigenschaften von Gewebeproben der Lymphome. Hier konnten besonders Mutationen im Gen *TP53* als ein Indikator für ein höheres Risiko von Rückfällen identifiziert werden. Bei Kindern mit *TP53*-Mutationen beträgt das Risiko für ein Rezidiv des B-NHL 25 % verglichen mit 6 % bei Kindern mit nicht-mutiertem Gen *TP53* [33].

Fortschritte in Analysemethoden ermöglichen auch nachträgliche Untersuchungen zur Ermittlung von prognostischen Faktoren. In diesem Beispiel bis hin zu Kindern, die im Jahr 1995 die Diagnose der ALL erhielten. So ist ein Rearrangement des Gens *KMT2A* (11q23/KMT2A) bei Kindern über einem Jahr mit einer besseren Prognose bei ALL assoziiert, eine Stammzelltransplantation verbessert die Prognose jedoch nicht [5].

Die Translokation t(17;19)(q22;p13) führt zum Fusionsgen *TCF3-HLF*, einen sehr seltenen Subtyp der Leukämie, der mit einer aussichtslosen Prognose einhergeht. Hier konnte eine große Analyse vor wenigen Jahren therapeutische Ansätze identifizieren. Diese Form der Leukämie zeigt sich resistenter gegen Cytarabin und Vincristin, aber empfindlich gegen Prednison und Dexamethason sowie Anthrazykline auch gegen Venetoclax – einem *BCL2*-Antagonisten, für die Behandlung der chronisch lymphatischen Leukämie zugelassen ist [64]. Es zeigt sich beispielhaft, dass für die Behandlung von bestimmten Krankheiten zugelassene Medikamente auch wirksam bei anderen Entitäten sein können und dies entsprechend den Weg zu weiteren Untersuchungen ebnet.

Eine wesentliche Verbesserung der Diagnostik brachte die Methode der MRD [44]. Die MRD-Quantifizierung ist bei Diagnosestellung und im Therapieverlauf einer ALL (Ersterkrankung und Rezidiv) ein essenzieller Bestandteil geworden, um das Ansprechen auf die Therapie zu beurteilen und eine risikoadaptierte Behandlung darauf abstimmen zu können. Die Quantifizierung von MRD zu validierten Zeitpunkten in kontrollierten Therapiestrategien stellt mittlerweile einen Standard dar und wird in Deutschland von den gesetzlichen Krankenkassen finanziert.

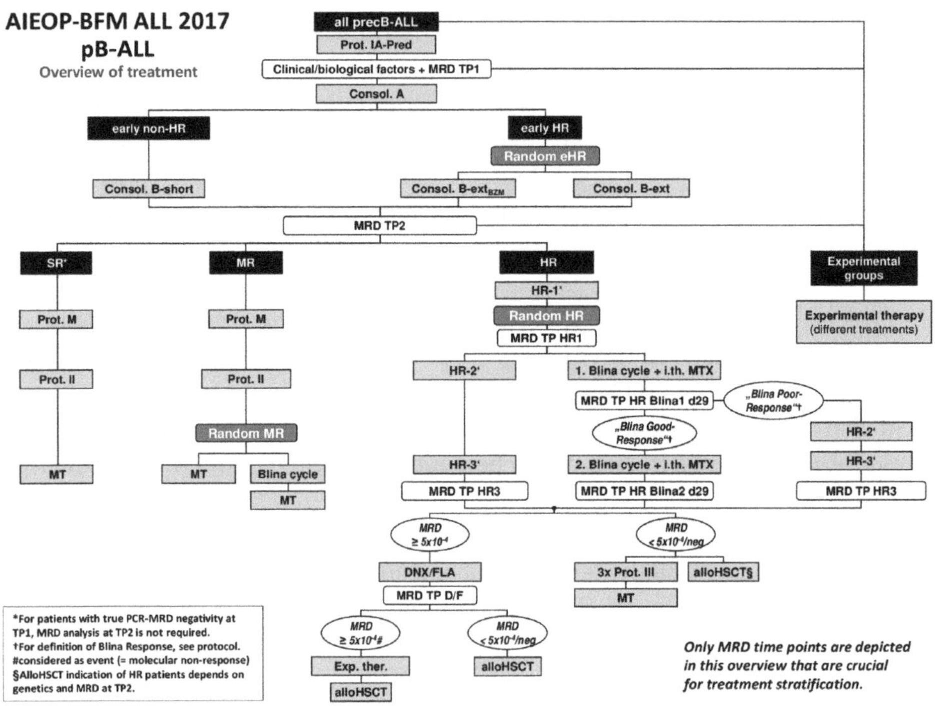

Abb. 134: Behandlungsplan der Studie AIEOP-BFM ALL 2017. SR: Standardrisikogruppe; MR: Mittlere Risikogruppe; HR: Hochrisikogruppe.

Die bisherigen Behandlungsergebnisse haben im Gesamten ein sehr gutes Niveau erreicht, sodass es schwierig sein wird, dieses Niveau statistisch übertreffen zu können. Die Leukämie erfordert eine intensive, risikobehaftete Therapie. Dieses Risiko muss in Kauf genommen werden, um den Versuch einer Heilung zu unternehmen. Möglich wären weitere Definitionen von Subgruppen auf der Basis von molekulargenetischen Methoden (wie MRD), die eine noch feinere Klassifizierung in Gruppen mit unterschiedlich intensiver Therapie erlauben. Den bisher beschrittenen Weg auch in diese Richtung weiterzugehen, wird den Erfolg vermutlich noch verbessern. Dazu sagt Fritz Lampert: „Das Ziel ist eine zielgerichtete Therapie“ [177,

S. S32]. Günter Henze sieht bei der B-ALL zukünftige Behandlungsoptionen durch Immuntherapien, wie in Tabelle 57 auf Seite 318 zusammengestellt. Zielgerichtete Tumortherapien entfalten ihre Wirkungen an biochemischen Vorgängen in den Tumorzellen, von denen das Wachstum und das Überleben der bösartigen Zellen abhängt. Die hohe Wirksamkeit solcher zielgerichteter molekularer Tumortherapien bei gleichzeitig reduzierter unspezifischer Zytotoxizität beruht auf der Hemmung intra- und extrazellulärer Signalwege, die zur Entstehung und Entwicklung der onkologischen Erkankung beitragen [267, S. 295].

Präzisere Möglichkeiten in der Diagnostik und Therapiekontrolle ermöglichen die Optimierung der Behandlung für einzelne Patientengruppen zielgenauer durchführen zu können. Ergebnis dieser Möglichkeiten sind deutlich komplexer stratifizierte Therapiepläne. So zeigt Abbildung 134 auf Seite 272 den Behandlungsplan der Studie AIEOP-BFM ALL 2017. Die Komplexität ist beeindruckend und hat nicht mehr viel gemeinsam mit den Behandlungsplänen aus der Anfangszeit der ALL-BFM-Gruppe (siehe zum Beispiel Abbildung 25 auf Seite 69).

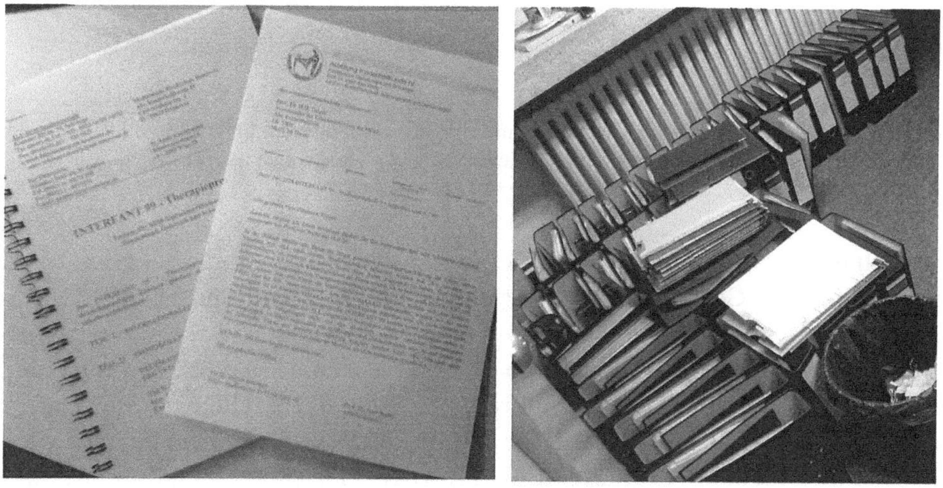

Abb. 135: Einzureichende Unterlagen bei der Ethikkommission für die Zulassung einer Therapiestudie in den Jahren 1999 (links) und 2008 (rechts). Stehen Patienten noch im Mittelpunkt oder ist die Bürokratie außer Kontrolle geraten?

Für Professor Dr. med. Martin Schrappe, der die Leitung der ALL-BFM-Studiengruppe nach Hansjörg Riehms Eintritt in den Ruhestand übernahm, stellen veränderte Rahmenbedingungen die Machbarkeit von Therapiestudien vor Probleme. Er nennt in diesem Zusammenhang die EU-Direktive 2004, Novellen des Arzneimittelgesetzes in Deutschland, Patientenversicherung, Klinische Krebsregister, Krankenkassen und erheblich gesteigerter formaler Aufwand durch Verträge, Ethikkommission (s. Abbildung 135), Bundesinstitut für Arzneimittel und Medizinprodukte. Er verweist auf einen Paradigmenwechsel: Seit 2010 erfolgt eine systematische Prüfung neuer Immuntherapien: bispezifischer Antikörper (CD19/CD3) Blinatumomab, CAR-T-Zellen. Innovative Therapien werden so in der Erstlinientherapie geprüft im Rahmen eines „Investigator-Initiated Trials“ (IIT).

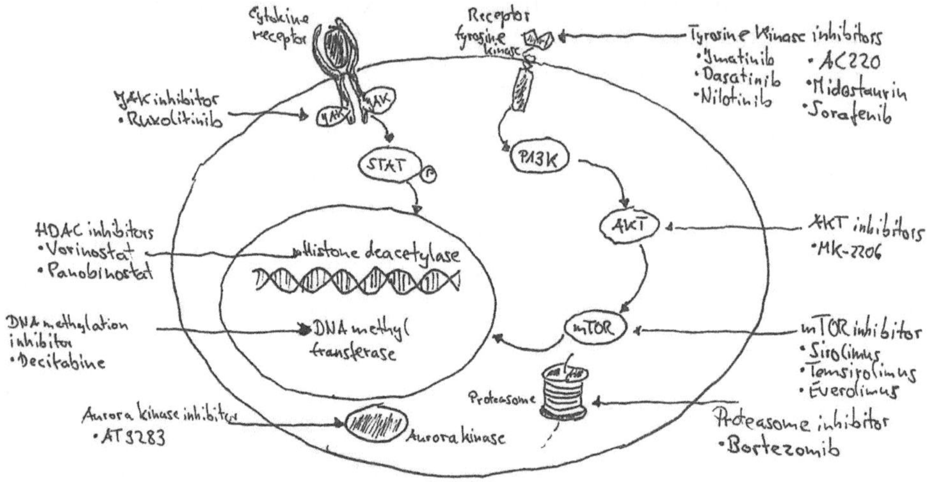

Abb. 136: Molekulare Ansatzpunkte zur Behandlung der akuten lymphoblastischen Leukämie im Kindesalter in einer Zeichnung des Autors. mTOR = mammalian target of rapamycin; JAK = janus kinase; HDAC = histone deacetylase.

Die Behandlung mit CAR-T-Zellen vereint Merkmale von drei Therapieformen: Immun-, Zell- und Gentherapie. CAR-T steht für „chimärer Antigenrezeptor-T-Zellen“. T-Zellen sind Zellen des Immunsystems. Ihren „normalen“ Angriffsversuchen entziehen sich die Krebszellen durch diverse molekulare Tricks. Somit bleiben die T-Zellen stumpf; sie erkennen ihre Gegner, die Krebszellen, gar nicht mehr. Die CAR-T-Zell-Therapie kann dafür sorgen, dass T-Zellen die Leukämiezellen als solche – und als Bedrohung für den Körper – identifizieren können. Somit müssen hochwirksame Immunzellen entwickelt werden, die Leukämiezellen (aber auch andere Tumorzellen) erkennen und gezielt abtöten. Dazu werden T-Zellen oder Natürliche Killerzellen (NK-Zellen) des Patienten oder eines gesunden Spenders durch genetische Veränderung mit Rezeptoren ausgestattet, die eine Erkennung von Tumorzellen über Oberflächenmerkmale ermöglichen. „Die Bindung des CAR an das entsprechende Antigen auf der Oberfläche der Zielzelle führt über ein Aktivierungssignal zur Zerstörung der Zelle“ [73, S. 194]. Ein weiterer Ansatz liegt in der Entschlüsselung des krebsauslösenden Mechanismus. Somit kann eine daran ansetzende Therapie entwickelt werden, die in Kombination mit Chemotherapie und Immuntherapie die Behandlung der Zukunft sein wird: nachhaltige Krebsbekämpfung bei möglichst wenigen Nebenwirkungen. Molekulare

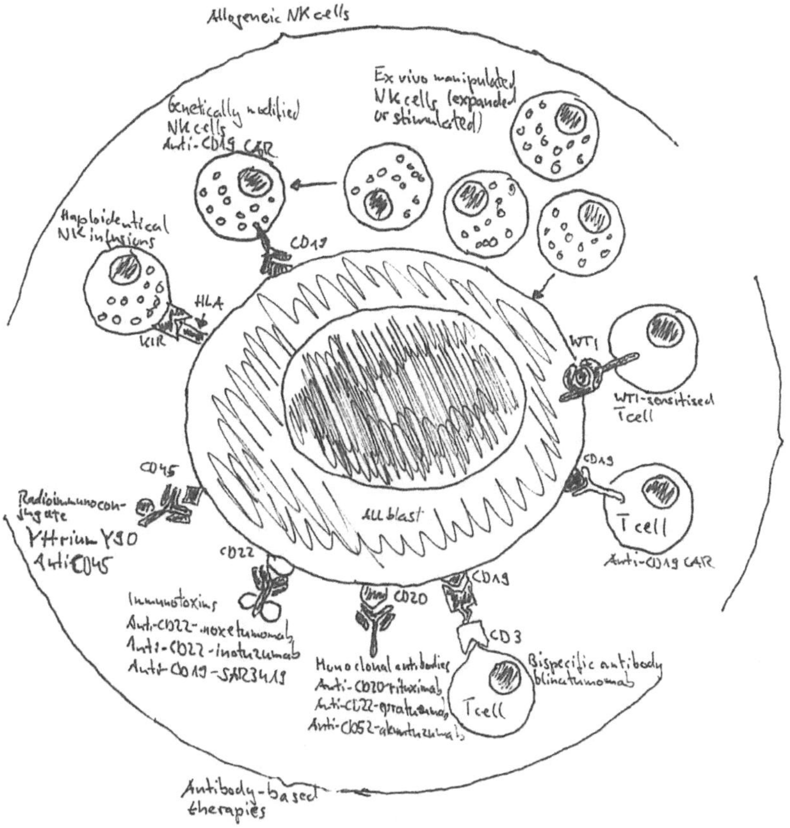

Abb. 137: Immunologische Ansätze zur zielgerichteten Therapie von Leukämiezellen bei Rückfällen einer akuten lymphoblastischen Leukämie in einer Zeichnung des Autors.

Zielstrukturen in der Ersttherapie sowie in Rückfallsituationen einer akuten lymphoblastischen Leukämie sind in den Abbildungen 136 und 137 dargestellt. Nach weniger als einem halben Jahrhundert, nachdem Hansjörg Riehm das Westberliner Protokoll entwickelte, hat inzwischen die nächste Ära in der Behandlung von Leukämien im Kindesalter begonnen. Die Chronik darüber wird fortgeschrieben.

Hinsichtlich der globalen Situation von leukämiekranken Kindern muss beachtet werden, dass moderne Diagnosemethoden sowie zielgerichtete Behandlungen lediglich in wirtschaftlich starken Ländern zur Verfügung stehen. Es sind kosteneffektive Mechanismen zu entwickeln, damit neue Technologien und Therapien tatsächlich für alle Kinder mit Leukämien weltweit verfügbar sind [220].

Die Erfolge der BFM-Studiengruppe blieben nicht auf Deutschland begrenzt. 1987 wurde die internationale BFM-Studiengruppe gegründet. Professor Riehm stand ihr bis 1994 vor. Dies hat dazu beigetragen, dass sich die Ideen und Konzepte der BFM-Gruppe über die ganze Welt verbreiteten. Auch die Internationale BFM-Gruppe hat eindrucksvolle Erfolge zu verzeichnen. Ein Behandlungsprotokoll in 35 Ländern erreichte sehr gute Überlebensraten und zugleich konnte für die Nicht-Hochrisiko-Therapiegruppe der precursor-B-ALL gezeigt werden, dass eine Methotrexat-Dosis von 2 g/m^2 ausreichend ist, um die Kinder vor einem Rückfall der Erkrankung zu bewahren [35].

In diesem Buch wurden die wissenschaftlichen Verdienste von Professor Hansjörg Riehm in den Mittelpunkt gestellt. Zum Schluss ein Auszug aus einer Rede von Günter Henze [116]:

> Diese geradezu revolutionäre Wende der Prognose hat Herr Professor Riehm ganz entscheidend beeinflusst. Bereits im Jahre 1970 entwickelte Professor Riehm (...) sehr konkrete eigene Vorstellungen über die Leukämien bei Kindern und begann in Berlin, Kinder mit einer akuten lymphoblastischen Leukämie nach dem West-Berliner-Protokoll zu behandeln, das dann später als erstes BFM-Protokoll in die Annalen der Pädiatrischen Onkologie eingegangen ist. Diesen Zeitpunkt kann man ohne Übertreibung aus der Sicht der Pädiatrischen Onkologie in Deutschland als ein historisches Ereignis festhalten. (...) Sein Wille, sein Durchhaltevermögen, seine stete Bereitschaft, selbst zu lernen und das Gelernte auch weiter zu vermitteln, sein umfangreiches Wissen, aber auch sein Charisma und seine Inspiration waren für viele von uns beispielhaft und sicher auch entscheidend dafür, dass sich die internationale Gemeinde um Professor Riehm gesammelt hat. (...) Der Begriff BFM ist zu einem internationalen Qualitätssiegel geworden. Nicht nur in Deutschland, sondern weltweit verdanken viele tausend Kinder mit Leukämien ihr Leben diesem Lebenswerk und dem der Mitstreiter, die Professor Riehm stets durch sein gutes Beispiel zu motivieren wusste.

Dass Leukämien und Lymphome im Kindesalter heilbar sind, ist das Ergebnis von Teamarbeit. In einem persönlichen Brief an eine seiner früheren Krankenschwestern am Kaiserin Auguste Victoria Haus in Berlin schrieb Hansjörg Riehm am 27.03.1985 aus seiner neuen Wirkungsstätte in Hannover:

> Sie war auf der onkologischen Krankenstation der Klinik Augenzeuge eines spannenden Kapitels moderner Medizingeschichte und hat ihr Scherflein zum Gelingen der Arbeit beigetragen.

Als Leiter dieses Teams erhielt Professor Hansjörg Riehm im Oktober 2024 die höchste Auszeichnung der organisierten Kinderonkologie. Die internationale Fachgesellschaft SIOP verlieh ihm den „SIOP Lifetime Achievement Award“. Nachfolgend ein Auszug aus der Begründung für die Preisverleihung:

Professor Riehm was the creator and intellectual leader of the BFM group in the late 80s and 90s. He simply designed the way we treat (and cure) acute lymphoblastic leukemia even now. He displayed a very active outreach activity back in the day when these cooperations were not as common as they are now, working with partners in middle income countries who followed his strategies which now are part of the strongest network for clinical trials in ALL (the iBFM). He was an influencial leader for many years in the beginning of the cure time for ALL in many countries in the world.

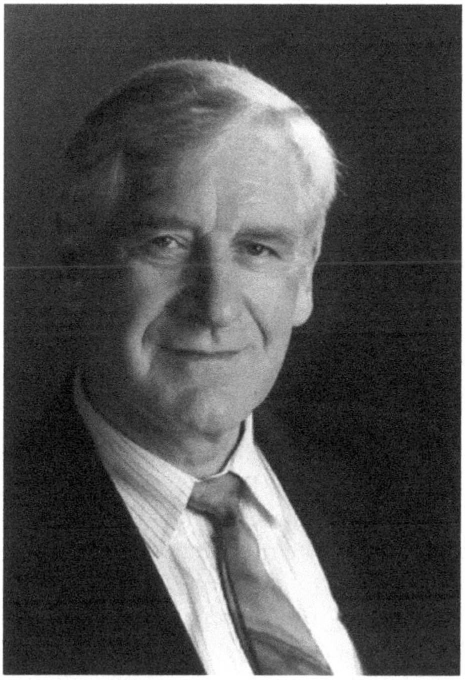

Abb. 138: Prof. Dr. med. Dr. h.c. mult. Hansjörg Riehm.

Professor Hansjörg Riehm kann als Pionier der modernen Leukämietherapie bei Kindern angesehen werden. Er wurde 1933 in Herrenberg geboren und studierte Medizin in Tübingen, Kiel, Berlin und Innsbruck in den Jahren 1952 bis 1957. 1959 erfolgte die Promotion mit dem Thema „Untersuchungen über den Verlauf des Sinus sigmoideus bei verschiedener Pneumatisation des Schläfenbeins". 1960 war er wissenschaftlicher Assistent am Pathologischen Institut der Freien Universität Berlin (FU). Die politischen Verhältnisse führten ihn nach Berlin. Denn dort betätigte er sich als Fluchthelfer und schmuggelte in seinem Fahrzeug gefälschte Pässe in den Ostteil der Stadt. An der Kinderklinik der FU folgte von 1962 bis 1967 die Ausbildung zum Facharzt für Kinderheilkunde.

Anschließend erfolgte ein mehrjähriger USA-Aufenthalt. 1970 habilitierte Hansjörg Riehm mit der Arbeit „Mechanismen der zellulären Resistenz gegen antineoplastische Antibiotika in in vitro Untersuchungen". Im gleichen Jahr erfolgte die Ernennung zum Oberarzt und 1972 zum Professor der Kinderheilkunde der FU Berlin. 1973 übernahm er die Leitung der pädiatrischen Onkologie und Hämatologie, 1984 übernahm er als Direktor die neu eingerichtete Abteilung für pädiatrische Onkologie im Zentrum Kinderheilkunde und Humangenetik der Medizinischen Hochschule Hannover. Diese Position bekleidete Riehm bis zu seiner Emeritierung 1997.

Hansjörg Riehm hat die Behandlung der akuten Leukämien bei Kindern maßgeblich beeinflusst und regelrecht revolutioniert. Auch andere Krebserkrankungen bei Kindern wurden auf von ihm ausgehende Impulse behandelt (Non-Hodgkin-Lymphome, Morbus Hodgkin und Hirntumore). Zahlreiche Preise für seine wissenschaftliche Arbeiten waren die ebenso logische wie verdiente Konsequenz. So erhielt er 1973 den Kind-Philipp-Preis für Leukämieforschung, 1979 den Georg-Zimmermann-Preis für Krebsforschung, 1986 den Wissenschaftspreis der Deutschen Krebsgesellschaft und 1997 den Wissenschaftspreis der Deutschen Krebshilfe. Dazu erhielt er 1992 die Ehrendoktorwürde der Universität Warschau und die Ehrenprofessur der Universität Chile. Am 28. November 1997 erhielt Hansjörg Riehm anlässlich seiner Emeritierung die Ehrenmitgliedschaft der Gesellschaft für Pädiatrische Onkologie und Hämatologie (GPOH).

Tab. 1: Der Werdegang von Prof. Dr. Dr. h.c. Hansjörg Riehm

1957	Medizinisches Staatsexamen
1959	Promotion in Tübingen
Thema:	Untersuchungen über den Verlauf des Sinus sigmoideus bei verschiedener Pneumatisation des Schläfenbeins
1960–1961	Institut für Pathologie, FU Berlin
1962–1967	Facharztausbildung, Kinderklinik, FU Berlin
1967–1969	Forschungsaufenthalt am Memorial-Sloan-Kettering Cancer Center, New York
	Forschungsarbeiten zu Mechanismen der Zytostatika-Resistenz
1970	Habilitation und Oberarzt, Kinderklinik FU Berlin
Thema:	Mechanismen der zellulären Resistenz gegen antineoplastische Antibiotika in in vitro Untersuchungen
1972	Professor für Kinderheilkunde
1973	Übernahme der Leitung der Abteilung für Pädiatrische Onkologie und Hämatologie, Kinderklinik FU Berlin
1984	Übernahme der Leitung der Abteilung Pädiatrische Hämatologie und Onkologie im Zentrum Kinderheilkunde und Humangenetik der Medizinischen Hochschule Hannover (bis 1997)

Tab. 2: Preise und Auszeichnungen für Prof. Dr. Dr. h.c. Hansjörg Riehm

1973	Kind-Philipp-Preis für Leukämieforschung
1979	Georg-Zimmermann-Preis für Krebsforschung
1986	Wissenschaftspreis der Deutschen Krebsgesellschaft
1997	Wissenschaftspreis der Deutschen Krebshilfe
1992	Ehrendoktorwürde, Med. Fakultät, Universität Warschau
1996	Ehrendoktorwürde, Med. Fakultät, Universität von Chile
2024	SIOP Lifetime Achievement Award

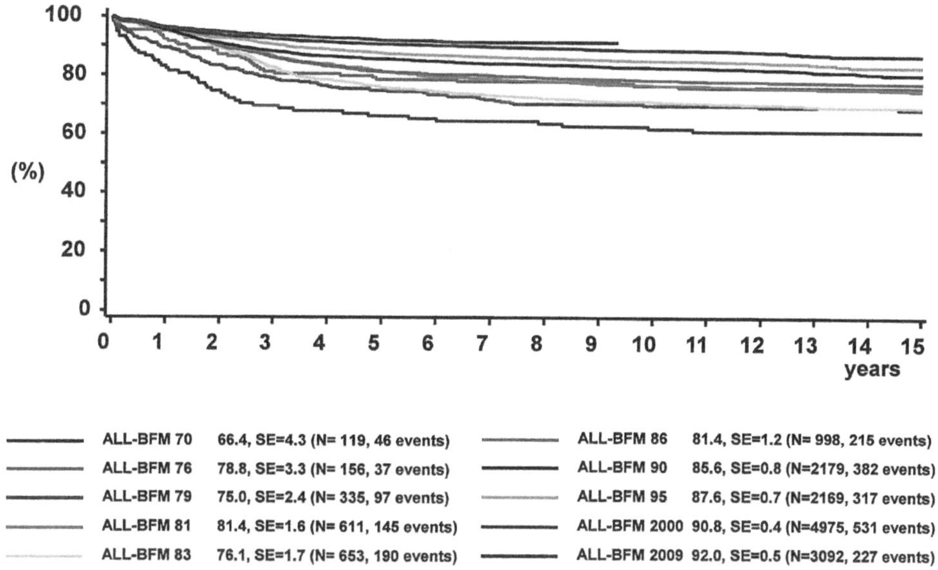

Abb. 139: Überlebenskurven der ALL-BFM-Studien.

Teil VIII

Anhang

Danksagung

Dass dieses Buch entstehen konnte, verdanke ich einer großen Zahl von Menschen. All jenen, die durch ihr Wirken dazu beigetragen haben, Leukämie heilbar zu machen, aber auch jenen, die sich viele Jahrzehnte vorher überhaupt mit der Krankheit befassen wollten. Ohne ärztliches und Pflegepersonal während meiner Erkrankung hätte ich dieses Buch nie schreiben können. Es erscheint 35 Jahre nach meiner Diagnose.

Ich danke Herrn Professor Riehm für die Gespräche zu diesem Buch und das damit verbundene Vertrauen in mich. Ich danke den ehemaligen Berliner Kinderkrankenschwestern Ingeborg Thiel, Gisela Skrobek-Engel, Karin Semmler und Ina Arlt. Sie stellten mir beim Rundgang über das Gelände des ehemaligen Kaiserin Auguste Victoria Haus in Berlin-Westend ihre ehemalige Wirkungsstätte vor, erinnerten sich an die Zeit mit Professor Riehm und stellten wichtiges Material zur Verfügung. Zu danken ist ebenso Professor Dr. med. Karl Welte, der auch Bilder aus seinem persönlichen Archiv für dieses Buch zur Verfügung stellte. Ich danke Professor Dr. med. Dr. h.c. Günter Henze für seine Gesprächsbereitschaft. Eine verlässliche Unterstützung war Professor Dr. med. Dr. h.c. Fritz Lampert. Er war jederzeit erreichbar und gesprächsbereit um zum Gelingen dieses Buches beizutragen. Er stellte die wichtigste elektronenmikroskopische Aufnahme seiner Laufbahn für das Buch zur Verfügung. Ich danke dafür sehr.

Ich danke außerdem Professor Dr. med. Peter Voswinckel (ehemals historische Forschungsstelle der Deutschen Gesellschaft für Hämatologie und medizinische Onkologie) für die Unterstützung bei der Recherche eines Artikels aus dem Jahr 1917 und Professor Dr. med. Martin Schrappe (Kiel) für die Hilfsbereitschaft bei der Beantwortung von Fragen und für die Bereitstellung von Abbildungen für dieses Buch. Außerdem bedanke ich mich bei Herrn Professor Dr. med. Arndt Borkhardt (Klinik für Kinder-Hämatologie, -Onkologie und Klinische Immunologie am Universitätsklinikum Düsseldorf) für die Möglichkeit, meine Krankenakte einzusehen und dafür, dass ich regelmäßig an der klinischen Fortbildung teilnehmen darf.

Für die freundliche Überlassung des Titelbildes (mikroskopische Darstellung eines Burkitt-Lymphoms) bedanke ich mich bei der NHL-BFM-Studienzentrale von Frau Professor Dr. Dr. Birgit Burkhardt am Universitätsklinikum Münster.

Sarah Laumen und Mareike Krüger habe ich für die zündende Idee zu dieser Neuauflage zu danken.

Ich freue mich, dass konzeptionell ein völlig neues Buch entstanden ist. Im Jahre 2014 lagen der Erstauflage 139 Quellen zugrunde, jetzt sind es über 330. Doch auch das vorliegende Buch, dessen Arbeit so viel Freude bereitete, bleibt eine Momentaufnahme. Die Geschichte der Leukämiebehandlung wird auch zukünftig fortgeschrieben – mit anderen inhaltlichen Schwerpunkten.

Ich danke meinen Eltern für alles (meine Mutter muss dieses Buch leider im Himmel lesen) und Nadia dafür, dass jeder Tag besonders ist und für die vielen motivierenden Worte während der Schreibphase an diesem Buch.

Christian Müller
Wuppertal/Berlin, im Winter 2024/2025

„Für mich ist der eigentliche Gewinn, diesen Stoff bewältigt zu haben – in einer Form, dass er zwischen zwei Buchdeckel passt. Es gibt wieder ein Buch, der Autor existiert noch."
Uwe Tellkamp, Arzt und Schriftsteller, Gewinner des Deutschen Buchpreises 2008

Tabellen

Tab. 3: Relative Häufigkeit von Leukämien und Lymphomen aufgeschlüsselt nach Altersgruppen in den Jahren 2006 bis 2015; modifiziert nach [143, S. 165]

	< 1 Jahr	1 bis 4 Jahre	5 bis 9 Jahre	10 bis 14 Jahre	15 bis 17 Jahre
Leukämien	16,1 %	45,0 %	35,5 %	25,8 %	23,3 %
Lymphome		3,7 %	14,1 %	20,8 %	30,0 %

Tab. 4: Initialbefunde bei allen 530 Kindern mit akuter lymphoblastischer Leukämie, diagnostiziert 1.1.1971 bis 31.12.1974. Vergleich von 6 Kliniken mit großer Patientenzahl und 29 Kliniken mit kleiner Patientenzahl; ZNS = Zentralnervensystem; modifiziert nach [164, S. 919]

	alle 35 Kliniken		6 Klin. mit >25 Pat.		29 Klin. mit <25 Pat.	
	n	%	n	%	n	%
Patienten	530	100	253	100	277	100
Geschlecht						
männlich	291	54,9	136	53,8	155	56,0
weiblich	239	45,1	117	46,2	122	44,0
Alter (Jahre)						
<2	37	7,0	15	5,9	22	7,9
2-10	419	79,1	202	79,8	217	78,3
>10	74	14,0	36	14,2	38	13,7
Leukozyten						
$> 50 \times 10^9/l$	92	17,4	43	17,0	49	17,7
Mediastinaltumor	47	8,9	24	9,5	23	8,3
ZNS-Befall	11	2,1	4	1,6	7	2,5
Downsyndrom	9	1,7	3	1,2	6	2,2

Tab. 5: Behandlungsergebnisse bei allen 530 Kindern mit akuter lymphoblastischer Leukämie, diagnostiziert 1.1.1971 bis 31.12.1974, beobachtet bis 31.12.1976. Vergleich der 6 Kliniken mit großer Patientenzahl mit den 29 Kliniken mit kleiner Patientenzahl; ZNS = Zentralnervensystem; modifiziert nach [164, S. 920]

	alle 35 Kliniken		6 Klin. mit >25 Pat.		29 Klin. mit <25 Pat.	
	n	%	n	%	n	%
Patienten	530	100	253	100	277	100
Vollremission	510	96,2	239	94,5	271	97,8
Primärrezidiv						
Knochenmark	210	39,6	94	37,2	116	41,9
ZNS	46	8,7	25	9,9	21	7,6
Hoden	22	4,2	13	5,2	9	3,3
Tod in 1. Remission	41	7,7	20	7,9	21	7,6
Pneumonie	17		9		8	
Varizellen	12		4		8	
Sepsis	6		2		4	
Enzephalitis	5		4		1	
Hepatitis	1		1			
lebend 1.1.77	262	49,4	120	47,4	142	51,3
lebend in 1. Remission	203	38,3	93	36,8	110	39,7
therapiefrei 1. Remission	166	31,3	82	32,4	84	30,3

Tab. 6: Überlebensrate aller Patienten (530) in der DAL-Studie von 1971–1974. Risiko-Patienten sind solche mit > 50.000 Leukozyten bei Diagnose; modifiziert nach [164, S. 921]

Jahre nach Diagnose	kumulativer Anteil Überlebender alle Patienten	„Risiko"-Patienten
1	80 %	41 %
2	64 %	21 %
3	54 %	16 %
4	47 %	13 %
5	38 %	10 %
5-Jahres-Überleben	41 ± 3,5%	10 ± 3,7%

Tab. 7: Therapieschemata des National Cancer Institute in den 1960er-Jahren; modifiziert nach [242, S. 147]

	Medikament	Dosierung mg/m^2	Art der Verabreichung
VAMP			
V	Vincristin	2	i.v., wöchentlich
A	Amethopterin	20	i.v., jeden 4. Tag
M	6-Mercaptopurin	60	oral, täglich
P	Prednison	40	oral, täglich
	Initialbehandlung bis Remission		
	5 10-Tage-Kuren mit Pausen		
BIKE			
	a) Vincristin	2	i.v., wöchentlich
	b) Prednison	40	oral, täglich
	c) Amthopterin	15	i.v., täglich, 5 Tage
	d) 6-Mercaptopurin	1.000	i.v., täglich, 5 Tage
	e) Cyclophosphamid	1.000	i.v., einmalig
	a) + b) bis Remission		
	zwei c) + d) + e)-Kuren		
POMP			
P	Prednison	1.000	i.v., täglich, 5 Tage
O	Vincristin (Oncovin)	2	i.v., zweimal wöchendlich
M	Methotrexat	7,5	i.v., täglich, 5 Tage
P	6-Mercaptopurin	600	i.v., täglich, 5 Tage
	5 Kuren bis Remission		
	Dann 12 monatliche Kuren		

Tab. 8: Charakteristik der Rezidivgruppe beim Westberliner Protokoll; modifiziert nach [244, S. 98]

Alter/Geschlecht	ZNS-Befall	Leukozyten mm^3	Remissionsdauer (Mon.)	Rezidivort	verstorben
13 2/12 m	nein	150.000	4	KM	ja
3 7/12 m	ja	217.000	5	ZNS	ja
1 10/12 m	nein	55.000	6	KM	ja
4 1/12 w	nein	81.000	8	KM/ZNS	ja
7 4/12 m	ja	22.000	9	ZNS	nein
1/12 w	ja	411.000	9	KM	ja
6 6/12 w	nein	127.000	11	ZNS	nein
4 9/12 m	nein	28.000	11	ZNS	ja
4 5/12 m	ja	257.000	11	KM/ZNS	ja
12 11/12 m	nein	194.000	14	ZNS	ja
2 7/12 w	nein	4.200	14	KM	nein
11 3/12 m	nein	3.200	17	Hoden	ja
7 1/12 m	nein	136.000	20	KM	ja
11/12 m	nein	41.000	25	ZNS	ja
9 4/12 m	nein	212.000	31	KM	ja
5 6/12 m	nein	25.000	47	KM/ZNS	nein
9 7/12 w	nein	3.000	59	KM	nein

Tab. 9: Charakteristik der Remissionsgruppe mit $\geq$ 25.000 Leukozyten beim Westberliner Protokoll; modifiziert nach [244, S. 99]

Alter/Geschlecht	ZNS-Befall	Leukozyten mm^3	Remissionsdauer (Mon.)
15 7/12 w	nein	510.000	6
8 5/12 m	nein	125.000	7
10 2/12 m	nein	32.000	8
5/12 w	nein	110.000	11
13 5/12 m	nein	450.000	12
8 3/12 m	nein	153.000	17
11 4/12 w	nein	27.000	22
9 10/12 w	nein	178.000	28
10 5/12 m	nein	40.000	30
10 4/12 m	nein	60.000	45
4 2/12 m	nein	26.000	61
6 6/12 w	nein	60.000	67
9 10/12 m	nein	45.000	74
7 6/12 m	nein	77.000	74
5 8/12 m	nein	114.000	74

Tab. 10: Sitz des Primärtumors in der NHL-Studie BFM 1975/81; Andere bedeuten: Schläfen (3), Mandeln (4), Nasenseptum (1), Weichteile (1), Hoden (1), intraspinal (1); modifiziert nach [201, S. 221]

Typ	B-Typ	T-Typ	O-Typ	unbek. Typ
Bauch	30	-	4	6
Mediastinum	-	31	3	3
LK Halsregion	13	2	-	2
periphere LK	-	2	1	-
Skelett	2	-	-	2
Epipharynx	4	-	-	-
andere	6	1	3	1

Tab. 11: Formen des Therapieversagens bei 41 der 116 NHL-Patienten in der Studie NHL-BFM 1975/81; modifiziert nach [201, S. 223]

	Anzahl	%
Therapieversager	41	35,3
davon:		
keine Remission	6	5,2
Therapietodesfälle		
ohne Rezidiv	5	4,3
nach Rezidiv	1	0,9
Rezidive	30	25,9

Tab. 12: Bestimmung des Risikoindex; PAS = Perjodsäure-Schiff; sPh = saure Phosphatase; ZNS = Zentralnervensystem; modifiziert nach [101, S. 146]

Initialbefund	Punkte
Leukozyten $\geq$ 25000/mm^3	3
initialer ZNS-Befall	2
Thymusbefall	1
sPh-Reaktion und/oder Rosettentest positiv	1
PAS-Reaktion negativ	1
Alter $<$ 2 oder $\geq$ 10 Jahre	1
ausgeprägter Befall eines nicht lymphatischen Organs	1

Tab. 13: Therapieergebnisse der Studie BFM 76/79; CCR = anhaltende Komplettremission; KM = Knochenmark; ZNS = Zentralnervensystem; modifiziert nach [101, S. 148]

	Alle		Therapie A		Therapie B1		Therapie B2	
	n	%	n	%	n	%	n	%
Patienten	158	100	103	100	26	100	29	100
Tod vor Tag 28	4	2,5	2	1,9	1	3,8	1	3,4
Keine Remission	1	0,6	1	1,0	0	0,0	0	0,0
In CCR am Tag 28	153	96,8	100	97,1	25	96,2	28	96,6
Tod in CCR	6	3,8	6	5,8	0	0,0	0	0,0
Rezidive	27	17,1	15	14,6	6	23,1	6	20,7
KM	8	5,1	3	2,9	3	11,5	2	6,9
ZNS	8	5,1	4	3,9	1	3,8	3	10,3
Hoden	4	2,5	3	2,9	1	3,8	0	0,0
KM/ZNS	3	1,9	3	2,9	0	0,0	0	0,0
KM/Hoden	4	2,5	2	1,9	1	3,8	1	3,4
Patienten am Leben	132	83,5	88	85,4	20	76,9	24	82,8
Patienten in CCR	120	75,9	79	76,7	19	73,1	22	75,9
Mediane Beobachtungsdauer der CCR Patienten	30 Mon.		30 Mon.		33 Mon.		34 Mon.	
In CCR, Therapie beendet	89	56,4	64	62,1	12	46,2	13	44,8

Tab. 14: Therapieergebnisse der Studie BFM 79/81; CCR = anhaltende Komplettremission; modifiziert nach [104, S. 200]

Gruppe	Alle	Therapiezweig			
		A1	A2	B1	B2
Patienten	325	105	98	70	52
Nichtansprechen auf Therapie	5	0	0	5	0
Verstorben vor Tag 28	7	2	2	2	1
Remission erreicht	313	103	96	63	51
	96 %	98 %	98 %	90 %	98 %
Todesfälle in CCR zu Lasten der Intensivtherapie	8	1	1	4	2
Todesfälle in CCR zu Lasten der Dauertherapie	7	3	1	1	2
Rezidive gesamt	38	8	12	9	9
	12 %	8 %	12 %	13 %	17 %
in anhaltender Remission	260	91	82	49	38
	80 %	87 %	84 %	70 %	73 %

Tab. 15: Rezidivlokalisationen in der Studie BFM 79/81; ZNS = Zentralnervensystem; modifiziert nach [104, S. 200]

	Alle	Therapiezweig			
		A1	A2	B1	B2
Knochenmark isoliert	17	2	8	3	4
ZNS isoliert	9	3	1	2	3
Hoden isoliert	1	1	0	0	0
Knochenmark/ZNS	8	1	3	4	0
Knochenmark/Hoden	1	1	0	0	0
andere	2	0	0	0	2
Rezidive gesamt	38	8	12	9	9

Tab. 16: Wahrscheinlichkeit der anhaltenden Erstremission bei Gruppeneinteilung der Patienten nach dem Risikofaktor retrospektiv für die Studie BFM 70/76; CCR = anhaltende Komplettremission; modifiziert nach [183, S. 211]

Risikofaktor	Patienten	in CCR	Prozent
< 1,2	64	47	78 %
≥ 1,2 und < 1,7	29	13	48 %
≥ 1,7	12	2	24 %

Tab. 17: Altersverteilung in der Studie ALL-BFM 81; modifiziert nach [284, S. 139]. Für die jeweiligen Altersgruppen sind die Anzahl der Patienten und Rezidive (in Klammern) angegeben

	< 1 J.	1 J.– < 2 J.	2 J.– < 10 J.	10 J.– < 14 J.	≥ 14 J.
Leukozytenzahl/mm^3					
≤10.000	3(1)	19(7)	201(36)	57(15)	13(4)
>10.000–≤50.000	3(0)	16(5)	125(26)	29(5)	14(4)
>50.000–≤100.000	0(0)	6(2)	38(11)	6(2)	7(1)
>100.000	5(2)	10(6)	41(17)	14(4)	4(2)

Tab. 18: Ergebnisse nach Therapiezweigen in der Studie ALL-BFM 81; CR = Komplettremission; CCR = anhaltende Komplettremission; p-CCR (EFS) = Wahrscheinlichkeit für ereignisfreies Überleben; modifiziert nach [284, S. 140]

	SR-A	SR-B	MR	HR	B-ALL	Gesamt
Patienten	184	178	204	45	22	633
Remission	180	177	200	41	21	619
(%)	(97,8)	(99,4)	(98,0)	(91,1)	(95,5)	(97,8)
Non-Responder				2	1	3
Late-Responder	2	1	5			8
Tod vor komp. Remission	4	1	4	2		11
(%)						(1,7)
Verstorben an Therapie in CR	2	1	8	1	1	13
(%)						(2,1)
Verstorben nach Rezidiv (an ALL/ an Therapie)	10/3	19/3	21/2	10/3	9/1	69/12
Gesamt-todesfälle	19	24	35	18	12	108
(%)	(10,3)	(13,5)	(17,2)	(40,0)	(54,5)	(17,1)
Rezidive	32	49	52	17	10	160
(%)	(17,4)	(26,9)	(25,6)	(37,8)	(45,5)	(25,3)
Patienten in CCR	144	126	140	23	10	443
(%)	(78,3)	(70,8)	(68,6)	(51,5)	(45,5)	(70,0)
p-CCR (EFS)	0,78	0,69	0,67	0,50	0,45	0,69

Tab. 19: Rezidivlokalisation nach Therapiezweigen in der Studie ALL-BFM 81; CCR = anhaltende Komplettremission; p-CCR (EFS) = Wahrscheinlichkeit für ereignisfreies Überleben; KM = Knochenmark; ZNS = Zentralnervensystem; modifiziert nach [284, S. 141]

	SR-A	SR-B	MR	HR	B-ALL	Gesamt
Patienten	184	178	204	45	22	633
Rezidive	32	49	52	17	10	160
(%)	(17,4)	(26,9)	(25,5)	(37,8)	(45,5)	(25,3)
Lokalisation						
KM (isoliert)	19	22	20	7	2	70 (11,1 %)
ZNS (isoliert)	4	11	11	3	5	34 (5,4 %)
Hoden (isoliert)	6	2	7	1	-	16 (2,5 %)
Sonstige (isoliert)	1	-	-	2	-	3 (5,4 %)
KM/ZNS (kombiniert)	1	10	7	2	-	20 (3,1 %)
KM/Hoden (kombiniert)	-	1	3	1	-	5 (0,8 %)
Sonstige (kombiniert)	1	3	4	1	3	12 (1,9 %)
KM-Beteiligung	21	35	34	11	4	105 (16,6 %)
ZNS-Beteiligung	5	22	19	5	7	58 (9,2 %)
Hoden-Beteiligung	6	3	11	2	-	22 (3,5 %)
Patienten in CCR	144	126	140	23	10	443
(%)	(78,3)	(70,8)	(68,6)	(51,5)	(45,5)	(70,0)
p-CCR (EFS)	0,78	0,69	0,67	0,50	0,45	0,69

Tab. 20: Ergebnisse nach Therapiezweigen in der Studie ALL-BFM 83; CCR = anhaltende Komplettremission; PCCR = Wahrscheinlichkeit einer anhaltenden Komplettremission; modifiziert nach [253, S. 155]

Therapiezweig	SR-L	SR-H	MR	HR	Gesamt
Patienten	184	192	207	47	621
Remission	184	187	205	45	621
%	100	97,4	99	96	98,6
Non-Responder	0	4	1	2	7
Late-Responder	0	4	1	3	8
Verst. bei Nonresponse	0	3	1	2	6
Verst. vor CR	0	1	1	0	2
Verst. an Therapie in CCR	1	1	2	2	6
Rezidive	13	27	38	9	87
%	7	14	18	19	14
Patienten in CCR	170	159	165	34	528
%	94	83	80	72	84
PCCR	81	76	69	35	73

Tab. 21: Patientencharakteristik der Studie ALL-BFM 86 bezogen auf die in der Auswertung eingeschlossenen 998 Patienten; modifiziert nach [236, S. 3125]

	Zahl der Patienten	% der Patienten
Geschlecht		
Männlich	550	55
Weiblich	448	45
Alter		
< 1	34	3
1–9	774	78
10–14	122	12
15–18	68	7
Leukämiezellmasse		
$< 0{,}8$	303	30
$0{,}8\text{–}< 1{,}2$	345	35
$1{,}2\text{–}< 1{,}7$	283	28
$\geq 1{,}7$	67	7
Leukozyten ($10^3/\mu l$)		
< 10	490	49
$10\text{–}< 50$	312	31
≥ 50	196	20
ZNS-Befall	29	3
Prednison-Ansprechen		
Blasten Tag 8 $< 1000/\mu l$	903	90
Blasten Tag 8 $\geq 1000/\mu l$	95	9

Tab. 22: Ergebnisse der Studie ALL-BFM 86; SRG- = ohne Protokoll; SRG+ = mit Protokoll II; Früher Tod = Tod vor Tag 40; CCR = Anhaltende Komplettremission; ZNS = Zentralnervensytem; andere Rückfallkombinationen sind: ZNS + Hoden; KM + ZNS + Hoden; KM + andere; modifiziert nach [236, S. 3128]

	Alle Patienten	SRG-	SRG+	RG	EG
Patienten	998	110	175	610	103
Früher Tod	6	0	1	4	1
Remissionsversager	7			7	
In erster CCR	734 (73 %)	64 (58 %)	156 (89 %)	465 (76 %)	49 (47 %)
Tod in CCR	13	1	1	5	6
Zweitmalignom	3	0	1	1	1
Rezidive	233 (23 %)	44 (49 %)	16 (9 %)	135 (22 %)	38 (37 %)
Isolierte Rezidive					
Knochenmark (KM)	150 (15 %)	29	10	89	22
ZNS	18 (1,8 %)	2	2	7	7
Hoden	17 (1,7 %)	6	1	10	0
Andere	3	0	0	1	2
Kombinierte Rezidive					
KM/ZNS	26 (2,6 %)	4	1	16	5
KM/Hoden	16 (1,6 %)	3	2	10	1
Andere Kombinationen	3	0	0	2	1

Tab. 23: Ergebnisse der Studie ALL-BFM 86 nach Response-Kriterien (110 Patienten ohne Reinduktion der SR-Gruppe sind in der Analyse ausgeschlossen); EFS = Event-free-survial - Ereignisfreies Überleben; modifiziert nach [236, S. 3129]

	Zahl der Patienten	% 6-Jahres-EFS
	888	74
Geschlecht		
Männlich	493	71
Weiblich	395	79
Alter		
< 1	33	36
1–5	509	81
6–9	175	71
≥ 10	171	65
Leukämiezellmasse		
$< 0{,}8$	195	88
$0{,}8 - < 1{,}2$	343	79
$1{,}2 - < 1{,}7$	283	65
$\geq 1{,}7$	67	52
Leukozyten ($10^3/\mu l$)		
< 10	385	85
$10 - < 20$	134	82
$20 - < 50$	173	65
$50 - < 200$	137	64
≥ 200	59	41
ZNS-Befall	29	71
Prednison-Ansprechen		
Blasten Tag 8 $< 1000/\mu l$	793	78
Blasten Tag 8 $\geq 1000/\mu l$	95	48

Tab. 24: Therapieergebnisse der Studie NHL-BFM 86; %pEFS = Wahrscheinlichkeit des ereignisfreien Überlebens; modifiziert nach [237, S. 364]

		Behandlungsgruppe				
		Non-B		B		
Variable	Gesamt	SRG	RG	SRG	RG	IV/B-ALL
Patienten	302	6	71	42	117	66
% pEFS nach 7 Jahren	80	67	79	98	79	75
Früher Tod	3 (1%)	0	2	0	1	0
Kein Therapieansprchen	9 (3%)	0	2	0	4	3
Rezidive	36 (12%)	2	10	0	15	9
Tod ohne Bez. zum Tumor	11 (4%)	0	2	1	4	4
Zweitmalignom	1	0	0	0	1	0

Tab. 25: Strategie der BFM-Gruppe zur Behandlung der B-ALL in den Studien 81, 83, 86 und 90; V = Vorphase; Dauer pro Block 5 Tage, zwischen den Blöcken 1 Woche Pause (außer zwischen V und 1. Block); nach [238, S. 27]

NHL-BFM	Zweige	Definition	Therapiekurse
81	B-1	Stad. I, II-R	V-B1-B2-B1-B2
	B-2	Stad. II-NR, III, IV, B-ALL	V-B1-B2-B1-B2-B1-B2-B1-B2
83	B-L	Stad. I, II-R	V-B1-B2-B1
	B-H	Stad. II-NR, III, IV, B-ALL	V-B1-B2-B1-B2-B1-B2
86	B-SRG	Stad. I, II-R	V-A-B-A
	B-RG	Stad. II-NR, III	V-A-B-A-B-A-B
	B-IV	IV, B-ALL	V-AA-BB-AA-BB-AA-BB
90	R1	vollständig reseziert	V-A-B
	R2	nicht reseziert, LDH $<$ 500	V-AA-BB-AA-BB
	R3	abdom. Befall, LDH $\geq$ 500, Stad. IV, B-ALL	V-AA-BB-AA-BB-AA-BB
		R2, R3 unvollst. Remission	CC-AA-BB-CC
		ZNS-Befall	V-AA-BBz-AAz-BBz-AAz-BBz

Tab. 26: Patientencharakteristika in den Studien B-ALL 81, 83 und 86; Angaben zur Leber und Milz beziehen sich auf die Ausdehnung der Organe unterhalb des Rippenbogens; LDH = Lactatdehydrogenase; KM = Knochenmark; ZNS = Zentralnervensystem; modifiziert nach [231, S. 2474] und [232, S. 322]

	ALL-BFM 81 04/81–09/83	ALL-BFM 83 10/83–09/86	ALL-BFM 86 10/86–03/90
Patienten	22	24	41
Leukozyten median (g/dl)	9.300	11.200	13.500
Thrombozyten median (g/dl)	69.000	69.000	77.000
Männlich:Weiblich	16:6	19:5	35:6
Alter (Jahre)			
Median	10.7	7.6	8.0
Bereich	3.0–15.75	2.25–18.0	0.9–16.5
Blasten im Blut (μl)			
Median	1328	808	831
Bereich	64–33.856	0–17.958	0–106.600
Blasten im KM (%)			
25–50	6	3	6
51–89	8	14	19
$\geq$ 90	8	7	16
ZNS-Befall (Patienten)	8	7	0
Organbefall (Patienten)			
Leber $\geq$ 4cm	10	7	16
Milz $\geq$ 4 cm	4	4	12
Nieren	12	8	13
Skelett	5	5	9
Hoden	1	1	1
Ovarien	1	2	1
LDH (U/l)			
Median	2.390	2.176	2.090
Bereich	501–13.600	397–7.455	280–10.580

Tab. 27: Therapieergebnisse der B-ALL-BFM-Studien 81, 83 und 86; CR = Komplettremission; CCR = anhaltende Komplettremission; modifiziert nach [231, S. 2474]

	Studie			
	81 (n=22)	83 (n=24)	86 (n=41)	Gesamt (n=87)
Früher Tod	0	1	2	3
CR erreicht	20	22	38	80
Nach Kurs				
2	16	19	34	69
>2	4	3	4	11
Non-Responder	2	1	1	4
Tod in CCR	1	0	1	2
Rezidive	9	10	5	24
In 1. CCR	8	12	32	52
Leben nach Rezidiv	0	1	1	2
Zweitmalignom	1	0	0	1

Tab. 28: Rezidive in den B-ALL-BFM-Studien 81, 83 und 86; KM = Knochenmark; ZNS = Zentralnervensystem; modifiziert nach [231, S. 2475]

	Studie					
	81		83		86	
	ZNS+	ZNS-	ZNS+	ZNS-	ZNS+	ZNS-
Patienten	8	14	7	17	0	41
Nonresponder	2	0	0	1		1
ZNS	2					
KM				1		
Lokal						1
Rezidive	4	5	4	6		5
ZNS	2	1				1
ZNS/Haut		1				
ZNS/KM	1	1	2	1		
KM		2	2	5		
KM/Lokal	1					2
Lokal						2

Tab. 29: Patientencharakteristik der Studie ALL-BFM 90; modifiziert nach [285, S. 3314]

	Zahl der Patienten	% der Patienten
	2.178	100
Geschlecht		
Männlich	1.261	57,9
Weiblich	917	42,1
Alter		
< 1	59	2,7
1–5	1.316	60,4
6–9	417	19,2
≥ 10	386	17,7
Leukozyten (10^9/l)		
< 10	1.000	45,9
10–$<$ 50	693	31,8
≥ 50	485	22,3
Leukämiezellmasse		
$<$ 0,8	688	31,6
$\geq$ 0,8	1.490	68,4
ZNS-Befall	54	2,5

Tab. 30: Ergebnisse der Studie ALL-BFM 90; Angaben in () geben den prozentualen Anteil wieder; CR = Komplettremission; CCR = Anhaltende Komplettremission; ZNS = Zentralnervensystem; modifiziert nach [285, S. 3314]

	Alle Patienten	SRG	MRG	HRG
Patienten	2.178	636	1.299	243
Tod vor Remission	22 (1,0)	2	17	3
CR erreicht	2.140 (98,3)	634 (99,7)	1.282 (98,7)	224 (92,2)
Tod in CR	34 (1,6)	5	16	13
Rezidive				
Gesamt	385 (17,7)	75 (11,8)	184 (14,2)	126 (51,9)
Knochenmark (KM)	259 (11,9)	44 (6,9)	120 (9,2)	95 (39,1)
ZNS	22 (1,0)	7 (1,1)	11 (0,8)	4 (1,6)
Hoden	17 (0,8)	3 (0,9)	11 (1,5)	3 (1,2)
Anders isoliert	5 (0,2)		4 (0,4)	1 (0,4)
ZNS/KM	42 (1,9)	16 (2,5)	20 (1,5)	6 (2,5)
KM/lokal	12 (0,6)	1 (0,2)	2 (0,2)	9 (3,7)
Andere Kombination	28 (1,3)	4 (0,6)	16 (1,2)	8 (3,3)
Zweitmalignom	10 (0,5)	2 (0,3)	7 (0,5)	1 (0,4)
CCR	1.687 (77,5)	545 (85,7)	1.058 (81,4)	84 (34,6)

Tab. 31: Ergebnisse der Studie ALL-BFM 90 nach Response-Kriterien; EFS = Event-free-survial - Ereignisfreies Überleben; modifiziert nach [285, S. 3317]

	Zahl der Patienten	% 6-Jahres-EFS
	2.178	78
Männlich	1.261	75
Weiblich	917	82
Alter		
< 1	59	50
1–5	1.316	83
6–9	417	74
10–13	245	66
14–18	141	64
Leukozyten (10^9/l)		
< 10	1.000	85
10-$<$ 20	343	80
20-$<$ 50	350	81
50-$<$ 200	358	66
≥ 200	127	36
Leukämiezellmasse		
$< 0{,}8$	688	85
0,8-$<$ 1,2	721	82
1,2-$<$ 1,7	622	70
$\geq 1{,}7$	147	51
ZNS-Befall	54	48
Prednison-Ansprechen		
Blasten Tag 8 $< 1.000/\mu l$	1935	82
Blasten Tag 8 $\geq 1.000/\mu l$	202	34

Tab. 32: Behandlungsübersicht der Studie NHL-BFM 90 (Zweig Non-B-NHL); modifiziert nach [235, S. 244]

Element	Dauer
Gruppe SRG	
Protokoll I	Woche 0–9
Protokoll M	Woche 11–19
Dauertherapie	Woche 21–104
Gruppe RG	
Protokoll I	Woche 0–9
Protokoll M	Woche 11–19
Protokoll II	Woche 21–28
Bestrahlung	Woche 29
Dauertherapie	Woche 30–104

Tab. 33: Patientencharakteristik der Studie ALL-BFM 95; modifiziert nach [192]

	Zahl der Patienten	% der Patienten
	2169	100
Geschlecht		
Männlich	1.226	56,5
Weiblich	943	43,5
Alter		
< 1	34	1,6
$\geq 1 - < 6$	1.255	57,9
$\geq 6 - < 10$	447	20,6
$\geq 10 - < 15$	340	15,7
≥ 15	93	4,3
Leukozyten ($/\mu l$)		
< 20	1390	64,1
$20 - < 50$	362	16,7
$50.000 - < 100.000$	180	8,3
$100.000 - < 200.000$	111	5,1
≥ 200.000	126	5,8

Tab. 34: Ergebnisse der Studie ALL-BFM 95 nach Response-Kriterien; EFS = Event-free-survial - Ereignisfreies Überleben; modifiziert nach [192, S. 4483]

	Zahl der Patienten	% 6-Jahres-EFS
	2.169	79,6
Männlich	1.226	78,4
Weiblich	943	81,3
Alter		
< 1	34	40,4
1–5	1.255	84,3
6–9	447	80,3
10–14	340	70,5
≥ 15	93	58,3
Leukozyten (10^9/l)		
< 10	1.071	84,2
10–$<$ 20	319	83,9
20–$<$ 50	362	79,4
50–$<$ 100	180	74
100–$<$ 200	111	62,9
≥ 200	126	52,6
Leukämiezellmasse		
$< 0{,}8$	765	86,2
$\geq 0{,}8$	1.372	75,8

Tab. 35: Ergebnisse der Studie ALL-BFM 95; Angaben in () geben den prozentualen Anteil wieder; CR = Komplettremission; modifiziert nach [192, S. 4485]

	Alle Patienten	SR	MR	HR
Patienten	2.169	758	1.157	254
Tod vor Remission	16 (0,7)	0	13 (1,1)	3 (1,2)
Resistente Leukämie	4 (0,2)	0	0	4 (1,6)
Tod in 1. CR	46 (2,1)	5 (0,7)	19 (1,6)	22 (8,7)
In/nach Chemotherapie	33 (0,6)	5 (0,7)	19 (1,6)	9 (3,5)
Nach Stammz.-Trans.	13 (1,5)	0	0	13 (5,1)
Rezidive	356 (16,2)	62 (7,8)	197 (16,8)	97 (38,6)
Knochenmark (KM)	232 (10,5)	41 (5,1)	120 (10,1)	71 (28,3)
ZNS	39 (1,8)	8 (1,1)	25 (2,2)	6 (2,4)
Hoden	12 (0,5)	3 (0,4)	8 (0,6)	1 (0,4)
ZNS/KM	48 (2,2)	6 (0,8)	31 (2,7)	11 (4,3)
KM/andere	22 (1,0)	3 (0,3)	13 (1,2)	6 (2,4)
Andere Rezidive	3 (0,1)	1 (0,1)	0	2 (0,8)
Zweitmalignom	30 (2,0)	17 (2,4)	11 (1,8)	2 (2,1)

Tab. 36: Behandlungsplan NHL-BFM 95; AKMT = autologe Knochenmarktransplantation; bei ZNS-Befall intraventrikuläre Chemotherapie; V = Vorphase; Dauer je Block 5 Tage, zwischen den Blöcke 1 Woche Pause (nicht zwischen V und 1. Block); modifiziert nach [238, S. 27]

Zweig	Definition	Chemotherapie
R1	vollständig reseziert	A - B
R2	nicht reseziert Stad. I+II Stad. III u. LDH < 500	V-A-B-A-B
R3	Stad. III u. LDH $\geq$ 500-<1000 Stad. IV+B-ALL, LDH <1000 ZNS neg.	V-AA-BB-CC-AA-BB bei vitalem Resttumor nach Kurs 5: AKMT
R4	LDH $\geq$ 1000 ZNS neg./pos.	V-AA-BB-CC-AA-BB-CC bei vitalem Resttumor nach Kurs 5: AKMT

Tab. 37: Behandlungsprotokoll B-Regime NHL-BFM 95 der Kurse A und B; Tbl = Tablette; iv = intravenös; it = intrathekal; modifiziert nach [332, S. 949]

Medikament	Dosis	Verabreicht an Tagen
Vorphase V		
Dexamethason (Tbl./iv.)	5 mg/m^2	1-2
Dexamethason (Tbl./iv.)	10 mg/m^2	3-5
Cyclophosphamid (1h-Inf.)	200 mg/m^2	1; 2
Mehotrexat (it.)	12 mg	1
Cytarabin (it.)	30 mg	1
Prednisolon (it.)	10 mg	1
Kurs A		
Dexamethason (Tbl.)	10 mg/m^2	1-5
Vincristin (iv.)	1,5 mg/m^2	1
Ifosfamid (1h-Inf.)	800 mg/m^2	1-5
Cytarabin (1h-Inf.)	150 mg/m^2	4 (2x); 5 (2x)
Etoposid (1h-Inf.)	100 mg/m^2	4; 5
Methotrexat (iv.)	1 g/m^2	1
Methotrexat (it.)	12 mg	1
Cytarabin (it.)	30 mg	1
Prednisolon (it.)	10 mg	1
Kurs B		
Dexamethason (Tbl.)	10 mg/m^2	1-5
Vincristin (iv.)	1,5 mg/m^2	1
Cyclophosphamid (1h-Inf.)	200 mg/m^2	1-5
Doxorubicin (1h-Inf.)	25 mg/m^2	4; 5
Methotrexat (iv.)	1 g/m^2	1
MTX (24h-Inf.)	500 mg/m^2	1
MTX (it.)	12 mg	1
Cytarabin (it.)	30 mg	1

Tab. 38: Behandlungsprotokoll B-Regime NHL-BFM 95 der Kurse AA, BB und CC; Tbl = Tablette; iv = intravenös; it = intrathekal; modifiziert nach [332, S. 949]

Medikament	Dosis	Verabreicht an Tagen
Kurse AA + BB		
Wie A + B, außer		
Methotrexat (iv.)	5 g/m^2	1
Methotrexat (it.)	6 mg	1, 5
Cytarabin (it.)	15 mg	1, 5
Prednisolon (it)	5 mg	1, 5
Kurs CC		
Wie B, außer		
Dexamethason (Tbl.)	20 mg/m^2	1-5
Vindesin (iv.)	3 mg/m^2	1
Cytarabin (3h-Inf.)	3 g/m^2	1 (2x); 2 (2x)
Etoposid (2h-Inf.)	100 mg/m^2	3 (2x); 4 (2x); 5
Methotrexat (it.)	12 mg	5
Cytarabin (it.)	30 mg	5
Prednisolon (it.)	10 mg	5

Tab. 39: Inzidenz der Mukositis in der Studie NHL-BFM 95 nach Infusionsdauer von MTX über 4 und 24 Stunden; modifiziert nach [332, S. 955]

	R1		R2		R3 + R4	
	1 g/m^2 MTX		1 g/m^2 MTX		5 g/m^2 MTX	
	4h	24h	4h	24h	4h	24h
Zahl MTX-Kurse	2	2	4	4	4	4
Patienten	20	20	86	94	60	71
% Patienten mit						
Mukositis Grad						
0	35	30	26	15	8	1
I	45	15	27	13	15	4
II	15	15	26	28	20	16
III	5	25	16	22	32	36
IV	0	15	6	22	25	43

Tab. 40: Behandlungsergebnisse der Studie NHL-BFM 95 nach Risikogruppen in Abhängigkeit der MTX-Infusionsdauer über 4 bzw. 24 Stunden; pEFS = Wahrscheinlichkeit ereignisfreien Überlebens; modifiziert nach [332, S. 954]

	R1		R2		R3 + R4		Gesamt	
	4h	24h	4h	24h	4h	24h	4h	24h
Patienten	21	19	93	96	66	69	180	184
Toxische Todesfälle	0	0	1	0	3	3	4	3
Tumorzerfall	1	0	4	4	12	2	17	6
davon gerettet	1	0	2	0	2	0	5	0
Zweitmalignome	0	1	2	0	0	0	2	1
Spätereignis	0	0	0	0	1	0	1	0
pEFS 1 J	95	100	95	96	77	93	88	95

Tab. 41: Übersicht über die Behandlungsprotokolle der Hamburger Studienreihe; Veränderungen in einer Studie zur vorherigen sind mit * gekennzeichnet; VCR = Vincristin; PRED = Prednison; ADR = Adriblastin; ASP = Asparaginase; Rx = Bestrahlung; 6-MP = 6-Mercaptopurin; 6-TG = 6-Thioguanin; ARA-C = Cytarabin; DR = Daunorubicin; MTXmHD = mittelhoch dosiertes Methotrexat; CF = Citrovorum Faktor-Rescue (Folinsäure); modifiziert nach [326, S. 135]

I/71	PRED tgl. x 28 VCR wl. x 4	Rx cranial 2400 MTX i.t. wl. x 5 6-MP tgl.	6-MP tgl. MTX wl. CP wl.	Pulse: 3 ml PRED tgl. x 14 VCR wl. x 3
II/73	PRED tgl. x 28 *MTX wl. x 4	Rx cranial 2400 MTX i.t. wl. x 5 *VCR wl. x 4	6-MP tgl. MTX wl. CP wl.	Pulse: 3 ml PRED tgl. x 14 VCR wl. x 3
III/75	PRED tgl. x 28 VCR wl. x 4 *ADR 2 wl. x 2 *ASP 3-4 tgl. x 5	Rx cranial 2400 MTX i.t. wl. x 5 *6-TG tgl. x 28 *ARA-C tgl. x 5	6-MP tgl. MTX wl.	Pulse: 3 ml PRED tgl. x 14 *VCR CP wl. x 3
IV/77	PRED tgl. x 28 VCR wl. x 4 ADR 2wl. x 2 ASP 3-4 tgl. x 5	*Rx cranial 1800 MTX i.t. wl. x 5 6-TG 4 tgg/Wo x 3 *ARA-C 4 tgg/Wo x 3	6-MP tgl. MTX wl.	Pulse: 3 ml PRED tgl. x 14 *MTX mHD/CF 2 wl. x 2
V/79	PRED tgl. x 28 VCR wl. x 4 *DR wl. x 4	Rx cranial 1800 MTX i.t. wl. x 4 6-TG tgl. x 28 ARA-C 4 tgg/Wo x 4 CP 2 wl. x 3	6-MP tgl. MTX wl.	Pulse: 3 ml PRED tgl. x 14 VCR wl. x 3 Random VS PRED tgl. x 14 MTX mHD/CF 2 wl. x 2

Tab. 42: Rezidivfrei überlebende Patienten mit akuter lymphoblastischer Leukämie in den Hamburger Studien in %; * Erwartungswert; modifiziert nach [326, S. 136]

	N	1 Jahr	2 Jahre	4 Jahre	6 Jahre
vor 1964					1
1964–1971		48	32	30	23
I/71	37	75	48	32	32
II/73	33	63	48	42	36
III/75	49	85	65*	60*	
IV/77	21	94*			

Tab. 43: Klinischer Verlauf der Münchener ALL-Studie 77-01; KM = Knochenmark; ZNS = Zentralnervensystem; modifiziert nach [87, S. 140]

Gruppe		Randomisierung	
		0	1
Patienten	104	52	52
Therapieversager	2	1	1
Tod in Induktion	9	3	6
Tod in Remission	7	2	5
Für Remissionsdauer beurteilbar	86	46	40
Anhaltende Remission	59/86	31	28
Rezidive	27	15	12
KM	25	14	11
ZNS	2	1	1

Tab. 44: Klinischer Verlauf der Münchener ALL-Studie 77-02; KM = Knochenmark; ZNS = Zentralnervensystem; CCR = Anhaltende Komplettremission; modifiziert nach [84, S. 210]

Gruppe	Gesamt	Therapie A	Therapie B
Patienten	149	81	68
Therapieversager	1	0	1
Tod in Induktion	7	4	3
Tod in Remission	5	1	4
CCR-Patienten	118	68	50
KM-Rezidiv	12	6	6
ZNS-Rezidiv	4	1	3
Hoden-Rezidiv	2	1	1

Tab. 45: Ergebnisse der Studie COALL-80; KM = Knochenmark; ZNS = Zentralnervensystem; CCR = Anhaltende Komplettremission; modifiziert nach [328, S. 163]

Gruppe	N	Prozent
Patienten	145	100 %
Remissionsversager	1	0,7 %
Gestorben in CCR	7	4,8 %
Rezidive:		
KM	9	6,2 %
ZNS	2	1,4 %
Hoden	1	0,7 %
KM + ZNS	1	0,7 %
In CCR am 30.9.1982	124	85,5 %

Tab. 46: Ergebnisse der Studie COALL-85 zum 1.9.1987; KM = Knochenmark; ZNS = Zentralnervensystem; modifiziert nach [135, S. 173]

Patienten	Konventioneller Zweig	Schneller Wechsel
Patienten	55	54
Late Responder	2	
Non-Responder	-	1
Todesfälle in Remission	-	1
Rezidive	5	4
KM	3	3
ZNS	2	1

Tab. 47: Ergebnisse der Studien COALL-82 bis -97 im Detail; ZNS = Zentralnervensystem; CR = Komplettremission; modifiziert nach [57, S. 301]

COALL Studie	N	COALL 82	COALL 85	COALL 89	COALL 92	COALL 97
Patienten	1.818	129	289	205	519	667
Keine Remission nach Induktion	14	1	2	1	3	7
Rückfälle						
Nur Knochenmark	294	40	59	26	80	89
Nur ZNS	49	12	7	2	14	14
Knochenmark + ZNS	28	2	7	3	5	11
Nur Hoden	24	3	7	2	6	6
Knochenmark + Hoden	17	1	4	3	2	7
Knochenmark + ZNS + Hoden	1	0	0	0	1	0
Andere Rückfallorte	9	0	2	2	1	4
Zweitmalignome	32	4	10	3	8	7
Tod durch Infektion in Remission	31	5	4	7	6	9
Andere Todesursachen in Remission	18	0	2	1	6	9
Patienten in CR	1.301	61	194	155	387	504
10-Jahres-Risiko Tod in CR (%)		3,9	2,0	3,9	2,5	2,7
10-Jahres-Ereignisfreies Überleben (%)		50,2	66,4	76,3	73,6	74,9
10-Jahres-Gesamtüberleben (%)		62,3	76,9	82,2	81,1	84,8
15-Jahres-Ereignisfreies Überleben (%)		47,8	64,2	75,6	73,2	74,9
15-Jahres Gesamtüberleben (%)		61,4	76,5	82,2	81,1	84,8

Tab. 48: Remissionsraten in der Studie ALL-REZ BFM 83 und 85; CR = Komplettremission; modifiziert nach [111, S. S18]

	Gesamt	Früher Tod	Non-Responder	2. CR erreicht
Frühe Rezidive				
Studie 83	26	4	6	16 (62 %)
Studie 85	51	1	6	44 (86 %)
Späte Rezidive				
Studie 83	21	0	2	19 (90 %)
Studie 85	46	2	2	42 (91 %)

Tab. 49: Behandlungskurse in der Studie ALL-REZ BFM 85; * IDMTX = 1 $g/m^2/36h$, HDMTX = 12 $g/m^2/4h$; MTX IT = 10/8/6 mg unter 2/2/1 Jahr; i.v. = intravenös; modifiziert nach [114, S. 1167]

Medikament	Dosis	Verabreicht an Tagen
Induktion F (Gruppe A)		
Prednison	100 mg/m^2	1–7; 15–21
Vincristin	1,5 mg/m^2	1, 8, 15, 22,
Methotrexat	ID/HD *	1
HD-Cytarabin	3 g/m^2 q 12h	15, 16
L-Asparaginase (i.v.)	10.000 U/m^2	2, 3, 17, 18
Kurs R1		
Prednison	100 mg/m^2	1–5
Mercaptopurin	100 mg/m^2	1–5
Vincristin	1,5 mg/m^2	1
Methotrexat i.v.	ID/HD *	1
Methotrexat i.t.	12 mg	1
Cytarabin	300 mg/m^2	5
Teniposid	165 mg/m^2	5
L-Asparaginase	10.000 U/m^2	6–8
Kurs R2		
Dexamethason	20 mg/m^2	1–5
Thioguanin	100 mg/m^2	1–5
Vindesin	3 mg/m^2	1
Methotrexat i.v.	ID/HD *	1
Methotrexat i.th.	12 mg	1
Ifosfamid	400 mg/m^2	1–5
Daunorubicin	50 mg/m^2	5

Tab. 50: Behandlungsresultate in der Studie ALL-REZ BFM 85; * Tod nach Knochenmarktransplantation; CR = Komplettremission; CCR = anhaltende Komplettremission; KM = Knochenmark; modifiziert nach [114, S. 1168]

		Keine 2. CR		2. CR			
Ort Rezidiv	N	FT	NR	N (%)	Tod in 2. CCR	Rezidiviert	in CCR
Frühes KM	59	1	6	52 (88)	2+1*	37	10
Spätes KM	53	2	2	49 (92)	1+1*	29	16
Extramedullär	18	-	-	18 (100)	-	5	13
Gesamt 130	3	8	119 (92)	3+2*	71	39	

Tab. 51: Ort des 1. und 2. Rezidivs in der Studie ALL-REZ BFM 85; CR = Komplettremission; KM = Knochenmark; ZNS = Zentralnervensystem; modifiziert nach [114, S. 1169]

		Ort des 2. Rezidivs						
Erstbefall	2. CR	KM	KM + ZNS	KM + Hoden	ZNS	Hoden	Andere	Gesamt
KM	71	37	3	2	7	1	1	51
KM + ZNS	20	4	3	-	3	-	-	10
KM + Hoden	5	1	-	-	1	-	-	2
KM + Andere	5	1	-	-	2	-	-	3
ZNS	8	1	-	-	1	1	-	3
Hoden	10	2	-	-	-	-	-	2
Gesamt	119	46	6	2	14	2	1	71

Tab. 52: Definition der Therapiegruppen ab Studie ALL-REZ BFM 95/96; KM = Knochenmark; nach [115, S. 16]

	Immunphänotyp: non-T			Immunphänotyp: (prä-) T		
Lokalisation Zeitpunkt	extra-medullär	KM kombiniert	KM isoliert	extra-medullär	KM kombiniert	KM isoliert
sehr früh	S2	S4	S4	S2	S4	S4
früh	S2	S2	S3	S2	S4	S4
spät	S1	S2	S2	S1	S4	S4

Tab. 53: Definition der Therapiegruppen in Registerstudie ALL-REZ BFM; KM = Knochenmark; nach [303, S. 17]

	Immunphänotyp: non-T			Immunphänotyp: (prä-) T		
Lokalisation Zeitpunkt	extra-medullär	KM kombiniert	KM isoliert	extra-medullär	KM kombiniert	KM isoliert
sehr früh	S4	S4	S4	S4	S4	S4
früh	S2	S2	S3	S2	S4	S4
spät	S1	S2	S2	S1	S4	S4

Tab. 54: Behandlungsergebnisse der ALL-BFM-Studien, CR = Komplettremission, KM = Knochenmark, ZNS = Zentralnervensystem; modifiziert nach [289, S. S64]

	Studie ALL-BFM									
	81 (n=611)		83 (n=653)		86 (n=998)		90 (n=2.178)		95 (n=2.169)	
	n	%	n	%	n	%	n	%	n	%
Tod vor CR	11	1,8	5	0,8	9	0,9	22	1,0	16	0,7
Resistenz	1	0,2	6	0,9	6	0,6	15	0,7	4	0,2
Tod in 1. CR	19	2,5	9	1,2	19	1,7	39	1,6	46	2,1
Rückfälle	174	28,5	220	33,8	257	25,9	428	19,8	358	16,9
KM	82	13,4	137	21,2	165	16,6	285	13,2	234	11,1
ZNS	30	5,0	18	2,6	18	1,8	22	1,0	39	1,8
Hoden	19	3,2	8	1,2	18	1,8	22	1,0	12	0,6
ZNS/KM	27	4,5	39	6,1	30	3,0	45	2,1	48	2,2
KM/andere	12	1,8	13	2,0	20	2,0	44	2,1	22	1,0
Andere	4	0,7	5	0,6	6	0,6	10	0,4	3	0,1
Zweitmalignome	18	1,7	12	0,6	17	1,0	37	1,3	33	1,7

Tab. 55: Behandlungsergebnisse der B-NHL/B-ALL nach Altersgruppen hinsichtlich des ereignisfreien Überlebens (EFS) von 5 Jahren; nach [29, S. 43]

Alter	5-Jahres EFS
0 bis 4 Jahre	88 %
5 bis 9 Jahre	88 %
10 bis 14 Jahre	87 %
15 bis 18 Jahre	82 %

Tab. 56: Behandlungsergebnisse der NHL-BFM-Studien, pEFS = Wahrscheinlichkeit des ereignisfreien Überlebens, ZNS = Zentralnervensystem; modifiziert nach [241, S. S89]

Studie NHL-BFM	Laufzeit	Patienten	%pEFS 5 J.	Rezidiv lokal %	Rezidiv ZNS %
75	01/75-02/81	116	60	9	3,5
81	04/81-09/83	124	65	12	5,7
83	10/83-09/86	209	77	6	1,0
86	10/86-03/90	302	80	6	1,6
90	04/90-03/95	648	87	5	0,3
95	04/95-03/01	791	84	7	0,5

Tab. 57: Immuntherapeutische Ansätze bei der B-ALL; Quelle: Prof. Günter Henze (Vortragspräsentation)

Unkonjugierte konventionelle monoklonale Antikörper	ADCC (Antikörper-abhängige zelluläre Toxizität) CDC (Komplement-abhängige Zytotoxizität) Direkte Apoptose
Immunkonjugate	Immuntoxine Radionuklide
Polyspezifischer Antikörper	Bispezifisch Trispezifisch
CD 19 CAR-T-Zellen Checkpoint-Inhibitoren??	Adaptiver T-Zell Transfer Verstärkung der Anti-Tumor-Immunantwort

Quellenverzeichnis

Archive

Archiv der Deutschen Gesellschaft für Kinder- und Jugendmedizin (DGKJ), Berlin

Zeitungen, Zeitschriften

- American Journal of Medical Science
- Archiv für pathologische Anatomie
- Archives Disease in Childhood
- Archives Internal Medicine
- Archives Neurology & Psychiatry
- Baillere's Clinical Haematology
- Berliner Klinische Wochenschrift
- Bioscience Report
- Blood
- British Journal of Haematology
- Cancer
- Cancer Chemotherapy and Pharmacology
- Cancer Genetics and Cytogenetics
- Cancer Research
- Cancer Treatment Review
- Centralblatt für die medizinischen Wissenschaften
- Der Kinderarzt
- Der Onkologe
- Der Spiegel
- Deutsche Medizinische Wochenschrift
- Deutsches Archiv für Klinische Medizin
- Deutsches Ärzteblatt
- Deutsches Medizinisches Journal
- European Journal of Pediatrics

- Haematology and Blood Transfusion
- Heart Views
- Humangenetik
- Jahrbuch für Kinderheilkunde
- Journal of Chronic Diseases
- Journal of Clinical Oncology
- Journal of Medical Research
- Journal of Pediatric Haematology and Oncology
- Journal of Pediatrics
- Journal of the American Medical Association
- Klinikarzt
- Klinische Pädiatrie
- Klinische Wochenschrift
- Leukemia
- Medico-Chirurgical Transactions
- Modern Trends in Human Leukemia
- Monatsschrift Kinderheilkunde
- Nature
- Neuropediatrics
- Oncology
- Onkologie
- Pädiatrische Grenzgebiete
- Pediatric Blood and Cancer
- Pediatrician
- Pediatrics
- Recent Results in Cancer Research
- The New England Journal of Medicine
- Toxicology and Health
- Tumordiagnostik und -therapie
- Wiener klinische Wochenschrift
- Zeitschrift für Kinderheilkunde
- Zeitschrift für klinische Medizin

Dokumente

- Deutsche Gesellschaft für Kinder- und Jugendmedizin e.V.: 125 Jahre Deutsche Gesellschaft für Kinder- und Jugendmedizin e.V., Berlin 2008
- Heinrich-Heine-Universität Düsseldorf, Universitäts-Kinderklinik, Klinik für Kinder-Onkologie, -Hämatologie und Klinische Immunologie. Krankenakte von Christian Müller (von 1989 bis 1999)

- Lampert, Fritz: Leukämie und Chromosomen. Abschiedsvorlesung am 4.5.1998, Gießener Universitätsblätter, Gießen 1998

Gespräche/Interviews

- Prof. Dr. med. Dr. h.c. Günter Henze
- Dr. med. Gisela Janßen
- Prof. Dr. med. Dr. h.c. Fritz Lampert
- Prof. Dr. med. Dr. h.c. mult. Hansjörg Riehm
- Prof. Dr. med. Martin Schrappe
- Prof. Dr. med. Karl Welte

Internetadressen

- www.aerzteblatt.de
- www.gpoh.de
- www.kinderkrebsinfo.de
- www.krebsgesellschaft.de
- www.spiegel.de

Filme, Fernsehsendungen

Deutsche Krebshilfe: Krebs bei Kindern. Patienteninformationsfilm (DVD)

Literatur

- Beck, Jörn; Bokemeyer, Carsten; Langer, Thorsten (Hrsg.) *Late Treatment Effects and Cancer Survivor Care in the Young. From Childhood to Early Adulthood*, Springer, Cham, 2020
- Benjamin, E; Sluka, E. *Die Leukämie im Kindesalter*, Verlag von S. Karger, Berlin, 1907
- Bleif, Martin. *Krebs. Die unsterbliche Krankheit*, Klett-Cotta, Stuttgart, 2013
- Brunnengräber, Richard. *Christiane – An Leukämie erkrankt und geheilt*, Meyster, München, 1984
- Ehrlich, Paul. *Farbenanalytische Untersuchungen zur Histologie und Klinik des Blutes. Gesammelte Mittheilungen. Erster Theil*, Verlag von August Hirschwald, 1891
- Gross, Rudolf; van de Loo, Jürgen (Hrsg.) *Leukämie*, Springer-Verlag, Berlin Heidelberg New York, 1972

- Gutjahr, Peter. *Krebs bei Kindern und Jugendlichen. Klinik und Praxis der Pädiatrischen Onkologie*, Deutscher Ärzte-Verlag, Köln, 5. Auflage, 2004
- Harbott, Jochen. *Chromosomenaberrationen bei akuten Leukämien im Kindesalter*, Ferdinand Enke Verlag, Stuttgart, 1993
- Hertl, Michael; Landbeck, Günter. *Leukämie bei Kindern*, Georg Thieme Verlag, Stuttgart, 1969
- Hitzer, Bettina. *Krebs fühlen. Eine Emotionsgeschichte des 20. Jahrhunderts*, Klett-Cotta, Stuttgart, 2020
- Jürgens, Heribert. *Hochdosierte Methotrexatbehandlung. Indikationen, Risiken, Steuerung*, Urban & Schwarzenberg, München-Wien-Baltimore, 1983
- Kelly, Petra K. *Viel Liebe gegen Schmerzen. Krebs bei Kindern*, Rowohlt Taschenbuch Verlag, Reinbek bei Hamburg, 1986
- Krepler, Paul. *Grundlagen und Fortschritte der Leukämiebehandlung beim Kinde*, Ferdinand Enke Verlag, Stuttgart, 1970
- Lampert, Fritz. *Die Tour des Lebens. Erinnerungen eines Kinderarztes*, Vindobona Verlag, Wien, 2010
- Lampert, Fritz. *In der Mitte des Lebens. Tagebuch eine Kinderarztes 1979, 1982*, Vindobona Verlag, Wien, 2012
- Lampert, Fritz. *Krebs im Kindesalter. Leitfaden der pädiatrischen Onkologie*, Urban & Schwarzenberg, München-Wien-Baltimore, 1980
- Laszlo, John. *The Cure of Childhood Leukemia. Into the Age of Miracles*, Rutgers University Press, New Brunswick, 1995
- Lutz, Dieter; Heinz, Renate; Nowotny, Hadwiga; Stacher, Alois. *Leukämien und Lymphome. Fortschritte und Hoffnungen*, Urban & Schwarzenberg, München-Wien-Baltimore, 1988
- Mosler, Friedrich. *Die Pathologie und Therapie der Leukämie*, Verlag von August Hirschwald, 1872
- Mukherjee, Siddharta. *Der König aller Krankheiten. Krebs – eine Biografie*, DuMont, Köln, 2012
- Mukherjee, Siddharta. *Das Gen. Eine sehr persönliche Geschichte*, S. Fischer, Frankfurt am Main, 2017
- Mukherjee, Siddharta. *Das Lied der Zelle. Wie die Biologie die Medizin revolutioniert – Medizinischer Fortschritt und der Neue Mensch*, Ullstein, Berlin, 2023
- Müller, Christian. *Childhood Cancer Survivors with Chronic Diseases*, Springer, Cham, 2023
- Müller, Christian. *Therapieoptimierungsstudien bei Kindern und Jugendlichen mit Krebserkrankungen*, Lehmanns Media, Berlin, 2023
- Niemeyer, Charlotte; Eggert, Angelika (Hrsg). *Pädiatrische Hämatologie und Onkologie*, Springer, Berlin, 2. Auflage, 2018

- Oehme, Johannes; Janssen, W; Hagitte, Ch. *Leukämie im Kindesalter. Beiträge zur Morphologie, Klinik, Pathophysiologie und Therapie*, Georg Thieme Verlag, Leipzig, 1958
- Solschenizyn, Alexander. *Krebsstation. Roman in zwei Büchern. Mit einem Vorwort von Heinrich Böll. Buch I*, Rowohlt Verlag, Hamburg, 1971
- Solschenizyn, Alexander. *Krebsstation. Roman in zwei Büchern. Buch II*, Rowohlt Verlag, Hamburg, 1971
- Tellkamp, Uwe. *Der Turm. Geschichte aus einem versunkenen Land*, Suhrkamp Verlag, Frankfurt am Main, 2008
- Tellkamp, Uwe. *Der Schlaf in den Uhren. Archipelagus I*, Suhrkamp Verlag, Berlin, 2022
- Vesper, Guntram. *Frohburg*, btb Verlag, München, 2017
- Willi, Heinrich. *Die Leukosen im Kindesalter*, Verlag von S. Karger, Berlin, 1936
- Wolf, Christa. *Nachdenken über Christa T.*, Suhrkamp Verlag, Frankfurt am Main, 2007
- Wolf, Christa. *Was bleibt*, Suhrkamp Verlag, Frankfurt am Main, 2007

Literaturverzeichnis

[1] Acute Leukemia Group B. *New Treatment Schedule With Improved Survival in Childhood Leukemia: Intermittent Parenteral vs Daily Oral Administration of Methotrexate for Maintenance of Induced Remission.* JAMA 1965; 194:75–81

[2] Acute Leukemia Group B. *Acute Lymphocytic Leukemia in Children. Maintenance Therapy With Methotrexate Administered Intermittently.* JAMA 1969; 207:923–928

[3] Aktories K, Unger C. *Tumortherapeutika.* In: Aktories K, Flockerzi V, Förstermann U, Hofmann F., Hrsg. *Allgemeine und spezielle Pharmakologie und Toxikologie.* München: Elsevier, 2022:897–1016

[4] Alberts B, Johnson A, Lewiw J, Raff M, Roberts K, Walter P, Hrsg. *Molekularbiologie der Zelle.* 4. Aufl. Weinheim: Wiley-Vch; 2004

[5] Atterbaschi A, Möricke A, Harrison CJ, Mann G, Baruchel A, Moerloose B de, Conter V, Devidas M, Elitzur S, Escherich G, Hunger SP, Horibe K, Manabe A, Loh ML, Pieters R, Schmiegelow K, Silverman LB, Stary J, Vora A, Pui CH, Schrappe M, Zimmermann M. *Outcomes of Childhood Noninfant Acute Lymphoblastic With 11q23/KMT2A Rearrangements in a Modern Therapy Era: A Retrospective International Study.* J Clin Oncol 2022; 41:1404–1423

[6] Aur RJA, Simone J, Hustu HO, Walters T, Borella L, Pratt C, Pinkel D. *Central Nervous System Therapy and Combination Chemotherapy of Childhood Lymphocytic Leukemia.* Blood 1971; 37:272–281

[7] Beck JD, Winkler K, Niethammer D, Brandis M, Hertzberg H, von der Hardt K, Greil J, Überall M, Rossi R, Lamprecht-Dinnesen A, Brämswig J, Kaatsch P, Michaelis J, Meier W, Hausdorf M, Bielack S, Dörr HG. *Die Nachsorge der von einer Krebserkrankung geheilten Kinder und jungen Erwachsenen. Erste Empfehlungen der Arbeitsgemeinschaft Spätfolgen.* Klin Padiatr 1995; 207:186–192

[8] Bender-Götze Ch. *Knochenmarktransplantation bei akuter lymphoblastischer Leukämie (ALL), Kasuistik.* Klin Padiatr 1977; 189:68–69

[9] Benjamin E, Reuss A von, Sluka E, Schwarz G. *Beiträge zur Frage der Einwirkung der Röntgenstrahlen auf das Blut.* Wien klin Wochenschr 1906; 19:788–794

[10] Benjamin E, Sluka E. *Die Leukämie im Kindesalter.* Berlin: Verlag von S. Karger, 1907

[11] Bertram CR, Schrauder A, Köhler R, Schrappe M. *Akute lymphoblastische Leukämie bei Kindern. Therapiesteuerung durch den Nachweis von MRD (minimal residual disease).* Dtsch Arztbl 2012; 109:652–658

[12] Biedler J, Riehm H. *Cellular Resistance to Actinomycin D in Chinese Hamster Cells in vitro: Cross-Resistance, Radioautographic, and Cytogenic Studies.* Canc Res 1970; 30:1174–1184

[13] Biermer. *Ein Fall von Leukämie.* Archiv f pathol Anat 1861; 20:552–554

[14] Bleif M. *Krebs. Die unsterbliche Krankheit.* Stuttgart: Klett-Cotta; 2013

[15] Bleyer WA. *Methotrexate: clinical pharmacology, current status and therapeutic guidelines.* Cancer Treat Rev 1977; 4:87–101

[16] Bloch E, Hirschfeld H. *Zur Kenntniss der Veränderungen am Centralnervensystem bei der Leukämie.* Zeitschr f klin Med 1900; 39:32–43

[17] Bode U. *Nebenwirkungen antineoplastischer Therapie auf das kindliche Nervensystem.* Klin Padiatr 1982; 194:351–358

[18] Bode U, Soetadji S, Weber U, Hansen H. *Dauerhafter zentralvenöser Zugang bei chronisch kranken Kindern.* Klin Padiatr 1986; 198:21–24

[19] Bode U. *„Ich kann die Welt nicht verändern, aber ich kann es wenigstens versuchen" Udo Bode im Gespräch mit Renate Faerber-Husemann.* In: Kelly PK, Hrsg. *Viel Liebe gegen Schmerzen. Krebs bei Kindern.* Reinbek bei Hamburg: Rowohlt Taschenbuch Verlag, 1986:133–143

[20] Borkhardt A. *Vorlesung Kinderheilkunde an der Heinrich-Heine-Universität Düsseldorf,* Sommersemester 2012

[21] Brämswig JH, Hörnig-Franz I, Riepenhausen M, Schellong G. *The Challenge of Pediatric Hodgkin's Disease – Where Is the Balance Between Cure and Long-Term Toxicity? A report of the West German multicenter studies DAL-HD-78, DAL-HD-82 and DAL-HD-85.* Leukemia and Lymphoma 1990; 3:183–193

[22] Breu H, Schellong G, Grosch-Wörner I, Jobke A, Riehm H, Ritter J, Treuner J, Schwarze EW, Wannenmacher M. *Abgestufte Chemotherapie und reduzierte Strahlendosis beim Morbus Hodgkin im Kindesalter – Ein Bericht über 170 Patienten der kooperativen Therapiestudie HD 78.* Klin Padiatr 1982; 194:233–241

[23] Brunnengräber R. *Christiane – An Leukämie erkrankt und geheilt.* München: Meyster; 1984

[24] Bührer C, Henze G, Hofmann J, Reiter A, Schellong G, Riehm H. *Central Nervous System Relapse Prevention in 1165 Standard-Risk Children with Acute Lymphoblastic Leukemia in Five BFM Trials.* In: Büchner T, Schellong G, Hiddemann W, Ritter J, Hrsg. *Haematology and Blood Transfusion.* Berlin Heidelberg: Springer, 1990; 33:500–503

[25] Bührer C, Hartmann R, Fengler R, Schober S, Arlt I, Loewke M, Henze G. *Importance of Effective Central Nervous System Therapy in Isolated Bone Marrow Relapse of Childhood Acute Lymphoblastic Leukemia.* Blood 1994; 83:3468–3472

[26] Buiren M van, Häberle H, Mathes L, Schwarz R. *Rehabilitation von Familien krebskranker Kinder und Jugendlicher – Psychosozialer Langzeitverlauf.* Klin Padiatr 1998; 210:304–309

[27] Burchenal JH, Murphy ML, Ellison RR, Sykes MP, Tan TC, Leone LA, Karnof-Sky DA, Craver LF, Dargeon HW, Rhoads CP. *Clinical Evaluation of a New Antimetabolite, 6-Mercaptopurine, in the Treatment of Leukemia and Allied Diseases.* Blood 1953; 8:965–999

[28] Burchenal JH, Murphy ML. *Long-term survivors in acute leukemia.* Cancer Res 1965; 25:1491–1494

[29] Burkhardt B, Zimmermann M, Oschlies I, Niggli F, Mann G, Parwaresch R, Riehm H, Schrappe M. *The impact of age and gender on biology, clinical features and treatment outcome of non-Hodgkin lymphoma in childhood and adolescence.* BJH 2005; 131:39–49

[30] Burkhardt B, Woessmann W, Zimmermann M, Kontny U, Vormoor J, Doerffel W, Mann G, Henze G, Niggli F, Ludwig WD, Janssen D, Riehm H, Schrappe M, Reiter A. *Impact of Cranial Radiotherapy on Central Nervous System Prophylaxis in Children and Adolescents With Central Nervous System-Negative Stage III or IV Lymphoblastic Lymphoma.* J Clin Oncol 2006; 24:491–499

[31] Burkhardt B, Reiter A, Landmann E, Lang P, Lassay L, Dickerhoff R, Lakomek M, Henze G, Stackelberg A von. *Poor Outcome and Adolescents With Progressive Disease or Relapse of Lymphoblastic Lymphoma: A Report From the Berlin-Frankfurt-Muenster Group.* J Clin Oncol 2009; 27:3363–3369

[32] Burkhardt B, Wössmann W. *NHL-BFM Registry 2012 Registry of the NHL-BFM study group for all subtypes of Non-Hodgkin lymphoma diagnosed in children and adolescents.* Therapieprotokoll, 2012

[33] Burkhardt B, Michgehl U, Rohde J, Erdmann T, Berning P, Reutter K, Rohde M, Borkhardt A, Burmeister T, Dave S, Tzankow A, Dugas M, Sandmann S, Fend F, Finger J, Mueller S, Gökbuget N, Haferlach T, Kern W, Hartmann W, Klapper W, Oschlies I, Richter J, Kontny U, Lutz M, Maecker-Kolhoff B, Ott G, Rosenwald A, Siebert R, Stackelberg A von, Strahm B, Woesmann W, Zimmermann M, Zapukhlyak M, Grau M, Lenz G. *Clinical relevance of molecular characteristics in Burkitt lymphoma differs according to age.* Nature Comm 2022; 13:3881

[34] Butenandt I, Demus A, Versmold H. *Diabetische Stoffwechselentgleisung bei Leukämiebehandlung.* Klin Wochenschr 1970; 48:1414–1417

[35] Campbell M, Kiss C, Zimmermann M, Riccheri C, Kowalczyk J, Felice MS, Kuzmanovic M, Kovacs G, Kosmidis H, Gonzalez A, Bilic E, Castillo L, Kolenova A, Jazbec J, Popa A, Konstantinov D, Kappelmayer J, Szczpanski T, Dworzak M, Buldini B, Gaipa G, Marinov N, Rossi J, Nagy A, Gaspar I, Stary J, Schrappe M. *Childhood Acute Lymphoblastic Leukemia: Results of the Randomized Acute Lymphoblastic Leukemia Intercontinental-Berlin-Frankfurt-Münster 2009 trial.* J Clin Oncol 2023; 41:3499–3511

[36] Creutzig U, Ritter J, Langermann HJ, Riehm H, Henze G, Niethammer D, Jürgens H, Stollmann B, Lasson U, Kabisch H, Wahlen W, Löffler H, Schellong G. *Akute myeloische Leukämie bei Kindern: Ergebnisse der kooperativen Therapiestudie BFM-78 nach 3 3/4 Jahren.* Klin Padiatr 1983; 195:152–160

[37] Creutzig U, Ritter J, Budde M, Riehm H, Henze G, Lampert F, Gerein V, Müller-Weihrich S, Niethammer D, Spaar HJ, Schellong G. *Aktuelle Ergebnisse der kooperativen AML-Therapiestudien bei Kindern: BFM-78 und -83.* Klin Padiatr 1986; 198:183–190

[38] Creutzig U, Ritter J, Zimmermann M, Schellong G. *Does cranial irradiation reduce the risk for bone marrow relapse in acute myelogenous leukemia? Unexpected results of the Childhood Acute Myelogenous Leukemia Study BFM-87.* J Clin Oncol 1993; 11:279–286

[39] Creutzig U, Reinhardt D. *Multizentrische Therapieoptimierungsstudie AML-BFM 2004 zur Behandlung der akuten myeloischen Leukämien bei Kindern und Jugendlichen.* Therapieprotokoll, 2005

[40] Creutzig U, Zimmermann M, Dworzak MN, Ritter J, Schellong G, Reinhardt D. *Development of a Curative Treatment within the AML-BFM Studies. Entwicklung einer kurativen Therapie im Rahmen der AML-BFM-Studien.* Klin Padiatr 2013; 225 (Suppl. 1):S79–S86

[41] Cutler SJ, Ederer F. *Maximum utilization of the life table method in analyzing survival.* J Chron Dis 1958; 8:699–712

[42] Deutsches Kinderkrebsregister. *Jahresbericht 2019.* Abrufbar unter `https://www.kinderkrebsregister.de/typo3temp/secure_downloads/42507/0/1c5976c2ab8af5b6b388149df7182582a4cd6a39/Buch_DKKR_Jahresbericht_2019_komplett.pdf` (Seite besucht am 07.06.2024)

[43] Diamond IB. *Leukemic Changes in the Brain: A Report of 14 Cases.* Arch Neurol & Psychiat 1934; 32:118

[44] Dongen van JJM, Seriu T, Panzer-Grümayer R, Biondi A, Pongers-Willemse MJ, Corral L, Stolz F, Schrappe M, Masera G, Kamps WA, Gadner H, Wering van ER, Ludwig WD, Basso G, Bruijn de MAC, Cazzaniga G, Hettinger K, der Does van-den Berg van A, Hop WCJ, Riehm H, Bartram CR. *Prognostic value of minimal residual disease in acute lymphoblastic leukaemia in childhood.* The Lancet 1998; 352:1731–1738

[45] Dopfer R, Henze G, Bender-Götze C, Ebell W, Ehninger G, Friedrich W, Gadner H, Klingebiel T, Peters C, Riehm H. *Allogeneic Bone Marrow Transplantation*

for Childhood Acute Lymphoblastic Leukemia in Second Remission After Intensive and Relapse Therapy According to the BFM- and CoALL-Protocols: Results of the German Cooperative Study. Blood 1991; 78:2780–2784

[46] Dördelmann M, Reiter A, Borkhardt A, Ludwig WD, Götz N, Viehmann S, Gadner H, Riehm H, Schrappe M. *Prednisone Response is the Strongest Predictor of Treatment Outcome in Infant Acute Lymphoblastic Leukemia.* Blood 1999; 94:1209–1217

[47] Ebinger M, Halber M, Bader P, Millmann D, Erdmann F, Kontny U. *Spenden fließen in die Regelversorgung.* Dtsch Arztebl 2021; 118:A2270-2273

[48] Ebstein W. *Ueber die akute Leukämie und Pseudoleukäme.* Deutsch Arch Klin Med 1889; 44:343–396

[49] Eckert C, Henze G, Seeger K, Hagedorn N, Mann G, Panzer-Grümayer R, Peters C, Klingebiel T, Borkhardt A, Schrappe M, Schrauder A, Escherich G, Sramkova L, Niggli F, Hitzler J, Stackelberg A von. *Use of Allogeneic Hematopoietic Stem-Cell Transplantation Based on Minimal Residual Disease Response Improves Outcomes for Children With Replapsed Acute Lymphoblastic Leukemia in the Intermediate-Risk-Group.* J Clin Oncol 2013; 31:2736–2742

[50] Eckert C, Stackelberg A von, Seeger K, Groeneveld TWL, Peters C, Klingebiel T, Borkhardt A, Schrappe M, Escherich M, Henze G. *Minimal residual disease after induction is the strongest predictor of prognosis in intermediate risk relapsed acute lymphoblastic leukaemia – Long-term results of trial ALL-REZ BFM P95/96.* Eur J Cancer 2013; 49:1346–1355

[51] Ehrhardt MJ, Krull KR, Bhakta N, Liu Q, Yasui Y, Robison LL, Hudson MM. *Improving quality and quantity of life for childhood cancer survivors globally in the twenty-first century.* Nat Rev Clin Oncol 2023; 20:678–696

[52] Ehrlich P. *Farbenanalytische Untersuchungen zur Histologie und Klinik des Blutes. Gesammelte Mittheilungen. Erster Theil.* Berlin: Verlag von August Hirschwald, 1891

[53] Einsiedel HG, Stackelberg A von, Hartmann R, Fengler R, Schrappe M, Janka-Schaub G, Mann G, Hählen K, Göbel U, Klingebiel T, Ludwig WD, Henze G. *Long-Term Outcome in Children with Relapsed ALL by Risk-Stratified Salvage Therapy: Results of Trial Acute Lymphoblastic Leukemia-Relapse Study of the Berlin-Frankfurt-Münster Group 87.* J Clin Oncol 2005; 23:7942–7950

[54] Elion GB. *Historical Background of 6-Mercaptopurine.* Toxicol and Health 1986; 2:1–9

[55] Elion GB. *The Purine Path to Chemotherapy. Nobel Lecture.* Bioscience Reports 1989; 9:509–529

[56] Erdmann F, Kaatsch P, Grabow D, Spix C. *German Childhood Cancer Registry – Annual Report 2019 (1980–2018).* Institute of Medical Biostatistics, Epidemiology and Informatics (IMBEI) at the University Medical Center of the Johannes Gutenberg University Mainz, 2020.

[57] Escherich G, Horstmann MA, Zimmermann M, Janka-Schaub GE. *Cooperative study group for childhood acute lymphoblastic leukaemia (COALL): long-term results of trials 82, 85, 89, 92 and 97.* Leukemia 2009; 24:298–308

[58] Escherich G, Schrappe M. *Aktualisierte AWMF Leitlinie „Akute lymphoblastische Leukämie – ALL – im Kindesalter.* AWMF Register-Nr. 025/014, abrufbar unter: `https://register.awmf.org/assets/guidelines/025-014l_S1_Akute-lymphoblastische-Leukaemie-ALL-im-Kindesalter_2021-07.pdf` (Seite besucht am 02.02.2024)

[59] Escherich G, Schrappe M. *Aktualisierte AWMF Leitlinie über die Diagnostik und Therapie der akuten lymphoblastischen Leukämie im Kindesalter.* Klin Padiatr 2022; 234:363–367

[60] Farber S, Diamond LK, Mercer RD, Sylvester RF, Wolff JA. *Temporary Remissions in Acute Leukemia in Children Produced by Folic Acid Antagonist, 4-Aminopteryl-Glutamic Acid (Aminopterin).* N Engl J Med 1948; 238:787–793

[61] FARBER S. *Some Observations on the Effect of Folic Acid Antagonists on Acute Leukemia and Other Forms of Incurable Cancer.* Blood 1949; 4:160–167

[62] FENGLER R, HENZE G, LANGERMANN HJ, BRÄMSWIG J, JOBKE A, KORNHUBER B, LUDWIG R, RITTER J, RIEHM H. *Häufigkeit und Behandlungsergebnisse testikulärer Rezidive bei der akuten lymphoblastischen Leukämie im Kindesalter.* Klin Padiatr 1982; 194:204–208

[63] FENGLER R, HARTMANN R, BODE U, JANKA G, JÜRGENS H, RIEHM H, HENZE G. *Risk of CNS Relapse After Systemic Relapse of Childhood Acute Lymphoblastic Leukemia.* In: BÜCHNER T, SCHELLONG G, HIDDEMANN W, RITTER J, Hrsg. *Haematology and Blood Transfusion.* Berlin Heidelberg: Springer, 1990; 33:511–515

[64] FISCHER U, FORSTER M, RINALDI A, RISCH T, SUNGALEE S, WARNATZ HJ, BORNHAUSER B, GOMBERT M, KRATSCH C, STÜTZ AM, SULTAN M, TCHINDA J, WORTH CL, AMSTISLAVSKIY V, BADARINARAYAN N, BARUCHEL A, BARTRAM T, BASSO G, CANPOLAT C, CARIO G, CAVÉ H, DAKAJ D, DELORENZI M, DOBAY MP, ECKERT C, ELLINGHAUS E, EUGSTER S, FRISMANTAS V, GINZEL S, HAAS OA, HEIDENREICH O, HEMMRICH-STANISAK G, HEZAVEH K, HÖLL JI, HORNHARDT S, HUSEMANN P, KACHROO P, KRATZ CP, TE KRONNIE G, MAROVCA B, NIGGLI F, MCHARDY AC, MOORMAN AV, PANZER-GRÜMAYER R, PETERSEN BS, RAEDER B, RALSER M, ROSENSTIEL P, SCHÄFER D, SCHRAPPE M, SCHREIBER S, SCHÜTTE M, STADE B, THIELE R, VON DER WEID N, VORA A, ZALIOVA M, ZHANG L, ZICHNER T, ZIMMERMANN M, LEHRACH H, BORKHARDT A, BOURQUIN JP, FRANKE A, KORBEL JO, STANULLA M, YASPO ML. *Genomics and drug profiling of fatal TCF3-HLF–positive acute lymphoblastic leukemia identifies recurrent mutation patterns and therapeutic options.* Nat Genet 2015; 47:1020–1029

[65] FÖRSTER. *Fall von überwiegend lymphatischer Leukämie.* Archiv f pathol Anat 1861; 20:399–402

[66] FREI E, HOLLAND JF, SCHNEIDERMAN MA, PINKEL D, SELKIRK G, FREIREICH EJ, SILVER RT, GOLD GL, REGELSON W. *A Comparative Study of Two Regimes of Combination Chemotherapy in Acute Leukemia.* Blood 1958; 13:1126–1148

[67] FREI E, FREIREICH EJ, GEHAN E, PINKEL D, HOLLAND JF, SELAWRY O, HAURANI F, SPURR CL, HAYES DM, JAMES GW, ROTHBERG H, SODEE DB, RUNDLES RW, SCHROEDER LR, HOOGSTRATEN B, WOLMAN IJ, TRAGGIS DG, COOPER T, GENDEL BR, EBAUGH F, TAYLOR R. *Studies of Sequential and Combination Antimetabolite Therapy in Acute Leukemia: 6-Mercaptopurine and Methotrexate.* Blood 1961; 18:431–454

[68] FREI E, KARON M, LEVIN RH, FREIREICH EJ, TAYLOR RJ, HANANIAN J, SELAWRY O, HOLLAND JF, HOOGSTRATEN B, WOLMAN IJ, ABIR E, SAWITSKY A, LEE S, MILLS SD, BURGERT EO, SPURR CL, PATTERSON RB, EBAUGH FG, JAMES GW, MOON JH. *The Effectiveness of Combinations of Antileukemic Agents in Inducing and Maintaining Remission in Children with Acute Leukemia.* Blood 1965; 26:642–656

[69] FREIREICH EJ, GEHAN E, FREI E, SCHROEDER LR, WOLMAN IJ, ANBARI RA, BURGERT EO, MILLS SD, PINKEL D, SELAWRY OS, MOON JH, GENDEL BR, SPURR CL, STORRS R, HAURANI F, HOOGSTRATEN B, LEE S. *The Effect of 6-Mercaptopurine on the Duration of Steroid-Induced Remissions in Acute Leukemia: A Model for Evaluation of Other Potentially Uselful Therapy.* Blood 1963; 21:699–716

[70] FREIREICH E. *Chairman's introductory remarks.* Cancer Treat Rev 1980; 7(Suppl):1–4

[71] FREIREICH E. *The Road to the Cure of Acute Lymphoblastic Leukemia: A Personal Perspective.* Oncology 1997; 54:265–269

[72] FRIEDREICH N. *Ein neuer Fall von Leukämie.* Archiv f pathol Anat 1857; 12:37–58

[73] FULDA S, DEBATIN KM. *Immuntherapie.* In: NIEMEYER C, EGGERT A, Hrsg. *Pädiatrische Hämatologie und Onkologie.* Heidelberg: Springer, 2018:187–198

[74] GALLASCH F. *Aus dem St. Annen Kinderspital in Wien. Ein seltener Befund bei Leukämie im Kindesalter.* Jahrb f Kinderheilkd 1874; 7:82–88

[75] Gasser C. *Long-term survival (cures) in childhood acute leukemia.* Paediatrician 1980; 9:344–357

[76] Gebauer J, Baust K, Bardi E, Grabow D, Calaminus G, Ronckers CM, Langer T. *Updated International Guidelines for Survivorship Care after Pediatric Cancer: Practice Implications in a German and Austrian Comprehensive Care Network.* Oncol Res Treat 2023; 46:382–389

[77] George P, Hernandez K, Hustu O, Borella L, Holton C, Pinkel D. *A study of total therapy of acute lymphocytic leukemia in children.* J Ped 1968; 72:399–408

[78] Gesellschaft für Pädiatrische Onkologie und Hämatologie. *Mitteilungen 5/2011.* Abrufbar unter http://www.kinderkrebsinfo.de/sites/kinderkrebsinfo/content/e2331/e67345/e2327/e103089/e95835/DieMitteilungenderGPOHvom20.05.2011_ger.pdf (Seite besucht am 07.06.2024)

[79] Gesellschaft für Pädiatrische Onkologie und Hämatologie. *Die Gesellschaft für Pädiatrische Onkologie und Hämatologie trauert um Günther Schellong.* Klin Padiatr 2015; 227:305–306

[80] Göbel U, Jürgens H, Schwamborn D. *Hochdosierte Chemotherapie: Grundlagen, Indikationen, Komplikationen.* Klin Padiatr 1988; 200:1–6

[81] Göbel U, Kornhuber B, Schellong G, Winkler K. *Empfehlungen zur Struktur und Ausstattung Pädiatrisch-Onkologischer Zentren.* Klin Padiatr 1991; 203:195–205

[82] Göbel U, Fischer R, Henze G. *Von der Therapiestudie zur Qualitätssicherung in der Pädiatrischen Onkologie.* Klin Padiatr 1997; 209:145–146

[83] Gobrecht O, Göbel U, Graubner U, Gutjahr P, Schöck V, Spaar HJ, Janka-Schaub GE. *Einfluss von Dosisintensität und therapiebedingter Leukozytopenie in der Intensivtherapie auf die Prognose bei akuter lymphatischer Leukämie im Kindesalter. Untersuchungen bei 213 Patienten der Studie COALL-85.* Klin Padiatr 1992; 204:230–235

[84] Graubner UB, Haas RJ, Janka G, Gaedicke G, Kohne E, Rieber EP. *Münchner Studie zur Behandlung der akuten lymphoblastischen Leukämie im Kindesalter (ALL 77-02).* Klin Padiatr 1985; 197:207–214

[85] Gröbe H, Schellong G. *Behandlung und Behandlungsergebnisse des 1. Rezidivs bei akuter lymphatischer Leukämie im Kindesalter.* Klin Padiatr 1977; 189:47–49

[86] Gutjahr P, Hrsg. *Krebs bei Kindern und Jugendlichen. Klinik und Praxis der Pädiatrischen Onkologie.* 5. Aufl. Köln: Deutscher Ärzte Verlag, 2004

[87] Haas RJ, Janka G, Netzel B, Helmig M. *Münchener Studie zur Behandlung der akuten lymphoblastischen Leukämie im Kindesalter (ALL 77-01).* Klin Padiatr 1981; 193:137–144

[88] Haas OA, Borkhardt A. *Hyperdiploidy: the longest known, most prevalent, and most enigmatic form of acute lymphoblastic leukemia in children.* Leukemia 2022; 36:2769–2783

[89] Häberle H, Weiss H, Fellhauer S, Schwarz S. *Familienorientierte Nachsorge als Maßnahme der Rehabilitation und sekundären Prävention für krebskranke Kinder und ihre Familien.* Klin Padiatr 1991; 203:206–210

[90] Häcker W, Klemm M, Böpple E. *Heimatschulbesuche bei krebskranken Schülerinnen und Schülern während und nach der Therapie.* Klin Padiatr 1995; 207:181–185

[91] Haghbin M, Murphy ML, Tan CTC. *Treatment of Acute Nonlymphoblastic Leukemia in Children with a Multiple-Drug Protocol.* Cancer 1977; 40:1417–1421

[92] Hajar R. *The Air of History. Early Medicine to Galen (Part I).* Heart Views 2012; 13:120–128

[93] Hanefeld F, Riehm H. *Therapy of Acute Lymphoblastic Leukaemia in Childhood: Effects on the Nervous System.* Neuropad 1980; 11:3–16

[94] Harbott J, Ritterbach J, Janka-Schaub G, Ludwig WD, Reiter A, Riehm H, Lampert F. *Cytogenetics of Childhood Acute Lymphoblastic Leukemia in Multicenter Trials.* In: Büchner T, Schellong G, Hiddemann W, Ritter J, Hrsg. *Haematology and Blood Transfusion.* Berlin Heidelberg: Springer, 1990; 33:451–458

[95] HARBOTT J. *Chromosomenaberrationen bei akuten Leukämien im Kindesalter.* Stuttgart: Ferdinand Enke Verlag Stuttgart, 1993

[96] HARTEN G, STEPHANI U, HENZE G, LANGERMANN HJ, RIEHM H, HANEFELD F. *Slight impairment of psychomotor skills in children after treatment of acute lymphoblastic leukemia.* Eur J Pediatr 1984; 142:189–197

[97] HAUCK-JASTER C. *Entstehung und Entwicklung der Hämato-Onkologischen Abteilung im KAVH aus der Sicht einer Kinderkrankenschwester.* Persönliche Aufzeichnungen

[98] HENNEWIG U, KÖRHOLZ D, MAUZ-KÖRHOLZ C. *Late Effects After Treatment of Hodgkin Lymphoma in Childhood and Adolescence.* In: BECK JD, BOKEMEYER C, LANGER T, Hrsg. *Late Treatment Effects and Cancer Survivor Care in The Young.* Cham: Springer, 2020:215–225

[99] HENZE G, LANGERMANN HJ, LAMPERT F, NEIDHARDT M, RIEHM H. *Die Studie zur Behandlung der akuten lymphoblastischen Leukämie 1971–1974 der Deutschen Arbeitsgemeinschaft für Leukämie-Forschung und -Behandlung im Kindesalter e.V. Analyse der prognostischen Bedeutung von Initialbefunden und Therapievarianten.* Klin Padiatr 1979; 191:8–20

[100] HENZE G, LANGERMANN HJ, RIEHM H. *Datenverarbeitung in der pädiatrischen Onkologie: Die Organisation der multizentrischen Studie BFM zur Behandlung der akuten lymphoblastischen Leukämie im Kindesalter.* In: LAMPERT F, Hrsg. *Pädiatrische Spezialambulanzen – Technik der Langzeitüberwachung (Symposium in Wetzlar).* Friedrichsdorf/Taunus: Milupa AG, 1980; 6:173–184

[101] HENZE G, LANGERMANN HJ, BRÄMSWIG J, BREU H, GADNER H, SCHELLONG G, WELTE K, RIEHM H. *Ergebnisse der Studie BFM 76/79 zur Behandlung der akuten lymphoblastischen Leukämie bei Kindern und Jugendlichen.* Klin Padiatr 1981; 193:145–154

[102] HENZE G. *Multizentrische Therapiestudie zur Behandlung der Non-Hodgkin's Lymphome hoher Malignität bei Kindern und Jugendlichen (NHL-Therapiestudie BFM 81)* (Studienprotokoll), 1981

[103] HENZE G, LANGERMANN HJ, RITTER J, SCHELLONG G, RIEHM H. *Treatment Strategy for Different Risk Groups in Childhood Acute Lymphoblastic Leukemia: A Report From the BFM Study Group.* Haematol Blood Transfus 1981; 26:87–93

[104] HENZE G, LANGERMANN HJ, FENGLER R, BRANDEIS M, EVERS KG, GADNER H, HINDERFELD L, JOBKE A, KORNHUBER B, LAMPERT F, LASSON U, LUDWIG R, MÜLLER-WEIHRICH S, NEIDHARDT M, NESSLER G, NIETHAMMER D, RISTER M, RITTER J, SCHAAFF A, SCHELLONG G, STOLLMANN B, TREUNER J, WAHLEN W, WEINEL P, WEHINGER H, RIEHM H. *Therapiestudie BFM 79/81 zur Behandlung der akuten lymphoblastischen Leukämie bei Kindern und Jugendlichen: intensivierte Reinduktionstherapie für Patientengruppen mit unterschiedlichem Rezidivrisiko.* Klin Padiatr 1982; 194:195–203

[105] HENZE G. *Multizentrische Therapiestudie zur Behandlung der Non-Hodgkin's Lymphome hoher Malignität bei Kindern und Jugendlichen (Therapiestudie NHL-BFM 83)* (Studienprotokoll), 1983

[106] HENZE G, LANGERMANN HJ, BRÄMSWIG J, SCHELLONG G, LUDWIG R, RIEHM H. *Ergebnisse der präventiven Behandlung des Zentralnervensystems bei 275 Kindern mit akuter lymphoblastischer Leukämie.* Klin Padiatr 1983; 195:168–175

[107] HENZE G. *Studie zur Behandlung von Kindern mit Rezidiv einer akuten lymphoblastischen Leukämie: ALL-REZ BFM 85* (Studienprotokoll), 1986

[108] HENZE G. *Studie zur Behandlung von Kindern mit Rezidiv einer akuten lymphoblastischen Leukämie: ALL-REZ BFM 87* (Studienprotokoll), 1986

[109] HENZE G, FENGLER R, BUCHMANN ST. *Erste Ergebnisse einer Studie zur Behandlung von Kindern mit ALL-Rezidiven.* Onkologie 1986; 9:92–95

[110] HENZE G, BUCHMANN S, FENGLER R, HARTMANN R. *The BFM Relapse Studies in Childhood ALL: Concepts of Two Multicenter Trials and Results after $2\frac{1}{2}$ Years.* In: BÜCHNER T, SCHELLONG G, HIDDEMANN W, URBANITZ D, RITTER J, Hrsg. *Haematology and Blood Transfusion.* Berlin Heidelberg: Springer, 1987; 30:147–155

[111] Henze G, Fengler R, Hartmann R, Dopfer R, Göbel U, Graf N, Jürgens H, Niethammer D, Ritter J, Schellong G, Siegert W. *Chemotherapy of bone marrow relapse of childhood lymphoblastic leukemia.* Cancer Chemother Pharmacol 1989; 24(Suppl):S16–S19

[112] Henze G. *Studie zur Behandlung von Kindern mit Rezidiv einer akuten lymphoblastischen Leukämie ALL-REZ BFM 90* (Studienprotokoll), 1990

[113] Henze G, Fengler R, Reiter A, Ritter J, Riehm H. *Impact of Early Intensive Reinduction Therapy on Event-Free Survival in Children with Low-Risk Acute Lymphoblastic Leukemia.* In: Büchner T, Schellong G, Hiddemann W, Ritter J, Hrsg. *Haematology and Blood Transfusion.* Berlin Heidelberg: Springer, 1990; 33:483–488

[114] Henze G, Fengler R, Hartmann R, Kornhuber B, Janka-Schaub G, Niethammer D, Riehm H. *Six-Year Experience With a Comprehensive Approach to the Treatment of Recurrent Childhood Acute Lymphoblastic Leukemia (ALL-REZ BFM 85). A Relapse Study of the BFM-Group.* Blood 1991; 78:1166–1172

[115] Henze G. *Studie zur Behandlung von Kindern mit Rezidiv einer akuten lymphoblastischen Leukämie ALL-REZ BFM 95* (Studienprotokoll), 1995

[116] Henze G. *Laudatio auf Herrn Prof. Dr. med. Dr. h.c. Hansjörg Riehm.* Klin Padiatr 1998; 210:147

[117] Henze G. *ALL-REZ BFM 2002. Protokoll zur Behandlung von Kindern mit Rezidiv einer akuten lymphoblastischen Leukämie* (Studienprotokoll), 2003

[118] Henze G. *Die Prognose der akuten lymphatischen Leukämie. Eine Analyse nach drei Jahrzehnten.* Kind-Philipp-Symposium Mai 2009

[119] Henze G, Stackelberg A von, Eckert C. *ALL-REZ BFM – The Consecutive Trials for Children with Relapsed Acute Lymphoblastic Leukemia. ALL-REZ BFM – Eine Serie von klinischen Studien für Kinder mit Rezidiv einer akuten lymphoblastischen Leukämie.* Klin Padiatr 2013; 225 (Suppl. 1):S73–S78

[120] Herrgen R. *Gedichte.* In: Kelly PK, Hrsg. *Viel Liebe gegen Schmerzen. Krebs bei Kindern.* Reinbek bei Hamburg: Rowohlt Taschenbuch Verlag, 1986:93–97

[121] Hertl M. *Zytomorphologie und Zytochemie.* In: Hertl M, Landbeck G, Hrsg. *Leukämie bei Kindern.* Stuttgart: Georg Thieme, 1969:7–37

[122] Hertl M. *Dr. Walter Reiners †.* Klin Padiatr 1980; 192:96–98

[123] Hertl M. *Kind-Philipp-Stiftung für Leukämieforschung 1972–1982.* Klin Padiatr 1983; 195:143–146

[124] Hertl M. *Prinzipien und Instrumente einer Forschungsförderung gegen Leukämie – Tendenzen der Kind-Philipp-Stiftung.* Klin Padiatr 1988; 200:155–156

[125] Hertl M. *20 Jahre Kind-Philipp-Stiftung für Leukämieforschung. Zur Sitzung der Gesellschaft für Pädiatrische Onkologie und Hämatologie und zur Kind-Philipp-Preis-Verleihung am 29. Mai 1992.* Klin Padiatr 1993; 205:197–199

[126] Hertl M. *Geschichte der pädiatrischen Onkologie in Deutschland.* Klin Padiatr 2001; 213:149–152

[127] Heuck G. *Zwei Fälle von Leukämie mit eigenthümlichem Blut-resp. Knochenmarksbefund.* Archiv f pathol Anat 1879; 78:475–496

[128] Hiddemann W, Ritter J, Wörmann B, Budde M, Creutzig U, Schellong G, Büchner Th, Riehm H. *DNS-Aneuploidie bei Kindern mit akuten Leukämien: I. Inzidenz und klinische Bedeutung im Rahmen der BFM-Studien.* Klin Padiatr 1985; 197:215–220

[129] Hitzer B. *Krebs fühlen. Eine Emotionsgeschichte des 20. Jahrhunderts.* Stuttgart: Klett-Cotta, 2020

[130] Hodgkin T. *On Some Morbid Appearances of the Absorbent Glands and Spleen.* Medico-Chirurgical Transactions 1832; 17:68–114

[131] Horstmann M. *Multizentrische Studie COALL-08-09 zur Behandlung von Kindern mit akuter lymphoblastischer Leukämie.* Therapieprotokoll, 2009

[132] Hustu HO, Aur RJA, Verzosa MS, Simone JV, Pinkel D. *Prevention of Central Nervous System Leukemia by Irradiation.* Cancer 1973; 32:585–597

[133] Janka G. *COALL-03-85 Kooperative ALL-Studie* (Studienprotokoll), 1985

[134] Janka GE, Winkler K, Jürgens H, Göbel U, Gutjahr P, Spaaar HJ. *Akute lymoblastische Leukämie im Kindesalter: Die COALL-Studien.* Klin Padiatr 1986; 171–177

[135] Janka-Schaub GE, Winkler K, Göbel U, Graubner U, Schwenger M, Haas RJ, Jürgens H, Spaar J. *Kooperative Studie COALL-85 für Risikopatienten mit akuter lymphatischer Leukämie: Erste Ergebnisse.* Klin Padiatr 1988; 200:171–176

[136] Janka-Schaub GE, Stührk H, Kortüm B, Graubner U, Jürgens H, Spaar HJ, Schöck V, Dohrn B, Bahr R, Winkler K. *Initiales Ansprechen auf die Therapie als wichtigster prognostischer Faktor bei der akuten lymphoblastischen Leukämie im Kindesalter.* Klin Padiatr 1991; 203:231–235

[137] Janka-Schaub G. *Multizentrische Therapiestudie zur Behandlung von Kindern mit akuter lymphatischer Leukämie COALL-05-92 der Gesellschaft für Pädiatrische Onkologie und Hämatologie* (Studienprotokoll), 1995

[138] Janka-Schaub G, Harms DO, den Boer ML, Veerman AJP, Pieters R. *Die In-vitro-Zytostatika-Resistenz als unabhängiger prognostischer Faktor in Studie COALL-05-92 zur Behandlung der akuten lymphoblastischen Leukämie im Kindesalter: Basis für eine Doppelstratifizierung nach traditionellen Risikokriterien und Resistenzprofil in Studie COALL-06-97.* Klin Padiatr 1999; 211:233–238

[139] Janssen G, Friedland C, Richter U, Leonhardt H, Göbel U. *Ambulante palliativmedizinische Versorgung krebskranker Kinder und ihrer Familien.* Klin Padiatr 2004; 216:183–188

[140] Jaksch R von. *Ueber Leukämie und Leukozytose im Kindesalter.* Wien klin Wochenschr 1889; 23:456–458

[141] Johnson IS, Armstrong JG, Gorman M, Burnett JP. *The Vinca Alcaloids: A New Class of Oncolytic Agents.* Canc Res 1963; 23:1390–1427

[142] Jürgens H. *Hochdosierte Methotrexatbehandlung. Indikationen, Risiken, Steuerung.* München-Wien-Baltimore: Urban & Schwarzenberg, 1983

[143] Kaatsch P. *Epidemiologie von Krebserkrankungen im Kindesalter.* In: Niemeyer C, Eggert A, Hrsg. *Pädiatrische Hämatologie und Onkologie.* Heidelberg: Springer, 2018:163–168

[144] Kaufmann U. *Elterngruppenarbeit mit Familien krebskranker Kinder.* Klin Padiatr 1986; 198:291–293

[145] Kelly PK. *Auf der Suche nach dem Kinderplaneten.* In: Kelly PK, Hrsg. *Viel Liebe gegen Schmerzen. Krebs bei Kindern.* Reinbek bei Hamburg: Rowohlt Taschenbuch Verlag, 1986:15–42

[146] Klapper W, Oschlies I. *Besonderheiten der histopathologisch-genetischen Diagnose und Klassifikation von Lymphomen im Kindesalter.* Klin Padiatr 2012; 224:183–190

[147] Kleinschmidt H. *Zur Kenntnis der akuten lymphatischen Leukämie im Kindesalter.* Berliner Klinische Wochenschrift 1917; 44:1053–1055

[148] Klingebiel T. *Kind-Philipp-Symposium zu Ehren des Stifters Herrn Dr.-Ing. Walter Reiners und Verleihung des Kind-Philipp-Preises 2008.* Klin Padiatr 2009; 221:327–331

[149] Klingebiel T. *Herausragende Wissenschaftspreise und Ehrungen für pädiatrische Onkologen.* Klin Padiatr 2012; 224:121–123

[150] Klingebiel T, Schrappe M. *Prof. Dr. Hansjörg Riehm, ein Leben für die Wissenschaft.* Klin Padiatr 2013; 225 (Suppl. 1):S9–S14

[151] Kloke M, Zabel M. *Krebs kann jeden treffen – die Therapie auch?* Onkologie 2024; 30(Suppl 1):S5–S6

[152] Kolb HJ. *Knochenmarktransplantation bei Knochenmarkaplasie und akuter Leukämie – Voraussetzungen, Erfolge, Indikationen.* Klin Padiatr 1977; 189:60–67

[153] Kolb HJ. *Möglichkeiten und Probleme der Knochenmarktransplantation in der Behandlung akuter Leukämien.* Klin Padiatr 1981; 193:284–291

[154] Krepler P. *Grundlagen und Fortschritte der Leukämiebehandlung beim Kinde.* Stuttgart: Ferdinand Enke Verlag, 1970

[155] Krumbhaar EB, Krumbhaar HD. *The Blood and Bone Marrow in Yellow Cross Gas (Mustard Gas) Poisoning. Changes Produced in the Bone Marrow of Fatal Cases.* J Med Res 1919; 40:497–509

[156] Lampert F. *Morphologische und quantitativ-cytochemische Veränderungen der normalen menschlichen Knochenmarkszellen durch Cytostatika.* Z ges exp Med 1966; 144:189–202

[157] Lampert F. *Cellulärer DNS-Gehalt und Chromosomenzahl bei der akuten Leukämie im Kindesalter und ihre Bedeutung für Chemotherapie und Prognose.* Klin Wschr 1967; 45:763–768

[158] Lampert F. *Die Wirkung von Vincristin auf das menschliche Knochenmark.* Dtsch Med Wochenschr 1967; 92:1564–1568

[159] Lampert F, Gauger JU. *Chromosomen der Zellen der akuten Leukämie im Kindesalter.* Klin Wschr 1968; 46:882–888

[160] Lampert F. *Kerntrockengewicht, DNS-Gehalt und Chromosomen bei akuten Leukämien im Kindesalter.* Virchows Arch Abt B Zellpath 1968; 1:31–48

[161] Lampert F. *Erhöhter DNS-Gehalt und Chromosomenzahl als Ursache des Behandlungserfolges bei der unreifzelligen Leukämie.* Hämatologie und Bluttransfusion 1969; 8:108–110

[162] Lampert F, Bahr GF, DuPraw EJ. *Ultrastructure of a Burkitt's Lymphoma Marker Chromosome, as Investigated by Quantitative Electron Microscopy.* Cancer 1969; 24:367–376

[163] Lampert F. *Attachment of Human Chromatin Fibers to the Nuclear Membrane, as Seen by Electron Microscopy.* Humangenetik 1971; 13:285–295

[164] Lampert F. *Kombinations-Chemotherapie und Hirnschädelbestrahlung bei 530 Kindern mit akuter lymphoblastischer Leukämie. Kooperative Therapiestudie der Deutschen Arbeitsgemeinschaft für Leukämie-Forschung und -Behandlung im Kindesalter e.V. unter Beteiligung von 35 Kinderkliniken.* Dtsch Med Wochenschr 1977; 102:917–921

[165] Lampert F. *Therapie der akuten Lymphoblastenleukämie im Kindesalter.* Klinikarzt 1978; 7:790–799

[166] Lampert F. *Ergebnis der Memphis-Studie VII („Pinkel-Therapie") bei 659 Kindern mit akuter lymphoblastischer Leukämie. Kooperative Therapiestudie der Deutschen Arbeitgemeinschaft für Leukämie-Forschung und -Behandlung im Kindesalter e.V.* Klin Padiatr 1978; 190:57–64

[167] Lampert F. *Krebs im Kindesalter.* 5. Aufl. München–Wien–Baltimore: Urban & Schwarzenberg, 1980

[168] Lampert F. *Deutsche Arbeitsgemeinschaft für Leukämie-Forschung und -Behandlung im Kindesalter e.V.* Der Kinderarzt 1983; 14:651–652

[169] Lampert F, Henze G, Langermann HJ, Schellong G, Gadner H, Riehm H. *Acute Lymphoblastic Leukemia: Current Status of Therapy in Children.* In: Thiel E, Thierfelder S, Hrsg. *Recent Results in Cancer Research.* Berlin Heidelberg: Springer, 1984; 93:159–181

[170] Lampert F. *Die Hodgkin-Lymphom-Studien in der Pädiatrie – ein Beispiel für Effizienz und Kooperation.* Klin Padiatr 1986; 198:135–136

[171] Lampert F. *Introduction of Donald Pinkel.* In: Neth RD et al, Hrsg. *Modern Trends in Human Leukemia.* Berlin–Heidelberg–New York: Springer, 1989:25–26

[172] Lampert F, Harbott J, Ritterbach J, Schellong G, Ritter J, Creutzig U, Riehm H, Reiter A. *Karyotypes in Acute Childhood Leukemias.* Cancer Genet Cytogenet 1991; 54:277–279

[173] Lampert F, Harbott J, Ritterbach J. *Chromosomenaberrationen bei akuten Leukämien im Kindesalter: Analyse von 1009 Patienten.* Klin Padiatr 1991; 203:311–318

[174] Lampert F. *Leukämie und Chromosomen. Abschiedsvorlesung am 4.5.1998, Universitäts-Kinderklinik Gießen.* Gießener Universitätsblätter Dezember 1998: 77–92

[175] LAMPERT F. *Die Tour des Lebens. Erinnerungen eines Kinderarztes.* Horitschon: Vindobona, 2011

[176] LAMPERT F. *In der Mitte des Lebens. Tagebuch eines Kinderarztes: 1979, 1982.* Horitschon: Vindobona, 2012

[177] LAMPERT F, HARBOTT J, BORKHARDT A. *Cytogenetic Aspects of Childhood Leukemia. Zytogenetische Aspekte bei Leukämien im Kindesalter.* Klin Padiatr 2013; 225 (Suppl. 1):S30–S33

[178] LAMPERT F. *Gespräch mit dem Autor,* 2024

[179] LANDBECK G, ECKLER E. *Therapie der Leukämien.* In: HERTL M, LANDBECK G, Hrsg. *Leukämie bei Kindern.* Stuttgart: Georg Thieme, 1969:70–108

[180] LANDBECK G. *10 Jahre Deutsche Arbeitsgemeinschaft für Leukämie-Forschung und -Behandlung im Kindesalter e.V. Bilanz und Ausblick, zugleich Einführung in die Verhandlungsberichte „Ergebnisse der Pädiatrischen Onkologie".* Klin Padiatr 1977; 189:1–6

[181] LANGER T, MÜLLER C. *Late Effects After Treatment of Non-Hodgkin Lymphoma in Childhood and Adolescence.* In: BECK JD, BOKEMEYER C, LANGER T, Hrsg. *Late Treatment Effects and Cancer Survivor Care in The Young.* Cham: Springer, 2020:207–213

[182] LANGERMANN HJ, HENZE G, BERGER B, RIEHM H. *Organisation, Dokumentation und Ergebnisse der multizentrischen Studien BFM zur Behandlung der akuten lymphoblastischen Leukämie bei Kindern und Jugendlichen.* In: VICTOR N, BROSZIO EP, DUDECK J, Hrsg. *Medizinische Informatik und Statistik. Therapiestudien, 26. Jahrestagung der GMDS, 21.–23. September 1981.* Berlin Heidelberg: Springer, 1981:418–426

[183] LANGERMANN HJ, HENZE G, WULF M, RIEHM H. *Abschätzung der Tumorzellmasse bei der akuten lymphoblastischen Leukämie im Kindesalter: prognostische Bedeutung und praktische Anwendung.* Klin Padiatr 1982; 194:209–213

[184] LASZLO J. *The Cure of Childhood Leukemia. Into the Age of Miracles.* New Brunswick: Rutgers University Press, 1995

[185] LAUTEN M, STANULLA M, ZIMMERMANN M, WELTE K, RIEHM H, SCHRAPPE M. *Clinical Outcome of Patients with Childhood Acute Lymphoblastic Leukaemia and an Initial Leukaemic Blood Blast Count of Less than 1000 per Microliter.* Klin Padiatr 2001; 213:169–174

[186] LAWRENZ-WOLF B, WOLFROM C, FRICKEL C, FENGLER R, WEHINGER H, HENZE G. *Schwere renale Methotrexat-Ausscheidungsstörung nach Hochdosis-Therapie.* Klin Padiatr 1994; 206:319–326

[187] MASLAK PG, DAO T, KRUG LM, CHANEL S, KORONTSVIT T, ZAKHALEVA V, ZHANG R, WOLCHOK JD, YUAN J, PINILLA-IBARZ J, BERMAN E, WEISS M, JURCIC J, FRATTINI MG, SCHEINBERG DA. *Vaccination with synthetic analog peptides derived from WT1 oncoprotein induces T-cell responses in patients with complete remission from acute myeloid leukemia.* Blood 2010; 116:171–179

[188] MASLAK PG, DAO T, BERNAL Y, CHANEL SM, ZHANG R, FRATTINI M, ROSENBLAT T, JURCIC JG, BRENTJENS RJ, ARCILA ME, RAMPEL R, PARK JH, DOUER D, KATZ L, SARLIS N, TALLMAN MS, SCHEINBERG DA. *Phase 2 trial of multivalent WT1 peptide vaccine (galinpepimut-S) in acute myeloid leukemia.* Blood Adv 2018; 2:224–234

[189] MARSMANN G, WINKLER K, GAEDICKE G, LANDBECK G. *Behandlungswege für das 1. Rezidiv der akuten lymphoblastischen Leukämie (ALL): Erfahrungen an 28 Kindern.* Klin Padiatr 1977; 189:41–43

[190] MATHÉ G, AMIEL JL, SCHWARZENBERG L, CATTAN A, SCHNEIDER M. *Adoptive Immunotherapy of Acute Leukemia: Experimental and Clinical Results.* Cancer Res 1965; 25:1525–1531

[191] MÖRICKE A, ZIMMERMANN M, REITER A, GADNER H, ODENWALD E, HARBOTT J, LUDWIG WD, RIEHM H, SCHRAPPE M. *Prognostic Impact of Age in Children and Adolescents with Acute Lymphoblastic Leukemia: Data from the Trials ALL-BFM 86, 90, and 95.* Klin Padiatr 2005; 217:310–320

[192] Möricke A, Reiter A, Zimmermann M, Gadner H, Stanulla M, Dördelmann M, Löning L, Beier R, Ludwig WD, Ratei R, Harbott J, Boos J, Mann G, Niggli F, Feldges A, Henze G, Welte K, Beck JD, Klingebiel T, Niemeyer C, Zintl F, Bode U, Urban C, Wehinger H, Niethammer D, Riehm H, Schrappe M. *Risk-adjusted therapy of acute lymphoblastic leukemia can decrease treatment burden and improve survival: treatment results of 2169 unselected pediatric and adolescent patients enrolled in the trial ALL-BFM 95.* Blood 2008; 111:4477–4489

[193] Mosler F. *Die Pathologie und Therapie der Leukämie.* Berlin: Verlag von August Hirschwald, 1872

[194] Mosler F. *Klinische Symptome und Therapie der medullären Leukämie.* Berlin Klin Wochenschr 1876; 13:701–705

[195] Mukherjee S. *Der König aller Krankheiten. Krebs – eine Biografie,* Köln: DuMont, 2012

[196] Mukherjee S. *Das Gen. Eine sehr persönliche Geschichte,* Frankfurt am Main: S. Fischer, 2017

[197] Mukherjee S. *Das Lied der Zelle. Wie die Biologie die Medizin revolutioniert – Medizinischer Fortschritt und der Neue Mensch.* Berlin: Ullstein, 2023

[198] Müller C. *Childhood Cancer Survivors with Chronic Diseases,* Cham: Springer, 2023

[199] Müller C. *Long-Term Follow-Up of Childhood Cancer Patients from the Point of View of a Person Affected.* In: Beck JD, Bokemeyer C, Langer T, Hrsg. *Late Treatment Effects and Cancer Survivor Care in The Young.* Cham: Springer, 2020:417–420

[200] Müller C (Autor), Langer T (Herausgeber). *Therapieoptimierungsstudien bei Kindern und Jugendlichen mit Krebserkrankungen,* Berlin: Lehmanns Media, 2023

[201] Müller-Weihrich S, Henze G, Jobke A, Kornhuber B, Langermann HJ, Lasson U, Ludwig R, Ritter J, Schellong G, Stollmann B, Treuner J, Riehm H. *BFM-Studie 1975/81 zur Behandlung der Non-Hodgkin-Lymphome hoher Malignität bei Kindern und Jugendlichen.* Klin Padiatr 1982; 194:219–225

[202] Müller-Weihrich S, Beck J, Henze G, Jobke A, Kornhuber B, Lampert F, Ludwig R, Prindull G, Schellong G, Spaar HJ, Stollmann B, Treuner J, Wahlen W, Weinel P, Riehm H. *BFM-Studie 1981/83 zur Behandlung nochmaligner Non-Hodgkin-Lymphome bei Kindern: Ergebnisse einer nach histologisch-immunologischem Typ und Ausbreitungsstadium stratefizierten Therapie.* Klin Padiatr 1984; 196:135–142

[203] Müller-Weihrich S, Henze G, Langermann HJ, Odenwald E, Riehm H. *Kindliche B-Zell-Lymphome und -Leukämien – Verbesserung der Prognose durch eine für B-Neoplasien konzipierte Therapie der BFM-Studiengruppe.* Onkologie 1984; 7:205–208

[204] Münch L. *Kinder und Kinderheilkunde in Berlin. Zwischen Fürsorge und Forschung (1945–1965).* Dissertation, 2020

[205] Naegeli O. *Ueber rothes Knochenmark und Myeloblasten.* Dtsch Med Wochenschr 1900; 26:287–290

[206] Neidhardt M, Habermalz HJ, Henze G, Langermann HJ. *Medulloblastomstudie der Gesellschaft für Pädiatrische Onkologie, ein Zwischenbericht.* Klin Padiatr 1982; 194:257–261

[207] Neidhardt M. *Kooperative, multizentrische Therapiestudie beim Medulloblastom im Kindes- und Jugendalter (MED 84).* Therapieprotokoll, 1983

[208] Neidhardt M, Bailey CC, Gnekow A, Kleihues P, Michaelis J, Wellek S. *Die Medulloblastom-Therapiestudien MBL 80 und MED 84 der Gesellschaft für Pädiatrische Onkologie (GPO) und der Société Internationale d'Oncologic Pediatrique (SIOP).* Klin Padiatr 1987; 199:188–192

[209] Netzel B, Haas RJ, Rodt H. *Autologe Knochenmarktransplantation.* Klin Padiatr 1981; 193:279–283

[210] Neumann E. *Ueber die Bedeutung des Knochenmarks für die Blutzellbildung. Vorläufige Mittheilung.* Centralblatt für die medizinischen Wissenschaften 1868; 6:689

[211] Niethammer D. *Knochenmarktransplantation – Probleme, Indikationen, Vorgehen.* Klin Padiatr 1981; 193:272–278

[212] Niethammer D. *Spezielle Fördermaßnahmen für die Pädiatrische Onkologie.* Klin Paditr 1987; 199:127–130

[213] Noble RL, Beer CT, Cutts JH. *Role of Chance Observations in Chemotherapy: Vinca Rosea.* Ann New York Acd Sci 1958; 76:882–894

[214] Oehme J, Janssen W, Hagitte C. *Leukämie im Kindesalter. Beiträge zur Morphologie, Klinik, Pathophysiologie und Therapie.* Leipzig: Georg Thieme, 1958

[215] Oehme J. *Therapie der Leukämie.* Monatsschr Kinderheilkd 1959; 107:143–149

[216] Oehme J. *Die Therapie der Leukämien im Kindesalter.* Blut 1963; 9:471–480

[217] Oehme J, Eschenbach C. *Die Behandlung von akuten Leukämien mit Vincristinsulfat.* Dtsch med Wschr 89:1208–1214

[218] Opitz H. *Das Leukämieproblem.* Monatsschr Kinderheilkd 1954; 102:120–127

[219] o.V. *Leukämie. Nie gehört.* Der Spiegel 1971; 19:190

[220] Pieters R, Mullighan CG, Hunger SP. *Advancing Diagnostics and Therapy to Reach Universal Cure in Childhood ALL.* J Clin Oncol 2023; 41:5579–5591

[221] Pinkel D. *Five-Year Follow-Up of „Total Therapy" of Childhood Lymphocytic Leukemia.* JAMA 1971; 216:648–652

[222] Pinkel D, Hernandez K, Borella L, Holton C, Aur R, Samoy G, Pratt C. *Drug Dosage and Remission Duration in Childhood Lymphocytic Leukemia.* Cancer 1971; 27:247–256

[223] Pinkel D, Simone J, Hustu O, Aur RJA. *Nine Years' Experience with „Total Therapy" of Childhood Acute Lymphocytic Leukemia.* Pediatrics 1974; 50:246–251

[224] Pinkel D. *Treatment of Childhood Acute Lymphoblastic Leukemia.* Haematol Blood Transfus 1979; 23:25–33

[225] Rasche M, Zimmermann M, Borschel L, Bourquin JP, Dworzak M, Klingebiel T, Lehrnbecher T, Creuzig U, Klusmann JH, Reinhardt D. *Successes and challenges in the treatment of pediatric acute myeloid leukemia: a retrospective analysis of the AML-BFM trials from 1987 to 2012.* Leukemia 2018; 32:2167–2177

[226] Ratzenhofer M. *Pathologie der Leukämien im Kindesalter.* Monatsschr Kinderheilkd 1959; 107:136–143

[227] Reddemann H, Beyer B. *Zum Einfluß der komplexen ALL-Therapie im Kindesalter auf das Körperwachstum.* Pädiatr Grenzgeb 1990; 29:81–85

[228] Reindl TK, Adis C, Vater K, Hartz-Geitel E von, Fengler R, Henze G. *Lebensqualität in der verbleibenden Zeit.* Dtsch Arztebl 2006; 103:A995–997

[229] Reinhardt D. *AML-BFM 2012 Klinische Prüfung zur Behandlung der akuten myeloischen Leukämie bei Kindern und Jugendlichen.* Therapieprotokoll, 2014

[230] Reiter A. *Multizentrische Therapiestudie zur Behandlung von Kindern und Jugendlichen mit malignen Non-Hodgkin-Lymphomen und B-ALL NHL-BFM 90 der Deutschen Arbeitsgemeinschaft für Leukämie-Forschung und -Behandlung im Kindesalter e.V.* Therapieprotokoll, 1991

[231] Reiter A, Schrappe M, Ludwig WD, Lampert F, Harbott J, Henze G, Niemeyer CM, Gadner H, Müller-Weihrich S, Odenwald E, Riehm H. *Favorable Outcome of B-Cell Acute Lymphoblastic Leukemia in Childhood: A Report of Three Consecutive Studies of the BFM Group.* Blood 1992; 80:2471–2478

[232] Reiter A. *Therapy of B-cell acute lymphoblastic leukemia in childhood: The BFM experience.* Bailliere's Clinical Haematology 1994; 7:321–337

[233] Reiter A, Tiemann M, Ludwig WD, Wacker HH, Yakisan E, Schrappe M, Henzler D, Sykora KW, Brandt A, Odenwald E, Riehm H, Parwaresch R. *Therapiestudie NHL-BFM 90 zur Behandlung maligner Non-Hodgkin-Lymphome bei Kindern und Jugendlichen. Teil 1: Klassifikation und Einteilung in strategische Gruppen.* Klin Padiatr 1994; 206:222–233

[234] Reiter A, Schrappe M, Yakisan E, Sauter S, Henzler D, Zimmermann M, Graf N, Fengler R, Kühl J, Fleischhack G, Dörffel W, Kluba U, Riehm H. *Therapiestudie NHL-BFM 90 zur Behandlung maligner Non-Hodgkin-Lymphome bei Kindern und Jugendlichen. Teil 2: Eine Zwischenanalyse der Therapiegruppe Non-B-NHL.* Klin Padiatr 1994; 206:234–241

[235] Reiter A, Schrappe M, Yakisan E, Sauter S, Ebell W, Zimmermann M, Hartmann W, Kremens B, Kuhn N, Claviez A, Sauerbrey A, Schmidt P, Müller-Weihrich S, Lieber T, Riehm H. *Therapiestudie NHL-BFM 90 zur Behandlung maligner Non-Hodgkin-Lymphome bei Kindern und Jugendlichen. Teil 3: Eine Zwischenanalyse der Therapiegruppe B-NHL/B-ALL.* Klin Padiatr 1994; 206:242–252

[236] Reiter A, Schrappe M, Ludwig WD, Hiddemann W, Sauter S, Henze G, Zimmermann M, Lampert F, Havers W, Niethammer D, Odenwald E, Ritter J, Mann G, Welte K, Gadner H, Riehm H. *Chemotherapy in 998 Unselected Childhood Acute Lymphoblastic Leukemia Patients. Results and Conclusions of the Multicenter Trial ALL-BFM 86.* Blood 1994; 84:3122–3133

[237] Reiter A, Schrappe M, Parwaresch R, Henze G, Müller-Weihrich S, Sauter S, Sykora KW, Ludwig WD, Gadner H, Riehm H. *Non-Hodgkin's Lymphomas of Childhood and Adolescence: Results of a Treatment Stratified for Biologic Subtypes and Stage – A Report of the Berlin-Frankfurt-Münster Group.* J Clin Oncol 1995; 13:359–372

[238] Reiter A. *Multizentrische Therapiestudie der Gesellschaft für Pädiatrische Onkologie und Hämatologie (GPOH) NHL-BFM 95 zur Behandlung von Kindern und Jugendlichen mit Non-Hodgkin-Lymphomen (NHL) und akuter B-Zell Leukämie (B-ALL)* (Studienprotokoll), 1996

[239] Reiter A, Schrappe M, Tiemann M, Ludwig WD, Yakisan E, Zimmermann M, Mann G, Chott A, Ebell W, Klingebiel T, Graf N, Kremens B, Müller-Weihrich S, Plüss HJ, Zintl F, Henze G, Riehm H. *Improved Treatment Results in Childhood B-Cell Neoplasms With Tailored Intensification of Therapy: A Report of the Berlin-Frankfurt-Münster Group Trial NHL-BFM 90.* Blood 1999; 94:3294–3306

[240] Reiter A. *B-NHL BFM 04. Multizentrische Beobachtungsstudie zur Behandlung von Kindern und Jugendlichen mit reifem B-Zell Non-Hodgkin-Lymphom oder B-ALL* (Studienprotokoll), 2004

[241] Reiter A. *Non-Hodgkin-Lymphoma in Children and Adolescents. Non-Hodgkin-Lymphome bei Kindern und Jugendlichen.* Klin Padiatr 2013; 225 (Suppl. 1):S87–S93

[242] Riehm H. *Chemotherapie der akuten Leukämien.* Deut Med J 1968; 19:145–150

[243] Riehm H, Gadner H, Jessenberger K, Odenwald E, Tariverdian G, Vortisch M, Stück B. *Radikale kombinierte Chemo- und Radiotherapie der akuten Leukämie des Kindes – erster Erfahrungsbericht.* In: Gross R, van de Loo J, Hrsg. *Leukämie.* Berlin Heidelberg New York: Springer, 1972:545–550

[244] Riehm H, Gadner H, Welte K. *Die West-Berliner Studie zur Behandlung der akuten lymphoblastischen Leukämie des Kindes – Erfahrungsbericht nach 6 Jahren.* Klin Padiatr 1977; 189:89–102

[245] Riehm H, Gadner H, Henze G, Langermann HJ, Odenwald E. *The Berlin Childhood Acute Lymphoblastic Leukemia Therapy Study, 1970–1976.* Am J Ped Hem Oncol 1980; 2:299–306

[246] Riehm H. *Multizentrische Therapiestudie BFM 81 zur Behandlung der akuten lymphoblastischen Leukämie im Kindes- und Jugendalter* (Studienprotokoll), 1981

[247] Riehm H. *Multizentrische Therapiestudie BFM 83 zur Behandlung der akuten lymphoblastischen Leukämie im Kindes- und Jugendalter* (Studienprotokoll), 1983

[248] Riehm H. *Tod und Sterben von krebskranken Kindern.* In: Winau R, Rosemeier HP, Hrsg. *Tod und Sterben.* Berlin; New York: de Gruyter, 1984:310–316

[249] Riehm H. *Therapie der akuten lymphoblastischen Leukämie des Kindes.* In: Büchner Th, Urbanitz D, van de Loo J, Hrsg. *Therapie der akuten Leukämien.* Berlin Heidelberg: Springer, 1984:51–58

[250] RIEHM H. *Therapiestudie ALL/NHL-BFM 86* (Studienprotokoll), 1986

[251] RIEHM H. *Stellungnahme zur Situation der Pädiatrischen Onkologie in der Bundesrepublik Deutschland.* Klin Padiatr 1987; 199:131–132

[252] RIEHM H, FEICKERT HJ, SCHRAPPE M, HENZE G, SCHELLONG G. *Therapy Results in Five ALL-BFM Studies Since 1970: Implications of Risk Factors for Prognosis.* In: BÜCHNER T, SCHELLONG G, HIDDEMANN W, URBANITZ D, RITTER J, Hrsg. *Haematology and Blood Transfusion.* Berlin Heidelberg: Springer, 1987; 30:139–146

[253] RIEHM H, REITER A, SCHRAPPE M, BERTHOLD F, DOPFER R, GEREIN V, LUDWIG R, RITTER J, STOLLMANN B, HENZE G. *Die Corticosteroid-abhängige Dezimierung der Leukämiezellzahl im Blut als Prognosefaktor bei der akuten lymphoblastischen Leukämie im Kindesalter (Therapiestudie ALL-BFM 83).* Klin Padiatr 1987; 199:151–160

[254] RIEHM H. *Laudatio auf Herrn Professor Dr. med. Günther Landbeck aus Anlass seiner Verabschiedung am 2. März 1990.* Klin Padiatr 1990; 202:195–196

[255] RIEHM H. *Multizentrische Therapiestudie der Gesellschaft für Pädiatrische Onkologie und Hämatologie ALL-BFM 90 zur Behandlung von Kindern und Jugendlichen mit akuter lymphoblastischer Leukämie (Non-B-ALL)* (Studienprotokoll), 1991

[256] RIEHM H, GADNER H, HENZE G, KORNHUBER B, LAMPERT F, NIETHAMMER D, REITER A, SCHELLONG G. *Results and Significance of Six Randomized Trials in Four Consecutive ALL-BFM Studies.* In: BÜCHNER T, SCHELLONG G, HIDDEMANN W, RITTER J, Hrsg. *Haematology and Blood Transfusion.* Berlin Heidelberg: Springer, 1990; 33:439–450

[257] RIEHM H. *Laudatio auf Professor Dr. Günther Schellong, Münster, anlässlich der Verleihung der Ehrenmitgliedschaft der Gesellschaft für Pädiatrische Onkologie in Frankfurt am 30. November 1990.* Klin Paditr 1991; 203:193–194

[258] RIEHM H. *Multizentrische Therapiestudie der Gesellschaft für Pädiatrische Onkologie und Hämatologie ALL-BFM 95 zur Behandlung von Kindern und Jugendlichen mit akuter lymphoblastischer Leukämie.* (Studienprotokoll), 1995

[259] RIEHM H. *Gespräch mit dem Autor,* 2023

[260] RITTER J, CREUTZIG U, RIEHM H, SCHELLONG G. *Acute Myelogenous Leukemia: Current Status of Therapy in Children.* In: THIEL E, THIERFELDER S, Hrsg. *Recent Results in Cancer Research.* Berlin Heidelberg: Springer, 1984; 93:204–215

[261] RITTER J. *Therapiestudie AML-BFM 93 für die akute myeloische Leukämie bei Kindern.* (Therapieprotokoll), 1993

[262] RITTER J. *Therapiestudie AML-BFM 98 für die akuten myeloischen Leukämien bei Kindern.* (Therapieprotokoll), 1998

[263] ROERDEN M, WALZ JS. *Tumorimpfstoffe.* Der Onkologe 2021; 27:1101–1108

[264] ROSSIG C, JUERGENS H, SCHRAPPE M, MOERICKE A, HENZE G, STACKELBERG A VON, REINHARDT D, BURKHARDT B, WOESSMANN W, ZIMMERMANN M, GADNER H, MANN G, SCHELLONG G, MAUZ-KOERHOLZ C, DIRKSEN U, BIELACK S, BERTHOLD F, GRAF N, RUTKOWSKI S, CALAMINUS G, KAATSCH P, CREUTZIG U. *Effective Childhood Cancer Treatment: The Impact of Large Scale Clinical Trials in Germany and Austria.* Pediatr Blood Cancer 2013; 60:1574–1581

[265] SALZBURG J, BURKHARDT B, ZIMMERMANN M, WACHOWSKI O, WOESSMANN W, OSCHLIES I, KLAPPER W, WACKER HH, LUDWIG WD, NIGGLI F, MANN G, GADNER H, RIEHM H, SCHRAPPE M, REITER A. *Prevalence, Clinical Pattern, and Outcome of CNS Involvement in Childhood and Adolescent Non-Hodgkin's Lymphoma Differ by Non-Hodgkin's Lymphoma Subtype: A Berlin-Frankfurt-Münster Group Report.* J Clin Oncol 2007; 25:3915–3922

[266] SCHEER U, SCHELLONG G, RIEHM H. *Verbesserte Prognose der akuten myeloischen Leukämien bei Kindern nach intensivierter Anfangstherapie.* Klin Padiatr 1979; 191:104–110

[267] SCHEIPERS L, TOTZECK M, RASSAF T. *Kardiotoxizität zielgerichteter onkologischer Therapien.* TumorDiagn u Ther 2024; 45:295–305

[268] Schellong G, Breu H, Gröbe H, Voss W. *Intensivierung der Anfangstherapie nach dem West-Berliner Protokoll bei akuter lymphoblastischer Leukämie: Ergebnisse nach 2 1/2 Jahren in Münster.* Klin Padiatr 1978; 190:65–72

[269] Schellong G, Arnold H, Lennert K, Schwarze EW, Prindull G, Riehm H, Wannenmacher M. *Kooperative Therapiestudie HD78 für den Morbus Hodgkin bei Kindern und Jugendlichen.* Therapieprotokoll, 1978

[270] Schellong G, Scheer-Creutzig U, Riehm H. *Kooperative Therapiestudie für die akuten myeloischen Leukämien (AML) bei Kindern* (Therapieprotokoll), 1979

[271] Schellong G, Waubke AK, Langermann HJ, Breu H, Kuhne B, Riehm H, Ritter J. *Bedeutung klinischer und intraoperativer Befunde für die Voraussage eines Milzbefalls beim Morbus Hodgkin im Kindesalter: Eine retrospektive statistische Analyse bei 154 Patienten der Therapiestudie HD 78.* Klin Padiatr 1982; 194:242–250

[272] Schellong G. *Kooperative Therapiestudie HD 82 zur Behandlung des Morbus Hodgkin bei Kindern.* Therapieprotokoll, 1982

[273] Schellong G, Creutzig U, Ritter J. *Multizentrische Therapiestudie AML-BFM 83 zur Behandlung der akuten myeloischen Leukämie bei Kindern.* (Therapieprotokoll), 1983

[274] Schellong G. *Kooperative Therapiestudie HD 85 zur Behandlung des Morbus Hodgkin bei Kindern.* Therapieprotokoll, 1985

[275] Schellong G, Brämswig J, Ludwig R, Gerein V, Jobke A, Jürgens H, Kabisch H, Stollmann B, Weinel P, Gadner H, Schwarze EW, Wannenmacher M. *Kombinierte Behandlungsstrategie bei über 200 Kindern mit Morbus Hodgkin: Abgestufte Chemotherapie, Involved-Field-Bestrahlung mit erniedrigten Dosen und selektive Splenektomie. Ein Bericht der kooperativen Therapiestudie DAL-HD-82.* Klin Padiatr 1986; 198:137–146

[276] Schellong G. *Änderung der Studientherapie.* Schreiben an die Teilnehmer der Therapiestudie HD 85 vom 09.12.1986, 1986

[277] Schellong G. *Krebs bei Kindern: Fortschritte in der Behandlung.* In: Kelly PK, Hrsg. *Viel Liebe gegen Schmerzen. Krebs bei Kindern.* Reinbek bei Hamburg: Rowohlt Taschenbuch Verlag, 1986:43–48

[278] Schellong G. *Therapiestudie AML-BFM 87 für die akute myeloische Leukämie bei Kindern.* (Therapieprotokoll), 1987

[279] Schellong G, Hörnig I, Brämswig J, Bökkerink JPM, Steinhoff A, Ludwig R, Niethammer D, Reiter A, von Lengerke HJ, Heinecke H, Schwarze EW, Pötter R, Müller RP, Wannenmacher M. *Zur Bedeutung des Procarbazins in der Chemotherapie des Morbus Hodgkin – Ein Bericht der kooperativen Therapiestudie DAL-HD-85.* Klin Padiatr 1988; 200:205–213

[280] Schellong G. *Therapiestudie für den Morbus Hodgkin bei Kindern und Jugendlichen DAL-HD-90.* Therapieprotokoll, 1990

[281] Schellong G, Hörnig-Franz I, Rath B, Ritter J, Riepenhausen M, Kabisch H, Goldschmitt-Wuttge B, Schmidt P, Niethammer D, Gaedicke G, Schwarze EW, Pötter R, Wannenmacher M. *Reduzierung der Strahlendosen auf 20–30 Gy im Rahmen einer kombinierten Chemo-/Radiotherapie beim Morbus Hodgkin im Kindesalter. Ein Bericht der kooperativen Therapiestudie DAL-HD-87.* Klin Padiatr 1994; 206:253–262

[282] Schellong G, Pötter R, Brämswig J, Wagner W, Prott FJ, Dörffel W, Körholz D, Mann G, Rath B, Reiter A, Weissbach G, Riepenhausen M, Thiemann M, Schwarze EW. *High Cure Rates and Reduced Long-Term Toxicity in Pediatric Hodgkin's Disease: The German-Austrian Multicenter Trial DAL-HD-90.* J Clin Oncol 1999; 17:3736–3744

[283] Schellong G, Riepenhausen M, Ehlert K, Brämswig J, Dörffel W, Schmutzler RK, Rhiem K, Bick U. *Brustkrebs bei jungen Frauen nach Therapie eines Hodgkin-*

Lymphoms im Kindes- und Jugendalter. Eine Beobachtungsstudie mit bis zu 33 Jahren Follow-up. Dtsch Arztebl 2014; 111:3–9

[284] Schrappe M, Beck J, Brandeis WE, Feickert HJ, Gadner H, Graf N, Havers W, Henze G, Jobke A, Kornhuber B, Kühl J, Lampert F, Müller-Weihrich S, Niethammer D, Reiter A, Rister M, Ritter J, Schellong G, Tausch W, Weinel P, Riehm H. *Die Behandlung der akuten lymphoblastischen Leukämie im Kindes- und Jugendalter: Ergebnisse der multizentrischen Therapiestudie ALL-BFM 81.* Klin Padiatr 1987; 199:133–150

[285] Schrappe M, Reiter A, Ludwig WD, Harbott J, Zimmermann M, Hiddemann W, Niemeyer C, Henze G, Feldges A, Zintl F, Kornhuber B, Ritter J, Welte K, Gadner H, Riehm H. *Improved outcome in childhood acute lymphoblastic leukemia despite reduced use of anthracyclines and cranial radiotherapy: results of trial ALL-BFM 90.* Blood 2000; 95:3310–3322

[286] Schrappe M. *Multizentrische Therapiestudie ALL-BFM 2000 zur Behandlung der akuten lymphoblastischen Leukämie bei Kindern und Jugendlichen.* Therapieprotokoll, 2006

[287] Schrappe M, Zimmermann M, Möricke A, Mann G, Valsecchi MG, Bartram CR, Biondi A, Panzer-Grümayer R, Schrauder A, Locatelli F, Reiter A, Basso G, Niggli F, Aricò M, Conter V. *Dexamethasone in Induction Can Eliminate One Third of All Relapses in Childhood Acute Lymphoblastic Leukemia (ALL): Results of An International Randomized Trial in 3655 Patients (Trial AIEOP-BFM ALL 2000).* Blood 2008; 112:7

[288] Schrappe M. *AIEOP-BFM ALL 2009 Internationales kooperatives Behandlungsprotokoll für Kinder und Jugendliche mit akuter lymphoblastischer Leukämie.* Therapieprotokoll, 2009

[289] Schrappe M, Möricke A, Reiter A, Henze G, Welte K, Gadner H, Ludwig WD, Ritter J, Harbott J, Mann G, Klingebiel T, Gruhn B, Niemeyer C, Kremens B, Niggli F, Debatin KM, Ratei R, Stanulla M, Beier R, Cario G, Schrauder A, Zimmermann M. *Key Treatment Questions in Childhood Acute Lymphoblastic Leukemia: Results in 5 Consecutive Trials Performed by the ALL-BFM Study Group From 1981 to 2000. Kernfragen der Behandlung von akuten lymphoblastischen Leukämien im Kindesalter: Ergebnisse aus 5 konsekutiven Studien der ALL-BFM-Studiengruppe von 1981 bis 2000.* Klin Padiatr 2013; 225 (Suppl. 1):S62–S72

[290] Schrappe M. *AIEOP-BFM ALL 2017 International collaborative treatment protocol for children and adolescents with acute lymphoblastic leukemia. A randomized phase III study conducted by the AIEOP-BFM study group.* Therapieprotokoll, 2018

[291] Schwab RS, Weiss S. *Neurological Aspects of Leukemia.* Am J M Sc 1935; 189:766

[292] Schwarze EW, Pileri S, Tolksdorf G, Kampert-Blumberg J. *Die lymphoblastischen Lymphome des Kindesalters. Ihre Erkennbarkeit als T- oder B-Zellneoplasien im histologischen Präparat (Routine-Schnittpräparat).* Klin Padiatr 1981; 193:131–136

[293] Seelig A. *Ein Fall von acuter Leukaemie.* Deutsch Arch f klin Med 1895; 54:537–543

[294] Seidemann K, Meyer U, Jansen P, Yakisan E, Rieske K, Führer M, Kremens B, Schrappe M, Reiter A. *Impaired renal function and tumor lysis syndrome in pediatric patients with Non-Hodgkin's Lymphoma and B-ALL. Observations from the BFM-trials.* Klin Padiatr 1998; 210:279–284

[295] Senfft C. *Krebs bei Kindern.* Dokumentation der Deutschen Krebshilfe (DVD), Zitat dort ab der Minutenanzeige 34:51

[296] Simone J, Aur RJA, Hustu HO, Pinkel D. *Total Therapy Studies of Acute Lymphocytic Leukemia in Children. Current Results and Prospects for Cure.* Cancer 1972; 30:1488–1494

[297] Simone JV, Aur RJA, Hustu HO, Verzosa M. *Acute Lymphocytic Leukemia in Children.* Cancer 1975; 36:770–774

[298] Skipper HE, Thomson JR, Bell M. *Attempts at Dual Blocking of Biochemical Events in Cancer Chemotherapy.* Cancer Res 1954; 14:503–507

[299] Skipper HE. *Perspectives in Cancer Chemotherapy: Therapeutic Design.* Cancer Res 1964; 24:1295–1302

[300] Solschenizyn A. *Krebsstation. Roman in zwei Büchern. Mit einem Vorwort von Heinrich Böll. Buch I,* Reinbek bei Hamburg: Rowohlt Taschenbuch Verlag, 1971

[301] Solschenizyn A. *Krebsstation. Roman in zwei Büchern Buch II,* Reinbek bei Hamburg: Rowohlt Taschenbuch Verlag, 1971

[302] Spilling E. *Ueber Blutuntersuchungen bei Leukämie.* In: Ehrlich P, Hrsg. *Farbenanalytische Untersuchungen zur Histologie und Klinik des Blutes. Gesammelte Mittheilungen. Erster Theil.* Berlin: Verlag von August Hirschwald, 1891:51–71

[303] Stackelberg A von. *ALL-REZ BFM. Beobachtungsstudie und Biobank für Rezidive einer akuten lymphoblastischen Leukämie im Kindes- und Jugendalter.* (Studienprotokoll), 2012

[304] Tallen G, Ratei R, Mann G, Kaspers G, Niggli F, Karachunsky A, Ebell W, Escherich G, Schrappe M, Klingebiel T, Fengler R, Henze G, Stackelberg A von. *Long-Term Outcome in Children with Relapsed Acute Lymphoblastic Leukemia After Time-Point and Site-of-Relapse Stratification and Intensified Short-Course Multidrug Chemotherapy: Results of Trial ALL-REZ BFM 90.* J Clin Oncol 2010; 28:2339–2347

[305] Tellkamp U. *Der Turm. Geschichte aus einem versunkenen Land,* Frankfurt am Main: Suhrkamp Verlag, 2008

[306] Tellkamp U. *Der Schlaf in den Uhren. Archipelagus I,* Berlin: Suhrkamp Verlag, 2022

[307] Vesper G. *Frohburg,* München: btb Verlag, 2017

[308] Virchow R. *Weisses Blut.* Neue Notiz Geb Natur u Heilk 1845; 36:151–156

[309] Virchow R. *Weißes Blut (Leukämie).* Archiv f pathol Anat 1847; 1:563–572

[310] Virchow R. *Cellular-Pathologie.* Archiv f pathol Anat 1855; 8:3–39

[311] Virchow R. *Die Cellularpathologie in ihrer Begründung auf physiologische und pathologische Gewebelehre. Zwanzig Vorlesungen.* Berlin: Verlag von August Hirschwald, 1858

[312] Vogel J. *Ein Fall von Leukämie mit Vergrößerung der Milz und Leber.* Archiv f pathol Anat 1851; 3:570–588

[313] Voswinckel P. *Erinnerungsort Krebsbaracke. Klarstellungen um das erste interdisziplinäre Krebsforschungsinstitut in Deutschland (Berlin, Charité),* abrufbar unter: `https://repository.publisso.de/resource/frl:6425176/data` (Seite besucht am 10.05.2024)

[314] Voswinckel P. *Historische Forschungsstelle der DGHO. Beiträge aus den DGHO-Mitgliederrundschreiben 2012 bis 2021,* abrufbar unter: `https://www.dgho.de/publikationen/buecher-zur-dgho-geschichte/historisches-rundschreiben/dgho_bro_beitraege_geschichte_mitgliederrundschreiben_web.pdf` (Seite besucht am 03.04.2024)

[315] Vowels MR, Willoughby MLN. *Cyclic chemotherapy in acute lymphoblastic leukaemia of childhood. 5-year survivals.* Arch Dis Child 1973; 48:436–440

[316] Walther B, Gutjahr P, Beron G. *Therapiebegleitende und -überdauernde neurologische und neuropsychologische Diagnostik bei akuter lymphoblastischer Leukämie im Kindesalter.* Klin Padiatr 1981; 193:177–183

[317] Watson JD, Crick FHC. *A structure for DesoxyriboseNucleicAcid.* Nature 1953; 171:737–738

[318] Wehinger H. *Konservative Induktionstherapie bei hämatologischem Relaps.* Klin Padiatr 1977; 189:45–46

[319] Weisse K. *Zur Problematik kindlicher Leukämien.* Zschr Kinderhk 1950; 67:582–591

[320] Welte K. *Gespräch mit dem Autor,* 2024

[321] Whiteside JA, Philips FS, Dargeon HW, Burchenal JH. *Intrathecal Amethopterin in Neurological Manifestations of Leukemia.* Arch Int Med 1958; 101:279–285

[322] Willi H. *Die Leukosen im Kindesalter.* Berlin: Verlag von S. Karger, 1936

[323] Willoughby MLN, Laurie HC. *Cyclic Chemotherapy in Childhood Acute Leukemia.* Arch Dis Childh 1968; 43:187–194

[324] Winkler K, Gaedicke G, Grosch-Wörner I, Marsmann G, Landbeck G. *Zur Behandlung der akuten lymphoblastischen Leukämie im Kindesalter – Erfahrungsbericht.* Klin Padiatr 1977; 89:74–88
[325] Winkler K, Landbeck G. *Therapieprotokoll COALL-80* (Studienprotokoll), 1980
[326] Winkler K, Marsmann G, Grosch-Wörner I, Caspers S, Kabisch H, Matzke E, Meissner C, Müller J, Franke HD, Langendorff G, Hess A, Landbeck G. *Hamburger ALL-Studien.* Klin Padiatr 1980; 192:134–141
[327] Winkler K, Matzke E, Caspers S, Erttmann R, Grosch-Wörner I, Kabisch H, Müller J, Landbeck G. *Vorstellung der kooperativen Studie COALL-80 zur Behandlung der akuten lymphoblastischen Leukämie (ALL) im Kindesalter.* Klin Padiatr 1981; 193:155–158
[328] Winkler K, Beron G, Erttmann R, Jürgens H, Göbel U, Gutjahr P, Kabisch H, Kuhn N, Spaar HJ, Drescher J, Thomas P, Landbeck G. *COALL-80-Studie zur Behandlung der akuten lymphoblastischen Leukämie (ALL) im Kindesalter – Zwischenbericht.* Klin Padiatr 1983; 195:161–167
[329] Wittmeyer H, Kaufmann U. *Psychologische Betreuung krebskranker Kinder und ihrer Familien.* Klin Padiatr 1989; 201:350–354
[330] Wolf C. *Nachdenken über Christa T.*, Frankfurt am Main: Suhrkamp Verlag, 2007
[331] Wolf C. *Was bleibt*, Frankfurt am Main: Suhrkamp Verlag, 2007
[332] Woessmann W, Seidemann K, Mann G, Zimmermann M, Burkhardt B, Oschlies I, Ludwig WD, Klingebiel T, Graf N, Gruhn B, Jürgens H, Niggli F, Parwaresch R, Gadner H, Riehm H, Schrappe M, Reiter A. *The impact of the methotrexate administration schedule and dose in the treatment of children and adolescents with B-cell neoplasms: a report of BFM Group Study NHL-BFM 95.* Blood 2005; 105:948–958
[333] Wündisch GF. *Erfahrungen in der Therapie des 1. hämatologischen Rezidivs bei ALL.* Klin Padiatr 1977; 189:44
[334] Zimmer K. *Ein Schrei nach Hilfe. Für krebskranke Kinder wird in unserem Land nicht alles getan, was möglich wäre.* Abrufbar unter `https://www.zeit.de/1984/45/ein-schrei-nach-hilfe/komplettansicht` (Seite besucht am 12.04.2024)
[335] Zintl F, Malke H, Reimann M, Hermann J, Domula M, Dörffel W, Eggers G, Exadaktylos P, Hilgenfeld E, Kotte W, Krause I, Kunert W, Mittler U, Möbius D, Reddemann H, Weissbach G, Weinmann G. *Erfahrungen mit modifizierten BFM-Protokollen bei der Behandlung von Kindern mit akuten lymphoblastischen Leukämien (ALL) in den ostdeutschen Ländern von 1981 bis 1991.* Klin Padiatr 1992; 204:221–229
[336] Zuelzer WW. *Current trends in hematology.* Pediatrics 1949; 4:269–276
[337] Zuelzer WW. *Implications of long-term survival in acute stem cell leukemia treated with composite cyclic therapy.* Blood 1964; 24:477–494

Bildnachweis

1. National Library of Medicine, public domain, via Wikimedia Commons
2. Waldemar Franz Hermann Titzenthaler, Public domain, via Wikimedia Commons
3. Eigene Zeichnung
4. Ernst von Leyden, Ferdinand Blumenthal, Public domain, via Wikimedia Commons
5. Ernst von Leyden, Ferdinand Blumenthal, Public domain, via Wikimedia Commons
6. Eigene Fotografie
7. Eigene Fotografie
8. Public domain, via Wikimedia Commons
9. Public domain, via Wikimedia Commons
10. Prof. Dr. med. Fritz Lampert
11. Prof. Dr. med. Fritz Lampert
12. Prof. Dr. med. Fritz Lampert
13. Bundesarchiv, Bild 102-01286 / Unknown author / CC-BY-SA 3.0, CC BY-SA 3.0 DE <https://creativecommons.org/lice sa/3.0/de/deed.en>, via Wikimedia Commons
14. Charlotte Brooks, Public domain, via Wikimedia Commons
15. Eventuell L.A. Marty, M.D, Kansas City, Public domain, via Wikimedia Commons
16. Furfur, CC BY-SA 2.5 <https://creativecommons.org/licenses/by-sa/2.5>, via Wikimedia Commons
17. Prof. Dr. med. Karl Welte
18. [244, S. 92] © Thieme
19. [244, S. 92] © Thieme
22. [201, S. 222] © Thieme
23. [201, S. 222] © Thieme
24. [201, S. 222] © Thieme
25. [101, S. 147] © Thieme
26. [101, S. 147] © Thieme
27. [101, S. 148] © Thieme
20. Prof. Dr. med. Karl Welte
21. Prof. Dr. med. Karl Welte
28. [104, S. 197] © Thieme
29. [104, S. 197] © Thieme
30. [104, S. 198] © Thieme
31. [104, S. 197] © Thieme
32. Zusammenstellung eigener Fotografien
32. Zusammenstellung eigener Fotografien
33. [246]
34. [246]
35. [246]
36. [246]

37. [246]
38. [246]
39. [102, S. 21]
40. [102, S. 22]
41. [247]
42. [247]
43. [247]
44. [247]
45. [247]
46. [105]
47. [105]
48. [105]
49. [105]
50. [247]
51. [247]
52. [247]
53. [250]
54. [250, S. 36]
55. [250, S. 41]
56. [250, S. 43]
57. [250, S. 39]
58. [250, S. 46]
59. [250]
60. [250]
61. [255]
62. [255]
63. [255]
64. [255]
65. [255]
66. [255]
67. [255]
68. [230]
69. [230]
70. [258]
71. [258]
72. [258]
73. [258]
74. [258]
75. [258]
76. [238]
77. [270, Anlage 1]
78. [273, S. 19]
79. [273]
80. [273]
81. [278, S. 23]
82. [278]
83. [278]
84. [261, S. II]
85. [261]
86. [261]

87. [262, S. 25]
88. [262]
89. [262]
90. [262]
91. [39, S. 6]
92. [229, S. 19]
93. [269, S. 23]
94. [272, S. 24]
95. [274]
96. [274]
97. [280]
98. [207]
99. [207]
100. [207]
101. [325]
102. [325]
103. [325]
104. [325]
105. [131]
106. [131]
107. Gesellschaft für Pädiatrische Onkologie und Hämatologie
108. [107, S. 8]
109. [107, S. 9]
110. [107, S. 9]
111. [107, S. 23]
112. [108, S. 23]
113. [108, S. 30]
114. [108, S. 32]
115. [108, S. 34]
116. [112, S. 14]
117. [112, S. 21]
118. [112, S. 24]
119. [112, S. 25]
120. [117, S. 15]
121. [117, S. 42]
122. [303, S. 50]
123. [117, S. 10]
124. [286]
125. [286]
126. [288]
127. [240]
128. [32]
129. [32]
130. [80, S. 3] © Thieme
131. Navy News Service, public domain, via Wikimedia Commons
132. Eigene Fotografie
133. Dipl.-Psych. Bettina Hoetzel. Foto im Privatbesitz des Autors
134. [290], Abdruck mit freundlich erteilter Erlaubnis von Prof. Dr. med. Martin Schrappe (Kiel)
135. Prof. Dr. med. Martin Schrappe
136. Eigene Zeichnung des Autors

137. Eigene Zeichnung des Autors
138. Prof. Dr. med. Dr. h.c. mult. Hansjörg Riehm
139. Abdruck mit freundlich erteilter Erlaubnis von Prof. Dr. med. Martin Schrappe (Kiel)

„Medizinische Forschung sollte in erster Linie dem Patienten zugute kommen. Die Erkenntnisgewinnung darf nicht auf Kosten der Patienten erfolgen. Besonders in der Onkologie haben sich Therapiestudien als ein wirksames Instrument der klinischen Forschung erwiesen. Die in diesem Sinne erfolgreiche Durchführung einer kooperativen, multizentrischen Therapiestudie setzt ein überzeugendes therapeutisches und organisatorisches Konzept voraus, woraus sich letztlich die Motivation der Studienteilnehmer zur Kooperation ergeben muss. Am Beispiel der BFM-Studien soll gezeigt werden, wie durch die konsequente Verfolgung dieser Prinzipien eine leistungsfähige, multizentrische Studiengruppe dynamisch wachsen konnte."

Hans-Joachim Langermann, Günter Henze, Bernd Berger, Hansjörg Riehm im September 1981

Glück

Was ist Glück auf dieser Welt?
Es gibt nur eins und das ist Geld.
Wir arbeiten und kaufen anstatt zu geben,
könnten wir nicht auch mit weniger leben?
Warum aber mit solchen Fragen sich plagen,
wir brauchen dringend 'nen noch größeren Wagen.
Die Mayers fahren dreimal in Urlaub oder vier,
dabei sind die auch nicht besser als wir.
Was die können, können wir schon lang,
bald machen wir sechsmal Urlaub im Jahr,
dann sind wir besser als Müllers sogar.
Und dann, wenn es zu Ende geht,
der Kreislauf kurz vorm Kollaps steht,
dann wissen wir, es ist ganz gleich,
ob man arm ist oder reich.
Im Grunde sind wir alle gleich.
Und mancher reiche Mann, ist manchmal ärmer als der Ärmste dran.

Dieses Gedicht stammt von Regina Herrgen, die es am 01.01.1981 schrieb [120, S. 95]. Mitte des gleichen Jahres starb sie an ihrer Krebserkrankung.

Der Autor

Christian Müller – Journalist und Referent für Kommunikation – wurde 1982 in Bergisch Gladbach geboren. Er verließ eine private Fachhochschule im Studiengang Informatik ohne Abschluss. Danach absolvierte er das Medizinstudium als Gasthörer über die reguläre Studienzeit bevor er ein Fernstudium Journalismus abschloss. Erste berufliche Tätigkeiten an der Klinik für Kinder- und Jugendmedizin am Universitätsklinikum Schleswig-Holstein (UKSH) Campus Lübeck in der Arbeitsgruppe für Spätfolgen nach Krebserkrankungen im Kindesalter (Leitung: Univ. Prof. Dr. med. Thorsten Langer) und vertretungsweise bei der Deutschen Kinderkrebsstiftung in Bonn. 2018 bis 2025 bei der Gert und Susanna Mayer Stiftung in Wuppertal für die Bereiche Kommunikation und Einzelförderung zuständig. Seit Oktober 2022 Erweiterung des Aufgabenbereichs auf Kommunikation, Förderung und Geschäftsstellenverwaltung. Christian Müller berät die Arbeitsgruppe Spätfolgen in Lübeck und hat eine englischsprachige Online-Zeitschrift („*Study Scan*") zum Themenkomplex Spätfolgen und Langzeitnachsorge nach Krebserkrankungen bei Kindern und Jugendlichen entwickelt, deren Chefredakteur er ist. Er ist Mitglied der Deutschen Krebsgesellschaft, der Gesellschaft für Pädiatrische Onkologie und Hämatologie (GPOH), der Deutschen Gesellschaft für Medizinische Hämatologie und Onkologie (DGHO), der Australian & New Zealand Childrens Haematology/Oncology Group (ANZCHOG) sowie der International Society of Pediatric Oncology (SIOP). Christian Müller ist Botschafter der SIOP und in verschiedenen globalen Projekten zu Kinderkrebs beteiligt. Als Autor hat er mehrere Bücher zum Thema Krebs bei Kindern verfasst, unter anderem ein Buch über Spätfolgen nach Krebserkrankungen im Kindesalter („*Childhood Cancer Survivors with Chronic Diseases*", Springer Verlag). Bei Lehmanns Media erschien zuletzt 2023 das Buch „*Therapieoptimierungsstudien bei Kindern und Jugendlichen mit Krebserkrankungen*". Die vorliegende Neuauflage des Werkes „*Ein Meilenstein in der Medizin*" ist die umfangreichste quellenbasierte Darstellung zur Geschichte der Leukämiebehandlung im Kindesalter.